11123
2,69

W0385504

ULRICH WARNKE
FLORIAN WARNKE

Bionische Regeneration

arkana

ULRICH WARNKE
FLORIAN WARNKE

Bionische Regeneration

Das Altern aufhalten
mit den geheimen Strategien
der Natur

arkana

Der Verlag weist ausdrücklich darauf hin, dass im Text
enthaltene externe Links nur bis zum Zeitpunkt
der Buchveröffentlichung geprüft werden konnten.
Auf spätere Veränderungen hat der Verlag keinerlei Einfluss.
Eine Haftung ist daher ausgeschlossen.

Die hier vorgestellten Informationen und Ratschläge
sind nach bestem Wissen und Gewissen geprüft.
Dennoch übernehmen Autor und Verlag
keinerlei Haftung für Schäden irgendeiner Art,
die sich direkt oder indirekt aus dem Gebrauch
dieser Informationen, Tipps und Ratschläge ergeben.
Im Zweifelsfall holen Sie bitte ärztlichen Rat ein.

Dieses Buch ist auch als E-Book erhältlich.

FSC www.fsc.org MIX Papier aus verantwortungsvollen Quellen FSC® C014496

Verlagsgruppe Random House FSC® N001967

1. Auflage
Originalausgabe
© 2017 Arkana, München
in der Verlagsgruppe Random House GmbH,
Neumarkter Straße 28, 81673 München
Lektorat: Juliane Molitor
Umschlaggestaltung: Uno Werbeagentur, München
Umschlagmotiv: FinePic®, München
Bildnachweis: S. 33, 39, 40, 49: Infografik Hamburg, Sabine Timmann
Satz: Uhl + Massopust, Aalen
Druck und Bindung: GGP Media GmbH, Pößneck
Printed in Germany
ISBN 978-3-442-34217-4

www.arkana-verlag.de

Inhalt

TEIL II

Vorwort – Die Geburt einer neuen Disziplin

Wie können wir verhindern, dass die Biologie einschließlich Zoologie und Botanik früher oder später zu einer Orchideendisziplin für Biologiestudenten wird, gern studiert, aber mit vergleichsweise mageren Berufsaussichten?

Diese Frage stellten wir – Prof. Dr. Werner Nachtigall, damals Leiter des Fachbereichs Zoologie an der Universität des Saarlandes, und ich – uns bei einem spontanen Treffen im Sommer 1990. Ich erwähnte die Bionik, eine Fachrichtung, die in der damaligen DDR bereits florierte und von einer hervorragenden russischen Forschung geprägt war. Wir glaubten beide, dass Bionik genau das Richtige für die Zukunft unserer Studenten sei.

1993 trafen wir uns mit maßgeblichen Vertretern des Vereins Deutscher Ingenieure (VDI) und legten gemeinsam fest, wie Bionik definiert werden sollte. Die Arbeitsgruppe Nachtigall war stark mechanisch ausgerichtet, etwa in Richtung Flugmechanik von Vögeln und Insekten. Meine Arbeitsgruppe beschäftigte sich mit den Einflüssen von Umweltparametern, elektrischen und magnetischen Feldern, Licht und ganz allgemein mit den gesunden Funktionen des Menschen, den psychischen wie den physischen. Wir einigten uns also auf folgende Kurzdefinition:

Bionik ist eine wissenschaftliche Disziplin, die sich mit der Umsetzung und Anwendung von Konstruktions-, Verfahrens- und Entwicklungsprinzipien biologischer Systeme befasst.[1]

Diese Definition wurde später ergänzt:

Dazu gehören auch Aspekte des Zusammenwirkens belebter und unbelebter Teile und Systeme sowie die wirtschaftlich-technische Anwendung von Organisationskriterien. Bionik betreiben bedeutet Lernen von den Konstruktionen, Verfahren und Entwicklungsprinzipien der Natur für eine positivere Vernetzung von Mensch, Umwelt und Technik.

Danach wurde noch mehrfach versucht, Bionik zu erklären. Allen Erklärungen ist eines gemeinsam: Es geht darum, das Wissen, das man aus der Beobachtung und Erforschung der belebten Natur gewonnen hat, im bionischen Innovationsprozess zum Einsatz zu bringen.

Schon 1990 hatte die Arbeitsgruppe von Professor Nachtigall zusammen mit mir die Gesellschaft für Technische Biologie und Bionik (GTBB) gegründet, der im Laufe der Zeit Vertreter großer deutscher Firmen wie BASF, Mercedes, BMW, Schott, Bosch und viele andere beitraten. Ein Vorteil der Bionik ist ja, dass die Lösung einer Fragestellung »in natura« schon existiert, die prinzipielle Machbarkeit einer Innovation demnach nicht mehr nachgewiesen werden muss. Man kann sich also ganz auf das Entdecken der ihr zugrundeliegenden Prinzipien und deren Umsetzung konzentrieren. Die Bionik geht davon aus, dass Strukturen und Prozesse in der Natur über Jahrmillionen optimiert worden sind.[2]

Das schließt die Mechanismen des Alterns und Erkrankens ebenso ein wie Maßnahmen gegen das Altern und Erkrankungen. Verstärkt altern heißt, verstärkt anfällig für Erkrankungen zu sein. Eine Verhinderung von Erkrankungen bedeutet gleichzeitig eine Verhinderung des forcierten Alterns. Und umgekehrt: Altern verhindern heißt Krankheit verhindern. Die Natur »weiß« recht genau, wie das Eindämmen der Alterungs- und Krankheitsfaktoren funktioniert. Wir lassen diese Mechanismen nur nicht mehr zu – mehr noch, wir zerstören sie teilweise sogar.

Ich gab dieser speziellen Richtung der Bionik deshalb den Namen Bionische Medizin und rief die Arbeitsgruppe Technische

Biomedizin ins Leben. Andere verstehen unter Bionischer Medizin allerdings eher die technisch-mechanische Umsetzung des in der Natur Beobachteten, etwa in der Biomechatronik und Robotik mit dem Ziel, Implantate quasi als Ersatzteile des menschlichen Körpers zu entwickeln.

Entsprechend sehe ich meinen Ansatz als ein Teilgebiet der Bionischen Medizin. In dem Ansatz verbindet sich anwenderorientierte Naturwissenschaft mit den Fachdisziplinen Physiologie, Ernährungswissenschaft und Biotechnologie zu einer molekularen Bionik. Es geht aber nicht darum, ein bestimmtes Produkt zu schaffen, etwa technische Spinnenseide, sondern darum, das einmalige Gut Gesundheit zu erfassen und die teilweise in Vergessenheit geratenen Evolutionsmechanismen dafür erneut anzuwenden.

Bionische Medizin, wie ich sie vertrete, bedeutet Optimierung der Gesundheit. Das ist etwas, was die Natur bestens beherrscht und was wir uns von ihr abschauen können. Und darum geht es in diesem Buch.

Ich, Florian Warnke, interessiere mich schon seit langer Zeit für die psychische und physische Wirkung der Natur, die Wirkung ihrer Farben, Düfte und Rhythmen und habe mein Wissen in das Extrakapitel »Die unbewusste Macht der Natur« eingebracht. Was ich dort zusammengestellt habe, öffnet uns die Augen für Verknüpfungen, an die wir sonst nicht herangeführt werden. Die Weisheit der Natur hat diese Verknüpfungen installiert. Sie steuern uns, ohne dass wir es merken. Wenn wir ihre Vorteile erkennen und bewusst nutzen, läuft unser Leben in sicheren Bahnen und wir können länger glücklich leben. Gleichzeitig wird deutlich, wie falsch wir nicht nur von der Gesellschaft und der Politik, sondern vor allem von unseren Gewohnheiten gesteuert werden. Das Wissen, das hier präsentiert wird, ist elementar für ein Umsteuern.

Saarbrücken, Januar 2017

Ulrich Warnke
Florian Warnke

Einleitung

Jeanne Calment (21. Februar 1875 bis 4. August 1997) wurde 122 Jahre und 164 Tage alt. Sie verbrachte ihr ganzes Leben im südfranzösischen Arles, arbeitete in einem Künstlerbedarfsgeschäft, das der Familie ihres Mannes gehörte, und hielt sich bei der Ausübung verschiedener Sportarten wie Tennis, Radfahren, Schwimmen und Rollschuhlaufen viel im Freien auf. Mit Anfang achtzig wandte sie sich einer neuen Sportart zu, dem Fechten. Etwa zur gleichen Zeit verkaufte sie ihre kleine Wohnung gegen Zahlung einer Leibrente. Es schien absehbar, dass die betagte Dame bald sterben und die Wohnung somit frei werden würde. Doch daraus wurde nichts. Jeanne Calment überlebte den viele Jahre jüngeren Käufer und zog erst mit 110 in ein Altersheim. Mit 117 versuchte sie, sich das Rauchen abzugewöhnen, was allerdings nicht wirklich klappte. Und das war nicht ihr einziges Laster. Auch dem Portwein war sie zeitlebens zugetan. In ihren letzten Lebensjahren war sie nach einem Knochenbruch zwar auf den Rollstuhl angewiesen, doch geistig wach und rege blieb sie bis zu ihrem Tod.

Wenn ein Mensch es geschafft hat, so alt zu werden, könnten wir es dann nicht alle schaffen? Allgemein anerkannt ist, dass unser Leben von der genetischen Anlage her ungefähr 122 Jahre dauern könnte. Vielleicht aber auch viel länger.

Es geht aber gar nicht nur darum, so alt wie irgend möglich zu werden. Es geht auch nicht nur um ältere Menschen, für die das ein ganz großes Thema sein mag, sondern auch um junge. Das Altern als Abweichung von der optimalen Ausstattung mit Hormonen und Proteinen beginnt bereits mit etwa 20 Jahren. Und viele Verhaltensweisen heutiger Jugendlicher forcieren das Altern. Hat das Altern aber erst einmal begonnen, läuft der Alterungsprozess immer schneller ab. Es lohnt sich also darzustellen, wie dieser Abbauprozess entgegen dem Trend verlangsamt werden kann, und zwar mit Hilfe vergessener und neu entdeckter Prinzipien der Natur.

Wir sind archaische Zivilisationsmenschen. Das bedeutet, dass viele Funktionen unseres Organismus heute noch genauso ablaufen wie vor zigtausend Jahren.

Die alles bestimmenden Prinzipien der Evolution für die Konstruktion des Organismus Mensch sind: Bewegen (Explorieren) im Sonnenlicht zum Zweck des Sammelns von Nahrung. Zubereitung und Essen der gesammelten Nahrungsmittel. Schlafen in der Nacht. Und das alles zusammen mit anderen Menschen. Die Evolution sichert uns ein langes Leben, vorausgesetzt, dass dieses Leben nicht vorzeitig durch Angreifer wie Bakterien und Viren oder durch einen Unfall beziehungsweise gewaltsam beendet wird.

Die Natur hat alle Voraussetzungen dafür geschaffen, dass sich der menschliche Organismus immer wieder selbst regenerieren kann. Die Zellen unseres Körpers werden regelmäßig ausgetauscht, wobei ein Masterplan unentwegt dafür sorgt, dass der Körper seine Form und Gestalt grundsätzlich behält. Selbstverständlich wissen wir, dass jeder Mensch altert und sich im Zuge dieses Alterungsprozesses auch äußerlich verändert. In der Kindheit und Jugend wird diese Veränderung positiv bewertet und als Reifeprozess bezeichnet. Bei älteren Erwachsenen spricht man von Degeneration, vom Funktionsverlust einzelner Organe oder sogar von Vergreisung und bewertet die damit einhergehenden Prozesse negativ.

Woran merken wir, dass unsere Mitmenschen altern und wir selbst natürlich auch? Welche sichtbaren und spürbaren Veränderungen nehmen wir wahr?

- Der Zustand der Körperzellen und Blutgefäße verschlechtert sich.
- Das Gedächtnis lässt nach.
- Die Elastizität der Lunge nimmt ab.
- Die Körperhaltung verschlechtert sich.

- Die Hautelastizität nimmt ab und Falten sind zu sehen.
- Die Beweglichkeit ist eingeschränkt.
- Koordination und Reaktionsfähigkeit lassen nach.
- Seh- und Hörvermögen verringern sich.
- Die Vitalität einschließlich der sexuellen Potenz lässt nach.

Bei diesen Indikatoren handelt es sich um Symptome der Alterung und nicht um deren Ursachen. Es gilt jedoch, den Ursachen auf die Spur zu kommen – nicht zuletzt, um unsere Lebensqualität zu verbessern, denn es kommt weniger darauf an, *wie lange* man lebt, sondern *wie gut* man lange lebt.

Spätestens jetzt sollte klar sein, dass sogenannte Anti-Aging-Maßnahmen nicht der Weisheit letzter Schluss sind und auch gar nicht sein können, denn sie behandeln immer nur Symptome und überdecken deren Ursachen, was auf Dauer höchst schädliche Nebenwirkungen haben kann.

Verstärkt zu altern heißt, verstärkt anfällig für bestimmte Erkrankungen zu sein. Andererseits lassen uns ebendiese Erkrankungen deutlich schneller altern. Sie zu verhindern heißt also, schnelles und forciertes Altern zu verhindern. Dabei geht es gerade mal um eine Handvoll Krankheiten, die aber in unserer Gesellschaft ganz besonders verbreitet sind: Herzkrankheiten, Krebs, Schlaganfall, Alzheimer und Diabetes. Sie sind die Haupttodesursachen und beschleunigen neben anderen Faktoren, beispielsweise Bewegungsmangel, die sogenannte sekundäre Alterung des menschlichen Körpers.

Als primäre oder physiologische Alterung bezeichnet man zelluläre Alterungsprozesse, die auch in Abwesenheit von Krankheit ablaufen und dazu führen, dass wir, wenn wir unsere maximal erreichbare Lebensspanne (gegenwärtig ist das die von Jeanne Calment mit 122 Jahren) hinter uns gebracht haben, friedlich einschlafen oder an Altersschwäche sterben.

Und was können wir von Lebewesen lernen, die überhaupt nicht altern? Berühmt ist beispielsweise die unsterbliche Qualle *Turritopsis dohrnii*, die den Alterungsprozess sogar umkehren kann und dann einen Verjüngungsprozess durchmacht. Oder die Nacktmulle, die niemals Krebs bekommen und um Jahrzehnte länger leben als alle ihre Verwandten, obwohl sie zeitweise mehr freie Radikale erzeugen als ihre kürzer lebenden Verwandten.

Wenn wir nun denken, wir könnten die Erfahrungen aus Experimenten mit Tieren direkt auf den Menschen übertragen, handeln wir uns ein Problem ein. Menschen können unvorhersehbar anders reagieren als Tiere. Und leider sind die meisten Experimente zur verzögerten Alterung bisher lediglich an Tieren gemacht worden. Man spricht dann von Modellen. Beliebt dafür sind Nematoden, Fruchtfliegen, Zebrafische, Salamander, Nacktmulle, Ratten, Mäuse und Pythons. In diesen Modellen werden bestimmte Substanzen oft in Mengen pro Kilogramm Masse eingesetzt, die auf Menschen umgerechnet illusorisch hoch sind. Erst wenn man ganz sicher sein kann, dass nichts medizinisch Unvorhersehbares passieren kann, sind Menschen als »Versuchstiere« an der Reihe.

TEIL I

Warum so selten jemand 120 wird – Das Problem der sekundären Alterung

1. Fragwürdige Theorien

Es gibt einige Theorien, die erklären sollen, warum Menschen altern. Die populärsten gehen davon aus, dass das Altern eine Abwärtsspirale ist, die durch zerstörerische Prozesse und die Akkumulation schädlicher Nebenprozesse in Gang gesetzt wird. Die in diesem Zusammenhang bekanntesten Stichworte sind Oxidation und freie Radikale sowie Antioxidantien, jene Mittel, die uns vor dem Altern schützen sollen.

Antioxidantien – Allheilmittel gegen das Altern?

Im Jahr 1956 veröffentlichte Denham Harman seine Theorie des Alterns im *Journal of Gerontology*. Harman hatte als Chemiker bei Shell Oil gearbeitet, bevor er an die Stanford Medical School ging und schließlich Wissenschaftler im Donner Laboratory of Medical Physics an der Universität von Kalifornien in Berkeley wurde. Seiner Theorie zufolge zerstören aggressive freie Radikale Bestandteile der Zelle, vor allem deren Membran und die Zell-DNA, was allgemein als »oxidative Schädigung« bezeichnet wird. Diese Defekte akkumulieren sich im Laufe der Jahre, was dazu führt, dass vermehrt Krankheiten auftreten und der ganze Organismus schleichend aber unaufhaltsam geschädigt wird. Beispielsweise werden Organe wie die Leber oder die Lunge, aber auch das Immunsystem in ihrer Funktion beeinträchtigt.

Daraus folgt nach Harmans Theorie, dass Antioxidantien diesen Prozess verlangsamen oder sogar stoppen können. Und wenn der Organismus selbst nicht genügend Antioxidantien produziert, müssen eben entsprechende Nahrungsergänzungsmittel eingenommen werden, die den Alterungsprozess stark abbremsen und dazu führen sollen, dass der betreffende Mensch länger lebt. Eine solche Aussicht generiert natürlich einen entsprechenden Markt und hat dazu geführt, dass etwa drei Milliarden Dollar pro Jahr allein mit Antioxidantien verdient werden. Mittlerweile ist fast alles mit Antioxidantien (Vitamin C, Vitamin E, Betakarotine etc.) angereichert: Marmelade, Frühstückscerealien, die Hautcreme, die wir verwenden, und noch vieles mehr. Alle glauben, dass freie Radikale schlecht und Antioxidantien gut sind, doch leider stimmt das nicht uneingeschränkt. Es gibt neue Erkenntnisse, die uns zum Umdenken zwingen. Was bisher so einfach schien, wird nun sehr komplex.

Ein Beispiel: Reaktive Sauerstoffspezies (ROS) müssen nicht automatisch zu einer Schädigung der Gefäße führen. Richtig dosiert können sie die Gefäße sogar schützen. Wissenschaftler um Henning Morawietz am Universitätsklinikum Carl Gustav Carus Dresden konnten 2015 mittels optischer Kohärenztomografie zeigen, dass der Verlust von Nox4 – eine der wichtigsten natürlichen Quellen von ROS Wasserstoffperoxid in der Gefäßwand – bei Übergewicht zu einer schlechteren Gefäßfunktion und vermehrter Arteriosklerose führt. Es zeigte sich weiterhin, dass Wasserstoffperoxid in niedrigen Konzentrationen sogar den Blutdruck wirksam senken kann. An anderer Stelle lesen wir, dass freie Radikale in moderater Quantität bei der Wundheilung eine begünstigende Rolle spielen.[1]

Antioxidantien, die zusätzlich zu den im Körper gebildeten aus Nahrungsergänzungsmitteln aufgenommen werden, etwa die Vitamine C und E, Betakarotine sowie Vitamin A und Folsäure, können sogar eine negative Wirkung haben, weil sie ungünstig mit unserem eigenen Abwehrsystem interferieren. Damit haben Krebszellen bessere Überlebenschancen.

Es ist nun nicht etwa so, dass die frühere Forschung bezüglich der Vitamine vollkommen falschlag. Wir wissen heute einfach mehr, weil in der Zwischenzeit weitere Fragestellungen erforscht wurden. So kann bei Jugendlichen eine direkte antioxidative Aktivität, wie sie beispielsweise von Vitamin C oder E ausgeht, durchaus Vorteile bringen, ganz anders als bei Älteren, deren Körper immer auch mehr Krebszellen und ihre Vorstufen beherbergt. Wir werden uns diesen Punkt später noch genauer anschauen.

Das ist nur *ein* Aspekt. Ein weiterer ist, dass freie Radikale eben nicht die Teufel schlechthin sind, sondern wichtige Funktionen erfüllen. Sie geben uns beispielsweise unverzichtbare Signale für die Regulation von Zellzyklen und wichtigen Immunfunktionen. Wenn wir diese Signale durch Antioxidantien unterdrücken, schädigen wir bestimmte Schlüsselfunktionen, über die wir noch ausführlicher reden müssen. Die Folgen sind Krankheit und schnelle Alterung, auch Krebs.

Einige Ergebnisse im Zusammenhang mit dem Krebsgeschehen: Betakarotine schützen nicht vor Lungenkrebs.[2] Die Vitamine C und E schützen keineswegs vor allgemeiner Krebsinzidenz.[3] Manche neuere Studien ergaben nicht nur, dass Nahrungsergänzungsmittel (Vitamine mit antioxidativen Eigenschaften) keinerlei präventive Wirkung haben, sondern dass sogar das Gegenteil der Fall ist: Sie sind für eine höhere Mortalität verantwortlich.[4]

Wir haben demnach ein höheres Risiko, Krebs zu bekommen, wenn wir schon älter sind und regelmäßig Antioxidantien zu uns nehmen. Dies sagen alle Berichte in großer Deutlichkeit, etwa der von Maria Elena Martinez, Universität von Kalifornien, San Diego. In einer dieser Studien wurde bei den Probanden, die regelmäßig Betakarotine einnahmen, gegenüber denen, die Placebos bekamen, ein um 39 Prozent erhöhtes Lungenkrebsrisiko festgestellt.[5]

Als wir in meiner Arbeitsgruppe zum ersten Mal von diesem Ergebnis hörten, konnten wir es nicht glauben und haben es mit dem Argument wegdiskutiert, dass man ja auch niemals nur *ein* Antioxidans geben darf. Wenn ein Antioxidans seine Aufgabe erfüllt und ein Elektron zur Neutralisation eines freien Radikals abgegeben hat und somit oxidiert ist, wird es mit seinen nun ungesättigten Elektronen selbst zum freien Radikal und fordert aus seiner Umgebung ein Ersatzelektron aus weiteren Antioxidantien, beispielsweise Moleküle von Vitamin C oder E, um selbst erneut neutralisiert zu werden. Dieser Vorgang einer Elektronenaufnahme heißt Reduktion. Eine möglichst umgehende Reduktion von funktionellen Molekülen ist natürlich immer noch richtig und war nicht der Grund für die negativen Ergebnisse. Das nun vorliegende Gesamtbild lehrt uns eine andere Sichtweise.[6]

Vor einigen Jahren wurden mehrere kontrollierte klinische Studien zur Wirksamkeit von Multivitaminpräparaten als Nahrungsergänzungsmittel mit sehr vielen Probanden durchgeführt. Kaum jemand war früher auf die Idee gekommen, solche Metastudien anzulegen, denn irgendwie hatte man es für selbstverständlich gehalten, dass die Zufuhr von Vitaminen und Mineralien der Gesundheit nur förderlich sein kann und damit die beste Methode war, um den Alterungsprozess zu verlangsamen.

Als dann die Ergebnisse der klinischen Studien vorlagen, konnte man nur staunen: einstimmige Ablehnung unserer bisherigen Anti-Aging-Medizin. Um der Bildung von Verschwörungstheorien vorzubeugen, sei gleich gesagt, dass keine dieser Studien von »Big Pharma« finanziert wurde. Sie stammen aus öffentlichen Wissenschaftsinstituten in den USA, Europa, Asien, und ihr Ziel war es, die schlimmsten Krankheiten unserer Zeit zu verhindern, nämlich Herz-Kreislauf-Erkrankungen, Krebs und Demenz.

Seit 2013 könnte jedem endgültig klar sein, dass die wahllose Einnahme von Vitaminen nutzlos ist. Die erste Metaanalyse, die 2013 in den *Annals of Internal Medicine* veröffentlicht wurde, fasst die Ergebnisse von 26 Studien zur Verhinderung chronischer Erkrankungen mit Hilfe von Multivitaminen zusammen. Fazit: Die Einnahme von Multivitaminen hat keinerlei Einfluss auf die Verhinderung von Herz-Kreislauf-Erkrankungen.

Dann erschien eine weitere Metaanalyse aus Korea, in der 50 randomisierte Studien mit insgesamt 300 000 Studienteilnehmern ausgewertet wurden. Alle wurden ohne ihr Wissen in vier Gruppen eingeteilt: Placebo versus Vitaminpräparate und Placebo versus Antioxidantien. Lediglich die Supplementierung von Vitamin B_6 konnte mit einem leicht verringerten Risiko schwerer kardiovaskulärer Erkrankungen in Verbindung gebracht werden.

Zwei weitere Studien aus der Abteilung für Präventivmedizin der Havard Medical School hatten die Herzkrankheiten und Krebserkrankungen von Ärzten in Zusammenhang mit der Einnahme von Multivitaminpräparaten im Visier. Die sogenannte Physicians' Health Study war prospektiv, randomisiert, doppelblind, placebokontrolliert. Mehr geht nicht, was die wissenschaftliche Sorgfalt betrifft. Außerdem war die Zahl der Teilnehmer an der Studie sehr hoch: 14 161 männliche Ärzte im Alter ab 50 Jahren. Die Hälfte bekam ein Multivitaminpräparat des Pharmaunternehmens Pfizer. Die Firma wurde aber weder zur Finanzierung noch zur Planung oder Auswertung der Studie herangezogen. Die Beobachtungszeit nach der akuten Studienphase betrug weitere elf Jahre (Follow-up-Periode). Ergebnis: Die Einnahme von Vitaminen ergab keine Senkung des kardiovaskulären Risikos gegenüber Placebos.

Es hatte vorher schon Megastudien mit gleichem Ergebnis gegeben. Sie wurden ignoriert. Da war die Frauenstudie der Women's Health Initative (WHI) mit insgesamt 161 000 Teilnehmerinnen und acht Jahren Dauer. Auch sie ergab keine Senkung des kardiovaskulären Risikos bei Vitaminzufuhr.

Eine weitere große, prospektive, randomisierte klinische Studie mit Vitamin E aus dem Jahr 2000, die Heart Outcomes Prävention Evaluation (HOPE), wurde in der Öffentlichkeit kaum beachtet. Immerhin nahmen an dieser kanadischen Studie 2545 Frauen und 6995 Männer teil. Sie waren 55 Jahre und älter. Versus Placebo wurde die Einnahme von 400 IE Vitamin E getestet.

INTERNATIONALE EINHEITEN

Die Abkürzung IE steht für Internationale Einheiten, eine Maßeinheit, die sowohl in der Medizin als auch bei Nahrungsergänzungsmitteln gebraucht wird. Ursprünglich bezeichnete sie die von der Weltgesundheitsorganisation (WHO) festgesetzte empfohlene Tagesmenge. Umrechnung: 1 mg Vitamin E = 1,49 IE. 400 IE sind demnach 268,46 mg Vitamin E.

Es gab keinen signifikanten Unterschied zwischen den beiden Gruppen bezüglich der kardiovaskulären Ereignisse oder der Todesfälle durch Herz-Kreislauf-Erkrankungen. Während die ursprüngliche Beobachtungszeit nur vier Jahre betrug, hatten sich 3994 Teilnehmerinnen und Teilnehmer bereiterklärt, sie auf sieben Jahre zu verlängern. Diese Studienverlängerung wurde als HOPE TOO bezeichnet. Man wollte einfach sichergehen, dass nicht eventuell doch irgendwelche Langzeiteffekte vorhanden sind. Diesmal gab es tatsächlich einen signifikanten Unterschied zwischen der Placebogruppe und der Gruppe, die Vitamin E eingenommen hatte. Anders als erwartet zeigte die Vitamin-E-Gruppe ein statistisch erhöhtes Risiko für Herzinsuffizienz. Einige Teilnehmer mussten sogar ins Krankenhaus eingewiesen werden.

Letztlich haben alle großen Studien – die Metastudien des Jahres 2013, die Physicians' Health Study und die WHI-, die HOPE- sowie die HOPE-TOO-Studie – die gleichen Ergebnisse gezeigt. Die Verwendung eines Vitamin- oder Multivitaminpräparats, insbesondere die zusätzliche Einnahme von Antioxidantien kann das Risiko von Herzerkrankungen nicht reduzieren.

Eine Frage war aber noch zu klären. Kann nach einem überstandenen Herzinfarkt ein weiterer Herzinfarkt durch Einnahme von Vitaminen und Mineralstoffen verhindert werden? Dies wurde anhand von Daten aus der TACT-Studie geklärt, in welcher der Nutzen des Ausleitens von Schwermetallen mit der EDTA-Chelat-Therapie bewertet wurde.[7]

Auch diese Studie, unterstützt vom *National Center for Complementary and Alternative Medicine* sowie vom *National Heart, Lung and Blood Institute* war wissenschaftlich hochwertig angelegt, nämlich prospektiv, doppelblind und randomisiert. Verglichen wurden insgesamt 1708 Patienten, von denen ein Teil entweder eine hohe Dosis Multivitamin- und Mineralsupplement innerhalb von sechs Wochen nach einem Myokardinfarkt eingenommen hatte und ein weiterer Teil ein Placebo. Die ganze Studie dauerte fünf Jahre. Verglich man nun die Häufigkeit des Einsatzes von Herzkathetern sowie des Auftretens von Herzinfarkten, Brustschmerzen, Schlaganfällen und Tod in beiden Gruppen, stellte man keinen Unterschied fest. Das Argument, nicht jeder Patient nehme seine Pillen täglich mit der nötigen Sorgfalt, ist insofern hinfällig, als es sowohl auf die Placebogruppe als auch auf die Verumgruppe zutrifft.

Können bestimmte Vitamine den kognitiven Verfall bei älteren Menschen aufhalten? Um diese Frage zu klären wurde die orale Aufnahme einer geeigneten Dosis von Folsäure plus Vitamin B_{12} bei 900 Kranken und Depressiven zwischen 60 und 74 Jahren gegen Placebo überprüft. Die Ergebnisse zeigten, dass Folsäure und Vitamin B_{12} den kognitiven Verfall tatsächlich reduzieren, und zwar um maximal 18 Prozent über eine Follow-up-Periode von zwei Jahren. Derart positive Ergebnisse waren bereits aus früheren Studien bekannt. In einer weiteren Studie zur Prävention des kognitiven Verfalls wurde ein Multivitaminpräparat eingesetzt. Probanden waren 6000 gesunde männliche Ärzte im Alter von 65 Jahren und darüber. Sie bekamen ein Placebo oder die Vitamine. Die Gruppenzugehörigkeit war verblindet. Alle Studienteilnehmer wurden identischen Speicheltests unterzogen. Nach zwölf Jahren gab die Harvard School of Public Health das Ergebnis bekannt. Es gab keinen Unterschied zwischen den Probanden aus der Placebogruppe und denen aus der Verumgruppe, die zwölf Jahre lang echte Vitamindosen eingenommen hatten.

Selbstverständlich war es wichtig herauszufinden, ob Multivitamine eine präventive oder sogar heilende Wirkung bei Krebserkrankungen haben. Vor 2011 gab es zu dieser Fragestellung in den USA und Europa keine prospektive, randomisierte, placebokontrollierte wissenschaftliche Megastudie. 1993 wurden die Ergebnisse einer randomisierten Studie aus Linxian in China bekanntgegeben. Dort sind 32 Prozent aller Todesfälle auf Speiseröhren- und Magenkrebs zurückzuführen. Außerdem ist die Todesrate bei zerebrovaskulären Erkrankungen mit 25 Prozent sehr hoch. In der so genannten Linxian-Studie fanden die Forscher bei den Bewohnern eine um 13 Prozent reduzierte Krebsrate, wenn eine Mischung aus Betakarotin, Vitamin E und Selen gegeben wurde. Die Sterblichkeit ging unter diesen Bedingungen um neun Prozent zurück.

Aber weder Retinol- noch Zink-, Riboflavin-, Niacin-, Vitamin C- oder Molybdängaben zeigten irgendeine signifikante Wirkung.

Die größte epidemiologische Studie der USA, in der es um die Wirkung von Multivitaminen bei bestehendem Krebsrisiko ging, war die multiethnische Kohortenstudie mit 215 000 beteiligten Menschen (MEC-Studie). Ihr Ergebnis war ernüchternd. Multivitaminpräparate hatten sich für die Krebsvorsorge als nutzlos erwiesen.

Im Jahr 2013 wurden zum selben Thema – Krebsprävention durch Multivitamine – die Ergebnisse einer anderen Studie veröffentlicht. Es handelte sich um die elf Jahre dauernde randomisierte, kontrollierte Physicians' Health Studie II (PHS II) mit 14 641 Ärzten, von deren kardiovaskulären Ergebnissen oben schon die Rede war. In der PHS II ging es nun um die Gesamtkrebsinzidenz. Die Nachbeobachtungszeit betrug 11,2 Jahre. Festgestellt wurde zwar eine kleine Verringerung der Krebserkrankungen, aber keine Verringerung der Todesfälle durch die Krebserkrankungen.

Epidemiologische Studien zu der Frage, ob Brustkrebs bei Frauen durch Vitamingaben verhindert werden kann, sind zwar nicht direkt vergleichbar, aber dennoch interessant. Im Jahr 2013 gab es zwei Studien dazu. In der einen erhielten 2325 spanische Frauen Folsäure, die Vitamine B_2, B_6 und B_{12} sowie die schwefelhaltige Aminosäure Methionin. Insgesamt war zwar keine Prävention des Risikos zu erkennen, aber die Frauen, die selektiv hohe Dosen einnahmen, hatten dann doch ein geringeres Risiko, an Brustkrebs zu erkranken. Eine andere Forschergruppe untersuchte zur gleichen Zeit das Brustkrebsrisiko von afroamerikanischen Frauen und amerikanischen Frauen europäischer Abstammung. Bei allen Frauen war kein Zusammenhang zwischen Nahrungsfolsäure und einem geringeren Brustkrebsrisiko festzustellen. Aber bei den amerikanischen Frauen europäischer Abstammung ergab sich eine geringe Risikoerhöhung für Brustkrebs, wenn sie synthetische Folsäure einnahmen.

Eine der größten Studien zu Thema Folsäure war das Brust-, Lungen-, Dickdarm- und Eierstockkrebsscreening, in dessen Rahmen 25 400 Frauen zehn Jahre lang Folsäure mit der Nahrung aufnahmen und ihnen zusätzlich Folsäure verabreicht wurde. Diese Studie zeigte ein um 19 Prozent erhöhtes Risiko für Brustkrebs bei der Aufnahme von zusätzlicher Folsäure, aber kein erhöhtes Risiko bei der Aufnahme von Nahrungsfolsäure.

Marta Ebbing und ihre Kollegen an der Haukeland Universitätsklinik in Bergen, Norwegen, analysierten die Daten von fast 7000 kardiologischen Patienten, deren Homocysteinspiegel mittels Folsäure und anderen B-Vitaminen gesenkt werden sollte, wie allgemein empfohlen wird.[8]

Nach 39 Monaten Behandlung und 38 Monaten Nachbeobachtung lag die Zahl der diagnostizierten Krebsfälle in der Gruppe mit Folsäure (0,8 mg/d) und Vitamin B_{12} (0,4 mg/d) um 21 Prozent höher (341 Krebskranke) als in der Placebogruppe (288 Krankheitsfälle). 136 Patienten mit Vitaminbehandlung starben an Krebs im Vergleich zu 100 Todesfällen unter Placebo. Dies entspricht einem relativen Risikoanstieg um 38 Prozent. Vor allem die Zahl der Lungenkrebsfälle erhöhte sich.

Solche Zahlen darf man nicht ignorieren. Sie lassen sich auch nicht mit Verschwörungstheorien à la Big Pharma wegzaubern. Außerdem muss beachtet werden, dass beispielsweise in den USA Mehl mit Folsäure angereichert wird, um Fehlbildungen bei Neugeborenen zu verhindern. Folsäure wird für die Synthese von DNA-Bausteinen benötigt. Genau das könnte aber auch das Krebswachstum fördern. Auf der anderen Seite werden Folsäureantagonisten als Zytostatika (Methotrexat, Pemetrexed) gegen viele Krebsarten eingesetzt. Die Verunsicherung kommt zustande, weil frühere Studien gerade auf ein geringeres Darmkrebsrisiko unter Folatzufuhr hingewiesen haben. Folat und Folsäure sind zwei verschiedene Produkte. Folsäure kommt in der Natur nicht vor, ist also ein reines Laborprodukt und hat keine Vitaminwirkung. Aber Folsäure wird in die vitaminwirksame Folatverbindung umgewandelt. Ob das bei allen Menschen gleichermaßen funktioniert, ist nicht sicher, denn das für die Umwandlung notwendige Enzym ist in Menschen unterschiedlich vorhanden.[9]

Zusammenfassend kann man – auch unter Berücksichtigung älterer Studien, die hier nicht aufgeführt sind – sagen, dass der Nutzen zusätzlicher Folsäure nicht bewiesen zu sein scheint. Eventuell ist sie sogar schädlich. Die Autoren fanden keinen Beweis dafür, dass Folsäure und Folate gegen Krebs schützen. Im Gegenteil. Nimmt man über längere Zeit ein Folsäuresupplement zu sich, erhöht sich das Krebsrisiko signifikant.

In einem Punkt sind sich die Experten weitgehend einig: Die Einnahme von diversen Supplements, die laut Werbung vor Krebs schützen sollen und angeblich ein längeres Leben bescheren, bergen ein erhöhtes Risiko für diverse Krebserkrankungen.

Ein weiteres Beispiel: N-Acetylcystein (NAC) war bisher eine hoch gelobte Substanz, der zahlreiche gesunde Wirkungen nachgesagt wurden. Nun aber konnte in detaillierten Untersuchungen gezeigt werden, dass NAC in der durchaus üblichen Dosierung von 665 bis 1330 mg pro Tag die Entwicklung von Metastasen begünstigt. Krebszellen, die den Primärtumor verlassen, erfahren oxidativen Stress. Dadurch wird ihre Fähigkeit, in fremdes Gewebe einzudringen behindert. Das NAC hilft ihnen, dieses Hemmnis zu überwinden.

Das Versuchsergebnis zeigte mit NAC-Supplementierung eine doppelt so hohe Ansiedelung von Metastasen wie bei den Kontrollen.[10]

Das ist genau das Gegenteil dessen, was noch heute allgemein geglaubt wird.

Es gibt aber neue Erkenntnisse, etwa die, dass freie Radikale in einer gewissen Menge und der Stress, der sie unweigerlich erzeugt, exklusive und essentielle Faktoren für ein längeres Leben sind.[11] Allerdings kann man keine allgemeine Empfehlung zur noch tolerierbaren Menge an freien Radikalen geben, da sich das Dosis-Wirkungs-Fenster ständig verändert, je nachdem, wie der Stoffwechsel des Menschen gerade abläuft und die Stressfaktoren beantwortet werden. Das heißt, das Kleinkind, die älteren Geschwister, die Eltern, die Großeltern – sie alle brauchen ganz unterschiedliche Belastungen, um ihren Gesundheitszustand zu stabilisieren.

Wir sollten uns von der Vorstellung verabschieden, dass es die guten Substanzen – Antioxidantien – gibt, die wir einnehmen müssen, um die bösen Substanzen – freie Radikale – auszumerzen. Wir hätten es längst ahnen können. Wir sind nun einmal archaische Konstruktionen und hatten als solche in früheren Zeiten immer mit Stress zu kämpfen, wenn es um die Sicherung unseres Überlebens ging. Der Körper nutzte diesen Stress, um selbst für den Schutz durch die richtige Dosis Antioxidantien zu sorgen, indem er seine Eigenproduktion genetisch erhöhte.

Das Gesetz, nach dem die Dosis das Gift macht, ist immer in uns wirksam. Beispielsweise glauben wir alle zu wissen, dass Kohlenmonoxid höchst giftig ist, denn durch Einatmen dieses Gases sind schon viele ums Leben gekommen. Ähnlich ist es mit Stickstoffmonoxid und Schwefelwasserstoff. Aber diese Gase werden auch auf natürliche Weise in unserem Körper erzeugt. Wir nutzen sie, wir brauchen sie, und ohne sie wäre ein Leben überhaupt nicht möglich. Wie diese leicht toxischen Belastungen der Gesundheit durchaus förderlich sein können, ist ein wichtiges Thema dieses Buches.

FAZIT: Zusätzlich als Nahrungsergänzungsmittel eingenommene Vitamine haben in Megastudien keinen günstigen Effekt bei den zivilisatorischen Alterserkrankungen gezeigt. Im Gegenteil. Einige Untersuchungen ergaben ein erhöhtes Risiko, vorzeitig zu sterben.

Telomerase-Aktivierung als Jungbrunnen?

Vor mehr als 100 Jahren, 1912 um genau zu sein, veröffentlichte der Chirurg Alexis Carrel aus New Orleans eine Schrift mit dem Titel »Über das permanente Leben von Geweben außerhalb des Organismus«. Darin berichtet er, er habe Zellen von Hühnerherzen dadurch beliebig lange am Leben halten können, dass er die Nährlösung, in der sie lagen, täglich erneuerte. Diese Nährlösung stellte er aus einem Extrakt her, den er aus Hühnerembryos gewonnen hatte. Über den Extrakt bekamen die Hühnerherzzellen täglich einen Nachschub an Stammzellen. Die Zellen waren nicht etwa unsterblich, wie behauptet, sondern wurden schlicht ständig erneuert. Aber das war bis in die 1960er-Jahre nicht erkannt worden, sodass das Dogma von der Unsterblichkeit jahrzehntelang unangefochten blieb.

1961 schockten Leonhard Hayflick und Paul Moorhead die Wissenschaftsgemeinde mit der Erkenntnis, dass Zellen nach 40 bis 60 Zellteilungen in einen Alterszustand kommen, der ein regenerierendes Weiterleben verhindert. Seitdem gibt es das »Hayflick-Limit« des Zelllebens. Allerdings weiß man heute auch, dass sich nicht alle Zellen daran halten.

Worum geht es? Chromosomen haben kleine Verlängerungen, die Telomere genannt werden. Diese werden von einem Proteinkomplex namens *Shelterin* geschützt, der wie eine Kappe darüber sitzt. Schnell war klar, dass mit jeder Zellteilung ein Teil der Chromosomenverlängerung verschwindet. Die Telomere werden immer kürzer, bis sie schließlich zu kurz sind, um den Schutzproteinen eine Anbindung zu ermöglichen. Doch wenn die Chromosomen keine Schutzkappen mehr haben, wird die DNA höchst unstabil. Entweder stellt die Zelle das Teilen nun ganz ein oder es kommt zu Brüchen und prämalignen Zellen.

Im Jahr 2009 ging der Nobelpreis für Medizin an Elizabeth Blackburn, Carol Greider und Jack Szostak für die Entdeckung des Enzyms Telomerase im Zellkern, das der Verkürzung des Telomers entgegenwirken kann. Ein erstaunliches Beispiel dafür liefert das Hoden-Spermatogonium, das eine ständige Telomerase-Aktivität aufweist, wodurch immer wieder Zellteilungen möglich sind. Im Alter von 50 Jahren produziert ein Mann Spermienklone, die jeweils um die 840 Zellteilungen hinter sich haben.

TELOMERKÜRZUNG 1

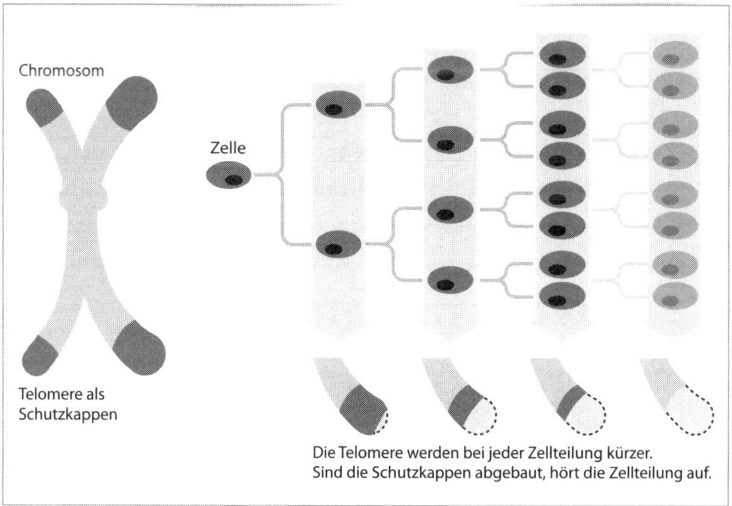

Telomere sind die Schutzkappen unserer Erbgutfäden (Chromosomen). Sie werden bei jeder Zellteilung ein Stück kürzer. Sind sie aufgebraucht, neigen die Enden der Chromosomen dazu, miteinander zu verkleben und die Zelle wird funktionsunfähig.

Michael Fossel schrieb 1996 ein Buch mit dem Titel *Reversing Human Aging* (dt. Titel: *Das Unsterblichkeitsenzym. Die Umkehrung des Alterungsprozesses ist möglich*), in dem die Länge der Telomere als Altersindikator und deren Verlängerung durch das Enzym Telomerase enthusiastisch als Verjüngung bezeichnet wurde. Es war bereits bekannt, dass Keimzellen, embryonale Zellen und Stammzellen sehr viel Telomerase aktivieren. Das Mittel der Wahl zur Aktivierung von Telomerase und damit zur Verjüngung wurde in traditionellen Langlebigkeitspflanzen gefunden. Alles passte so schön zusammen. Doch kann der Alterungsprozess durch die Aktivierung von Telomerase wirklich gestoppt werden?

Inzwischen wurden zahlreiche Versuchsergebnisse bekannt, die leider nicht zusammenpassen, und eine gewisse Enttäuschung breitet sich aus.[12]

1. 85 Prozent aller Krebszellen produzieren ebenfalls große Mengen von Telomerase, was ihre enorme Teilungsfähigkeit erklärt. Und die übrigen 15 Prozent können ihre Telomere auf andere Weise verlängern (ALT = *alternative lengthening of telomeres*).
2. Die Länge der Telomere ist nicht bei allen Menschen der zentrale Indikator für die Alterung.
3. Kürzer werdende Telomere sind nicht für die Alterung verantwortlich.
4. Substanzen, welche die Telomere angeblich verlängern, können die Lebenszeit nicht direkt verlängern.
5. Nachweislich können Telomere durch einen bestimmten Lebensstil verlängert werden.
6. Die Aktivierung der Telomerase, die Telomere verlängert, aktiviert leider auch Krebs.

Man ging davon aus, dass sich Telomere in zehn Jahren um 9 Prozent verkürzen. Die vermeintliche Telomeruhr läuft aber keineswegs gleichmäßig ab, sondern sehr unstet. Innerhalb eines Monats rennt sie zunächst los und bleibt dann plötzlich stehen. Manchmal läuft sie sogar rückwärts, auch dies nicht selten ganz unvermittelt. Sogar in verschiedenen Zellgemeinschaften sind unterschiedliche Verlängerungen und Verkürzungen von Telomeren auszumachen. Die Ursache für diese Unregelmäßigkeit liegt in unserem Bewegungs- und Essverhalten sowie in selektiven Stressmomenten, die das Enzym Telomerase unterschiedlich stark aktivieren.

Viele Hersteller schauten sich in der traditionellen Medizin um und brachten schließlich Nahrungsergänzungsmittel auf den Markt, die ein langes Leben in Aussicht stellten. Da gibt es beispielsweise ein in den USA patentiertes Präparat namens *Product B*. Es besteht aus Silymarin (Mariendistelextrakt) und einer Menge weiterer interessanter Phytonutrienten.[13]

Am berühmtesten unter den Anti-Aging-Mitteln ist ein Extrakt aus dem chinesischen Kraut *Astragalus membranaceus,* das in China *Huang Qi* heißt und eine tausendjährige Tradition als Verjüngungsmittel hat. Er wird als TA-65® verkauft und enthält die aus den Wurzeln gewonnen Wirkstoffe Astrogaloside IV und Cycloastragenol als Telomerase-Aktivatoren.

Cycloastragenol ist ein Saponin, das aus einer Gesamtheit von öligen Glucosiden besteht, die auf natürliche Weise in einer großen Anzahl von Pflanzen vorhanden sind und die Fähigkeit besitzen, die Telomerase in den Keratinozyten, den Fibroblasten und den Immunzellen in Zellkulturen zu stimulieren und die kürzesten Telomere zu verlängern. Eine Packung des entsprechenden Nahrungsergänzungsmittels kostet zwischen neunzig und mehreren hundert Euro. Tatsächlich bewirkte der Extrakt eine Verlängerung einzelner Telomere bei Mäusen. Auch bei menschlichen Keratinozyten, Fibroblasten und Immunzellen in vitro aktivierte er Telomerase.[14]

Die durchschnittliche Telomerlänge in allen Zellen eines Gewebes wurde jedoch nicht vergrößert, und in menschlichen peripheren mononuklearen Blutzellen misslang die Verlängerung vollständig. Heute kennt man den Grund dafür. Eine Beschädigung der DNA, bei der die Telomere verkürzt werden, findet auch statt, wenn die Telomerase aktiviert ist. Und weder Product B noch TA-65® können diese durch DNA-Beschädigung induzierte Verkürzung verhindern.

Großes Erstaunen löste das Ergebnis der Versuche von Nobelpreisträgerin Elizabeth Blackburn aus: Die beste Methode zur Verlängerung der Telomere – identisch mit der Telomerase-Aktivierung – ist die Meditation. Meditation wirkt sich also auf unsere Gene aus. Vielleicht ist die Erklärung dafür einfacher als gedacht. Rita Effros von der Universität von Kalifornien, Los Angeles und ihre Kollegen haben deutlich gemacht, dass Cortisol die Aktivierung von Telomerase verhindert. Dies erklärt zunächst einmal, warum Menschen mit viel Stress verkürzte Telomere haben und liefert auch eine plausible Erklärung dafür, warum das Meditieren, das ja die Ausschüttung von Cortisol verhindert, Telomere verlängern kann.

In Ernährungsstudien mit vielen Probanden zeigte sich, dass die Einnahme von Folsäure, Fischöl und den Vitaminen C, E und D offensichtlich mit verlängerten Telomeren einherging. David Ornish und Elizabeth Blackburn konnten bei Patienten mit Prostatakrebs die Telomere innerhalb von fünf Jahren um 10 Prozent verlängern, und zwar mit regelmäßigen Bewegungsübungen, geringem Fettkonsum, Fischöl, Tofu, Sojatrunk, Selen sowie den Vitaminen C und E. Die Erkrankung selbst wurde dadurch jedoch nicht beseitigt.[15]

In keiner einzigen prospektiven, randomisierten klinischen Studie konnte eine Telomerverlängerung aufgrund von Multivitaminsupplement nachgewiesen werden. Zink aktivierte die Telomerase von Krebszellen in der Petrischale (in vitro), aber wiederum zeigten die klinischen Studien mit Menschen (in vivo) keine Telomerverlängerung durch Zink bei Zellen in normaler Gewebeumgebung.

Es ist durchaus vernünftig, dass sich die Forscher nun die Frage stellen, ob Folsäure, Fischöl, Vitamin C, E, D und Zink schädlich für Menschen sind, die bereits Krebs haben. Denn die allermeisten Krebszellen produzieren ja besonders ergiebig Telomerase und scheinen sich damit am Leben zu halten.

Bei der Überprüfung der Telomertheorie im Labor wurden weitere Widersprüche deutlich. Mäuse haben längere Telomere (50 bis 150 kb) als Menschen (15 kb). (Kb bedeutet Kilobase, die Längeneinheit für Nukleinsäuren. 1 kb entspricht 1000 Basenpaaren eines Doppel- bzw. auch Einzelstrangs.) Mäuse müssten also eigentlich länger leben. Wir wissen aber, dass Menschen, die 90 bis 100 Jahre alt werden können, 50-mal länger leben als Mäuse mit einer Lebensdauer von etwa zwei Jahren. Dann wurde bekannt, dass Mäuse das Enzym Telomerase auch noch stark exprimieren (hohe Biosynthese über Genexpression) und deshalb eigentlich sogar länger leben müssten als Menschen. Die erhöhte Telomerase-Aktivität hat bei Mäusen jedoch zur Folge, dass sie häufiger an Krebs erkranken und daran sterben. Und das wiegt schwer. In der Tat bekommen 90 Prozent der Labormäuse im Laufe ihres Lebens Krebsgeschwüre. Wenn das so auch für Menschen stimmt, dann wäre das, was laut Theorie verjüngen soll, also die Stimulierung des Enzyms Telomerase, gleichzeitig eine Stimulierung von Tumoren.

Wenn Telomerase-Aktivität an der Krebsentstehung beteiligt ist, dann, so folgerten die Forscher schnell, müsste ja die weitgehende Stilllegung dieses Enzyms als Tumorsuppressor dienen können, was wiederum längeres Leben und Altwerden bedeuten würde. Das wäre das genaue Gegenteil dessen, was die Telomer-Verjüngungstheorie postuliert hat.

Da 85 Prozent der Tumore Telomerase produzieren, wurde die Entwicklung von Medikamenten, die Telomerase unterdrücken und so Krebs heilen sollten, hastig vorangetrieben. Sogar Patentanträge wurden eingereicht und genehmigt.[16]

In der darauf folgenden klinischen Testphase stellte sich jedoch heraus, dass die Medikamente zur Behandlung von Gehirntumoren und Brustkrebs ungeeignet waren. Allerdings zeigte sich überraschend eine Besserung bei Myelofibrose, einer seltenen Erkrankung des Knochenmarks.

Hochinteressant ist in diesem Zusammenhang, dass natürliche Extrakte aus Pflanzen, die traditionell auch als Krebsheilkräuter angesehen werden, in Tests fast alle eine Hemmung der Telomerase-Aktivität bewirkten. Das ist wieder einmal genau das Gegenteil dessen, was man eigentlich erwartet hätte. Denn Heilpflanzen müssten das Leben über verstärkte Telomerase-Aktivität doch eigentlich verlängern. Die Hemmung, die für die Natur offensichtlich wichtiger ist, wird durch Polyphenole wie ECGC (grüner Tee), Hydroxytyrosol (Olivenöl), Resveratrol (Beeren), Curcumin (Curcumawurzel), Zimtsäure, Boswellia-Säure (Triterpene des Weihrauchs) bewirkt.

Wie das genau funktioniert, konnte für Curcumin, das bisher wohl am häufigsten untersuchte Polyphenol geklärt werden. Es verhindert die Lokalisierung der Telomerase im Zellkern. Diese natürlichen Polyphenole werden uns noch ausführlich beschäftigen, denn sie sind tatsächlich ein Schlüssel für deutlich verlangsamte Alterung.

Es gab aber noch weitere Forschungsergebnisse, die deutlich machten, dass Telomere und Telomerase die Erwartungen, die man in sie gesetzt hatte, bei weitem nicht erfüllten. Eine Beobachtung war, dass sich eine Telomer-Verkürzung nicht nur bei mitotischer Zellteilung zeigt, sondern auch bei physikalischen Einwirkungen wie elektromagnetischer Strahlung. Strahlung kann die Aktivitäten von Zellen allerdings auch ohne jede Telomer-Verkürzung stilllegen. Ultraviolettstrahlung verkürzt Telomere, egal ob die Zelle sich teilt oder nicht. Gleiches passiert bei einer Chemotherapie oder durch Einwirkung anderer Zellgifte. Aber nicht nur Strahlung und chemisch toxische Stoffe lösen diese Telomer-Verkürzung aus, sondern auch jegliche Art von Stress, sowohl physischer als auch psychischer Art.

Vollends unglaubwürdig wurde die Telomertheorie, als man feststellte, dass kurze Telomere bei Leukozyten sogar besser sein können als lange, denn sie sind laut Untersuchung ein Bioindikator für eine größere Zellteilungsrate und korrelieren auch mit einer besseren Funktion der Neurone im Hippocampus des Gehirns.[17]

Das alles passt nicht zur ursprünglichen Telomertheorie. Dennoch sind Telomere unweigerlich mit Alterungsprozessen korreliert, denn Stress, egal welcher Art, ist für die Zelle immer auch oxidativer Stress, und der führt nun mal zu Alterung, wenn nicht in der Zelle gegenreguliert wird. Korreliert heißt aber nicht unbedingt kausal korreliert. (Der Rückgang der Störche ist mit dem Rückgang von Babys korreliert, aber nicht kausal korreliert). Deshalb wird die Telomer-Verkürzung inzwischen nur noch als eine Begleiterscheinung der Alterung und vieler Erkrankungen angesehen, nicht aber als deren Ursache. Das ist ein wichtiger Unterschied, denn wäre die Telomer-Verkürzung die Ursache des Alterungsprozesses, könnten wir tatsächlich in diesen Prozess eingreifen, wie es Michael Fossel 1996 heraufbeschworen hatte. Heute ist klar, dass es so nicht geht. Die Telomerlänge kann nur ein schlechter Biomarker des momentanen Alterungstrends sein. Warum schlecht? Die folgende Abbildung zeigt, wie man sich die Telomerlänge in Abhängigkeit vom Alter vorstellte.

TELOMERKÜRZUNG 2

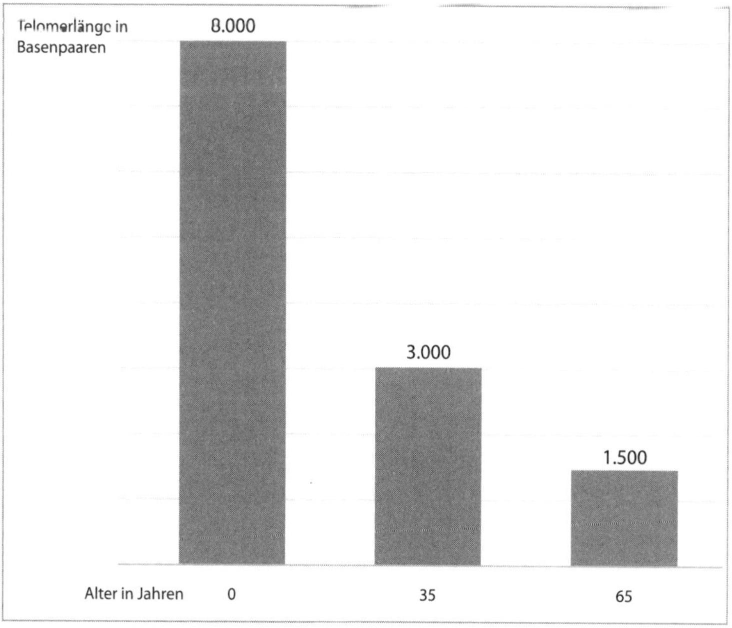

Schematische Darstellung der Telomerverkürzung in Abhängigkeit vom Alter als grober Überblick des Prinzips ohne Darstellung der statistischen Schwankungen. Die Wirklichkeit sieht anders aus.

In dieser Skizze sind keine Standardabweichungen berücksichtigt. Deshalb ist die nächste Abbildung ehrlicher. Sie zeigt, wie stark die Telomerlänge innerhalb einer Altersgruppe streut. Vierzigjährige können die gleiche Telomerlänge haben wie Siebzigjährige und Sechzigjährige wie Zwanzigjährige.

ALTERSABHÄNGIGE TELOMERLÄNGE

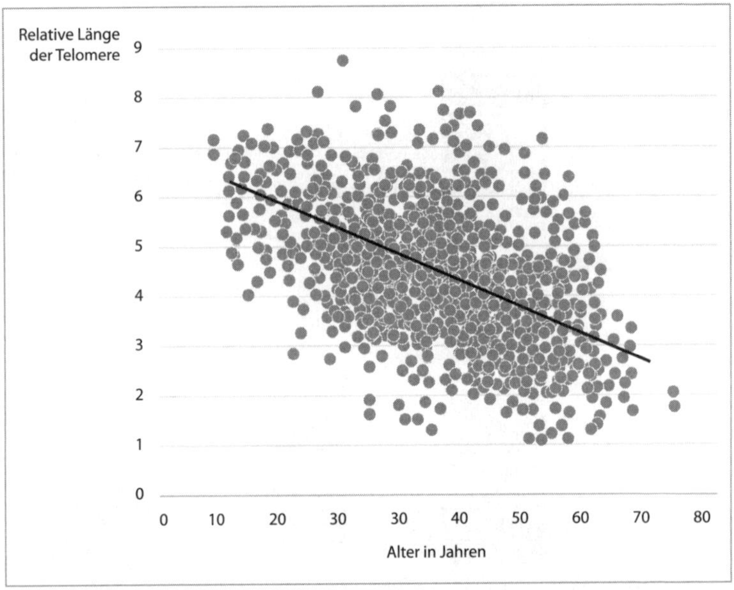

Änderung der Telomerlänge bei einer Gruppe von Menschen verschiedenen Alters. Man sieht die starke Schwankung der Telomerlänge.

Die Länge der Telomere und die Telomerase-Aktivität haben also eine geringe Aussagekraft, was die Alterung betrifft. Dennoch ist es sinnvoll, die Veränderung der Telomerlänge in bestimmten Zellen zu beachten. Hunderte von Untersuchungen ergaben, dass sich Telomere nicht konstant verkürzen.

So ergab sich eine exzellente Korrelation zwischen der Telomerlänge von peripheren Leukozyten und objektiven physiologischen Größen wie Pulsdruck oder Pulswellengeschwindigkeit, die einen Hinweis auf den Blutgefäßstatus geben. Patienten mit übermäßig stark verkürzten Leukozyten-Telomeren hatten ein dreifach erhöhtes Risiko, an Herzkrankheiten zu sterben, und ein 8,5-fach erhöhtes Risiko, sich eine tödliche Infektion zuzuziehen. Junge Patienten mit kurzen Telomeren hatten ein 2,8- bis 3,2-fach erhöhtes Risiko, einen Herzinfarkt zu bekommen, was bei Älteren natürlich korreliert. Letztlich können Tests zur Telomerlänge ziemlich verlässlich

Auskunft über das Risiko von Herzerkrankungen geben. Das funktioniert auch bei Krebserkrankungen. Die Personen mit den längsten Telomeren zeigten die niedrigste Krebsinzidenz (5,1 Fälle pro 1000 Personen und Jahr). Umgekehrt hatten die mit den kürzesten Telomeren die höchsten Krebsrisiken (22,5 Fälle pro 1000 Personen und Jahr). Dazu passt eine weitere Studie, die bei kurzen Telomeren ein doppelt so hohes Risiko für Magenkrebs ergab.

Dafür, dass die Telomerlänge das Risiko, sich eine ernste Erkrankung zuzuziehen, und damit indirekt auch die Länge des Lebens anzeigt, gibt es etliche Belege. Aber kurze Telomere sind eben nicht ursächlich für diese Erkrankungen verantwortlich.

Gründe für die Unzulänglichkeit der Telomertheorie auf einen Blick

Das Hayflick-Limit von etwa 50 Zellteilungen ist ein sehr grober Näherungswert und kann bei unterschiedlichen Zelltypen erheblich variieren. Einige Stammzellen können sich mehr als tausendmal teilen, bevor sie Anzeichen von Seneszenz zeigen. Was macht eine Stammzelle aus? Stammzellen sind erst einmal undifferenziert und damit Alleskönner. Sie können sich zu verschiedensten Zelltypen und im weiteren Verlauf etwa zu Geweben entwickeln. Sie haben beispielsweise das Potenzial, Muskelzellen perfekt zu reparieren, auch den Herzmuskel.

Neuere Forschungen zeigen, dass Telomerase neben der Verlängerung der Telomere noch andere wichtige Aufgaben hat. Telomerase ist an der DNA-Reparatur, an der Regulation der Genexpression und an dem selbstinduzierten Zelltod, der Zellapoptose beteiligt. Von praktischer Bedeutung für das Anti-Aging ist, dass TERT, der Proteinanteil der Telomerase, die Differenzierung und das schnelle Wachstum und die Vermehrung von adulten Stammzellen aktivieren kann und dies in einer Weise tut, die von der Telomer-Verlängerung unabhängig ist.

Die Altersforschung stellt die Rolle von Telomeren und Telomerase im Alterungsprozess immer wieder in den Vordergrund, erklärt jedoch nicht, warum beispielsweise Mäuse sehr lange Telomere, aber keine entsprechende Lebensdauer haben und Todesursachen wie Altersschwäche durch mitochondriales Versagen, Krebs und andere nicht direkt an die Telomerlänge gebunden sind. Viele andere Faktoren als die Telomerlänge spielen bei der Alterung eine Rolle. Unter anderem ist hier die Ansammlung von NF-kappaB zu nennen, die kritisch für die Entstehung von Entzündungen ist, dann die Hemmung der Entwicklung von Stammzellen in spezifischen Gewebe- und Organzellen (Differenzierung) und die systematische Veränderung der Expression bestimmter Schlüsselgene. Alterung ist auch eng mit mitochondrialer Dysfunktion verbunden und ebenso mit der Glykosylierung von Proteinen und Lipofuszin-Akkumulation.

FAZIT: Eine erzwungene Telomerase-Aktivierung zwecks »Anti-Aging« ist immer mit einem Krebsrisiko verbunden. Aufgrund der Schlüsselrolle, welche die Telomerase-Aktivierung in der Onkogenese spielt, ist es wichtig, hier Vorsicht walten zu lassen, zumal die Telomerase-Aktivierung die Zelldifferenzierung, also die Spezialisierung der Zelle für eine Organfunktion, die bei Krebszellen aufgrund übermäßiger Vermehrung versagt, sogar verringert, statt sie zu erhöhen.

Deshalb ist es folgerichtig, dass viele bekannte, hochwirksame Heilpflanzen die Telomerase-Aktivität herabsetzen, statt sie zu erhöhen. Die Natur weiß eben mehr, als wir momentan zu wissen glauben.

2. Alterung als Mangelzustand

Die Natur versorgt den gesunden Menschen bis ins reproduktionsfähige Alter maximal mit Hormonen und Enzymen, insbesondere mit Wachstumshormonen, und fährt diese Versorgung dann kontinuierlich zurück. Dies geschieht unter anderem deshalb, weil der Organismus vor Krebs geschützt werden muss. Je älter wir werden, desto mehr Krebszellen bilden sich in unserem Körper, und deren Wachstum wird durch anabole Hormone ebenfalls gefördert.

Bereits zwischen dem zwanzigsten und dem dreißigsten Lebensjahr fällt der Spiegel folgender Hormone kontinuierlich:

- das Wachstumshormon, dessen Ausschüttung von der Hirnanhangsdrüse reguliert wird
- Dehydroepiandrosteron (DHEA)
- Androgene und Östrogen
- Melatonin
- Schilddrüsenhormon

Das Wachstumshormon

Synonyme für den Begriff Wachstumshormon (WH) sind Somatotropes Hormon (STH), Somatotropin (INN), Human Growth Hormone (HGH) und Growth Hormone (GH). Im Folgenden verwenden wir die Abkürzung STH. STH wirkt sowohl direkt als auch über den sogenannten Insulin-like growth factor 1 (IGF-1).

Es verstärkt die Fettauflösung, die Lipolyse. Im Fettgewebe gespeicherte Fette werden gespalten und gelangen über das Blut in die Leber. Der Spiegel der Triglyceride und des »schlechten« LDL-Cholesterins wird dabei eher gesenkt, der des günstigen HDL-Cholesterins eher angehoben. Auf diese Weise wird das Fettgewebe insbesondere im Bauchbereich reduziert.

STH hebt den Blutzuckerspiegel an. Und ein steigender Blutzuckerspiegel hemmt wiederum die Ausschüttung des Wachstumshormons. Mit zunehmendem Alter nimmt die tägliche Produktion von STH rapide ab. Fettleibige produzieren zudem weniger als die Hälfte dessen, was Schlanke produzieren.

SYMPTOME EINES WACHSTUMSHORMONMANGELS BEI ALTERNDEN ERWACHSENEN

körperliche Anzeichen	**seelische Beschwerden**
dünnes Haar (66,6 %) faltiges Gesicht (85,4 %) Tränensäcke (85,4 %) schlaffe Wangen (93,7 %) dünne Lippen (66,6 %) Zahnfleischrückgang (72,9 %) dünner Kieferknochen (43,7 %) schlaffes Kinn (83,3 %) schlaffer Körper (83,3 %) weniger muskulöse Schultern (52,1 %) schlaffer Trizeps (52,1 %) magere, faltige Hände (50 %) weniger muskulöses Gesäß (54,2 %) schlaffe Muskulatur an den Innenseiten der Oberschenkel (60,4 %) dünnere Haut (60,4 %)	Überemotionalität (72,9 %) andauernde Müdigkeit (72,9 %) schnell erschöpft nach körperlicher Aktivität (89,6 %) wenig Energie, um nach Mitternacht aufbleiben zu können (83,3 %) wenig Widerstandskraft gegen körperlichen Stress (89,6 %) Angstzustände (70,8 %) ungenügende Durchsetzungskraft (54,2 %) Gefühl der Kraftlosigkeit (75 %) geringes Selbstbewusstsein (50 %) Depression (60,4 %) wenige soziale Kontakte (Tendenz zur Isolation) (45 %) Toleranzminderung (64,6 %)

Zusammenstellung von Beschwerden und körperlichen Veränderungen im Rahmen des Vollbildes Wachstumshormonmangel, nach einer Auflistung von M. Tzanela[1]

Weitere Mangelzustände

Die Produktion des anabolen *Dehydroepiandrosterons (DHEA)* sinkt im Alter rapide ab. Dadurch fällt ein wichtiger Gegenspieler des im Alter vermehrt ausgeschütteten katabolen Cortisols weg.

Der *insulinähnliche Wachstumsfaktor 1 (IGF-1)* folgt im Blutplasma der Ausschüttung von STH mit fünf Stunden Verzögerung. Weniger STH heißt weniger IGF-1. IGF-1 hat zwei Funktionen. Einerseits ist er ein direkter Regenerator, andererseits verhindert er die Regeneration indirekt. Daher ist der relative Mangel an IGF-1 im Alter ambivalent. Im mittleren Alter führt ein Zuviel an aus der Nahrung, etwa aus Kuhmilch aufgenommenem IGF-1 zu forcierter Alterung und einem gestörten Kohlenhydratstoffwechsel mit Folgen wie Fettleibigkeit, Diabetes und Krebs. Bei Frauen ab 60 wird aufgrund des Östrogendefizits mehr IGF-1 ausgeschüttet, was die mangelnde anabole Produktion von Östrogen in der Leber ausgleicht. Ähnliches gilt für Insulin.

In jüngeren und mittleren Jahren ist zu viel Insulin durch übermäßige Zuckeraufnahme schädlich. Im Alter bei weniger hormoneller Eigenproduktion ist Insulin aber notwendig. Wir werden auf diese IGF-1-/Insulin-Problematik noch ausführlich zurückkommen.

Die ab dem 50. Lebensjahr verminderte Produktion von *Schilddrüsenhormon* führt zu einer Senkung des Grundumsatzes und damit zur Verlangsamung aller Energie erzeugenden Stoffwechselprozesse.

Konkrete Mangelerscheinungen im Alter

Mit zunehmendem Alter werden spontan an der DNA auftretende Schäden nur noch unzureichend repariert. Betroffen sind die Mechanismen der Exzisionsreparatur. Diese Art der Reparatur behebt mutagene Schäden an der DNA, wie sie durch reaktive Sauerstoffradikale oder durch höherenergetische Strahlung und durch Gifte (etwa Aflatoxine) entstehen. Dabei wird die beschädigte Nucleotidsequenz ausgeschnitten, und die Lücke kann von einer DNA-Polymerase aufgefüllt werden, die erforderliche Basen mit der richtigen Sequenz einfügt. Im Alter finden sich jedoch vermehrt Fehler in den fünf bisher bekannten DNA-Polymerasen, die dazu führen, dass deren katalytische Eigenschaften immer unpräziser werden.

Ein weiteres Problem ist die Mangelernährung im Alter. Laut einer Studie, die unter Leitung von Timothy Platts-Mills von der University of North Carolina, Chapel Hill, durchgeführt wurde, waren 16 Prozent der über 65-Jährigen mangelernährt, 77 Prozent davon waren davor undiagnostiziert. Zusammen mit den Risikopatienten kommen die Autoren auf 60 Prozent. Auch 52 Prozent der Personen mit Depressionen waren mangelernährt. Bei Bewohnern von betreuten Einrichtungen waren es 50 Prozent, bei Patienten mit Essschwierigkeiten 38 Prozent.[2]

Fehlt Eiweiß in der Ernährung, dann fehlen auch Enzyme. Ab dem 20. Lebensjahr werden sowieso kontinuierlich weniger Enzyme zur Verfügung gestellt. Es gibt einen linearen Abfall der zur Verfügung stehenden Enzyme von 100 Prozent mit 20 Jahren bis nur noch etwa 20 Prozent mit 100 Jahren. Das ist ein großes Problem, denn wir altern dadurch natürlich schneller.

Die deshalb im Alter geringere Aktivität der Enzyme Tyrosin-Hydroxylase und Dopa-Decarboxylase, die für die Biosynthese der Katecholamine verantwortlich sind, führen zu geringeren Mengen der Neurotransmitter Dopamin und Noradrenalin. Das bedeutet geringere Motivation für die täglichen Lebensaufgaben. Dazu erhöht sich die Aktivität der Monoaminooxidase B, die Neurotransmitter zerlegt und unwirksam macht. Folge ist eine massive depressive Verstimmung. Die Altersdepression hängt damit kausal zusammen (vgl. Kapitel »Prävention von Depression und Demenz«).

Im Alter sinkt der Anteil an enzymatischen und nichtenzymatischen Antioxidantien in der Zelle, insbesondere Superoxid-Dismutase (SOD), Katalase, Glutathion-Peroxidase, Glutathion, Thioredoxin, Periredoxin.

Dadurch erhöht sich beispielsweise der Anteil an

- oxidiertem Glutathion (GSSG; Gamma-Glutamylzyklus),
- Substanzen wie Malondialdehyd,
- Thiobarbitursäure-reaktiven Stoffen,
- Lipidperoxide (Lipofuszin),
- Wasserstoffperoxid,

die alle auf vermehrte Oxidationsprozesse schließen lassen.

Mit grauen Haaren fängt es an

Die ersten grauen Haare sind für viele ein untrügliches Zeichen dafür, dass sie nicht mehr nur alt werden, sondern alt sind. Aber warum werden Haare grau?

Forscher um Karin Schallreuter von der University of Bradford gaben eine Antwort: weil Tyrosinase, ein für die Farbproduktion verantwortliches Enzym, durch Anreicherung von Wasserstoffperoxid (H_2O_2) in den Haarfollikelzellen oxidativ geschädigt und damit in seiner Funktion gestört wird. Normalerweise wird das Stoffwechselnebenprodukt H_2O_2 durch das Enzym Katalase in Wasser und Sauerstoff zerlegt und damit unschädlich gemacht. Mit zunehmendem Alter nimmt die Menge an Katalase ebenso ab wie deren Aktivität. Dass lässt den H_2O_2-Spiegel ansteigen. Größere Mengen H_2O_2 zerstören sowohl das Enzym als auch das Pigment Melanin, das für die Farbe unserer Haare verantwortlich ist. Katalase verhindert diese Reaktion, solange wir relativ jung sind. Graue Haare entstehen dann also durch einen Mangel an Katalase. Das fehlende Farbpigment Melanin wird durch Einlagerung von Luftbläschen ersetzt, wodurch die Haare für das menschliche Auge grau bis weiß erscheinen.[3]

Die Produktion von Katalase kann durch geeignete Ernährungskomponenten gesteigert werden. Gefordert sind Substanzen, die reich an schwefelhaltigen Elementen sind, wie Methionin und Cystein (Fleisch und Fisch oder Nüsse), zumal das Enzym Methionin-Sulfoxid-Reduktase, das Sauerstoffschäden an Proteinen repariert, von alternden Haarfollikelzellen nur noch in geringem Maße produziert wird.

Ein Extrakt aus dem Vielblütigen Knöterich (*Polygonum multiflorum*) regelmäßig eingenommen, ist traditionell dafür bekannt, die natürliche Farbe der Haare zu erhalten oder wiederherzustellen. Zahlreiche Versuchsergebnisse haben dieses Erfahrungswissen bestätigt. Die Wirksubstanz aus Polygonum multiflorum ist mit dem Resveratrol verwandt und wird in der chinesischen Medizin seit tausenden von Jahren unter dem Namen *Fo-Ti* oder *He shou wu* (ewige Jugend des Gelben Kaisers) verwendet. Hilfreich dabei sind Vitamin B_5 und Biotin, Fettsäuren aus Palmenfrüchten, pflanzliche Sterole und Katalysatormetalle wie Zink und Kupfer. Eine Kur von mindestens drei Monaten soll Erfolge zeigen, hoffentlich …

Defekte Energiekraftwerke

Ein weiterer gravierender Mangel entsteht in den Energiekraftwerken der Zelle, den Mitochondrien. Da wir diese Energieproduzenten später noch genauer betrachten, soll hier unter der Überschrift »Mängel im Alter« nur das Coenzym Q10 erwähnt werden, das im letzten Schritt der Atemkette innerhalb der Mitochondrien unersetzlich ist. Q10 wird von jeder Zelle zur Energiegewinnung unbedingt benötigt. Dabei wird das elektronenreiche, also reduzierte Q10 Ubiquinol genannt, und das elektronenarme, also oxidierte Q10 heißt Ubichinol. Wir brauchen viel Ubiquinol. Aber im Alter findet ein dramatischer Abfall des Ubiquinols, also des reduzierten Q10 statt, und gleichzeitig eine rapide Steigerung des Ubichinols, also des oxidierten Q10. Damit erhöht sich der oxidative Stress. Dieser oxidative Stress ist ein Mitverursacher der Alterung und vieler mit dem Alter in Verbindung stehender Krankheiten. Schon zwischen dem 20. und dem 30. Lebensjahr nimmt die Fähigkeit des Körpers, das Coenzym Q10 in Ubiquinol Q10 umzuwandeln, deutlich ab.

COENZYM Q10-SPIEGEL

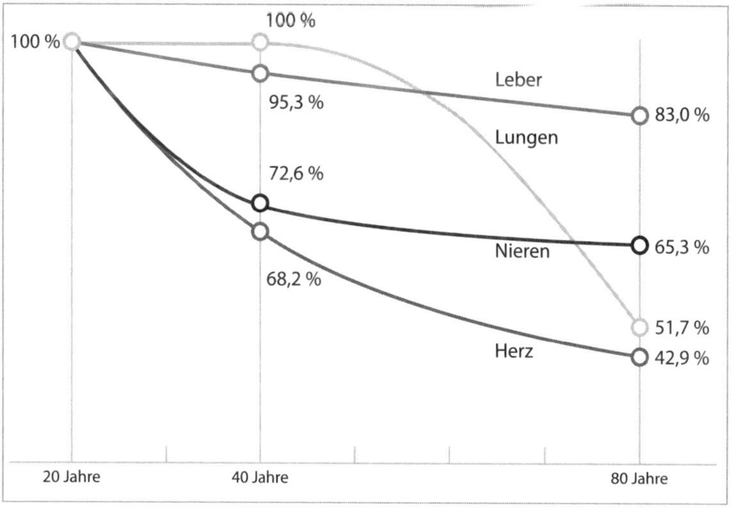

Altersbedingtes Absinken von Ubichinol, der elektronenreichen Form von Ubichinon (Coenzym Q10) in verschiedenen Organen. Auffällig ist das besonders starke Absinken im Herzen.

Alle hier vorher aufgezählten Mangelzustände ergeben letztlich die Alterserscheinungen.

Erste Anzeichen von Alterungsvorgängen

- Nachlassende Elastizität der Augenlinse
- Verminderung der körperlichen und geistigen Leistungsfähigkeit (Leistungsknick)
- Verringerung des mentalen Antriebs, depressive Verstimmungen
- Abnahme der kognitiven Leistungen, Konzentration, Aufmerksamkeit
- Nachlassen von Libido und Potenz
- Gewichtszunahme, Fettverteilungsstörungen, Abnahme der Muskelkraft
- Veränderungen in Beschaffenheit und Dicke der Haut: Falten, Altersflecken, Dehydration, Zellulite etc.
- Haarausfall, graue Haare
- Hörprobleme bei hohen Schallfrequenzen

Einige dieser Symptome sind häufig Vorboten einer beginnenden chronischen Erkrankung (Fettstoffwechselstörung, kardiovaskuläre Erkrankung, rheumatische Erkrankung, chronische Infektion, neurodegenerative Erkrankung etc.).

Zelluläre Seneszenz und Krebs

Nicht nur Mangel an Substanzen, sondern auch Mangel an Aktivitäten führen zu Funktionsverlusten und damit zum Altern. Zu den Funktionsverlusten gehört auch die sich laufend stärker ausbildende zelluläre Seneszenz.

Leonard Hayflick, der Forscher, von dem weiter vorn schon die Rede war, stellte bereits 1961 die Theorie von der zellulären Seneszenz auf. Unter Seneszenz (von lat. *senescere* = vergreisen, alt werden) versteht man, einfach ausgedrückt, einen Stillstand innerhalb des Zellgeschehens. Alle Aktivitäten, die über den Erhalt der Zelle hinausgehen, kommen zum Erliegen. Es findet auch keine Teilung mehr statt. Wenn die Natur so etwas etabliert, muss ein Vorteil damit verbunden sein, und der besteht darin, dass auch kein Krebswachstum mehr stattfindet. Seneszenz ist also ein Schutz vor Krebs.

Gleichzeitig hat Seneszenz ernste Konsequenzen für die weitere Alterung und das Erkrankungsrisiko. Wichtig dabei ist, dass jede unnatürliche, stressreiche Beeinflussung entweder einen Wachstumsstopp in der Zelle auslöst oder den programmierten Zelltod einleitet. Der programmierte Zelltod, Apoptose genannt, säubert sozusagen den Organismus von beschädigten, kranken Zellen. Ein weiterer Säuberungsmechanismus ist die Autophagie, die allerdings nicht nur die ganze Zelle, sondern auch die Organellen innerhalb der Zellen auflösen kann. Aber warum setzt der Organismus im Alter auf Stilllegung der Zellaktivität?

Stress heißt Telomer-Verkürzung und geht Hand in Hand mit andauernder DNA-Schädigung und irreversiblem Verlust der Teilungsfähigkeit von somatischen Zellen. Das muss verhindert werden. Also wird die Notbremse gezogen und die Zellenaktivitäten werden eingestellt.

Inzwischen gilt zelluläre Seneszenz neben mangelnder Aufräumarbeit (Autophagie, Apoptose) als eine der Hauptursachen für den Alterungsvorgang, denn sie geht immer mit Entzündungen einher. Diese seneszenten Zellen sind die Quelle von Entzündungssignalstoffen, den Interleukinen (IL-x), die zu den Zytokinen gehören. Diese Entzündungsstoffe können normale Zellen durch eine epithel-mesenchymale Umwandlung in die Karzinogenese treiben.

Könnte man die Entzündung von der zellulären Seneszenz abkoppeln, bliebe nur der Stillstand übrig. Das aber würde auch einen Stopp der Tumorgenese bedeuten.

Allerdings ist die zelluläre Seneszenz bei der Wundheilung von großem Vorteil. Eine traumatisierte Zelle muss stillgelegt werden, weil sonst Energie vergeudet würde. Der Heilungsimpuls kommt aus der Nachbarschaft. Die Wundheilung erfordert eine Entzündung, damit die Durchblutung verbessert wird und Immunfaktoren die Heilung einleiten können.

Wenn wir uns den Mechanismus der zellulären Seneszenz genau anschauen, erkennen wir sogar Möglichkeiten, sie gezielt und direkt aufzuhalten. Das aber würde nicht weniger bedeuten, als die Alterung aufzuhalten.

Der Weg dahin wird von einer Schlüsselsubstanz geleitet, die p53 heißt und die wir unter der Überschrift »Mastersubstanzen für ein langes Leben« später noch näher kennenlernen werden. Denn p53 ist der unbestrittene Held, der Gesundheit und langes Leben erkämpft.

Vergleicht man die zelluläre Seneszenz mit dem Krebsgeschehen, entdeckt man einen großen Unterschied: Krebszellen teilen/vermehren sich, seneszente Zellen nicht. Ansonsten sind sich die Ereignisse in den beiden Zellarten sehr ähnlich, wie die folgende Tabelle zeigt.[4]

Zellphänomene	**Krebszelle**	**Seneszente Zelle**
Entzündung	hochreguliert	hochreguliert
Apoptose	resistent gegen Apoptose	resistent gegen Apoptose
Telomere	kurz	kurz
Mitochondrien	geschädigt	geschädigt
Reaktive Sauerstoffspezies (ROS)	hohes Level	hohes Level
Antioxidative Enzyme	hochreguliert	hochreguliert
Ausschüttung von Entzündungszytokinen	angeregt durch IL-6	angeregt durch IL-6
Immunevasion	angeregt durch TGF-β	angeregt durch TGF-β
Mangelhafte DNA-Reparatur	ja	ja
DNA-Mutationen	vorhanden	vorhanden
mTOR-Signalweg	hochreguliert	hochreguliert
Ras/Raf-Signalweg	hochreguliert	hochreguliert
MYC-Signalweg	hochreguliert	hochreguliert
Blutgefäßwachstum	hochreguliert	hochreguliert
Abbau der extrazellulären Matrix	hochreguliert	hochreguliert

Zur Klärung einiger Begriffe aus der Tabelle

Ras/Raf-Signalweg: Ras kommt von *Rat sarcoma*, dem Namen einer Krebsart und bezeichnet ein Proto-Onkogen, das Wachstums- und Differenzierungsprozesse von Zellen reguliert. Ras als Protein, das in Zellmembranen sitzt, wird durch Formänderung des Moleküls zu einem Schalter für die Signalweiterleitung. Aktiviert wird Ras durch extrazelluläres Andocken von einem sogenannten G-Protein an einen dafür vorgesehenen Rezeptor. Ein aktiviertes Ras kann das

Enzym Raf-Kinase binden. Daraufhin läuft eine Kaskade von weiteren Enzymbindungen in der Zelle ab, bis es zur Aktivierung von Transkriptionsfaktoren im Zellkern kommt, die das Wachstum der Zelle stimulieren.

MYC-Signalweg: Dieser Signalweg hat seinen Namen von der Krankheit *Myelocytomatose*, die mit ihm assoziiert ist. Es handelt sich dabei um ein Gen, das auf viele Wachstumssignale reagiert und die Expression anderer Gene verstärkt.

Diese Signalwege zur Kontrolle des Zellwachstums sind wichtig für uns, weil bis zu 30 Prozent aller menschlichen Tumore durch Mutation im Ras-Gen zustande kommen und die Zellseneszenz hier ein Merkmal hat. Eine mutierte Version von MYC findet sich in vielen Krebszellen und führt dazu, dass deren Vermehrung ausartet. Bestimmte Leukämiearten (Lymphome, Blutkrebs) sind durch Versetzung des MYC-Gens im Genom charakterisiert. Die vorübergehende Unterdrückung der MYC-Expression tötet also Krebszellen, aber es gibt noch keine anerkannte Therapie dafür.

Die verblüffende Ähnlichkeit zwischen alternden Zellen und Krebszellen legt nahe, dass ein Aufhalten der Alterung gleichzeitig ein Stopp für das Tumorgeschehen bedeutet. Da 20 bis 25 Prozent der Menschen an Tumoren sterben mit steigender Tendenz, würde eine Therapie gegen Krebs gleichzeitig die Alterung aufhalten und ein längeres Leben wäre garantiert.

In genau diesem Punkt zeigt sich bereits ein Manko der heute üblichen Krebstherapie. Die alle Zellen schädigenden Chemo- und Strahlentherapien mögen zwar die Anzahl der Krebszellen verringern, aber gleichzeitig erhöhen sie die Alterungsrate, und das bereits bei jungen erkrankten Menschen. Auch den umgekehrten Fall gibt es. Hormontherapien, etwa mit Wachstumshormon (STH), mögen den Alterungsprozess zwar abmildern, erhöhen aber die Krebsrate. Und die oben erwähnten Telomerase-Aktivierungen haben letztendlich den gleichen Effekt. Sie verringern die zelluläre Seneszenz, fördern aber den Krebs.

Es gibt hier eindeutig einen Unterschied zwischen jungen und alten Menschenkörpern. Junge Menschen profitieren vorübergehend von der provozierten zellulären Seneszenz, Alte hingegen altern noch schneller. Bei Jungen überwiegt dabei der Schutz vor Krebs, der im Alter ohnehin Programm ist.

Wir brauchen eine neue Methode, die nicht so sehr die Symptome des Alterns und des Krebses bekämpft, sondern deren Ursachen, ganz so, wie es die Natur vorgesehen hatte, bevor wir eingegriffen haben.

Wir konzentrieren uns viel zu sehr auf die Mutation der DNA als Ursache von Alterung und Krebs. Das ist aus zwei Gründen zu kurz gedacht. Erstens findet die Mutation meistens erst statt, wenn der Krebs längst etabliert ist. Sie ist also oft ein sekundäres und eben kein primäres Ereignis. Zweitens wird Krebs oft durch mangelhafte Apoptose und Autophagie ausgelöst und durch Abschaltung von wirksamen Genen.

Beim Krebsgeschehen sind mehr als 600 Gene abgeschaltet. Stilllegung heißt fehlende Transkription. Eine Transkription wird epigenetisch durch eine Kombination aus Histon-Deacetylierung und DNA-Methylierung von Cytosin-Resten verhindert. Acetylierung beziehungsweise Deacetylierung ist ganz allgemein ein Mechanismus, der die Funktion eines Proteins reguliert.

Die Zelle kann also auch ohne Mutation altern und Krebs bilden, denn die Stilllegung wichtiger Zellaktivitäten durch Gene ist bei der Alterung und beim Krebs identisch. Übrigens gehört auch Alzheimer zu den Krankheiten, bei denen Zellaktivitäten ausgeschaltet werden.

Wenn man unter Krebs nur unkontrollierte Zellvermehrung versteht, liegt man wieder falsch, denn dieses Merkmal ist nur eines von weiteren fünf, die auch beim Altern auftauchen. Und genau diese Merkmale machen letztlich aus einer alternden Zelle eine Krebszelle. Die einzelnen Mechanismen sind bekannt und können beschrieben werden. Allerdings würde eine detaillierte Beschreibung den Rahmen dieses Buches sprengen.

FAZIT: Altern ist zweifelsfrei mit Mangelzuständen verbunden. Wenn die Mangelzustände erkannt sind, ist es aber unklug, sie einfach auszugleichen. Denn alles, was der allgemeinen Körperzelle guttut, ist auch eine Bereicherung für die Krebszelle. Und Krebszellen sind im Alter weit verbreitet. Spannend ist aber die Erkenntnis, wie die Natur strategisch klug mit diesem Problem umgeht. Das werden wir in den folgenden Kapiteln erfahren.

3. Die zwölf wichtigsten Alterungsfaktoren

Altern ist ein ziemlich komplizierter Vorgang. Die Alterung findet auf jeder Ebene des Organismus statt, im ganzen Körper, in den Organen, in den Zellen und deren Organellen sowie im Zellkern und im subzellulären Bereich. Dadurch, dass alles voneinander abhängig ist, kann man weder einen Anfang noch ein Zentrum des Alterns ausmachen. Was Ursache und was Folge der Alterung ist, kann man ebenfalls kaum auseinanderhalten, denn auch sie beeinflussen sich gegenseitig. Es ist wie bei der nicht zu beantwortenden Frage: Was war zuerst da? Das Huhn oder das Ei?

Ein weiterer Faktor erschwert Diagnose und Behandlung. Beinahe alle unsere Körperfunktionen laufen mit Hilfe von Enzymkaskaden ab. Enzyme verwenden Helfermoleküle, Coenzyme, Apoenzyme, die häufig Vitamine und Minerale eingebaut haben.

Fehlt ein Vitamin oder Mineral im Nahrungsangebot, wird nicht nur das betroffene Enzym stillgelegt, sondern die gesamte Enzymkaskade kann nicht mehr ablaufen.

Alle im Folgenden aufgezählten Alterungsfaktoren – es gibt noch viele mehr – sind direkt oder indirekt miteinander verknüpft. Innerhalb dieses Netzes ist kein eigentlicher Anfang auszumachen. Eine »Ursache« ergibt sich aus der anderen. Wir wollen hier nur behandeln, was wir durch Maßnahmen beeinflussen können, die später noch näher erläutert werden. Hier erst einmal zur besseren Übersicht die zwölf wichtigsten Faktoren in Stichworten. Sie werden anschließend einzeln erklärt.

1. Oxidative Schäden
2. Verzuckerung der Rezeptoren und funktionellen Eiweiße
3. Schäden an der DNA
4. Schädigung der Mitochondrien

5. Chronische Entzündung
6. Verlust der Autophagie
7. Rückgang der Hormonspiegel
8. Schwächung des Immunsystems
9. Neurologische Degeneration
10. Anfälligkeit für Krebs
11. Anfälligkeit für Herz-Kreislauf-Erkrankungen
12. Programmierte epigenomische Veränderungen, auch Stammzellenbeschädigung.[1]

1. Oxidative Schäden

Die klassische Theorie des Alterns durch reaktive Sauerstoffspezies (ROS) bzw. freie Radikale wurde bereits dargestellt. Sie ist unvollständig, wenn nicht sogar falsch. Freie Radikale entstehen sowohl im natürlichen Stoffwechsel als auch durch Faktoren, die aus der Umgebung einwirken – natürliche wie Sauerstoff und Ozon, UV-Strahlung, Radioaktivität und technisch erzeugte wie Mikrowellenstrahlung zur Nahrungserwärmung und der gesamte Kommunikationsfunk. Erschwert wird die Neutralisierung der freien Radikale durch immer mehr Designernahrung, oft Imitate, die durch chemische Synthese zu einem Produkt zusammengefügt wurden, beispielsweise die als Analogkäse bezeichneten Käseimitate oder Wurst- und Schinkenimitate, die hauptsächlich aus Stärkegel bestehen. Diesen Produkten fehlen die gesunden natürlichen Inhaltsstoffe.

Die schwerste Schädigung durch ROS ist die Lipidperoxidation, der Raub von Elektronen aus den Fettbestandteilen der Zellmembran. Ein derartiger Elektronenraub setzt eine Kettenreaktion in Gang, welche die Zellen schädigt und auch vor dem Zellkern und den Mitochondrien nicht haltmacht. Letztlich sind die Schäden so groß, dass es ein Glück für die Zelle ist, Selbstmord begehen zu können. Doch genau dieser Selbstmord findet in alternden Zellen nicht mehr statt – mit Folgen wie chronischen Entzündungen,

Gefäßschäden mit Arteriosklerose, Katarakt, Krebs, Degeneration, fehlender Immunkompetenz, Diabetes, Alzheimer, schneller Alterung und frühem Tod.

Die Natur kennt alle diese Gefahren und könnte sie mit ihren eigenen Mitteln bekämpfen, wenn wir genau diese Mechanismen nicht ständig blockieren würden. Der Körper hat ein sehr wirkungsvolles eigenes Abwehrsystem gegen freie Radikale, das aber durch von außen zugeführte Antioxidantien sabotiert wird. Das stellt die ganze Idee, reine Antioxidantien als Nahrungsergänzung für Langlebigkeit einzunehmen, in Frage.

2. Verzuckerung der Rezeptoren und funktionellen Eiweiße

Gewebe können durch Verzuckerung massiv geschädigt werden. Gemeint ist die Vernetzung von Proteinen und Zuckermolekülen, die dazu führt, dass Proteine ihre Funktion als Enzyme oder auch Rezeptoren nicht mehr erfüllen können. Die entsprechenden Endprodukte – *Advanced Glycation Endproducts* (AGE) – sind sehr schwer wieder abzubauen und sammeln sich mit zunehmendem Alter mehr und mehr an. Verstärkte Verzuckerung und verstärkte Oxidation gehen Hand in Hand.

3. Schäden an der DNA

Auch ohne außergewöhnliche Exposition können Tag für Tag jeweils mehr als eine Million Schäden an der DNA auftreten. Diese Schäden sammeln sich mit zunehmendem Alter an, wodurch Gewebe und Organe in Mitleidenschaft gezogen werden, was Zellalterung oder Zelltod nach sich zieht. Leider sind die Alterungszwischenstufen heute vermehrt durch Krankheiten wie Krebs gekennzeichnet. Wir können durch unser Verhalten dazu beitragen, diese traurige Kaskade zu verlangsamen, indem wir Umweltgifte, Zigarettenrauch sowie Alkohol, Antibiotika und entzündungshemmende Medikamente im Übermaß möglichst meiden.

Kranke Zellen erzeugen wieder kranke Zellen, wenn sie vorher nicht durch programmierten Zelltod oder Autophagie beseitigt werden. Die Liste der durch genetische Schäden verursachten Krankheiten ist sehr lang: chronische Müdigkeit und Immunschwäche, rheumatoide Arthritis, Arteriosklerose und schließlich Krebserkrankungen aller Art. Wir müssen wohl akzeptieren, dass Schäden an der DNA auch etwas mit neurodegenerativen Erkrankungen wie Parkinson und Alzheimer zu tun haben. Als Antwort auf diese Herausforderung haben die Zellen zahlreiche Reparaturstrategien entwickelt, die aber durch Phytonutrienten aus der Nahrung in Gang gesetzt werden müssen.

4. Schädigung der Mitochondrien

Mitochondrien sind die Kraftwerke in unseren Zellen, die in jeder Sekunde unseres Lebens ausreichend Energie für Lebenserhalt, Vermehrung und Reparatur zur Verfügung stellen müssen. Mitochondrien haben ihre eigene DNA, die besonders anfällig für Mutationen durch ROS-Angriffe ist. Solche Mutationen stören die Kommunikation zwischen dem Zellkern und den Mitochondrien und haben damit einen negativen Einfluss auf den Reproduktionszyklus, das kontrollierte Wachstum sowie Differenzierung und Regeneration. Es wurden bereits mindestens 40 Erkrankungen identifiziert, die durch geschädigte Mitochondrien ausgelöst werden. Alles kann davon betroffen sein: Gehirn, Augen, Ohren, Geschmackssinn, Leber und Bauchspeicheldrüse, Herz und Nieren. Kardiovaskuläre Erkrankungen, Diabetes Typ 2, Parkinson etc. sind entsprechende Folgen.

Ein Mangel an der Energiewährung Adenosintriphosphat (ATP) bei beeinträchtigter Mitochondrienfunktion führt in der Regel sicher und schnell zum Untergang der Zelle, zu Nekrose oder zum programmierten Zelltod, der für die gesunde Zelle ein Segen ist, in der alternden Zelle aber nicht mehr stattfindet. Geeignete Phytonutrienten können diesen wichtigen Mechanismus erneut starten, wie wir später noch erfahren werden.

5. Chronische Entzündung

Wenn sich, wie es im Alter leider oft der Fall ist, viel schädigendes Material in den Zellen angesammelt hat, muss gründlich aufgeräumt werden. Dies geschieht über Autophagie oder eine akute Entzündung. Wenn das alles nicht klappt, kommt es unweigerlich zu einer chronischen Entzündung, der entscheidenden und potenziell tödlichen Ursache der meisten altersbedingten Krankheitsprozesse. Der Grund für die Gefährlichkeit einer chronischen Entzündung liegt in der erhöhten Ausschüttung proinflammatorischer Botenstoffe.

Auf der eindrucksvollen Liste der entzündlichen Erkrankungen stehen sämtliche Zivilisationskrankheiten, allen voran Herz-Kreislauf-Erkrankung und Schlaganfall, dann der gesamte Formenkreis der rheumatoiden Arthritis, Autoimmunerkrankungen, Asthma, Allergien, entzündliche Darmerkrankungen, akute Hautentzündungen sowie Glomerulonephritis, Vaskulitis, akute Appendizitis und akute Meningitis. Entzündung ist der entscheidende Wachstumsverstärker vieler Krebsarten, wobei die Mikroumgebung der Tumore und ihrer Wucherung so beeinflusst wird, dass Wachstum, Überleben und Migration der Tumore gewährleistet sind. Viele Krebszellen sondern Stoffe namens Selektine (Zelladhäsionsmoleküle) und Chemokine (lösen bei Zellen eine Wanderungsbewegung aus) ab, um eine Entzündung zu fördern. Das gewährleistet die Metastasierung.

Wie dieser Prozess ohne Nebenwirkung in normale Bahnen geleitet werden kann, wird später erklärt.

6. Verlust der Autophagie

Eine funktionierende Autophagie ist einer der wichtigsten Faktoren für gute Gesundheit und ein langes Leben. Das regelmäßige Beseitigen von Abfällen ist so notwendig wie das Atmen. Denn Abfälle behindern nicht nur die notwendigen Funktionen der Organellen in den Zellen, sondern provozieren auch jede Menge Entzündungssignale. Glücklicherweise gibt es einige Maßnahmen zur Wiederherstellung der Autophagie. Diese Maßnahmen waren in Urzeiten selbstverständlich. Erst durch unser heutiges Wohlstandsleben haben wir die falschen Gewohnheiten angenommen. Das können wir ändern.

7. Rückgang der Hormonspiegel

Wenn die Genexpression und damit die Proteinbildung mit zunehmendem Alter nachlassen, verwundert es nicht, dass auch die Hormonproduktion davon betroffen ist. Damit ergibt sich ein sich selbst verstärkender Prozess. Denn Alterung entsteht auch als Reaktion auf den Rückgang der Hormonspiegel und den daraus resultierenden negativen Auswirkungen, etwa auf die Funktion des Immunsystems. Bereits im Alter von 20 Jahren geht die Ausschüttung wichtiger Hormone allmählich zurück. Die meisten dieser absinkenden Hormone wirken anabol, forcieren also das Wachstum und die Regeneration. Wenn sie die Ausschüttung des Wachstumshormons zwischen dem 20. und dem 60. Lebensjahr um 80 Prozent absinken lassen, müssen Evolution und Natur einen Grund dafür haben. Ich habe diesbezüglich eine Idee, die bisher allerdings wenig verbreitet ist: Das Wachstumshormon lässt auch Tumore wachsen. Wenn wir nun mit zunehmendem Alter immer mehr seneszente Zellen und daraus sich entwickelnde Krebszellen bilden, wäre das Wachstumshormon vollkommen fehl am Platz und wir würden vom Krebsgeschehen übermannt. Deshalb ist es für ein langes Leben günstig, dass das Wachstumshormon nicht automatisch präsent ist, sondern nur, wenn es mit Hilfe spezieller Methoden abgerufen wird. Und das ist tatsächlich möglich, wie wir später sehen werden.

Prostaglandine, hormonähnliche Säuren, die wichtige Prozesse wie Körpertemperatur und Stoffwechsel beeinflussen, werden im Alter meist vermehrt ausgeschüttet. Gleichzeitig sind ältere Menschen empfindlicher dafür als junge. Auch dahinter steht möglicherweise eine Absicht der Natur. Das Immunsystem steht in sehr enger Verbindung mit den Prostaglandinen. Eventuell wird hier eine Anpassung an die Schädigungen vorgenommen, die im Alter vermehrt auftreten und vom Immunsystem mitrepariert werden.

Der Mangel an Insulin bzw. die Blockierung seiner Rezeptoren und auch der als Krankheitsursache anerkannte Hyperinsulinismus sind oftmals hausgemacht. Das gilt ebenso für das Abnehmen der Knochendichte durch falsche Nahrungsmittel und einen falsch geregelten Vitamin-D-Haushalt mit Osteoporose als Folge. Vieles wurde hier falsch gedeutet und wird heute neu bewertet. Wir kommen darauf zurück.

8. Schwächung des Immunsystems

Dass das Immunsystem im Alter immer schwächer wird, ist allgemein bekannt. Weniger starke Reaktionen auf Infektionen, eine geringere Bildung von Antikörpern, weniger Kommunikation mit dem Gesamtsystem – es gibt viele Stationen der Immunsuppression. Nicht alles ist genetisch zu erklären, auch persönliche Verhaltensweisen spielen eine Rolle. Wenn wir beispielsweise oft bis spät in die Nacht vor dem Fernseher sitzen, wird Melatonin, ein wichtiger Stimulator des Immunsystems, nicht mehr in ausreichender Menge ausgeschüttet.

Die Funktionen des Immunsystems werden auch durch Schwermetalle, Selenmangel, mit der Nahrung aufgenommene Pestizide, Lärm und vieles mehr geschwächt. Damit wird natürlich auch die Anfälligkeit für Autoimmunerkrankungen wie Fibromyalgie,

Lupus, Sklerodermie und Arthritis erhöht. Diese korrelieren oft mit bestimmten Krebsarten. Die Aktivität des Immunsystems zur richtigen Zeit zu stimulieren oder auch zu dämpfen ist ebenfalls ein Ziel der Altersprävention.

9. Neurologische Degeneration

Der allmähliche Abbau des Nervensystems im Alter ist für die davon betroffenen Menschen sehr quälend. Eine neurologische Degeneration kann durch oxidative Schäden, eine Akkumulation von Lipofuszin, Entzündungen, fehlerhafte Signale der Mitochondrien oder Mängel in der Energieerzeugung ausgelöst werden. Folgen davon sind nicht nur schwere Erkrankungen wie Alzheimer und Parkinson, sondern auch andere Formen der Altersdemenz, Makuladegeneration, Schwindel und Gleichgewichtsstörungen mit dadurch verursachten Stürzen.

Das Nervensystem besteht nicht nur aus Neuronen, die Mängel aufweisen können, sondern auch aus vielen Hilfszellen wie Gliazellen, Schwanzellen oder Oligodendrozyten, die eine elektrische Isolationssubstanz bilden, das Myelin. Astrozyten, andere Zellen der Glia, sind unter anderem für die Isolierung um das Axon einer Nervenzelle zuständig. Alle diese Zellen sind für Gesundheit und Langlebigkeit mitverantwortlich und garantieren auch psychische Gesundheit und Ausgeglichenheit. Multiple Sklerose und Zerebralparese sind beispielsweise Krankheiten, die mit einer Fehlfunktionen der Gliazellen in Verbindung gebracht werden. Auch Autismus, Schizophrenie und bipolare Störungen sind Folgen unnormal funktionierender Zellen. Die Wissenschaft versteht die Bedeutung einzelner Faktoren mittlerweile immer besser, beispielsweise die des Wachstumsfaktors BDNF (von engl.: *Brain-derived neurotrophic factor*), der für das seelische Gleichgewicht und die Verhinderung von Demenz immens wichtig ist.

Ein weiterer Alterungsfaktor ist eine unzureichende Neurogenese, also die Bildung von Nervenzellen aus bestimmten Stamm-

und Vorläuferzellen im Hippocampus (dort im *Gyrus dentatus*) und im Vorderhirn (dort in der Subventrikularzone). Ohne ausreichende Neurogenese reduziert sich nach und nach auch die Anzahl der funktionierenden Zelleinheiten.

Für eine ausreichende Neurogenese können wir selbst viel tun, indem wir unser Leben auf die natürlichen Hell-Dunkel-Rhythmen einstellen (siehe Kapitel »Hell-Dunkel-Rhythmus und Schlaf«), für emotionale Ausgeglichenheit sorgen, Stress reduzieren, meditieren, uns viel bewegen, immer wieder Neues lernen, wenig Alkohol trinken und auch die Einnahme stimmungsstabilisierender Mittel auf ein Mindestmaß reduzieren.

Stimmungsaufheller mit dem Wirkstoff Fluoxetin (etwa *Prozac*) hemmen die Aufnahme von Serotonin und führen zu einer beschleunigten Neurogenese, fördern aber leider auch das Krebsgeschehen. Anders ist das bei Phytonutrienten, die einerseits die Neurogenese fördern, andererseits aber auch Krebszellen in den Tod führen.

10. Anfälligkeit für Krebs

Genetische Veränderungen schaffen im Alter gute Voraussetzungen für die Krebsentwicklung. Die wichtigsten Stationen dieser Entwicklung sind hohe Proliferation, ungenügende Apoptose und mangelnde Energieversorgung. Potentielle Krebszellen reagieren darauf mit einer erhöhten Blutgefäßbildung durch Sprossungs- oder Spaltungsvorgänge (Angiogenese). Dafür müssen hunderte von Genen gehemmt und gleichzeitig viele andere aktiviert werden. Dies geschieht nicht primär durch Mutationen (die sind oft erst die Folge dieser Entwicklung), sondern eher durch Entzündungen aufgrund von oxidativer Schädigung und Alterung der Zellen. Wir alle produzieren Krebszellen zu jeder Zeit unseres Lebens, aber in der Regel wacht ein gesundes Immunsystem über die rechtzeitige Vernichtung entarteter Zellen, doch die funktioniert im Alter oft nicht mehr.

11. Anfälligkeit für Herz-Kreislauf-Erkrankungen

Seit ich lesen kann, stehen Herz-Kreislauf-Erkrankungen an erster Stelle auf der Liste der Todesursachen in den westlichen Industrienationen. Daran hat sich trotz immensen Forschungsaufwands nichts geändert. Nur Krebs scheint dieser Todesursache manchmal den Rang streitig zu machen, ebenfalls trotz massiven Einsatzes von Forschungsmitteln.

Die Ursachen von Herz-Kreislauf-Erkrankungen sind identisch mit den Ursachen des Alterns: oxidativer Stress sowie Schäden an den Mitochondrien und an der Zellmembran. Das Herz ist eine Art Sollbruchstelle. Deshalb finden wir durch einen Infarkt einen schnellen Tod, anders als durch langsam zum Erliegen kommende Funktionen anderer Organe. Mit unseren unnatürlichen Verhaltensweisen unterstützen wir die Schädigung des Herz-Kreislauf-Systems maßgeblich.

12. Programmierte epigenomische Veränderungen

Selbst wenn wir alle Schädigungen verhindern und alle Ansammlungen von Müll beseitigen könnten, altern wir immer noch aufgrund eines eingebauten Programms – nur eben langsamer. Die Alternative wäre eine unendliche Lebensdauer. Das kann kein System ertragen. Eine unendliche Anreihung alter Organismen nimmt den jüngeren den Lebensraum.

Was also spricht für die programmierte Alterung? Zellen speichern ihre eigenen Erfahrungen in Mustern der DNA-Methylierung und Histon-Acetylierung. Diese Muster werden bei der Zellteilung weitergegeben und akkumulieren sich. Damit ergibt sich eine Veränderung des gesamten Genoms, und zwar im Laufe eines Lebens und weit darüber hinaus.

Während sich die Epigenetik mit der Untersuchung einzelner Gene und Gengruppen beschäftigt, untersucht die Epigenomik das gesamte Genom und seine epigenetischen Veränderungen. Aus

Forschungen dieser Fachrichtung wissen wir, dass sich das epigenomische Profil eines Organismus während seiner gesamten Lebensdauer kontinuierlich verändert und eine Reihe von Änderungen definiert, die wir als Alterserscheinungen bezeichnen.

Die Methylierung wird durch Zellteilung von Generation zu Generation weitergegeben. Das Methylierungsmuster stellt die Geschichte der Zelle dar, die nicht durch Gene selbst geschrieben wurde und für jede Zelle einzigartig ist. DNA-Methylierung gilt als eine der wichtigsten Möglichkeiten, um epigenetische Information zu erfassen und weiterzugeben.

Histon-Acetylierung bezieht sich auf die Proteinspindeln, die um die DNA gewickelt sind. Ihre Muster sind ebenfalls Teil des epigenomischen Speichers.

DNA-Methylierung und Histon-Acetylierung werden durch Alterung beeinflusst. Man kann sich das so vorstellen, dass alle Ereignisse eines Lebens hier gespeichert sind und die Alterung entweder vorantreiben oder stoppen, indem sie sozusagen den gesamten Organismus unentwegt davon in Kenntnis setzen, welchen Alterungsstatus er gerade hat. Nun sind diese Methylierungen aber nicht nur Speicherwerkzeuge, sondern selbst aktiv am Alterungsprozess beteiligt.

Es hat sich herausgestellt, dass die Methylierung wichtiger Promotorregionen gleichzusetzen ist mit der Stilllegung von Genen in diesem Bereich. Gesundheitsfördernde Gene können im Alterungsprozesses durch fortschreitende Methylierung ausgeschaltet werden und somit die Langlebigkeit des Organismus begrenzen. Doch selbst dabei hält die Natur sich eine Hintertür offen, denn der Methylierungsprozess ist durch Demethylierung umkehrbar. Das bedeutet eine epigenetische Reprogrammierung. Durch selektive Demethylierung könnte man den Alterungsprozess eines Tages rückgängig machen und Zellen und Organe in ein jugendliches Stadium zurückversetzen. Erste Erfolge in diese Richtung gibt es bereits.

Alle oben genannten Alterungsfaktoren sind über positives Feedback miteinander verbunden. Ist einer gegeben, etwa eine Schädigung der Zellkraftwerke (Mitochondrien), folgen die anderen irgendwann nach. Leider funktioniert es umgekehrt nicht genauso einfach. Dadurch, dass man die Mitochondrien stabilisiert, bringt man nicht automatisch auch alle anderen Faktoren wieder in Ordnung. Das ist der Grund, warum bisher niemand den Alterungsprozess wirklich aufhalten konnte. Man findet einfach keinen Zaubertrank, der alle Alterungsfaktoren gleichermaßen auf Anfang zurücksetzen kann, allerdings gibt es Ansätze, die sich sehen lassen können.

Unser praktisches Ziel muss sein, nicht nur länger, sondern auch frei von altersbedingten Problemen und Krankheiten leben zu können.

Die Alterungsfaktoren können in folgende Ordnung gebracht werden, die letztlich die Effekte und Wirkungen der oben genannten zwölf Punkte wiedergibt. Dabei wirken die einzelnen Schädigungselemente oft zusammen und können nicht getrennt werden:

a) Primäre Alterungsfaktoren: Schäden an der DNA sowohl der Zelle als auch der Mitochondrien. Dazu gehören Aneuploidie (eine Genommutation, bei der einzelne Chromosomen zusätzlich zum üblichen diploiden Chromosomensatz vorhanden sind oder ein einzelnes Chromosom fehlt), Mutationen der mitochondrialen DNA (mtDNA), Telomerverlust, epigenetische Drift (Defekte im Genom durch Kumulierung zufällig einwirkender Umwelteinflüsse), defekte Proteostase (eine Proteostase beschreibt die chemische und biologische Prozesseinheit, damit Proteine in einem bestimmten Zeitabschnitt immer am richtigen Ort präsent und aktiv sein können). Diese Faktoren haben alle eine negative Wirkung. Sie sind die ursprünglichen Auslöser zerstörerischer Prozesse, die sich dann progressiv akkumulieren.

b) Antagonistische Alterungsfaktoren: Die antagonistischen Faktoren haben prinzipiell eine günstige Wirkung und sollen den Organismus vor Schaden bewahren. Wenn sie jedoch zu lange anhalten und die primären Faktoren progressiv begünstigen, fördern sie die schnelle Alterung und das Krankheitsrisiko. Dies ist der Fall bei Seneszenz, die den Organismus vor Krebs bewahrt, aber im Exzess das Altern stark forciert. Auch freie Radikale (ROS), senden eigentlich Signale aus, die dem Überleben dienen, aber wenn sie zu lange und in übermäßig hoher Konzentration vorhanden sind, tragen sie zur Zellzerstörung bei.

c) Integrative Altersfaktoren, etwa Ermüdung der Stammzellen und veränderte Zellkommunikation, die letztendlich nicht mehr durch homöostatische Maßnahmen repariert werden können.

Die wichtigsten Maßnahmen gegen eine beschleunigte Alterung

1. Mastersubstanzen für langes Leben erkennen und stimulieren. Sie wirken genetisch allen Alterungsfaktoren entgegen.
2. Mitochondrien hinsichtlich ihres Zusammenspiel mit dem Zellkern stärken
3. Alterserkrankungen verhindern
4. Autophagie und Apoptose optimieren
5. Zirkadiane Rhythmen beachten
6. Epigenetik optimieren

Das heißt in ganz praktischen Schlagworten:

- säubern
- Energie verstärken
- abhärten
- restaurieren und regenerieren

Wir werden später noch erfahren, dass im Rahmen der natürlichen Einflussnahme alles machbar ist. Altern kann in gewissen Grenzen sowohl gestoppt als auch zurückgedreht werden. Eine gewisse Annäherung an das Verhalten des archaischen Menschen, wie die Evolution es vorgesehen hatte, ist von großem Vorteil. Nahrung, Licht und Bewegung stehen dabei im Vordergrund. Speziell heißt das: gute Versorgung mit Aminosäuren, ungesättigten Fettsäuren,

Phytonutrienten, Vitamin D, Mineral-Homöostase und Gewährleistung uneingeschränkter Enzymaktivität.

Wissenschaftler der University of Cambridge und des UK Medical Research Council haben herausgefunden, dass Menschen, die regelmäßig Bewegungsübungen machen, nicht rauchen, nur geringe Mengen Alkohol trinken und viel Obst und Gemüse essen, im Durchschnitt 14 Jahre länger leben als Menschen, die das nicht machen. Hier wird bereits deutlich, dass uns allein unser Lebensstil trotz belastender Umwelt mehr als zehn zusätzliche Jahre in Gesundheit schenken kann. Es ist möglich, das Leben durch Aufhalten des Alterns zu verlängern, indem wir uns auf das besinnen, was uns evolutioniert hat. Darüber werden wir noch ausführlich sprechen müssen. Von der Politik müssen wir fordern, dass unsere Nahrung und unser Wasser, aber auch die Luft lebenswürdig sauber ist.

Letztlich müssen wir Krankheiten verhindern, allen voran die Entzündungen.

FAZIT: In diesem Kapitel wurden die verschiedenen Alterungsfaktoren beschrieben, die letztlich alle voneinander abhängig und miteinander verbunden sind. Es gibt keinen Anfang für die Alterung, denn jeder Faktor bedingt einen weiteren und koppelt zurück. Das ist die Folge einer evolutionären Selbstorganisation. Allerdings ist es durchaus hilfreich, einzelne Faktoren durch kluge Einflussnahme zu unterbinden, wie die folgenden Kapitel zeigen. Dadurch kann eine entsprechende »Bremsung« der gesamten Alterungskaskade eingeleitet werden.

4. Das Verjüngende macht krank, das Verteufelte ist lebenswichtig – zwei Seiten einer Medaille

Machen wir uns nichts vor, wir zahlen einen Preis für jede wirkungsvolle Maßnahme gegen das Altern, denn sie hat immer zwei Seiten. Die Substitution mit Sexualhormonen wie Testosteron und Östrogen verspricht ewige Jugend und sorgt für eine schöne Haut, führt aber auch zu Herzinfarkten und Schlaganfällen. Und so wie die »Guten« nicht nur Gutes tun, richten die »Bösen« nicht nur Schaden an. Nehmen wir den IGF1-Pfad, von dem vorher schon im Zusammenhang mit dem Wachstumshormon STH die Rede war. Dieser Pfad ist ohne jeden Zweifel ein System der Entzündung und Altersbeschleunigung. Man könnte jetzt sagen: »Dann hemmen wir ihn eben oder schalten ihn sogar aus«, was durch Kalorienrestriktion nachweislich gut geht. Das wäre auf Dauer jedoch eine vollkommen falsche Entscheidung, denn IGF1 ist gleichzeitig wichtig für unsere Gesundheit. IGF1 fördert das Nervenwachstum und verhindert den Abbau von Gehirn- und Muskelzellen. IGF1 ist unbedingt notwendig für die Zellregeneration, das Zellwachstum und die Zellentwicklung.

Dass sie immer zwei Seiten haben, Plus und Minus gleichzeitig sind, ist typisch für biologische Funktionen. Die Kunst besteht darin, den gesunden Mittelweg zu erkennen und konsequent zu gehen.

Gift – eine Frage der Dosis und der Verträglichkeit

Dosis ist immer ein Produkt aus der Menge einer Substanz (oder Amplitude einer Strahlung) multipliziert mit der Zeitdauer der Aufnahme (oder Exposition). Das aber heißt: Eine geringe Menge über lange Zeit aufgenommen hat die gleiche Dosis wie eine große Menge über kurze Zeit. Was aber die Wirkung einer Dosis ausmacht und was eine toxische Dosis ist, entscheidet die Verträglichkeit.

Zur Verträglichkeit gehören dann auch

- die Bildung von Rezeptoren für den betreffenden Stoff (Sensibilisierungs- oder Gewöhnungseffekt);
- Abbau und Nivellierung durch Stoffwechselprozesse und Gegenreaktionen oder eben nicht (Letzteres würde zu einer Akkumulation führen);
- individuelle Unverträglichkeiten durch Kreuzreaktionen bzw. Nebenwirkungen oder durch Agonisten weiterer Substanzen;
- Immunisierung oder nicht, also die Frage, ob das Immunsystem durch das Verabreichen von »Gift« in kleinen Dosen zu einer Reaktion angeregt wird.

Ein Beispiel sind die Gase Kohlenmonoxid (CO), Stickstoffmonoxid (NO) und Schwefelwasserstoff (H_2S) aus der Umwelt. Sie sind giftig und können sogar tödlich sein. So haben wir es gelernt, und so zeigt es die Praxis. In unserem Körper aber sind alle diese Gase in geringer Dosis lebensnotwendig und als Signalmoleküle für die Arbeit des Immunsystems und des Gehirns ebenso wichtig wie für den Kreislauf und als Anregung zur Heilung. Sie werden im Körper aktiv produziert und wieder zerstört. Ein für die Alterung extrem wichtiges Protein namens Nrf2 kontrolliert beide Vorgänge, bei denen das Wirkfenster zwecks Verträglichkeit immer eingehalten werden muss. Zu viel ist schädlich, zu wenig auch.

Stickstoffmonoxid (NO) ist mitverantwortlich für die Weite der Blutgefäße und damit für den Blutdruck. Außerdem garantiert es die Wirkung von Makrophagen, die Bakterien mit Hilfe von selbstproduziertem NO regelrecht abschießen können. Stickstoffmonoxid fungiert im Gehirn als Neurotransmitter, aber bei einem septischen Schock kann es Menschen sogar umbringen. Das Enzym NO-Synthetase (NOS), das NO synthetisiert, ist auf die halbessentielle Aminosäure Arginin angewiesen. Im Fall von zellulärem Stress kann das zu Hilfe gerufene Nrf2 NOS stimulieren. Das kann gesundheitlich wohltuend sein, ist bei Dauerstress aber sehr schädlich. Der durch die ständige Nutzung von Handys und Smartphones hervorgerufene Strahlungsdauerstress erzeugt im Körper übermäßig viel Stickstoffmonoxid samt seinen toxischen Nebenprodukten – mit verheerenden Folgen. Gehirntumore stehen ganz oben auf der Schadensliste, aber auch Spermienschädigung und verschiedene Entzündungserkrankungen sind dabei.[1]

Kohlenmonoxid (CO), das wir beispielsweise aus dem Straßenverkehr kennen und als giftig betrachten, weil es sich ans Hämoglobin bindet, Sauerstoff verdrängt und die innere Atmung hemmt, kann in physiologischer Dosis eine Menge Gutes tun, etwa die Bronchien erweitern und ähnlich wie Stickstoffmonoxid als Neurotransmitter im Gehirn fungieren. Es wird von dem Enzym Hämoxygenase (HO) produziert und ebenfalls von Nrf2 kontrolliert.[2]

Superoxid (Hyperoxid) (O_2^{*}) ist schädlich und muss bekämpft werden, hieß es früher in den Lehrbüchern. In hoher Dosis kann dieses Sauerstoffradikal den Tod bedeuten. Heute dagegen weiß man, dass das kleine, nicht gasförmige Molekül auch eine positive Wirkung hat. Es sendet Wachstumssignale und ist für Gedächtnis, Plastizität und gute Durchblutung des Gehirns mitverantwortlich (NADH-Oxidase-MAPK-Weg unter Einbeziehung des Peroxisom Proliferator-aktivierten Rezeptors (PPAR-gamma). Kontrolliert wird es wiederum durch Nrf2.

Abgebaut wird Superoxid durch Superoxiddismutase SOD1 im Zytoplasma und durch SOD2 in Mitochondrien sowie durch SOD3 im extrazellulären Raum und im Blutplasma. Kontrolliert werden die SOD-Fraktionen wieder durch Nrf2.[3]

Wasserstoffperoxid (Hydrogen Peroxid) (H_2O_2)
H_2O_2 ist ebenfalls kein Gas. In hoher Dosis ist H_2O_2 gefährlich. Es hat aber auch eine ganze Reihe positiver Effekte durch seine Interaktion mit den Proteinen der Cystein-Sulfhydril-Gruppe, die als Redoxsystem (Oxidation und Reduktion durch Elektronenaustausch) fungieren und wird deshalb sogar therapeutisch eingesetzt. Abgebaut wird es durch das Enzym Katalase. Dieses Enzym steht wiederum unter Kontrolle von Nrf2.[4]

Schwefelwasserstoff (H_2S) kennen wir als übelriechendes Gas, das von Fäulnisbakterien im Darm produziert wird. Lange Zeit wurde übersehen, dass dieses Gas auch ohne Beteiligung von Bakterien in anderen Organen freigesetzt wird und dort wichtige Aufgaben erfüllt. Im Gehirn erhöht es die Abwehrkraft gegenüber Stress und kann Mäuse sogar in eine Art Winterschlaf versetzen. Beim Menschen verbessert es das Gedächtnis und erhöht die Lernbereitschaft.

Auf die glatte Muskulatur der Blutgefäße wirkt es entspannend, was die Blutgefäße erweitert, den Blutdruck senkt und das Herz entlastet. In der Lunge öffnet es die Atemwege. Im Darm steigert es die Peristaltik und wirkt der Verstopfung entgegen. In Penis und Klitoris verstärkt es zusammen mit NO die Schwellkörper für die Erektion. Schwefelwasserstoff (H_2S) wird im Körper von den Enzymen Cystathionin-gamma-Lyase (CSE) und Cystathionin-betha-Synthase (CBS) produziert und von Nrf2 kontrolliert.[5]

Interessant ist, dass alle soeben aufgezählten Gas- und Nichtgasmoleküle prizipiell durch Nrf2 gesteuert werden. Wir werden diese Substanz später noch genauer kennenlernen, können uns aber jetzt schon die Wichtigkeit dieses Regulatormoleküls erkennen.

Ein weiteres Beispiel dafür, dass Gift eine Frage der Dosis ist, ist Beta-Amyloid, eine in höherer Dosis toxische Substanz, die für die Alzheimer-Erkrankung verantwortlich gemacht wird. Millionen werden für Forschungen eingesetzt, die das Ziel haben, sie aus dem Körper zu eliminieren. Doch Beta-Amyloid erfüllt eine wichtige Funktion als Signalmolekül, das unter anderem den Cholesterinspiegel kontrolliert. Erst wenn dieser Feedbackweg überfordert ist, kommt es zu einer Überladung mit Beta-Amyloid, zu entsprechenden Ablagerungen im Gehirn und zur Alzheimer-Erkrankung. Würden wir Beta-Amyloid wirklich eliminieren, bekämen wir Probleme an anderer Stelle.

Erst recht in diese Serie passt allgemein die Fraktion der freien Radikale und der reaktiven oxidierenden Sauerstoffspezies (ROS). Wir haben bis zuletzt von allen Seiten gehört, dass sie schädlich sind und mit Antioxidantien bekämpft werden müssen, damit es uns wieder gut geht. Doch auch freie Radikale erfüllen eine wichtige Aufgabe. Auch sie sind Signalmoleküle, die unser inneres Gleichgewicht einstellen. Nur zu viel davon ist schädlich.

Und in diesem Zusammenhang sei noch etwas zum Insulin angemerkt. Insulin ist eine der ganz wenigen Substanzen, die nur im oxidierten Zustand arbeiten können. Insulin bringt ja den Zucker aus dem Blut in die Zelle. Das funktioniert besonders gut mit ROS, da sie Insulin leicht oxidieren können. Diese ROS werden vermehrt bei großer Anstrengung gebildet, etwa beim Sport. Allein dieser Zusammenhang zeigt die Klugheit der Natur: Viel körperliche Anstrengung heißt viel ROS, heißt viel oxidiertes Insulin, heißt, dass viel Zucker in die Zelle transportiert wird, heißt viel Zellenergie, um die Anstrengung gut zu überstehen. Antioxidantien sind hier vollkommen fehl am Platz. Das ist schon lange bekannt. Eine detaillierte Untersuchung zu diesem Thema ergab Folgendes:

Körperliche Bewegung begünstigt ein längeres Leben und verhindert Diabetes Typ 2 und Insulinresistenz. Gleichzeitig bilden sich in den Mitochondrien vermehrt schädigende freie Radikale (ROS). Im Versuch wurden nun 1000 mg/Tag Vitamin C und 400 IE/Tag Vitamin E (die Menge dieses Vitamins wird gewöhnlich in internationalen Einheiten angegeben. Für Vitamin E als Alpha-Tocopherol gilt 1mg = 1,49 IE) verabreicht. Das ist eine Antioxidantiendosis, die häufig verwendet und Hochleistungssportlern sogar empfohlen wird. Das Ergebnis der Muskelbiopsie- und Blutplasmauntersuchungen zeigte nun, für viele Betreuer ziemlich überraschend, dass die Insulinempfindlichkeit der Rezeptoren, die für den Transport von Glukose in die Zellen verantwortlich sind, sowohl in der untrainierten als auch in der trainierten Gruppe stark abnahm und somit deutlich geringere Mengen von Glukose in die Zellen gelangte (Messung: Glucose Infusion Rate (GIR) und Adiponektin).

Ohne die zugeführten Antioxidantien dagegen stieg sowohl die Insulinempfindlichkeit als auch die ROS-Bekämpfungskapazität innerhalb der Zelle an. Auch weitere Rezeptoren und Substanzen, die bestens für ihre gesundheitsfördernden Effekte bekannt sind, steigerten ihre Aktivität, wenn keine Antioxidantien wie die Vitamine C und E zugeführt wurden. Es sind der Peroxisom Proliferator-aktivierte Rezeptor gamma (PPAR-gamma) und die PPAR-gamma Coaktivatoren PGC-1-alpha und PGC-1-beta.

Unsere wichtigsten Substanzen zur ROS-Begrenzung sind die Enzyme Superoxid-Dismutase SOD1/2/3 und die Glutathion-Peroxidase. Beide werden ebenfalls durch ordentliche Körperbewegung stimuliert. Aber – und das ist sehr wichtig – diese Stimulierung passiert nur dann, wenn keine Antioxidantiensupplements eingenommen werden. Die Vitamine C und E blockierten im Versuch die Expression der Schutzenzyme.

Die Supplementation von Antioxidantien verhindert also die trainierbare gesundheitsfördernde Wirkung von körperlicher Bewegung.[6]

Folgerichtig haben viele relevante Studien gezeigt, dass eine Supplementation mit Vitamin C und E den Redoxstatus nicht beeinflusst. Einige Studien weisen sogar auf einen prooxidierenden Effekt hin.

Auch die inzwischen sehr beliebte, weil wirkungsintensive antioxidativ wirkende Zusatzsubstanz Alpha-Liponsäure reduziert, wenn lange Zeit eingenommen, die Mitochondrienbiogenese in den Skelettmuskeln, weil die Hormese, also die positive Wirkung einer Belastung ausgetrickst wird. Gleichermaßen reduziert wird das vorher erwähnte PGC-1-alpha und die Regeneration mit Hilfe der mRNA. Auch die Cytochrom-C-Oxidase (COX IV-Protein), die in den Mitochondrien eine wichtige Funktion zur Energiebildung erfüllt, und das für den Stoffwechsel unentbehrliche mitochondriale Citrat-Synthase-Enzym werden durch die Einnahme der Antioxidantien erniedrigt. Das ist alles andere als gesund. Die Evolution hat diesen Weg nicht vorgesehen. Doch was ist der Unterschied zwischen zusätzlich eingenommenen Antioxidantien und Antioxidantien aus der natürlichen Nahrung?

Die Evolution stellt uns Wirksubstanzen von ganz anderer Art zur Verfügung, als kommerziell erworben werden können. Allen diesen Molekülkomplexen aus der Natur ist eines gemeinsam: die Vielfältigkeit der Effekte innerhalb unseres Stoffwechsels. Es gibt nirgends in der Natur eine Nahrungsquelle, die ausschließlich Antioxidantien enthält. Jeder Nahrungskomplex enthält viele hundert Einzelwirkstoffe, die zusammen eine Synergie ergeben. Wenn also ein Einzelwirkstoff neben der Regeneration auch das Krebsrisiko erhöht, ist sofort ein anderer Wirkstoff präsent, der den Krebs verhindert.

FAZIT: Wir konnten zwei wichtige Strategien der Natur erkennen. Erstens verwendet der Organismus Substanzen, die in unterschiedlicher Dosis geradezu konträr wirken können. Bei niedriger Dosis können als toxisch bekannte Stoffe wichtige gesundheitsfördernde Effekte haben. Zweitens präsentiert die Nahrung eine Vielzahl von Substanzen aus jeweils einer Quelle. Früchte und Gemüse enthalten gleichzeitig wachstumsfördernde und krebshemmende Stoffe, sodass eine Regeneration begünstigt ist und eine Entartung der Zelle sehr unwahrscheinlich wird.

TEIL II

Bionische Regeneration – die Lösung der Probleme

Nachdem wir in den vorherigen Kapiteln die Symptome und Hauptursachen der Alterung, aber auch ihre Problematik skizziert haben, kommen wir nun zur Lösung der Probleme – wie die Natur sie sich »vorgestellt« hat. Wir müssen uns den Wirkungsmechanismus der wichtigsten Faktoren, die uns Menschen konstruiert und aufgebaut haben, genauer ansehen und daraus dann die Strategien ablesen und optimieren, die uns Gesundheit und ein langes Leben bescheren. Das ist reine Bionik.

Erst war die Umwelt da, dann kam der Mensch. Der Mensch wurde in eine vorhandene Umwelt hinein evolutioniert. Diese existierende Umwelt war die einzige Quelle der Nahrung für den Organismus.

BEZIEHUNGSSTRUKTUREN

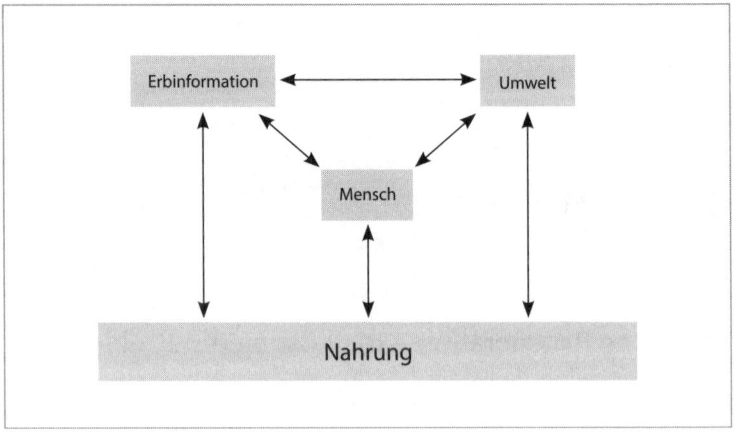

Beziehungsstruktur zwischen Umweltfaktoren, Erbinformation und Phänotyp

Die Evolutionsparameter sind gleichzeitig die Ur-Parameter der Konstruktion Mensch als Homo sapiens, die seit mindestens 30 000 Jahren Gesundheit gewährleisten. Es sind die Säulen, auf denen unser Bio- und Lebensrhythmus beruht. Unbedingte Voraussetzungen für Gesundheit, Heilung und das Erreichen von bis zu 123 Lebensjahren sind:

1. Atmen des von der Natur bereitgestellten Luftgemischs mit Triplett-Sauerstoff
2. Nahrung, wie die Natur (Umwelt) sie direkt zur Verfügung stellt
3. Wasser aus natürlichen Quellen
4. Bewegung, unter anderem zur »Eroberung« der Nahrung
5. Licht als natürliche elektromagnetische Strahlung, Elektrizität der Atmosphäre und magnetische Felder der Erde
6. Guter geistig-seelischer Status.

Sind die Verhältnisse »unnatürlich«, müssen die Lebensverhältnisse in Richtung »natürlich« verändert bzw. reguliert werden. Dafür ist Wissen in dem Bereich notwendig, den wir als »bionische Regeneration« bezeichnen wollen. Das Prinzip ist einfach zu verstehen. In archaischen Zeiten musste die Nahrung durch intensive

Bewegung unter freiem Himmel »erobert« werden. Das nahm täglich etwa vier Stunden in Anspruch, in denen etwa zehn Kilometer zurückgelegt wurden.

1. Ausdauernde Bewegung in der Natur ist immer mit dem Licht der Sonne verbunden.
2. Durch Bewegung der Skelettmuskulatur werden immer starke elektrische Felder im Organismus verbreitet (Aktionspotentiale von Nerven und Muskeln).
3. Bewegung geht immer mit intensiver elektronenreicher Einatmung und intensiver Atmung in den Mitochondrien einher und unweigerlich auch mit dabei entstehenden reaktiven oxigenen Substanzen (ROS-Bildung).

Jeder dieser drei Punkte beinhaltet starke Regenerationsanreize.

Hier ein Überblick über wichtige Gesichtspunkte der bionischen Regeneration, die später noch ausführlich erläutert werden:

- Sonnenlicht und Hell-Dunkel-Rhythmen sind essentiell für die Gesundheit. Die Bildung lebenswichtiger Stoffe wie »Vitamin D« und verschiedene Hormone sind auf einen Wechsel von hell und dunkel angewiesen. Unregelmäßigkeiten im Tagesablauf können diese Bildung verhindern, da hunderte von Kontrollgenen nur zu bestimmten Tageszeiten aktiv und beeinflussbar sind. Leider sind viele dieser Rhythmen konditionierbar und deshalb von Gewohnheiten abhängig. Und Gewohnheiten sind von Mensch zu Mensch verschieden. Das bedeutet, dass jeder einzelne Mensch seinen optimalen Zeitpunkt für die Intervention selbst ausfindig machen muss.
- In der Natur tragen Belastungen wie das Laufen langer Strecken oder das Tragen schwerer Gewichte zur Gesundheitsoptimierung bei.
- Wir sind auf bestimmte Pflanzenstoffe angewiesen, die inzwischen Phytonutrienten genannt werden. Das Essen von an Stress angepassten Früchten und Gemüsesorten ist besonders gesundheitsfördernd. Es geht dabei um Abwehrstoffe, die von den Pflanzen gegen Fraßfeinde, UV-Strahlung, Trockenphasen

etc. gebildet wurden. Sie sind als Xenohormetika bekannt geworden.

- Die Natur stellt uns diverse Substanzen als Nährstoffe (Phytonutrienten) zur Verfügung, die mehrere Signalwege in Synergie miteinander bearbeiten können. So werden beispielsweise die Regeneration, die Abfallentsorgung und der Selbstuntergang kranker Zellen von ein und derselben Substanz eingeleitet.
- Die Dosis der Phytonutrienten oder bestimmter Fettsäuren entscheidet über eine Stimulation bzw. Hemmung von Funktionskomplexen. »Plus und Minus« gehen oftmals schlagartig ineinander über. Bei jungen Menschen bleiben Wirkungen aus, die sich bei alten Menschen einstellen, und umgekehrt.
- Eine Kalorienrestriktion in Grenzen ist günstig.
- Der Vorteil von frischem Obst und Gemüse ist die Lebendigkeit der Zellen. Nur lebende Zellen bringen uns Pflanzen-RNA, die wir uns mit bestimmten Transportern, sogenannten Exosom-Containern einverleiben. Diese RNA wirkt in uns in der gleichen Weise wie unsere menschliche RNA, nämlich als Kontrolleur der Genexpression. Die Evolution hat sich dieses Vorgangs bedient, um Langlebigkeit und Gesundheit zu optimieren.
- Es gibt in der Natur nicht nur eine Substanz, sondern unzählige kooperierende Substanzen, die alle das gleiche Ziel verfolgen und gemeinsam eine optimale Pflege des Bioms erwirken.
- Regelmäßige Meditation ist ein Teil der Altersprävention.

5. Mastersubstanzen für ein langes Leben

Die Evolution hat uns mit einigen sehr wichtigen Substanzen ausgerüstet, so wichtig, dass ohne sie kein Menschenleben möglich wäre. Sie greifen dementsprechend immer wieder fördernd und hemmend in unsere Organisation und unsere Funktionen ein. Jede dieser Substanzen hat ihren Sinn, und ihr Gleichgewicht ist von entscheidender Bedeutung für Gesundheit und ein langes Leben. Weil sie so wichtige Aufgaben haben, heißen sie hier Mastersubstanzen. Das Wort kommt vom lateinischen *Magister*, was »Lehrer«, »Vorsteher« oder »Meister« heißt. Der Master ist auch ein akademischer Grad, die Kompetenz signalisieren soll. Dies trifft auch auf unsere Substanzen zu.

In diesem Kapitel werden die zehn wichtigsten Mastersubstanzen zunächst nur namentlich vorgestellt und einzelnen Schlüsselpositionen in unserer Organisation zugeordnet. Wichtig zu wissen ist auch, dass derartige Substanzen von unseren Genen in jeder Zelle und für bestimmte Zwecke auf Anforderung hergestellt werden. Dafür müssen einige Gene aktiviert und andere gleichzeitig gehemmt werden. In den späteren Kapiteln wird immer wieder aufgezeigt, wie wir dieses komplizierte Gleichgewicht zwischen Aktivierung und Hemmung durch unsere Ernährung und unser Verhalten positiv beeinflussen können.

Sechs positiv wirkende Master-substanzen	**Vier eher negativ wirkende Mastersubstanzen**
1. Klotho	7. mTOR
2. AMPK	8. IGF1
3. NAD^+	9. NF kappaB
4. SIRT1/SIRT6	10. p53 mutiert
5. Nrf2	
6. p53	

Mastersubstanz Nr. 1: Klotho reguliert den Mineralhaushalt

In der Hierarchie der Mastersubstanzen ist eine Substanz ganz oben angesiedelt. Im Jahr 1997 entdeckte Makato Kuro-o am Nationalen Institut für Neurowissenschaften in Tokio ein Protein mit Hormonfunktion, das die Lebensdauer von Mäusen maximal verdoppeln konnte. Er nannte es Klotho.[1]

Der Name dieses Proteins ist mit Bedacht gewählt. Klotho (griechisch für »die Spinnerin«) ist die jüngste der drei Schicksalsgöttinnen (Moiren) der griechischen Mythologie. Sie spinnt den Lebensfaden, der von Lachesis (»Zuteilerin«) bemessen und schließlich von Atopos (»Unabwendbare«) abgeschnitten wird.

Manche Varianten des Klotho-Gens erzeugen Proteine, die sowohl eine Verlängerung als auch eine Verkürzung des Lebens veranlassen. Einer von fünf Menschen hat eine Variante des Klotho-Gens, nämlich KL-VS, im Erbgut, die das Leben automatisch verlängern kann, weil durch sie vermehrt Klotho ins Blut gelangt.

Wir wollen uns hier aber nur mit dem ganz normalen, nicht veränderten Gen und seinen Proteinen beschäftigen. Man unterscheidet zwischen Alpha-Klotho, einem als Hormon wirkenden Protein, das in die Körperflüssigkeiten wandert, und Beta-Klotho, einer Komponente, die membranständig ist und als Enzym wirkt. Größere Mengen dieser Proteine werden im Nierentubulus und im

Plexus choroideus ausgeschüttet. Der Plexus choroideus im 3. Ventrikel des Gehirns ist besser bekannt für die Bildung der Gehirnflüssigkeit (Liquor cerebrospinalis). Daneben gibt es viele Organe, die nur kleine Mengen Klotho abgeben: Hypophyse, Hippocampus, Innenohr, Skelettmuskulatur, Aorta, Harnblase, Pankreas, Kolon, Epithelkörperchen der Nebenschilddrüse, Plazenta und reife Keimzellen der Gonaden.

Das gesamte Klotho-System kann sowohl durch Nahrungskomponenten, die wir weiter hinten näher erklären, als auch durch verschiedene physikalische Einwirkungen wie mechanische Vibration und Licht stimuliert werden. Mechanische Vibration entsteht bereits durch den Blutpuls, aber vor allem durch das Laufen. Auch Licht stimuliert Klotho. Laufen unter freiem Himmel bedeutet also eine mehrfache Klotho-Stimulierung.

Bei Kindern unter zehn Jahren ist die Konzentration von Klotho im Blut und in der Gehirnflüssigkeit sehr niedrig. Bei Dreißig- bis Vierzigjährigen hat sie ihr Maximum erreicht, mit zunehmendem Alter sinkt sie in der Regel wieder. Vermehrte Klotho-Bildung kann den gesamten Organismus in seinen Funktionen verbessern. Das fängt im Gehirn an. Hippocampus und frontaler Cortex zeigen mit viel Klotho eine deutlich optimierte Synapsentätigkeit, was sich positiv auf die Lernfähigkeit und das Gedächtnis auswirkt.

Im Jahr 2005 wurden die ersten Forschungsergebnisse veröffentlicht, die deutlich machten, dass eine Überexpression des Klotho-Gens Leben signifikant verlängern kann. Viele dieser Ergebnisse stammen aus Tierversuchen. Bei Mäusen kann man das Klotho-Gen unterdrücken oder eine Überexpression provozieren. Aber die sogenannte InChianti-Studie mit inzwischen hunderten Publikationen macht deutlich, dass die Ergebnisse mit dem übereinstimmen, was man bei Menschen beobachten kann.[2]

Umgekehrt ruft ein Mangel an Klotho Krankheiten hervor, die man auch als Zivilisationskrankheiten kennt: Arteriosklerose, Osteoporose, Emphysem, Atrophie, Hautalterung, kognitive Defizite und viele mehr. Die unmittelbare Ursache dafür ist eine Hyperkalzämie, eine so starke Anreicherung des Blutes mit Kalzium, dass einige Stoffwechselvorgänge nicht mehr reibungslos ablaufen können. Das führt zu einer Verkalkung der Organe, besonders der Blutgefäße, oder zu einer Hyperphosphatämie, die später noch ausführlich behandelt wird, weil sie ein gravierender Alterungsfaktor ist.

Zu wenig Klotho bedeutet unnatürliche Kalkablagerungen, unter anderem nachweisbar

- in den Arterien
- in der Magen- und Bronchialschleimhaut
- in den Alveolarzellen
- im Plexus choroideus und in der Zirbeldrüse
- in der Haut
- in den Hoden
- im Herzmuskel.

Ein Mangel an Klotho und ein Überschuss an Phosphat induzieren die Zellseneszenz. Wenn das Klotho-Protein/-Hormon fehlt, erkranken die Nieren und diverse Folgeerkrankungen stellen sich ein. Auch im Krebsgeschehen spielt Klotho eine wichtige Rolle. Ist es ausreichend vorhanden, dann verhindert es die Ausbreitung von Krebs, indem es zentrale Wachstumssignale hemmt und die Apoptose (den programmierten Zelluntergang) der Krebszellen forciert.[3]

Der Transforming Growth Factor (transformierende Wachstumsfaktor) TGF-beta 1 ist neben anderen Faktoren verantwortlich für die Ausbreitung von Krebs, weil er Epithelgewebe in Mesenchymgewebe umwandeln kann. Diese Umwandlung ist die Voraussetzung für Krebswucherungen in die Umgebung und für die Bildung von Metastasen. TGF-beta 1 kann durch Klotho gehemmt werden. Einige Krebsarten wehren sich dagegen und versuchen, Klotho zu unterdrücken. Bei Brustkrebs ist die Klotho-Unterdrückung geradezu ein Indikator für die Krebsausbreitung.[4] Das Gleiche gilt für Magenkrebs[5] und für Lungenkrebs[6].

Klotho forciert die Ausschüttung von Stickstoffmonoxid (NO) im Endothel der Blutgefäße und sorgt damit für deren notwendige Weite, damit kein Bluthochdruck entsteht und die Zellen einerseits besser versorgt und andererseits besser von Abfallstoffen befreit werden. Es wurde bereits erwähnt, dass Gewebe durch Verzuckerung massiv geschädigt werden können und dass sich sogenannte *Advanced Glycation Endproducts* (AGE) mit zunehmendem Alter ansammeln. Durch vermehrte Ausschüttung von Klotho können diese AGEs vermindert werden.

Zu geringe Klotho-Expression entsteht bei

- zu viel Phosphat
- zu viel Zucker
- Diabetes mellitus
- zu wenig Wasser (Dehydrierung)
- chronischer Kreislaufbelastung, etwa durch Bluthochdruck
- erhöhtem Angiotensin II und somit
- erhöhtem antidiuretischen Hormon (ADH), durch Angiotensin II gesteuert
- erhöhtem Aldosteronspiegel, durch Angiotensin II gesteuert
- Hyperlipidämie (oder syn. Hyperlipoproteinämie mit erhöhten Cholesterin-, Triglycerid- und Lipoproteinkonzentrationen)
- chronischem Nierenversagen
- der Bildung bakterieller Lipopolysaccharide
- Brustkrebs (wohl bei allen Tumorformen).

Angiotensin II spielt eine zentrale Rolle. Immer wenn die Durchblutung in der Niere vermindert ist, wird das Enzym Renin gebildet. Renin bildet aus einer Lebersubstanz namens Angiotensinogen das Hormon Angiotensin I. Ein Enzym aus der Lunge mit Namen Angiotensin-Converting-Enzym (ACE) bildet aus Angiotensin I das Angiotensin II. Dieses Hormon hat eine stark verengende Wirkung auf die Blutgefäße, was unmittelbar zu Bluthochdruck führt. Nun kann die Niere wieder verstärkt durchblutet werden, was das Ziel der Kaskade war. Angiotensin hat aber noch weitere Wirkungen. Das Hormon Aldosteron wird verstärkt aus der Nebennierenrinde ausgeschüttet. Aldosteron bewirkt in den Nierentubuli eine verstärkte Rückresorption von Natrium und Chlorid, was automatisch Wasser bindet und den Bluthochdruck weiter verstärkt. Außerdem wird vermehrt Kalium ausgeschieden, was mehrere Funktionsstörungen auslösen kann. Angiotensin II bewirkt zusätzlich eine erhöhte Freisetzung des antidiuretischen Hormons ADH aus dem Hypophysenhinterlappen, was wiederum vermehrte Wasserresorption und Gefäßverengung (Vasokonstriktion) auslöst. Wieder ist erhöhter Blutdruck die Folge.

Hier wirken pharmakologische Bluthochdruckmittel, die Rezeptoren für Angiotensin II blockieren und dadurch indirekt die Klotho-Erniedrigung ausbremsen, beispielsweise Sartane.

Chronische Entzündungen haben wir bereits als Hauptursache von Zivilisationserkrankungen identifiziert. Sie können nicht nur auf den ganzen Organismus übergreifen und entsprechende Alterungsprozesse nach sich ziehen, sondern über bestimmte Zytokine auch die Expression von Klotho verhindern. Ist man erst einmal in diesem Teufelskreis gefangen, wird es schwierig, wieder herauszukommen.[7]

Von Klotho induzierte Insulinresistenz – gut oder schlecht?

Mangelnde Insulinempfindlichkeit bedeutet letztlich Insulinresistenz. Außerdem führt eine andauernde Überproduktion von Insulin schließlich zur Erschöpfung der Insulin produzierenden Zellen in der Bauchspeicheldrüse. Beides löst letztlich Diabetes Typ 2 aus mit den gefürchteten Nachfolgeerkrankungen Schlaganfall, Herzinfarkt, Nieren- und Augenerkrankung und Nervenentzündung. Diabetes Typ 2 breitet sich geradezu epidemisch aus, doch seit der Entdeckung von Klotho müssen wir akzeptieren, dass Insulinresistenz auch eine gute Seite haben könnte, wenn wir weitere Parameter beachten. Die Hemmung des Insulinweges bewirkt nämlich weit mehr als einen Glukosemangel in den Zellen. Sie ist letztlich ein Heilweg für den gesamten Körper, dem wir folgen könnten. Folglich muss die Frage aufgeworfen werden, ob Diabetes nicht ein Heilungsversuch des Körpers für das entgleiste Gleichgewicht im Zuckerhaushalt ist.

Schauen wir uns die Zusammenhänge unter diesem Gesichtspunkt noch einmal an. Klotho hemmt Insulin und IGF-1. Erhöhter

Zuckerkonsum erhöht Insulin und IGF-1 und beide hemmen Sirutin-1 (Sirt1). Es ist eine der wichtigen Anti-Aging-Substanzen des Körpers (siehe Mastersubstanzen Nr. 4). Dadurch, dass Klotho aber Insulin und IGF-1 hemmt, kann Sirt1 die Regeneration des Körpers vorantreiben, was mit Insulin nicht gelingen kann. Und dadurch, dass Klotho IGF-1 hemmt, kann eine Ausschüttungsblockade des Wachstumshormons STH, des bereits erwähnten notwendigen Regenerators und Schlankmachers, abgebaut werden und STH kann wieder ungehindert arbeiten.[8]

Aus dieser Perspektive betrachtet scheint die Massenkrankheit Diabetes Typ 2 eher ein verzweifelter Regulationsversuch unseres Körpers zu sein, der unter einer falschen Lebensweise mit viel zu hohem Zuckerkonsum leidet. Zu viel Zucker heißt funktionsunfähige Rezeptoren und eine erschöpfte Insulinproduktion. Dies aber verstärkt Regenerationsprozesse, die mit Hilfe einer verstärkten Klotho-Produktion zur Heilung führen könnten, wenn gleichzeitig der gewaltige Konsum von Zucker eingeschränkt wird. Zucker ist auch als versteckter Zusatzstoff in industrieller Nahrung enthalten.

Verminderte Klotho-Expression und ein mutiertes Klotho-Gen verkürzen die Lebenszeit durch Krankheit mit folgenden Phänomenen:

- Haut- und Muskelatrophie
- Haarausfall
- neuronale Degeneration, Alzheimer
- Arteriosklerose
- Herzinfarkt
- Schlaganfall
- Osteoporose und Osteopenie
- Lungenemphysem
- Unfruchtbarkeit
- verminderte Reduktion des Thymusfettkörpers (Thymusinvolution)

- Verlust der kognitiven Fähigkeiten
- verlangsamte Regeneration
- Verlust des Hörvermögens
- zunehmende Verkalkung der Weichteile
- Hyperkalzämie, Hypervitaminose D, Hyperphosphatämie
- gestörte Funktion der T-Zellen
- verstärkte Kyphose (»Buckel«)
- verschwindende Neubildung von Blutgefäßen (Angiogenese und Vaskulogenese)

Wie kann man die Klotho-Expression steigern?

Die Hochregulierung von Klotho gelingt mit genau den Mitteln, die uns die Evolution zum Überleben gegeben hat.[9] Die folgenden Punkte werden später in Einzelkapiteln detailliert behandelt:

- körperliche Bewegung
- ausreichend Sonnenlicht, damit der Körper Vitamin D_3 bilden kann
- naturbelassene Nahrung mit Phytonutrienten wie Polyphenole (blaue Farbstoffe aus Heidelbeeren, Schwarzen Johannisbeeren, Brombeeren oder gelber Farbstoff des Aromaträgers Curcumin aus Kurkuma).

Eines der bekanntesten Polyphenole ist Resveratrol, das dem Rotwein die Farbe gibt. Nicht nur rote Trauben, sondern viele rote Früchte enthalten diesen besonderen Stoff. Er stimuliert Klotho in der Niere und bewirkt einen Anti-Aging-Effekt durch Aktivierung eines speziellen Transkriptionsfaktors (3/c-Jun). Transkriptionsfaktoren bewirken, dass sich das Enzym RNA-Polymerase an DNA bindet. Damit schalten sie bestimmte Gene an (Aktivatoren) oder aus (Repressoren).[10]

Bisher wurde das Phytonutrient Curcumin am besten untersucht. Curcumin ist die Hauptwirksubstanz der Kurkumawurzel. Damit bekommt die positive Wirkung einer Empfehlung aus der

Ayurveda-Medizin, nämlich täglich Kurkuma zu sich zu nehmen, eine wissenschaftliche Erklärung. Eine verstärkte Klotho-Stimulierung findet statt, weil Curcumin die Vitamin-D-Rezeptoren (VDR) aktiviert, also quasi die Präsenz von Vitamin D am Rezeptor nachstellt. Die verstärkte Expression von Klotho durch Vitamin-D-Bildung, die wiederum Licht voraussetzt, wurde bereits eindrucksvoll nachgewiesen. Auch ungesättigte Fettsäuren wie Omega 3 oder Omega 6 bedienen den Vitamin-D-Rezeptor, der mehr als 1000 Gene steuert, und stimulieren so die Klotho-Bildung.[11]

Besonders viele dieser Vitamin-D-Rezeptoren befinden sich im Dünndarm und Dickdarm. Bekannt ist, dass Curcumin dort Krebs verhindern kann. Man nimmt nun an, dass dies durch Klotho-Aktivierung zustande kommt.[12]

Inhaltsstoffe einer Schneealge sind ebenfalls geeignet, Klotho zu beeinflussen. Der zum Patent angemeldete Extrakt (US20100316720 A1) der Alge *Chlamydocapsa sp.* (am bekanntesten ist *Chlamydomonas nivalis,* deren Sporen Schnee rot färbt) kann in alten Zellen sowohl die Expression von Klotho als auch des energiestärkenden Enzyms AMPK, das uns später immer wieder begegnen wird, um das 4,9-Fache gegenüber einer unbehandelten Kontrolle stimulieren.

Auch alle Maßnahmen, die den Insulin/IGF-1-Weg versperren, sind ganz hervorragende Klotho-Stimulatoren. In der Praxis bedeutet das, so wenig reinen Zucker wie möglich zu sich zu nehmen. Da alle Kohlenhydrate letztlich auch als Zucker im Blut auftauchen, ist das zeitweise Weglassen von Kohlenhydraten, etwa aus Nudeln und Weißbrot als Nahrung, eine gute Anti-Aging-Maßnahme.

Klotho hilft auch direkt beim Schlankbleiben. Und das geht folgendermaßen: Bei einem besonders hohen Klotho-Spiegel werden die Rezeptoren für Insulin und IGF-1 durch Phosphoranlagerung (Phosphorylierung) so umgeformt, dass die Aufnahme der Glukose in die Zelle blockiert wird. Wenn nun Glukose in der Zelle fehlt, werden zur Energiebildung vermehrt Fettsäuren verbrannt und damit Fett abgebaut. Gleichzeitig wird die Fettbildung gehemmt. Einer übermäßigen Gewichtszunahme wird damit ein Riegel vorgeschoben.

Ein weiterer Vorteil eines hohen Klotho-Spiegels ist die verstärkte Expression der Enzyme Superoxiddismutase (SOD) und Katalase. Als Folge davon werden schädigende freie Radikale innerhalb der Zelle abgefangen.

Durch Nahrungsergänzung erhöhte Klotho-Expression in der Übersicht:

- Calcitriol/25-Hydroxyvitamin D/Vitamin D_3
- Omega 3/Omega 6 mehrfach ungesättigte Fettsäuren (PUFAs)
- Curcumin u. a. Polyphenole
- natürliche milde Antioxidantien (z. B. Wasserstoff H_2)
- Mineralzufuhr für Anti-Phosphat-Regulierung und phosphatarme Diät[13]

Nebenbei bemerkt wirken auch pharmakologische Wirkstoffe wie Statine über den Klotho-Weg. Statine hemmen die Bildung von Cholesterin. Dadurch wird die Expression von Klotho heraufgesetzt.

Klotho und FGF23 – zwei kooperierende Jungmacher

Der Fibroblast Growth Factor (FGF) 23 ist einer von 23 Fibroblasten-Wachstumsfaktoren, der aus den Knochen kommt, doch erst die Verbindung mit Klotho lässt ihn spezifisch arbeiten.[14] FGF23 senkt den Serum-Phosphatspiegel, indem er die Rückresorption von Phosphat in der Niere hemmt und dadurch die Phosphatausscheidung fördert (Phosphaturie). Wenn Klotho fehlt, beispielsweise bedingt durch eine Insulinausschüttung, greift dieser Mechanismus nicht mehr und das Blut wird mit Phosphat angereichert.

Da Klotho zusammen mit FGF23 nicht nur den Phosphatspiegel reguliert, sondern auch den Kalziumgehalt, sammeln sich bei Klotho-Mangel große Mengen Kalziumphosphat im Blut an, was einerseits Verkalkungen im gesamten Gefäßsystem zur Folge haben kann, andererseits aber zu wenig verwertbares Kalzium übrig lässt. Das sind entscheidende Alterungsmomente. Schon im oberen Normalbereich gelegene Phosphatspiegel korrelieren mit einer erhöhten Gesamtmortalität.[15]

Ein zu starker Anstieg des Phosphatspiegels im Blut wirkt normalerweise als Signal für die Absonderung von FGF23 aus den Knochen und die mit Hilfe von Klotho verstärkte Ausscheidung von Phosphat. Gleichzeitig bremst FGF23 die Vitamin-D_3-Bildung in den Nieren und beschleunigt den Abbau des vorhandenen D_3-Vitamins. Dadurch wird im Darm weniger Phosphat aufgenommen, was eine weitere Senkung des Phosphatspiegels im Blut zur Folge hat.[16]

Viel Vitamin D_3 im Körper fördert die Expression von Klotho und FGF23. Damit sind alle Stationen der Phosphat- und Kalzium-Regulierung unter strenger Kontrolle: die Phosphat/Kalzium-Aufnahme im Darm, die Mobilisierung des Phosphat/Kalzium-Speichers Knochen und die Ausscheidung von Phosphat/Kalzium in den Nieren.[17]

Phosphat als Alterungsfaktor

Makato Kuro-o, der Entdecker von Klotho, bezeichnet Phosphat als ein »Signalmolekül des Alterns«. Nachdem soeben dargestellt wurde, welche Rolle der Klotho-Mangel und seine Folgen für den Kalzium- und Phosphathaushalt spielen, ist dies durchaus nachvollziehbar. Vielen modernen Nahrungsmitteln werden Phosphate künstlich zugesetzt. Sie sind also mit Phosphat überlastet, und Phosphate hemmen Klotho.[18]

Weil der Phosphatüberschuss in der Nahrung eine ernste Gefährdung der Gesundheit darstellt und darüber allgemein wenig bekannt ist, soll hier etwas ausführlicher auf die Bedeutung von Phosphor eingegangen werden.

Phosphor ist ein wichtiger Mineralstoff, der über die Nahrung als Phosphat aufgenommen wird. Phosphat ist das negativ geladene Ion des Salzes der Phosphorsäure und das wichtigste intrazelluläre Anion. Kaum ein Bereich unseres Körpers funktioniert ohne Phosphat. Alle Zellwände benötigen Phosphorverbindungen, und diese sind Bestandteil der Nukleinsäuren in der Erbsubstanz (DNA). Die Energiewährung der Zelle (ADP/ATP) ist von einer Phosphorbeteiligung abhängig. Phosphat stabilisiert den pH-Wert des Blutes und sorgt zusammen mit Kalzium für die Festigkeit von Knochen und Zähnen.

Der durchschnittliche Körper des Erwachsenen enthält insgesamt etwa 600 bis 700 Gramm (g) Phosphat und 90 Prozent davon sind in den Knochen gebunden. Mit der Nahrung nehmen wir täglich etwa 1000 bis 1200 Milligramm (mg) Phosphat auf. Etwa 800 mg davon gelangen in den austauschbaren Phosphatpool (Interzellularraum 70 Prozent und Knochensubstanz 29 Prozent). Das Blut enthält weniger als ein Prozent des austauschbaren Phosphats. Mit Hilfe von Enzymen werden die organischen Phosphorverbindungen zu anorganischem Phosphat gespalten und zu 70 Prozent im Dünndarm resorbiert.

Aus dem austauschbaren Phosphatpool wird Phosphat zu 60 bis 80 Prozent über Nieren und Urin und zu 20 bis 40 Prozent über Darm und Stuhl ausgeschieden. Nur wenig ist im Schweiß zu finden. Der Rest wird als Kalziumphosphat in die Knochen eingebaut.

Die empfohlene Tagesdosis Phosphor liegt bei 700 mg.
Dies entspricht jeweils etwa

- 55 g Weizenkleie
- 120 g Sojabohnen
- 120 g Käse (Gouda, 30 % Fett)
- 160 g Ölsardinen
- 170 g Linsen
- 180 g weiße Bohnen
- 350 g Mischbrot
- 390 g Schweinebraten
- 760 g Joghurt (3,5 % Fett)
- 1400 g Kohlrabi[19]

Wie Phosphat aufgenommen wird, hängt davon ab, in welcher Form es vorliegt. Alle phosphorreichen und gleichzeitig eiweißreichen naturbelassenen Lebensmittel bewirken eine gewisse Hemmung der Aufnahme. Entweder ist Phosphat an sogenannte organische Ester gebunden, die der Körper nur etwa zur Hälfte verwerten kann. So ist es beispielsweise bei Milch, die zwar viel Phosphat enthält, das aber gebunden ist und nur zu 40 bis 60 Prozent aufgenommen wird. Oder Phosphat kommt vor allem in Form von Phytinsäure vor, wie es bei Getreide und Hülsenfrüchten der Fall ist. Dieses Phosphat kann zunächst gar nicht aufgenommen werden, da das Enzym Phytase im Darm nicht vorhanden ist. Erst wenn die ebenfalls im Getreide vorkommenden Phytasen aktiviert werden, beispielsweise beim Keimen des Getreides oder im Sauerteig, wird Phosphatester resorbiert. Die Bioverfügbarkeit pflanzlicher Phosphatester liegt insgesamt unter 50 Prozent und ist somit noch deutlich niedriger als die der Phosphatester aus eiweißreichen Lebensmitteln.

Zusammen mit Eisen, Aluminium und Kalzium bildet Phosphor unlösliche Salzkomplexe. Die Resorption ist dadurch eingeschränkt. Kalzium in Nahrungsmitteln spielt hier eine besonders wichtige Rolle. Das Verhältnis Kalzium zu Phosphor war früher, als es noch wenig industriell veränderte Nahrung gab, etwa1:1. Mit der heute verbreiteten industriell aufbereiteten Nahrung gerät das Verhältnis in eine starke Schieflage mit gravierenden Konsequenzen. Die geschätzte Zufuhr phosphathaltiger Lebensmittelzusatzstoffe hat sich seit den 1990er-Jahren von knapp 500 mg/Tag auf 1000 mg/Tag verdoppelt.

Lebensmittel tierischer Herkunft enthalten nicht nur wenig Kalzium, sondern auch große Mengen Phosphor. Beispiel: Mageres Rindfleisch enthält pro 1,7 Megajoule Stoffwechselenergie nur rund 23 mg Kalzium, aber 585 mg Phosphor (Verhältnis 1:25). Mageres Fleisch dürfte, um das richtige Verhältnis einzuhalten, nur zwischen 16 und 19 mg Phosphor enthalten, enthält aber bis zu 37-mal mehr.

Unser Körper verfügt eigentlich über einen fein austarierten

Regelkreis, in dem Phosphat und Kalzium im Gleichgewicht gehalten werden. Die Normalwerte bei Erwachsenen liegen bei 2,5 bis 4,0 mg/dl Blutserum. Steigt der Phosphatgehalt im Blut kurzfristig stark an, sorgt das Parathormon aus den Nebenschilddrüsen für eine Senkung. Gleichzeitig wird Kalzium aus den Knochen gelöst, um das Gleichgewicht wiederherzustellen.

Doch selbst bei streng vegetarischer Kost ist das ursprüngliche Verhältnis von Kalzium zu Phosphor heute schwer zu erreichen. Das Problem ist, dass fast jeder Industrienahrung Phosphate zugesetzt werden, was für den Verbraucher allerdings nicht so leicht zu erkennen ist. Dieses zugesetzte Phosphat wird im Gegensatz zum organischen Phosphat leicht und vollständig resorbiert und lässt den Phosphatspiegel deshalb auf Dauer zu hoch ansteigen.

Nach EU-Verordnung dürfen Natriumphosphat (E 339), Kaliumphosphat (E 340), Kalziumphosphat (E 341) und Salze der Ortho-Phosphorsäure Diphosphat (E 450a-c), Triphosphat (E 451) sowie Polyphosphat (E 452) als Konservierungsmittel, Säuerungsmittel, Säureregulatoren und Emulgatoren eingesetzt werden. Die wichtigsten Phosphatlieferanten sind Fertigprodukte und Fast Food. Phosphat spielt als Konservierungsstoff in der Fleischindustrie eine besonders große Rolle. Phosphatsalze werden beispielsweise Wurst, Schinken, Fischkonserven oder Fischstäbchen als Stabilisatoren oder Geschmacksverstärker zugesetzt. In der Käseherstellung dient Phosphat als Schmelzsalz. 50 Gramm Schmelzkäse enthalten jeweils bis zu 500 Milligramm, also bereits mehr als die Hälfte der täglichen Empfehlung. Die Käsescheiben werden mit Phosphat bedampft, damit sie nicht zusammenkleben.

Phosphate lockern die Struktur von Eiweißen auf, wodurch diese mehr Wasser binden können. Zusätzliche Phosphate sind auch in nichtalkoholischen, aromatisierten Getränken sowie in sterilisierter, ultrahocherhitzter und eingedickter Milch und im Milchpulver in größeren Mengen enthalten. Phosphat schützt Kaffee- oder Puddingpulver vor dem Verklumpen und hält Pulver rieselfähig. Als Säuerungsmittel hemmt Phosphorsäure das Wachstum von Hefen, Pilzen und Bakterien in diversen Konserven. Backpulver ist jedoch eine regelrechte Phosphatbombe. Ein Päckchen enthält 1500 Milligramm der künstlich beigemischten Substanz. Cola darf nach einer EU-Richtlinie bis zu 700 Milligramm Phosphorsäure pro Liter enthalten. Die braune Farbe ist der Phosphorsäure geschuldet, denn sie verhindert eine Glykolysierungsreaktion, die dazu führen würde, dass sich die Flüssigkeit pechschwarz färbt.[20]

Ärzte weisen darauf hin, dass die Zusätze gesundheitsschädlich sein können.

»Wer zu viel Phosphat zu sich nimmt, altert schneller.« »Dadurch, dass wir immer mehr Produkte mit Phosphatanreicherungen zu uns nehmen, scheint unser Stoffwechsel überfordert zu sein.« »Wer einen Hamburger mit einer Schmelzkäsezubereitung isst und dazu einen halben Liter Cola trinkt, hat die Obergrenze bereits überschritten«, sagt Matthias Riedl, Ernährungsmediziner aus Hamburg.

»Wir haben Hinweise gefunden auf einen Zusammenhang zwischen hohen Phosphatwerten im Blut, kranken Gefäßen und einem erhöhten Sterberisiko bei Patienten mit Nieren- sowie Herz-Kreislauf-Erkrankungen, selbst bei gesunden Menschen«, sagt Professor Johannes Mann vom Städtischen Klinikum München-Schwabing.

Deshalb forderte der Berufsverband Deutscher Internisten bereits 2009 eine Kennzeichnung des Phosphatgehalts von Lebensmitteln.[21]

Funktionsstörungen und Erkrankungen durch Phosphatüberschuss

Phosphat ist negativ geladen und trifft auf Kalzium, das positiv geladen ist. Die beiden Substanzen ziehen einander elektrostatisch an und verbinden sich zu Kalziumphosphat. Das hat Auswirkungen. Gefäßverkalkungen durch permanent zu viel Phosphat im Körper konnte man inzwischen auch beim Menschen nachweisen. Dadurch, dass in größeren Mengen freies Kalzium durch Phosphat gebunden wird, kommt es zu einem zu niedrigen Kalziumspiegel im Blut (Hypokalzämie). Eine akute Hyperphosphatämie mit

Hypokalzämie ist ein potentiell gefährliches Krankheitsbild, während der chronische, schleichende Prozess zunächst nur wenige Beschwerden hervorruft.

Die vermehrten Kalkablagerungen in den Herzgefäßen bewirken eine Versteifung der Blutgefäße, was zu Bluthochdruck führt. Durch die veränderten Druckverhältnisse werden Herzmuskelzellen zu krankhaftem Wachstum angeregt (Linksherzhypertrophie). Muskel- und Nervenzellen funktionieren nur mit ausreichend Kalzium und Magnesium. Durch Bindung der Minerale an Phosphat entsteht ein relativer Mangel. Vielfältige Funktionsstörungen der Muskulatur, des Nervensystems und des Gehirns können die Folge sein.

Sobald die Kalzium- und Phosphatwerte im Harn zu hoch sind, ist die Lösbarkeit überschritten, und es bilden sich Kalziumphosphatsteine oder auch Kalziumoxalatsteine, wenn gleichzeitig viel Oxalat ausgeschieden wird.

Durch zu viel Kalziumphosphat werden die feinen Blutgefäße im Nierengewebe, die filternden Nierenkörperchen und die Sammelgefäße geschädigt, was schließlich zu Niereninsuffizienz führen kann. Hier beginnt ein Teufelskreis. Die verminderte Nierenfunktion hat eine schlechtere Phosphatausscheidung und somit einen erhöhten Phosphatspiegel zur Folge, der wiederum die Nieren überlastet. Und wenn überschüssiges Phosphat über die Nieren ausgeschieden wird, gehen auch andere Minerale verloren, etwa Kalzium.

Ein niedrigerer Kalziumspiegel im Blutserum ruft vermehrt Parathormon aus der Nebenschilddrüse auf den Plan, was wiederum zur Freisetzung von Kalziumphosphat aus den Knochen führt. Dadurch wird immer wieder Knochenmasse abgebaut. Wenn weitere Risikofaktoren wie fehlende mechanische Belastung des Knochensystems, schlechte Kalziumaufnahme durch einen niedrigen Vitamin-D-Spiegel, Mangel an Magnesium und Spurenelementen, hormonelle Defizite und Übersäuerung dazukommen, wird eine Osteoporose manifest.

Es gibt aber noch andere Phosphatquellen. Wenn beispielsweise eine vorsorgliche Darmspiegelung ansteht, werden phosphathaltige Lösungen zur Darmreinigung verwendet. Dabei kann es zu einem starken Anstieg des Phosphatpegels kommen. Massive Hypokalzämie und Nierenschädigungen (Phosphatnephropathie) mit vereinzelten Todesfällen wurden verzeichnet.[22]

Bei Menschen, die sich viel zu wenig bewegen oder durch eine länger dauernde Erkrankung ans Bett gefesselt sind, wird mangels Belastung vermehrt Knochenmasse abgebaut und Phosphat freigesetzt.

Weitere Ursachen einer akuten Hyperphosphatämie sind eine Laktatazidose (zu viel Milchsäurebildung in der Zelle) oder eine diabetische Ketoazidose.

Eine verstärkte Zufuhr von Vitamin D führen im Darm zu einer deutlich vermehrten Aufnahme von Kalzium und Phosphat. Die so entstehende Hyperkalzämie hemmt die Sekretion von Parathormon. Dadurch wird mehr Phosphat in den Nieren rückresorbiert, und der Phosphatspiegel steigt. Eine Überdosierung von Vitamin D führt außerdem dazu, dass das mit der Nahrung aufgenommene Phosphat nicht in ausreichendem Maße in die Knochen eingebaut wird. Die Folgen sind erneute Hyperphosphatämie und Gefäßverkalkungen.

Neue Forschungsergebnisse bringen auch Alzheimer mit Phosphat in Verbindung.[23] Aktuell sind mehr als 1,3 Millionen Deutsche dement, die meisten davon durch die Alzheimer-Krankheit. Meist sind Menschen über 65 betroffen. Bis 2050 kann sich die Zahl der Patienten nach Ansicht von Experten verdoppeln. Alzheimer-Symptome korrelieren mit fehlerhaft gefalteten Beta-Amyloid-Peptiden, die sich im Gehirn ablagern und die Funktion der Nervenzellen behindern. Aktivierte Mikrogliazellen können einen Teil dieser Ablagerungen wieder auflösen. Neu ist, dass die Anknüpfung von Phosphat diesen notwendigen Zersetzungsprozess blockiert. Der Abbau der Beta-Amyloid-Peptide ist dann aufgrund des Phosphats deutlich reduziert. Gleichzeitig bewirkt das Phosphat auch noch die verstärkte Verklumpung der Plaques. Die Forschung hat gezeigt, dass dieser Vorgang bei etwa 20 bis 30 Prozent der Alzheimer-Patienten eine entscheidende Rolle spielt.

Koreanische Forscher konnten in Tierversuchen zeigen, dass eine hohe Phosphatzufuhr einen Signalübertragungsweg aktiviert, der das Krebswachstum beschleunigt. Eine Begrenzung des Konsums phosphathaltiger Lebensmittel könnte eine wichtige Maßnahme zur Verhinderung von Lungenkrebs sein.[24]

Derzeit wird die Häufung von Zivilisationskrankheiten wie Diabetes mellitus, Hypertonie und koronare Herzkrankheit eher selten mit einem überhöhten Phosphatspiegel aufgrund entsprechend behandelter Lebensmittel in Verbindung gebracht. Doch amerikanischen und auch immer mehr europäischen Studien zufolge gibt es hier durchaus einen kausalen Zusammenhang. Die Ärzteschaft fordert deshalb eine umfassende Aufklärung der Bevölkerung und die Kennzeichnung der in Frage kommenden Nahrungsmittel. Die Deutsche Gesellschaft für Ernährung (DGE) hingegen sieht keinen Handlungsbedarf. Eine Mengenangabe für künstliche Phosphatzusätze sei nicht angebracht, heißt es. Bisher seien »der DGE keine wissenschaftlichen Erkenntnisse bekannt, die auf negative gesundheitliche Folgen einer überhöhten Zufuhr durch die Ernährung bei Gesunden hinweisen«, sagt die Pressesprecherin.[25]

Wer sichergehen will, dass er möglichst wenig Phosphat zu sich nimmt, kann auf Bioprodukte zurückgreifen, die nur Kalziumphosphatverbindungen enthalten dürfen und entsprechend deklariert sein müssen. Damit erreicht man eine gewisse Minderung der Phosphataufnahme. Die erste sinnvolle Maßnahme gegen die Aufnahme von zu viel Phosphat aus der Nahrung ist phosphatarme Kost. Man sollte also auf Lebensmittel verzichten, denen Phosphate zugesetzt sind. Das sind insbesondere Backpulver, Schmelzkäse, Wurst, Limonade, Cola-Getränke.

Außerdem sind Phosphatbinder wie Kalziumcarbonat, Kalziumacetat und Lanthancarbonat sinnvoll. Auch Aluminiumhydroxid wird therapeutisch zur Phosphatbindung angeboten, ist aber wegen der Aluminiumüberlastung nicht zu empfehlen. Es gibt in der Medizin auch kalzium- und metallfreie Phosphatbinder wie die nicht resorbierbaren Polymere Colestilan und Sevelamer. Durch die moderate Einnahme von Vitamin D nach vorherigem Mangel kann verhindert werden, dass Phosphat aus den Knochen freigesetzt wird und dadurch der Phosphatspiegel im Blut weiter steigt.

Mastersubstanz Nr. 2: AMPK reguliert die Zellenergie

Die Abkürzung AMPK steht für das Enzym AMP-aktivierte Proteinkinase.

Seine Aufgabe besteht darin, Zellen vor ATP-Mangel, also Energiemangel zu schützen. AMPK wird über das Verhältnis von AMP zu ATP aktiviert. AMP entsteht, wenn zwei Phosphate von der Energiewährung ATP abgezweigt werden, um eine Substanz aktiv zu machen oder um energieverbrauchende Aktionen zu gewährleisten. Das heißt, immer dann, wenn der ATP-Level schnell sinkt, etwa durch Muskelbewegung, zu wenig Zucker im Blut oder auch durch Kalorienrestriktion (Fasten oder Hungern), wird AMPK aktiviert. Das Enzym leitet auch sofort alle notwendigen Schritte ein, damit der Muskel künftig besser mit energiehaltigen Nährstoffen versorgt wird. Es stimuliert den Wachstumsfaktor (*Vascular Endothelial Growth Factor* VEGF) für die vermehrte Blutgefäßbildung.

Wenn AMPK einen zu niedrigen ATP-Level feststellt, werden energieaufwändige Biosynthesen abgeschaltet. Dies betrifft beispielsweise die Cholesterin- und Fettsäurebiosynthese. Die Abschaltung läuft über die Hemmung der entsprechenden Bildungsenzyme (HMG-CoA-Reduktase und Acetyl-CoA-Carboxylase). Gleichzeitig werden ATP-produzierende Maßnahmen ergriffen, etwa die Verbrennung von Fettsäuren. AMPK spielt also eine zentrale Rolle für Stoffwechsel und Wachstum und hat deshalb viel mit Langlebigkeit zu tun. AMPK koordiniert auch die Anpassung des gesamten vegetativen Nervensystems an Stress. *Eine Untereinheit von AMPK kontrolliert die Insulinsensitivität, um den Zuckerlevel in der Zelle für die Energieproduktion bei Stress zu gewährleisten.*

Hier bringt also ein einzelnes Protein energetische, enzymatische, hormonelle und neuronale Steuerungen der Organismusfunktionen zusammen. Sogar der Hypothalamus wird einbezogen. Betroffen sind deshalb auch die Signalmoleküle der Fettgewebe, also die Hormone, die unter dem Namen Adipokine zusammengefasst werden. Sie alle regeln das Hungergefühl, die Nahrungsaufnahme, das Körpergewicht und eben auch das Gleichgewicht von Zucker und Fetten. Aufgabe dieser Substanzen ist es, Fettsucht, zu starke Gewichtszunahme und Diabetes zu verhindern. Gleichzeitig ist AMPK ein Taktgeber im circadianen Rhythmus.

Angesichts der vielen Vorteile, die AMPK hat, interessierten sich die Heilkundigen und Forscher natürlich für Substanzen, die man einnehmen kann, um dieses Enzym zu steigern. Und diese Substanzen finden sich in der Natur. Polyphenole wie Resveratrol (Weintrauben), Epigallocatechin-3-Gallate (grüner Tee), Cannabinoide (Hanf) steigern die AMPK-Expression. Wir werden sie in den folgenden Kapiteln noch ausführlich würdigen.

Es gibt aber auch eine ganze Reihe körpereigener Wirkstoffe, die AMPK steigern, etwa Ghrelin, das in der Magenschleimhaut und der Bauchspeicheldrüse produziert wird und unter anderem den Appetit anregt; Adiponectin und Leptin, die beide das Hungergefühl beeinflussen; den ziliaren neurotrophischen Faktor (CNTF), der Nervenzellen zum Wachstum stimuliert und das Körpergewicht reduziert; Interleukin-6, das unser Immunsystem aktiviert und durch kräftige Muskeltätigkeit ca. 100-fach stärker sezerniert wird, und schließlich die Alpha-Liponsäure, die in den Mitochodrien freie Radikale abfängt, in der Energieproduktion eine Schlüsselrolle spielt und Antioxidantien wie Q10 oder Gluthation regeneriert.

Seit den 1960er-Jahren werden die pharmakologischen Stoffe Metformin und Thiazolidinedione zur Behandlung von Diabetes Typ 2 eingesetzt. Mittlerweile hat man erkannt, dass sie auch AMPK stimulieren. Idealerweise wird AMPK jedoch durch Muskel- und Körperbewegungen stimuliert.[26]

Ein Enzym mit Namen p38 MAPK (p38-mitogenaktivierte Proteinkinasen), das eigentlich für Zellwachstum, Zelldifferenzierung und Apoptose wichtig ist, wird von dem durch Bewegung erhöhten AMPK Spiegel sofort informiert und bewirkt dann eine verstärkte Expression von PGC-1. Das ist die Abkürzung der umständlichen Bezeichnung *Peroxisome proliferator-activated receptor gamma coactivator 1-alpha* oder auch *PPAR-gamma Coactivator-1*. Die durch AMPK verstärkte Bildung von PGC-1 leitet die Vermehrung (Biogenese) unserer Zellkraftwerke, der Mitochondrien ein – eine sinnvolle Maßnahme zur Vermehrung der Zellenergie.[27]

Neue Untersuchungen der Forschergruppe um Christoph Handschin von der Universität Basel machen deutlich, dass man die Mechanismen der Natur keinesfalls austricksen kann. In Versuchen mit Mäusen zeigte sich, dass eine Zufuhr von Extradosen PGC-1, um mehr Mitochondrien aufzubauen, zu vergrößerter Fettansammlung in der Muskulatur führt, wenn sich die Tiere nicht ausreichend bewegen. AMPK plus Bewegung und daraus resultierend PGC-1 gehören eben zusammen.[28] Für uns ist dabei nur von Bedeutung, dass PGC-1 als Coaktivator eine Unterstützung für die Rezeptoren PPAR (*Peroxisome-proliferator-activated receptors*, gesprochen Pipar) bewirkt. PGC-1 reguliert nämlich die Transkription vieler Zellkernrezeptoren, eben auch die von PPAR. Dadurch übt es ganz direkt einen positiv regulierenden Einfluss auf die Gene aus, die den Ernährungsstatus, den oxidativen Stress, Entzündungen, den Energiestoffwechsel, die Insulinfunktion sowie bestimmte Operationen des Immunsystems steuern. Zu wenige PPAR sind mitverantwortlich für Krebsbildung, Herzerkrankungen, Nierenkrankheiten, rheumatische Arthritis, neurologische Störungen und sogar für Infektionen. Mit zunehmendem Alter werden die PPAR-Aktivitäten immer geringer, und viele Funktionsstörungen treten auf, die letztlich die erwähnten Krankheiten auslösen. Eine Anhebung von PGC-1 hebt auch die Aktivität von PPAR und hemmt somit die aufgezählten Krankheiten.

Mit zunehmendem Alter nehmen nicht nur die PPAR-Aktivitäten ab, sondern auch die AMPK-Aktivität. Die Folgen sind eben Energieverlust und Krankheit, doch dem kann entgegengesteuert werden. Tierversuche geben Hinweise darauf, wie weit der Arm der AMPK-Aktivierung reicht. In allen Versuchen resultiert daraus eine Lebensverlängerung. Wir haben ausreichend Gelegenheit, alle drei Fraktionen, also AMPK, PPAR und PGC-1 zu stimulieren. In den nachfolgenden Kapiteln wird dies ausführlich besprochen. Aber schon hier sei gesagt, dass Kalorienrestriktion, Nachahmer der Kalorienrestriktion (Mimetika) wie Phytonutrienten und körperliche Bewegung die Hauptfaktoren dieser Stimulierung sind. Es hängt alles zusammen, weil wir in archaischen Zeiten so leben mussten: mit Hungerphasen, Bewegung zwecks Nahrungssuche und Wildpflanzen als Nahrung. Sogar auf Kälte in der Umgebung reagiert PGC-1 mit vermehrter Aktivität.[29]

Auch das bereits erwähnte Diabetesmedikament Metformin aktiviert AMPK. Keineswegs überraschend stellt sich nun heraus, dass Metformin auch die Inzidenz und Größe von Adenokarzinomen bei Mäusen verringern kann. Lipofuszin-Einlagerungen können mit Hilfe von Metformin im Tierversuch ebenfalls verringert werden. Es wird spekuliert, dass dies alles auch beim Menschen funktionieren könnte.

Dennoch bevorzuge ich statt Metformin die bereits erwähnten Phytonutrienten Resveratrol, Supplements aus grünem Tee sowie andere Polyphenole und, nicht zu vergessen, körperliche Bewegung.

Mastersubstanz Nr. 3: NAD+ sorgt für Reparatur und Langlebigkeit

Das Kürzel NAD^+ steht für das Coenzym Nikotinamidadenindinucleotid, das zu den wichtigsten Elektronentransportern im Organismus gehört. Und ohne Elektronentransport könnten wir nicht leben. Derartige Transportsysteme werden Redoxsysteme genannt, weil sie zwischen Elektronenaufnahme (Reduktion) und Elektronenabgabe (Oxidation) hin und her schalten können. NAD^+ wird bei der Aufnahme eines Elektrons zu NADH reduziert. Der Wasserstoff (H) wird beim Elektronentransport meistens hinzugefügt, beim NAD^+ als Hydridion, also negativ geladenes Wasserstoffion (H^-).

Der Anteil an NAD^+ in der Zelle und im gesamten Organismus sinkt mit zunehmendem Alter. Da es im Alter direkt im Zellkern an NAD^+ mangelt, ist es naheliegend, dass das wichtigste Merkmal der Zellalterung die DNA-Mängel und -Schäden sind und nicht der oxidative Stress an sich.

Höhere NAD^+-Spiegel wären eine gute Sache, vor allem für ältere Menschen. Ihr großer, wenn auch nicht einziger Nutzen ist die Aktivierung von Sirtuinen wie SIRT1, die wir als Mastersubstanzen Nr. 4 gleich kennenlernen werden. Sirtuine sind nämlich unerlässlich für mehrere biologische Schlüsselprozesse wie die DNA-Reparatur und der gesunde Mitochondrienstoffwechsel. Beides läuft mit zunehmendem Alter und bei Krankheit vermindert ab. Wenn es nicht genügend SIRT1 gibt, können schwerwiegende Folgen eintreten.[30]

Die Hochregulierung der nuklearen Expression von NAD^+ mit dem Ziel, alle bekannten sieben Sirtuine zu aktivieren und den in Krebszellen dominierenden Warburg-Effekt (arobe Glykolyse, eine Art Gärung bei Sauerstoffanwesenheit mit Zucker und dem Endprodukt Milchsäure) zurückzusetzen, ist mit Phytonutrienten aus der Natur möglich, etwa dem aus der Petersilie oder aus Apfelschalen stammende Flavonoid Apigenin.[31]

Weitere NAD^+-Stimulatoren sind altbekannte Substanzen: das Hormon Melatonin, reduziertes Coenzym Q10 (Ubiquinol), die Aminosäure L-Carnosin und die Aminosäurenverbindung N-Acetyl-Cystein. An allen diesen Substanzen mangelt es im Alter. Deshalb ist der NAD^+-Spiegel bei alten Menschen so niedrig.[32]

Die Vorstufe von NAD, das NMN (Nikotinamidmononukleotid) ist ein käufliches Nahrungsergänzungsmittel mit inzwischen weiter Verbreitung.

Erst kürzlich wurde durch Zufall eine ganze andere Form von Aktivierung der Jugendlichkeit entdeckt, die ebenfalls über die Anhebung von NAD^+ verläuft, nämlich durch C60 Fullerene, die in Olivenöl suspendiert werden. Derartige Kohlenstoffe befinden sich auch in Schieferölen, die durch Auspressen aus den zu Stein gewordenen Urwäldern früherer Erdepochen gewonnen werden. Hier tut sich ein ganz neues Feld der Alterungsbeeinflussung auf.

Vor einiger Zeit ist bekannt geworden, dass das Verhältnis von NAD^+ zu NADH, also das Verhältnis der oxidierten zur reduzierten Form von NAD, Einfluss auf die Alterung hat, und zwar unabhängig vom absoluten NAD^+-Gehalt.

Das liegt daran, dass ein Langlebigkeitsgen, das ein Enzym namens NQO1 (NADH-Chinon-Oxidoreduktase 1) herstellt, von diesem Verhältnis abhängig ist. NQO1 oxidiert freies NADH, entzieht ihm das Elektron also wieder und erhöht dadurch das Verhältnis NAD^+ zu NADH, was die Alterung abbremst.

In vielen genetischen Studien mit Modellorganismen wurde nach Substanzen für die Stimulierung von »Langlebigkeitsgenen« gesucht. Dabei ist eines gefunden worden, nämlich das die Lebensdauer regulierende Beta-Lapachon (auch bekannt als Beta-L), ursprünglich aus der Rinde des Lapacho-Baumes gewonnen, das seit vielen Jahren für medizinische Zwecke verwendet wird. Beta-Lapachon erhöht die Aktivität von NQO1. Aus Korea kommt das Forschungsergebnis, dass Beta-Lapachon den altersabhängigen Rückgang von motorischen und kognitiven Funktionen bei älteren Mäusen verhindert. Eine weitere Wirkung von Beta-Lapachon ist, dass es die Apoptose, also den Zellselbstmord von Brust- und Prostatakrebszellen induziert.

Auch das Polyphenol Quercetin erhöht die Expression von NQO1 über einen Nrf2 (Mastersubstanz Nr. 5) vermittelten Weg.[33]

Mastersubstanzen Nr. 4: Sirtuine halten den Alterungsprozess auf

Namen von Substanzen entstehen oft im Labor und spiegeln den dort üblichen Jargon wider. Auch der Name Sirtuin ist wohl so entstanden. Er ist abgeleitet von »Gen Sir 2«, was von »silent mating type information regulation 2« kommt, und damit ist im weitesten

Sinn die Zellregulation gemeint. Die Familie der Sirtuine besteht inzwischen aus sieben Mitgliedern, nämlich SIRT1 bis SIRT7. Uns interessieren hier aber nur SIRT1 und SIRT6. Der Name der zugehörigen Gene wird in Großbuchstaben geschrieben, der Name der Proteine hingegen Sirt1-7. Wir verwenden nur die Großbuchstaben.

Sirtuine wirken über ihre enzymatische Tätigkeit (wie ADP-Ribosylierung und Deacetylase) und regulieren Alterungsvorgänge über ihren Einfluss auf Transkription, Apoptose und Stressresistenz. Ist SIRT1 aktiv, wird die Fettverbrennung gesteigert, die Fettbildung wird verringert, und das sogenannte metabolische Syndrom (Diabetes, Herz-Kreislauf-Probleme) sowie die Gewichtszunahme durch Verfettung (Adipositas) werden verhindert. Mit zunehmendem Alter nimmt die SIRT1-Aktivität ab, weil es an NAD^+ fehlt. NAD^+ stimuliert SIRT1 und in Folge AMPK. NAD^+ wird aus dem mit der Nahrung aufgenommenen Vitamin B_3 (Niacin oder Nikotinsäure) und aus der Aminosäure Trypotophan aufgebaut. Tryptophan ist essentiell, muss also immer mit der Nahrung zugeführt werden. Fettreiche Ernährung reduziert die NAD^+ -Verfügbarkeit und senkt damit die SIRT1-Aktivität.[34] Der Verlust von SIRT1 bewirkt Entzündung. Umgekehrt verhindern chronische Entzündungen die SIRT1-Funktionen – wieder ein Teufelskreis: Lipogenese, Insulinresistenz und DNA-Schäden werden gefördert, was Krankheit und Alterung zur Folge hat.

Wodurch erfährt der Mensch einen Verlust von SIRT1? Die Antwort ist: durch Insulin und IGF1, eben wieder durch Zuckerkonsum.

Wir hatten bereits gelesen, dass Klotho, die Mastersubstanz Nr.1, Insulin und IGF1 erniedrigen kann. Dadurch erhöht Klotho SIRT1 und ahmt Zuckerverzicht und Kalorienrestriktion nach, verlängert das Leben also ohne Restriktion. Die Aktivierung von SIRT1 unterdrückt die bereits erwähnte Glykolyse und erhöht die Fettauflösung (Lipolyse). Auch die Vermehrung der Mitochondrien wird forciert, womit die notwendige Energie bereitgestellt wird. Diese sequentiellen Prozesse führen zurück zur Homöostase.[35]

Stimulierung der Sirtuine durch Phytonutrienten und Stretching

Die Expression des Proteins SIRT1 kann nicht nur mit Klotho, sondern auch mit Polyphenolen wie Resveratrol oder Granatapfelsamenöl sehr gut hochreguliert werden. Dieses Öl hat drei Bestandteile, nämlich Xanthigen, Fucoxanthin und Punicinsäure. Alle diese drei Phytonutrienten verhindern die Fettansammlung im Körper und sorgen für eine stärkere Fettverbrennung.[36]

Gerade im Hinblick auf bionische Regeneration, ist es wichtig anzumerken, dass SIRT1 auch durch Dehnung der Muskelfasern hochreguliert werden kann, nämlich über den Transkriptionsfaktor EGR1 (*Early growth response protein 1*). Eine mechanische Dehnung der Muskeln erhöht die mRNA (messenger RNA) für SIRT1 um das 2,2-Fache und das SIRT1-Protein wird direkt um erstaunliche 100 Prozent angehoben. Das empfohlene Dehnen vor dem Lauftraining ist also durchaus sinnvoll und deshalb so wichtig, weil die starke SIRT1-Expression zweierlei bewirkt: 1) eine Aktivierung des Transkriptionsfaktors FOXO3a (Forkhead-Box-Protein O3) und damit die Induktion der mitochondrialen SOD-Gene (Superoxiddismutase) und der Katalase als Schutz vor reaktiven Sauerstoffmolekülen (ROS) innerhalb der Zelle und 2) eine Aktivierung des Transkriptionsfaktors Nrf2 (Mastersubstanz Nr. 5) und damit die Induktion vieler Gene, die Antioxidantien innerhalb der Zelle erzeugen.

Das FOXO3-Gen wird entsprechend seiner Wirkung als Alters- oder Greisengen oder sogar Methusalemgen bezeichnet, weil in einer Untersuchung bei Hundertjährigen eine besonders aktive Variante davon gefunden wurde.

Schauen wir uns den Effekt dieses klugen Weges nochmals an: Gedehnte Muskelfasern erzeugen genetisch wirksame Signale, die in den Zellen dafür sorgen, dass die gefährlichen ROS, die sich bei strammer Bewegung zuhauf bilden, sofort neutralisiert werden. Gähnen, das von einigen Forschern als Erfrischung des Gehirns bezeichnet wird, bekommt unter dem Aspekt der Muskeldehnung eine völlig neue Bedeutung, denn beim Gähnen kommt es zu einer extremen Dehnung des Kiefermuskels.

Welche Aktivatoren haben wir für die weitere SIRT-Familie?

Resveratrol aktiviert zwar nur SIRT1, aber die SIRT1-Aktivierung resultiert in der Stimulation aller sieben Sirtuine, die wir hier nicht im Detail beschreiben wollen. Besonders erwähnt werden sollte aber noch SIRT6 als Regulator der Genomstabilität für wichtige Anti-Aging-Prozesse. Es bewirkt eine Abnahme der Glukoseaufnahme, der Entzündung und der Triglyceridsynthese sowie einen Anstieg von Wachstumshormon, von Telomeren und der DNA-Stabilität.

Unbeabsichtigte Förderung des Krebswachstums

SIRT1 kann Tumore sowohl unterdrücken als auch aktivieren, je nach Weichenstellung. Warum?

Das für uns so wohltuende SIRT1 wird zu einem Damoklesschwert, wenn es mit einem ungeregelten Onkogen zusammentrifft, das c-MYC heißt (abgeleitet von der Krankheit Myelocytomatose) und mutiert ist. Beide zusammen bauen die Krebszelle auf und verstärken sich gegenseitig. Das ungeregelte Onkogen c-MYC fördert SIRT1 und seine Funktion, was erst einmal positiv zu bewerten ist. Aber SIRT1 fördert umgekehrt auch die Funktion von c-MYC, was zu Krebs führen kann. Die gegenseitige positive Rückkopplung zwischen SIRT1 und c-MYC ist der Grund, warum es so viel Verwirrung darüber gibt, ob SIRT1 ein Tumorsuppressor oder ein Tumoraktivator ist.[37] Warum kann die gegenseitige Verstärkung zu Krebs führen? Wir hatten bereits beschrieben, dass der zelluläre Stillstand (Zellseneszenz) oft der einzige Ausweg aus der ungebändigten Zellvermehrung bei Krebs ist. Und die Zellseneszenz ist ja auch ein wichtiges Merkmal von Alterserscheinungen, um der Bildung von Krebszellen im Alter keinen Vorschub zu leisten. Die Stimulation von SIRT1 unterdrückt jedoch die zelluläre Seneszenz in Zellen mit deregulierter c-MYC-Expression, und SIRT1 unterdrückt auch eine durch c-MYC induzierte Apoptose. Deshalb kann eine Aktivierung dieser positiven Rückkopplungsschleife zur Entwicklung und Aufrechterhaltung von Tumoren beitragen.

Eine Hemmung von c-MYC wäre deshalb die Lösung vieler Krebsprobleme, aber leider ist bis heute kein derartiges Hemmungsmittel bekannt. Ich bin sicher, dass die Natur derartige Mittel kennt und in Reserve hat. Wir haben sie nur noch nicht entdeckt.

Mastersubstanz Nr. 5: Nrf2, Zentrum der körpereigenen Antioxidantien

Nrf2 ist die in diesem Buch möglicherweise am häufigsten genannte Mastersubstanz. Sie spielt im Alterungsprozess eine herausragende Rolle und hat einen völlig neuen Aspekt in die Altersforschung gebracht. Meistens wird Nrf2 mit Keap1 zusammen als Keap1-Nrf2-Weg bezeichnet, weil beide aufeinander angewiesen sind. Dieser Weg wirkt auf hunderte von Genen, die ein körpereigenes antioxidatives Abwehrsystem aufbauen. Diese Gene schützen vor Stress, unterdrücken die Expression von NF-kappaB (das ist die negativ wirkende Mastersubstanz Nr. 9) und hemmen damit Entzündungen.

Viele Substanzen aus Pflanzen werden immer wieder als »Antioxidationsmittel« bezeichnet, etwa Resveratrol, Curcumin und grüner Tee. Auch Fischöl wird immer wieder in diese Kategorie eingestuft. Das ist aber so nicht richtig. Keines dieser Mittel wirkt direkt als Antioxidans. Vielmehr wirken alle Polyphenole über eine Aktivierung des Keap-Nrf2-Weges und der daraus folgenden Produktion körpereigener Antioxidantien. ROS-Stress in den Zellen führt dazu, dass das Keap1-Protein ein entsprechendes Signal an Nrf2 im Zytoplasma sendet. Nachdem Nrf2 das Signal erhalten hat, wandert es in den Zellkern und aktiviert dort bis zu 242 Gene, die Gesundheit verbreiten. Sie werden insgesamt als AREs (*antioxidant response elements*) bezeichnet. Wir werden sie im Kapitel »Xenohormese gegen Krebs und vorzeitige Alterung« noch besser kennenlernen.

Mastersubstanz Nr. 6: p53, »Schutzengel des Genoms«

Das p53-Gen ist die wohl wichtigste Station auf den Immunwegen zum Überleben und kann durchaus als »Schutzengel des Genoms« bezeichnet werden. Es sorgt dafür, dass sich eine Zelle nicht mehr teilen kann, wenn sie sich in Richtung Tumorzelle entwickelt. Kleine Mengen p53 sorgen fortwährend für optimale Schutz- und Lebenszustände in der Zelle. Wenn das p53-Gen jedoch mutiert, verliert es seine hemmende Funktion. Ein derart mutiertes p53-Gen ist in der Hälfte aller menschlichen Tumore nachweisbar.

Inzwischen sind mehr als 120 verschiedene Substanzen bekannt, eingeschlossen einige Antibiotika und viele natürliche Produkte, die den p53-Signalweg stabilisieren und Mutationen leerlaufen lassen, um Krebs abzuwenden. Durch die bei Krebs übliche Chemotherapie wird aber auch dieser stabilisierende p53-Signalweg geschädigt und die beschriebene Chance vertan.

Von den Tieren kann man interessante Mechanismen lernen. Elefanten erkranken praktisch nie an Krebs, obwohl sie sehr alt werden. Das liegt daran, dass sie in ihrem Erbgut mehrere Kopien des p53-Gens haben. Mutiert eines, wird es ausgeschaltet und durch ein intaktes Gen ersetzt. Solche Kopien könnte man mit den heutigen gentechnischen Methoden sogar in den Menschen einpflanzen. Warum geschieht das nicht? In der täglichen Praxis ist das p53-Gen ein zweischneidiges Schwert. Je nach dem energetischen Zustand einer Zelle kann der Weg in Richtung Fitness oder in Richtung Alterung eingeschlagen werden. Wenn eine Zelle kurz vor der Krebsentartung steht, wird sie durch p53 statt in die Apoptose in die Seneszenz geführt. Die Entscheidung darüber, wann das eine und wann das andere passiert, wird von der Acetylierung und Deacetylierung von p53 getroffen, was, vereinfacht gesagt, die An- oder Abschaltung der Aktivität bedeutet. Das jeweilige Signal dafür kommt aus der SIRT-Familie.[38]

Mastersubstanz Nr. 7: mTOR, zentraler Kontrolleur mit Schwächen

Das Kürzel mTOR steht für *mammalian target of Rapamycin* (»Ziel von Rapamycin im Säugetier«). Rapamycin ist eine immunsuppressive Droge, die klinisch gegen eine Transplantationsabstoßung eingesetzt wird und sich auch zur Behandlung von Autoimmunerkrankungen eignet.

Der mTOR-Pfad integriert Signale von Nahrungssubstanzen, Wachstumsfaktoren, Autophagie sowie Biogenese und Metabolismus von Ribosomen und ist damit ein zentraler Kontrolleur des Zell- und Organismuswachstums.[39] Das hört sich erst einmal positiv an, aber jüngste Studien bringen mTOR mit mehreren altersbedingten Erkrankungen des Menschen, einschließlich Diabetes, Krebs, Fettsucht, Arteriosklerose, Nierentoxizität, Herz-Kreislauf-Erkrankungen und neurologischen Störungen, in Verbindung.

Dementsprechend bietet die Hemmung von mTOR mit Rapamycin oder einem Derivat einen vielversprechenden Therapieansatz. Tierversuche zeigen, dass die Hemmung von mTOR auch ein wirksames Konzept für menschliche Langlebigkeit ist. Der Weg führt über die Kalorienrestriktion, der wir später ein eigenes Kapitel widmen.

Mastersubstanz Nr. 8: IGF-1, Vermittler von Wachstum

IGF-1 wird von dem auch als somatotropes Hormon (STH) bekannten Wachstumshormon als Vermittler eingesetzt. Das Wachstumshormon ist das wichtigste Hormon für Wachstum und Regeneration und wird hauptsächlich nach Anstrengungen und Hunger nachts von der Hypophyse ausgeschüttet. Es wurde bereits weiter vorn besprochen, und wir kommen später in Zusammenhang mit den circadianen Rhythmen nochmals darauf zurück.

Bei allen Tieren ist die Hemmung von IGF-1 mit einer Gewichtsreduzierung und einem deutlich längeren Leben verbunden. Eigentlich sind diese Versuchsergebnisse paradox, denn man hätte eher gedacht, dass über die Schiene »mehr Wachstumshormon, mehr IGF-1, mehr Regeneration« ein Vorteil für die Lebenserwartung herauskäme. Es ist jedoch schon lange bekannt, dass Menschen, die vermehrt Wachstumshormon als Anti-Aging-Mittel einnahmen, diverse Funktionsstörungen und bei langfristiger Einnahme auch vermehrt Krebs bekamen. Die Natur hemmt den Insulin-IGF-1-Pfad mit Nachahmern der Kalorienrestriktion wie Klotho. Aber Vorsicht, wir bezahlen bei falscher Anwendung einen hohen Preis: Wir altern dann schneller als vorher.

Mastersubstanz Nr. 9: NF-kappaB, Vermittler von Entzündung

NF-kappaB ist, ähnlich wie andere Mastersubstanzen, ein Zellkern-Transkriptionsfaktor, ein Protein, das sich an eine bestimmte DNA-Sequenz bindet und sich in vielen Zelltypen befindet. Die Expression von NF-kappaB wird in mehreren Situationen aktiviert, etwa bei Stress, Krebs, Schädigung und Krankheit. Dabei werden die Zellvermehrung und das Zellüberleben gesteuert. NF-kappaB kann Zellen vor dem Zelltod schützen, was bei gesunden Zellen durchaus positive, bei Krebszellen aber sehr negative Konsequenzen für uns hat.

Außerdem aktiviert NF-kappaB die Gene, die der Förderung einer Entzündung dienen, ebenfalls mit positiven Folgen für die Heilung eines Gewebeschadens, aber mit allen negativen Folgen einer chronischen Entzündung. Viele Gene für entzündungsfördernde Zytokine (TNF-alpha, IL-1β, IL-6, IL-8, IL-12 und auch iNOS), die induzierbare Stickstoffmonoxid-Synthase und schließlich COX2 (Enzym Cyclooxygenase-2) werden via NF-kappaB reguliert. Diese Entzündungsreaktion ist ein Mechanismus, der wiederum tief in die Anfälligkeit für Krebs und Herz-Kreislauf-Erkrankungen sowie neurologische Degeneration eingreift. Chronische Entzündung ist Teil eines alterungsbedingten Programms, das durch zahlreiche Reize ausgelöst werden kann.

Freie Radikale sind die stärksten Aktivatoren von NF-kappaB. Als Folge dieser Aktivierung werden Blutgefäße neu gebildet, die Zellvermehrung gefördert, die Invasivität von Krebszellen und die Metastasierung von Krebstumoren stimuliert, Autoimmunerkrankungen forciert und neurodegenerative Erkrankungen etabliert. Außerdem trägt NF-kappaB zur Aktivierung des humanen Immundefizienzvirus (HIV) bei, also zur Entstehung von AIDS.

Prinzipiell führen Entzündungsschäden zu Seneszenz, Apoptose und Mutationen der Zelle. Ob eine Zelle dann wuchert oder der gesundheitsfördernden Apoptose unterliegt, ist abhängig von äußeren Einflüssen und der Verfügbarkeit von Mastergen Nr. 6, p53.

Die Hemmung der Expression von NF-kappaB ist ein wichtiger Ansatz zur Bekämpfung der Alterung und altersbedingter Krankheiten, unter anderem Krebserkrankungen, Entzündungen, neurodegenerative Erkrankungen wie Parkinson und auch AIDS. Interessant ist der Hinweis, dass es durch die steigende Entzündungsbereitschaft im Alter auch zu einer Atrophie der hormonproduzierenden Organe mit Rückgang der Hormonspiegel kommt. Es wurde ja bereits erläutert, dass in mehreren Alterungstheorien die verminderte Hormonproduktion im Mittelpunkt steht. Jetzt erfahren wir, dass NF-kappaB mitverantwortlich dafür ist.

Die Alterung der Zellen in einigen Säugetiergeweben, etwa Hautfibroblasten und Zellen von Nieren, Bauchmuskeln, Skelettmuskeln sowie Gehirnzellen, kann durch Hemmung von NF-kappaB nicht nur gestoppt, sondern sogar umgekehrt werden. Mäusegewebe wurde insgesamt wieder jünger. Die Forscher gehen davon aus, dass Gleiches für den Menschen gilt. Was NF-kappaB hemmen kann, wird uns im Kapitel Xenohormese beschäftigen.

Das Sirtuin-Protein Sirt6 ist neuerdings als Alterungsverhinderer erkannt worden. Ein Mechanismus dabei ist die Hemmung der Expression von NF-kappaB. Bisher war SIRT1, das durch Resveratrol aktiviert werden kann, besser für die Alterungsprävention bekannt.

Helenalin, ein natürlicher Entzündungshemmer aus Arnika und anderen Asteraceae, gehört zu den Sesquiterpenen. Bei einer einmaligen Dosis von 10 µM Helenalin konnte eine starke Herunterregulierung von NF-kappaB kontrollierten Genen (in T-Lymphozyten) beobachtet werden. Aber Vorsicht: Helenalin ist stark giftig und einer der Hauptauslöser einer Arnikaallergie. Es darf deshalb nur in kleinsten Dosen eingenommen werden. Die Verordnung muss dem medizinischen Fachmann überlassen werden.

Mastersubstanz Nr. 10: p53 mutiert, Vermittler von Krebs

Bei anhaltendem Krebsgeschehen liegt p53 in vielen, wenn nicht sogar in allen Fällen schließlich nur noch als Mutation vor, was den oben beschriebenen gesunden Signalweg eines »Schutzengels des Genoms« unpassierbar macht. Mutiertes p53 verhindert den Untergang von Krebszellen und von seneszenten Zellen. Auch die Krebstherapie scheint durch mutiertes p53 verhindert zu werden. So sind in medullären Brustkrebszellen, die resistent gegen die Behandlung mit Doxorubicin (Chemotherapeutikum) sind, zu 100 Prozent p53-Mutationen gefunden worden. Ansonsten finden sich in anderen Arten von Brustkrebszellen nur 20 Prozent dieser Mutationen. Man kann sich natürlich fragen, ob die Chemotherapie der Mutation von p53 Vorschub leistet.

Als gesichert gilt, dass Zucker und Stärke in Junk Food und zuviel rotem Fleisch die Mutation von p53 fördert.

Ziel muss es demnach sein, Krebszellen mit mutiertem p53 in den Untergang zu zwingen, und gesunde Zellen mit dem adäquaten p53 zu konservieren. Dann ist Heilung ziemlich gesichert. Leider sind die heute noch gängigen Chemo- und Strahlentherapien dazu nicht geeignet. Die beste Methode, um gegen mutierte p53-Gene vorzugehen, ist, wie Forschungen ergeben haben, der Einsatz natürlicher Aktivatoren für natürliche Killerzellen. Darüber hinaus können natürliche Phytonutrienten mutiertes p53 unterdrücken und normal funktionierendes p53 stimulieren. Wissenschaftler vom *Lombardi Comprehensive Cancer Centre* fanden eine Reihe von Phytonutrienten, die diese Erfordernisse erfüllen. Wir werden sie später besprechen.

FAZIT DIESES KAPITELS: Dies ist das wohl notwendigste Kapitel, wenn man die bionische Regeneration in allen Facetten verstehen möchte. Die zehn wichtigsten Mastersubstanzen in der Organisation unserer Zellen wurden benannt und die Rolle, die sie für Gesundheit und Alterung spielen, wurde kurz beschrieben. Auch kurze Hinweise zu ihrer Beeinflussung wurden gegeben. In den folgenden Kapiteln werden die hier verwendeten Begriffe immer wieder zur Erklärung der Wirkmechanismen einer natürlichen Nahrung und eines möglichst natürlichen Lebensstils herangezogen, wodurch schließlich ein besseres Verständnis dafür entsteht, wie die Alterung aufgehalten werden kann. Eines müssen wir uns jedoch klarmachen: Es gibt keine Lobby für das Aufrechterhalten von Gesundheit und langem Leben. Das bedeutet, dass wir uns die Kenntnis darüber selber aneignen müssen, auch wenn es mühsam ist.

6. Wie richtige Ernährung das Leben verlängern kann

Die Menschheit verbrachte etwa 99,5 Prozent ihrer Lebensgeschichte als Jäger, Sammler und Fischer. Erst vor etwa 15 000 Jahren hat sich das geändert. Die Menschen wurden sesshaft und lebten hauptsächlich von Ackerbau und Viehzucht. Es gibt Hinweise darauf, dass der Gesundheitszustand der Menschen in dieser Zeit der »neolithischen Revolution« schlechter war als vorher. Die Paläopathologen finden signifikant mehr Knochen- und Gelenkentzündungen und mehr Schäden an den Zähnen, mehr Hautkrankheiten und eine erhöhte Sterblichkeit im Vergleich zu den Jäger- und Sammlerkulturen (Diamond, 1994).

Sind diese Hinweise auf einen verschlechterten Gesundheitszustand nachvollziehbar? Die Nahrung war immer schon einer der wichtigsten Gesundheitsfaktoren. Wie haben sich Menschen zu einer Zeit ernährt, als es noch keine Viehzucht und keinen Ackerbau gab, also in der Altsteinzeit (im Paläolithikum)? Man lebte sozusagen von der Hand in den Mund und nahm zu sich, was man in der Natur an Essbarem greifen und erbeuten konnte. Diejenigen, die mit viel Testosteron und entsprechender Muskelkraft ausgestattet waren, also der männliche Teil der Spezies, marschierte morgens los und sammelte die größeren Tiere ein, die nachts gestorben waren. Oder sie erlegten Tiere und trugen sie oft weite Strecken zur Sippensammelstelle. Die weiblichen Mitglieder sammelten unterdessen Blätter, Wurzeln, Beeren und andere Früchte, Nüsse und Samen sowie Pilze. Milch und ihre Produkte sowie Getreideprodukte waren damals noch unbekannt. Da Fleisch bei warmen Temperaturen schnell verdirbt und kein Kühlschrank existierte, musste es rasch gegessen werden. Unser Verdauungssystem ist deshalb heute noch vormittags mit einem sich selbst einstellenden sauren Milieu auf Fleisch- und Fettverdauung gepolt. Die gesammelten Pflanzenteile als Quelle von Kohlenhydraten konnten damals längere Zeit liegenbleiben und dienten eher nachmittags und abends der Sättigung. Die eventuelle Gärung von Obst wurde in Kauf genommen. Tatsächlich ist unser Verdauungssystem in dieser Tageszeit heute noch alkalisch eingestellt, was der Kohlenhydratverarbeitung entgegenkommt.

Wie weit haben wir uns von den Ernährungsgewohnheiten unserer Vorfahren entfernt? Man kann diese Frage annähernd beantworten, wenn man die Makronährstoffe Fett, Eiweiß und Kohlenhydrate mengenmäßig betrachtet.

Die Ernährungsrichtlinien der Deutschen Gesellschaft für Ernährung geben vor, dass ca. 53 Prozent Kohlenhydrate, 16 Prozent Protein und 31 Prozent Fett angemessen sind.[1] Dagegen meinen Wissenschaftler herausgefunden zu haben, dass der physiologische Stoffwechsel des Menschen auch heute noch an das Paläolithikum angepasst ist und die damalige Zusammensetzung der Makronährstoffe eher bei etwa 41 Prozent Kohlenhydrate, 37 Prozent Protein und 22 Prozent Fett lag. Die heutige Ernährung ist demnach also kohlenhydratlastiger, proteinärmer und fetthaltiger als im Paläolithikum.[2]

Dazu zwei Fakten, die nicht wegdiskutiert werden können:

1. Heutige industriell gefertigte Lebensmittel sind angereichert mit zu viel leicht resorbierbaren Kohlenhydraten wie Auszugsmehl und Kristallzucker, der hauptsächlich aus Saccharose (zusammengesetzt aus Glukose und Fruktose) besteht. Dadurch kommt es immer wieder zu einer großen Zuckerwoge im Blut, einer Hyperglykämie. Zu viel Zucker im Blut ist schädlich. Deshalb wird normalerweise viel Insulin zwecks Säuberung des Blutes von Zucker ausgeschüttet. Es kommt zu einem Hyperinsulinismus. Das Zuviel an Insulin führt dann allerdings oft zu einem Zuwenig an Zucker im Blut, also zu einer Hypoglykämie mit starker Adrenalinausschüttung, um Reservezucker aus der Leber zu rekrutieren. Dieses Hin und Her von Zuviel und anschließend wieder Zuwenig

führt zu Funktionsstörungen und letztlich zu Erkrankungen wie Diabetes Typ 2, die sich in allen Zivilisationsländern gerade epidemisch ausbreiten. Auch Krebs lässt sich mit überhöhtem Zuckerkonsum in Verbindung bringen, denn Krebszellen brauchen für ihr Wachstum besonders viel Zucker. Der frühe Mensch kannte weder fein gemahlenes Mehl noch reinen Saccharosezucker in derartigen Mengen. Vielmehr bezog er seine Kohlenhydrate aus Gemüse, Wurzeln und Früchten. Derartige Kohlenhydrate sind komplex und sehr viel schwerer resorbierbar. Sie müssen nach und nach aufgeschlossen werden und tauchen nicht plötzlich in unkontrollierbar großen Mengen im Blut auf.

2. Wenn im Blut eines Menschen gleichzeitig Zucker und Fettsäuren auftauchen und keine körperliche Arbeit geleistet wird, etwa nach Verzehr eines großen Stücks Sahnetorte, stellt sich eine Stoffwechselweiche umgehend entweder auf Zuckerverarbeitung in den Zellen oder auf Fettverarbeitung. Steht sie auf Zuckerverarbeitung, kann das Fett nicht verarbeitet werden und bleibt im Blutkreislauf. Aber Fett, das längere Zeit im Blutkreislauf verbleibt, oxidiert, verliert also Elektronen und kommt dann für die »Verbrennung« nicht mehr in Frage. Denn der »Verbrennungsprozess« in den Mitochondrien ist zwecks Energiebildung auf Elektronen im Ausgangszustand der mitochondrialen Atemkette angewiesen. Oxidiertes Fett kommt nicht mehr für die Energiebildung in Frage. Dieses unbrauchbare Fett wird im Blutkreislauf irgendwo abgelagert und muss dann über eine Entzündungsreaktion vernichtet und abgebaut werden. Arteriosklerose lässt grüßen.

Wenn die Weiche aber auf Fettverarbeitung gestellt ist, bleibt der Zucker im Blut und verzuckert notwendige Proteine – auch viele Rezeptoren, die für die physiologischen Funktionen zur Messung der Blutparameter wie pH-Wert oder Sauerstoff wichtig sind. Auch die Insulinrezeptoren sind davon betroffen, was die Aufnahme von Zucker in die Zelle und damit die Säuberung des Blutes von Zucker extra schwierig gestaltet.

In meinem Buch *Risiko Wohlstandsleiden* (1993) gehe ich detailliert auf dieses weitgehend unbekannte Phänomen ein. Es ist heute noch genauso aktuell wie damals. Deshalb zitiere ich einige Sätze daraus: »Da offensichtlich die ›Evolutionsintelligenz wusste‹, wie gefährlich Glukose (oder Saccharose) und Fettsäuren nebeneinander im Blut werden können, zog sie alle Register, um dies zu verhindern. So hemmen bereits geringste Mengen von Insulin, die noch keine Wirkung auf den Glukosestoffwechsel haben, das Enzym (Triglyceridlipase), das Fettsäuren freisetzen kann. Der Organismus versucht mit Nachdruck, keine freien Fettsäuren aus der Zelle ins Blut gelangen zu lassen, wenn auch nur eine kleine Menge Glukose im Blut schwimmt. Für die Natur war nicht vorhersehbar, dass der Mensch in großen Mengen reinen Zucker zu sich nimmt. Man muss bedenken, dass Zucker erst in den letzten 170 Jahren für den Menschen allgemein erreichbar wurde. Aufgrund der Trennung von Fleisch-Fett-Kost am Vormittag und Kohlenhydrat-Kost am Nachmittag und Abend waren die Probleme bei unseren Vorfahren weit weniger akut.«

Woher weiß man, was in der Altsteinzeit gegessen wurde? Darauf gibt es mehrere Hinweise. Höhlenmalereien zeigen Jagdszenen und Beutetiere, archäologische Ausgrabungen legen die Knochen dieser Tiere frei und erlauben eine chemophysikalische Altersbestimmung.

Die meisten Hinweise kommen allerdings von den Gewohnheiten der Naturvölker, die heute noch von der Zivilisation abgeschirmt sind, wie die Nanamiut in Alaska, einige australische Aborigines, die Kung in Afrika oder die Kitavi in Papua-Neuguinea. Dabei wird auch die geographische Abhängigkeit der Ernährung deutlich. Die im Polargebiet lebenden Inuit essen hauptsächlich Wal- und Robbenfleisch mit allen Innereien der Tiere und natürlich Fisch. Aber keineswegs nur Fleisch wird gegessen, sondern auch Seetang (Kelp), Moose, saisonale Blüten und Beeren. Diese Pflanzenprodukte werden von den Inuit im Eis konserviert und stehen zu allen Jahreszeiten zusätzlich zur Verfügung. Sogar der Mageninhalt von erlegten Elchen dient einer pflanzlichen Nahrungsergänzung. Bei Tropenbewohnern wie den Kitavi in Papua-Neuguinea liegt der Schwerpunkt dagegen auf frischer pflanzlicher Nahrung: Wurzeln, Knollen und diverse Früchte. Insekten, Schlangen und das Fleisch größerer Tiere treten in den Hintergrund.

Die unterschiedliche Ernährungsweise der Naturvölker scheint den jeweiligen Bedürfnissen angepasst zu sein. So nimmt man an, dass die Tropenbewohner als Pflanzenkonsumenten kürzere Wege zur Nahrung haben, sich also nicht so verausgaben müssen, weniger Muskelkraft einsetzen und deshalb auch weniger tierische Proteine brauchen. Bei allen diesen Naturvölkern – seien sie schwerpunktmäßig Fleisch- oder Pflanzenesser – sind chronisch-degenerative und entzündliche Erkrankungen weitgehend unbekannt. Doch sobald sie die moderne zivilisatorische Lebensweise annehmen, bekommen sie genau die gleichen Krankheiten, wie sie in unserer Gesellschaft üblich sind. Dies zeigt, dass der Lebensstil und die Nahrungsverarbeitung neben Umwelteinflüssen die wichtigsten Krankheitsverursacher sind, und nicht die nuanciert unterschiedliche Genetik des Menschen.

Humanexperimente haben gezeigt, dass »paläolitische Ernährungsweise« auch in den heutigen Zivilisationsräumen von Vorteil ist. Sie ist sogar besser als die sogenannte »mediterrane Diät«. Diverse Zivilisationskrankheiten wie Herz-Kreislauf-Erkrankungen und Diabetes Typ2 werden dadurch überraschend deutlich gemildert.[3]

Die wichtigsten Kohlenhydratlieferanten unserer Vorfahren waren Bestandteile von in der Natur gesammelten Pflanzen: Wurzeln, Blätter, Blüten, Früchte, Samen. Diese Pflanzen bestehen aber nicht nur aus Kohlenhydraten, sondern auch aus sogenannten sekundären Pflanzenstoffen, auf die kein Mensch verzichten kann. Deshalb heißen sie auch Phytonutrienten. Wir werden uns noch ausführlich mit diesen wichtigen Stoffen beschäftigen. Die auf gekauften Packungen deklarierten Kohlenhydrate haben nichts mit der Vielfalt der Pflanzenstoffe zu tun. Dabei handelt es sich oft um reinen Industriezucker.

Fette und Fettsäuren

Zurück zu Fleisch und Fett. Das Fleisch der in früheren Zeiten erlegten Wildtiere ist mit dem der Zuchttiere von heute nicht mehr zu vergleichen. Noch heute ist das Fleisch von Wildtieren viel reicher an Mineralien und hat einen viel höheren Gehalt an ungesättigten Fettsäuren. Bruce Watkins von der Purdue University und Loren Cordain von der Colorado State University untersuchten das Muskel- und Fettgewebe nordamerikanischer Wildtiere. Freilebende Hirsche und Gabelböcke hatten deutlich höhere Mengen an mehrfach ungesättigten Fettsäuren als das Nutzvieh-Vergleichskollektiv. Die Wildtiere der Rocky Mountains wiesen außerdem das Idealverhältnis 2:1 bei den Werten für Omega-6-Fettsäuren (entzündungsfördernd) zu Omega-3-Fettsäuren (entzündungshemmend) auf. Dieses optimale Verhältnis der wichtigsten Fettsäuren wird auch für die Wildtiere des Paläolithikums angenommen. Interessant ist nun, dass bei Rindern, die extensiv auf sehr großen Weideflächen leben können, ähnlich gute Werte gemessen wurden, etwa bei freilebenden Wiederkäuern in Afrika. Bei Rindern, die beispielsweise zwecks erhöhter Milchleistung mit Ölsaaten gefüttert wurden, ergaben sich hingegen extrem ungünstige Verhältnisse von bis zu 13:1. Zuchttiere, die in Unterständen gehalten und immer mit Pelletkost, nie mit Heu gefüttert werden, haben sogar Werte bis zu 20:1. Auch das weist darauf hin, dass nicht nur eine veränderte Genetik für das gesunde Verhältnis der Fettsäuren in Frage kommt, sondern auch die Ernährung der Tiere, die uns dann als Nahrung dienen und ihre Fettsäurenmuster an uns weitergeben.

Neben dem ungünstig veränderten Fettsäurenmuster der Zuchttiere gibt es weitere Probleme mit industriell veränderter Nahrung: Fette werden gehärtet und in Formen überführt, die es zuvor in der Nahrung niemals gegeben hat, und gleichzeitig werden diverse raffinierte Pflanzenöle konsumiert.

Der veränderte Fettkonsum des modernen Menschen hat im Hinblick auf Krankheit und Alterung manchmal fatale Folgen. Warum? Wir brauchen Fett als Energiespender, aber auch, damit die Vitamine E, D, K, A oder die Provitamine, die Carotinoide überhaupt wirken können. Gleichzeitig sind Fette Geschmacksträger und vermitteln zum Teil auch das Sättigungsgefühl. Fettsäuren sind ein nicht ersetzbarer Bestandteil von Zellwänden (Membranen) und anderen Zellbestandteilen, auch von Gehirn- und Nervenzellen. Sie sind Ausgangssubstanz von Vermittlerstoffen (Mediatoren), die ähnlich wie Hormone Signale vermitteln. Wichtige Gewebshormone wie Prostaglandine und Thromboxan, die Entzündungen, den Blutdruck und die Zusammenballung von Thrombozyten regulieren, gehören dazu, außerdem Steroidhormone und Cholesterin. Cholesterin wird von bestimmten Interessengruppen immer wieder negativ dargestellt, ist es aber nicht, solange es nicht oxidiert, sondern noch elektronenreich ist. Dann ist Cholesterin einer der wichtigsten Bausteine von Membranen, und es ist Vorstufe der Gallensäuren und einiger anaboler Hormone.

Selbst Fettansammlungen haben ihren Sinn. Im Gesäß dienen sie als Sitzpolster und schützen vor stärkeren mechanischen Erschütterungen der inneren Organe. In der weiblichen Brust dienen sie unter anderem als mechanische Puffer für das Kleinstkind bei der Aufnahme von Muttermilch.

Wir sollten täglich 50 bis 80 Gramm Fett aufnehmen. Das entspricht – nur um eine Vorstellung der Menge zu bekommen – etwa fünf bis acht Esslöffeln Speiseöl oder 200 bis 320 Gramm Salami oder Gouda. Die Frage ist jedoch: welches Fett?

Fette sind vom Aufbau her höchst komplizierte Gebilde mit ebenso komplizierten Wirkungsmechanismen. Sie in allen Einzelheiten zu erklären, würde den Rahmen dieses Buches sprengen. Hier soll nur das kurz angesprochen werden, was für unser Wohlbefinden wichtig ist.

GUTE FETTE, SCHLECHTE FETTE

Fette bestehen aus Triglyceriden. Das sind Verbindungen von jeweils drei Fettsäuren. Fettsäuren besitzen unterschiedlich lange Ketten von Kohlenstoffatomen (C von lat. *carbo*). Jede dieser Ketten hat einen eigenen Namen. Die Kohlenstoffatome haben Einfachbindungen oder Doppelbindungen.

Gesättigte Fettsäuren (SFA für *saturated fatty acids*) haben nur Einfachbindungen in ihrer chemischen Struktur. Jedes Kohlenstoffatom ist mit zwei oder drei Wasserstoffatomen (H für *Hydrogenium*) besetzt. Diese gesättigten Fette sind meistens fest und hoch erhitzbar und stammen aus tierischen Quellen, etwa Schweineschmalz, Wurst und Fleisch von Zuchttieren sowie aus Butter, Milch, Sahne, Käse. Pflanzliche Quellen für gesättigte Fettsäuren sind Kokosnüsse und Kakao. Kokosöl (Kokospalme) und Palmöl (Ölpalme) oder Palmkernfette enthalten MCT-Fette (*medium-chain triglycerides)*, die im Gegensatz zu LCT (*long-chain Triglycerides*) besser wasserlöslich sind und deshalb relativ schnell abgebaut werden. Gesättigte Fettsäuren müssen übrigens nicht mit der Nahrung aufgenommen werden, weil der Körper sie auch selbst herstellen kann.
Vor dem Verzehr gesättigter Fettsäuren wird immer wieder gewarnt. Neue Megastudien geben allerdings zuverlässig Entwarnung. Gesättigte Fette sind aus gesundheitlicher Sicht harmlos und senken sogar die Blutfettwerte (Triglyceride). Während die meisten gesättigten Fettsäuren mit Cholesterin überhaupt nichts zu tun haben, verbessern Laurin- und Myristinsäure den Cholesterinquotienten, indem sie das HDL-Cholesterin stärker erhöhen als das LDL-Cholesterin.

Einfach ungesättigte Fettsäuren (MUFA für *monounsaturated fatty acids*) haben eine Doppelbindung in der Kohlenstoffkette.

Bei den Doppelbindungen fehlt ein Wasserstoffatom. In diese Lücke drängen sich oft Sauerstoffatome. Dann oxidiert die Fettsäure, wird ranzig und ungesund. Störungen des Hormonhaushalts, Herz-Kreislauf-Erkrankungen und ein erhöhtes Krebsrisiko werden als Folgen diskutiert.
Öle haben oft einen hohen Anteil an ungesättigten Fettsäuren und bleiben selbst im Kühlschrank flüssig. Sie können zwar erhitzt werden, bilden dann aber schnell gesundheitsschädliche Stoffe. Der Hauptvertreter einfach ungesättigter Fettsäuren (Omega 9) ist Ölsäure. Reich an Ölsäure sind: Olivenöl, Erdnussöl, Rapsöl, Distelöl und Avocados.

Native Öle sind nicht raffiniert und sollten keinesfalls stark erhitzt werden.

Mehrfach ungesättigte Fettsäuren (PUFA für *polyunsatured fatty acids*) haben mehrere Doppelbindungen. Sie werden unterteilt in Fraktionen wie Omega 3 (Alpha-Linolensäure) und Omega 6 (Linolsäure). Wichtig: Mehrfach ungesättigte Fettsäuren sind essentiell, werden also nicht vom menschlichen Organismus hergestellt und müssen unbedingt mit der Nahrung aufgenommen werden. Omega-3- und Omega-6-Fettsäuren sollten im Verhältnis 1:5 oder noch besser 1:2 im Körper vorhanden sein.
PUFA sind besonders hitzeempfindlich und werden leicht ranzig. Insofern gelten verstärkt ähnliche Warnungen vor Oxidation wie bei den einfach ungesättigten Fettsäuren. Aus PUFA entstehen die Eicosanoide, die vielfältige, den Hormonen ähnliche Wirkungen haben. Die Eicosanoide Prostaglandin E2 und I2 spielen eine wichtige Rolle bei Entzündungen, und Thromboxan A2 ist der Hauptfaktor bei Thrombose. Innerhalb des Körpers konkurrieren Omega-3- und Omega-6-Fettsäuren um die Enzyme Desaturase und Elongase zur weiteren Umwandlung. Die Enzyme verwandeln einerseits die Omega-6-Fettsäure Linolsäure in die entzün-

dungsfördernde Arachidonsäure und andererseits die Omega-3-Fettsäure Alpha-Linolensäure in die antientzündliche Eicosapentaensäure. Alpha-Linolensäure der Omega-3-Gruppe darf nicht verwechselt werden mit der Gamma-Linolensäure aus der Omega-6-Gruppe.

Beispiele: Pflanzen setzen zusätzliche Doppelbindungen in der Ölsäure. Dadurch entstehen Linolsäure und Linolensäure. Reich an mehrfach ungesättigten Fettsäuren sind die meisten Pflanzenöle ebenso wie Walnüsse und Chiasamen.

Folgende Öle sind reich an Omega 3: Leinöl (50 % Omega 3 und 20 % Omega 6), Dotteröl (33 % Omega 3 und 15 % Omega 6), Hanföl (23 % Omega 3 und 49 % Omega 6), Fischöl 30 % Omega 3 und 4 % Omega 6).

Folgende Öle sind reich an Omega 6: Weizenkeimöl (5 % Omega 3 und 40 % Omega 6), Sojaöl (7 % Omega 3 und 40 % Omega 6), Sonnenblumenöl und Maisöl (0,5 % Omega 3 und 60 % Omega 6), Schwarzkümmelöl (0,5 % Omega 3 und 20 % Omega 6), Distelöl und Nachtkerzenöl (0,5 % Omega 3 und 70 % Omega 6).

Fette Fische aus kalten Meeren sind besonders reichhaltige Quellen von Eicosapentaensäure (EPA) und Docosahexaensäure (DHA) der Omega-3-Gruppe: Hering (1 % EPA und 0, 7 % DHA), Makrele (0,9 % EPA und 1,6 % DHA), Lachs (0,4 % EPA und 0,6 % DHA), Lachsöl, konzentriert (18 % EPA und 12 % DHA), Lebertran (12 % EPA und 8 % DHA).

Cis-Fettsäuren (ungesättigte Fettsäuren mit Doppelbindungen in der *cis*-Konfiguration) sind beispielsweise Ölsäure und Linolsäure. Beim Übergang von der ***cis***- zur ***trans***-Konfiguration verschwindet die Krümmung von 40° im Molekül. Innerhalb der Membrane können die eingelagerten Fettsäuren somit dichter gepackt werden, doch dadurch sinkt die durchaus günstige Membranfluidität.

Anmerkung: Die vorgestellten Silben *cis* (diesseits) und *trans* (jenseits oder gegenüber) bezeichnen, auf welcher Seite einer Kohlenstoffdoppelbindung sich gleichartige Atome anlagern, also entweder auf derselben Seite (*cis*) oder einander gegenüber (*trans*). Unter Chemikern ist üblich, *cis* und *trans* klein und kursiv zu schreiben und mit einem Bindestrich an das Wort »Fettsäure« anzuschließen. Den Lesegewohnheiten des Laien kommt die Groß- und im Fall von Transfetten sogar Zusammenschreibung jedoch eher entgegen.

Trans-Fettsäuren (ungesättigte Fettsäuren mit Doppelbindungen in der ***trans***-Konfiguration) sind beispielsweise Vaccensäure und Elaidinsäure. Trans-Fettsäuren können im Gegensatz zu den Cis-Fettsäuren nicht in die mehrfach ungesättigten Fettsäuren Arachidonsäure (Omega 6), Eicosapentaensäure (Omega 3), Docosahexaensäure (Omega 3) umgewandelt werden.

Transfettsäuren (TFA für *trans fatty acids*, industriell hergestellt) entstehen bei der künstlichen Härtung von Fischölen oder pflanzlichen Ölen durch Hydrierung (Anlagerung von Wasserstoff an die Doppelbindung). Die Hydrierung erhöht die thermisch-oxidative Stabilität der Öle, was gerade bei den mehrfach ungesättigten Fettsäuren einen Verarbeitungsvorteil darstellt. Die Öle werden zu weitgehend festen Fetten. Aber industriell hergestellte Transfette wie Frittier- und Bratfette sowie mit gehärteten Fetten gebackene Kuchen oder Kekse sind nachweislich ungesund und fördern Herz-Kreislauf-Erkrankungen.
Durch Zumischung von Palmöl, Palmkernöl oder Kokosfett weist konventionelle Margarine in Deutschland in den letzten Jahrzehnten im Gegensatz zu importierter Margarine aus dem Ausland zunehmend niedrigere TFA-Werte auf (Ausnahme Sonnenblumenkernmargarine). Margarine in Bioqualität enthält keine nennenswerten Mengen TFA.

Natürlich vorkommende Transfette und konjugierte Linolsäureisomere

Konjugierte Linolsäuren (CLA für *conjugated linoleic acids*) werden aufgrund der Konjugation (von lat. *coniugare, »paarweise zusammenbinden«)* von Doppelbindungen, die ansonsten isoliert vorliegen, zwangsläufig zu den TFA gerechnet. Sie entstehen im Verdauungstrakt, speziell im Pansen von Wiederkäuern wie Rindern, Schafen und Ziegen, durch bakterielle Biohydrierung ungesättigter Fettsäuren. CLA sind deshalb in Milch, Käse, Butter und Fleisch vorhanden. Das anaerobe Bakterium *Butyrivibrio fibrisolvens* stellt das für die Umwandlung entscheidende Enzym Isomerase zur Verfügung. Das Hauptisomer der natürlich vorkommenden CLA liegt als cis-9, trans-11-Octadecadiensäure vor (vollständige Codierung: C18:2 c9t11, wobei C18 die Anzahl der C-Atome bezeichnet und die Zahl 2 die Anzahl der Doppelbindungen angibt und c9 bzw. t11 die Position der ersten jeweils speziellen Doppelbindung, gerechnet vom Ende der Omegabindungskette). Es gibt aber weitere konjugierte Isomere und Homologe von CLA, die aus Alpha-Linolensäure (CLnA), Arachidonsäure (CAA) oder Eicosatriensäure stammen und in Lämmern gefunden wurden.

Alle diese natürlichen Transfette können vor Krankheit schützen. Wissenschaftler der Universität Mannheim haben in Versuchen herausgefunden, dass das Risiko eines plötzlichen Herztods bei Probanden mit dem höchsten Gehalt an natürlichen Transfetten im Blut am niedrigsten ist.

Fette werden im Stoffwechselprozess je nach ihrer Zusammensetzung sehr unterschiedlich verarbeitet und können gesund sein, aber auch krank machen.

Man kann es auf eine ganz kurze Formel bringen: *Industriell hergestellte Transfettsäuren sind schädlich, konjugierte und ungesättigte Fettsäuren sind gesund. Ungesättigte Fettsäuren müssen aber im richtigen Verhältnis (Omega 3 zu Omega 6 höchstens 1:5, besser 1:2) vorliegen.*

Arachidonsäure entsteht aus der Omega-6-Fettsäure »Linolsäure« und wird in die entzündungsfördernden Prostaglandine Serie 2 und speziell in Leukotriene Serie 4 oder in das gefäßverengende und Thrombozytenaggregation fördernde Thromboxan A2/B2 umgewandelt. Arachidonsäure ist aber auch das Ausgangsprodukt des gefäßerweiternden Hormons Prostazyklin, das in der intakten Blutgefäßwand (in Endothelzellen) gebildet wird und auch noch die Thrombozytenaggregation hemmt. Die Bildung von Prostazyklin wird aber wiederum durch freie Radikale und Lipid-Peroxide verhindert. Das heißt, viel Arachidonsäure mit viel Entzündungsmotoren und gleichzeitiger Generierung freier Radikale hemmen die positive Wirkung des Prostazyklins.

Nun bilden wir Arachidonsäure aber nicht nur in unserem Körper, sondern nehmen sie auch direkt mit der Nahrung auf, unter Umständen sogar in großen Mengen, was Entzündungen unnötig forciert. Schweineschmalz enthält mit 1200 mg/100 g sehr viel Arachidonsäure. Aber auch Innereien wie Schweineleber sind mit 870 mg/100 g hoch angereichert. Durchwachsener Speck wird mit 250 mg/100 g und Leberwurst mit 230 mg/100 g angegeben. Auch Eigelb von Hühnereiern hat einen relativ hohen Wert von 297 mg/100 g, aber die verzehrte Menge an Eiern ist gewöhnlich gering. Bei Fischen enthalten Lachs mit 300 mg/100 g, Thunfisch mit 280 mg/100 g und Gold- oder Rotbarsch mit 240 mg/100 g zwar besonders viel Arachidonsäure, aber die gleichzeitig enthaltenen Omega-3-Fettsäuren sorgen dafür, dass die Arachidonsäure praktisch keine negative Wirkung hat. Pflanzliche Öle und Fette enthalten keine nennenswerten Mengen Arachidonsäure. Wie Omega-3-Fettsäuren Entzündungen verhindern, besprechen wir in einem späteren Kapitel noch genauer.

Sehen wir uns nun die Transfette näher an. Der Körper kann Transfette nicht gut verarbeiten. Sie sind wiederholten Untersuchungen zufolge richtig schädlich und erhöhen zweifelsfrei den LDL-Cholesterinwert im Blut.

Wie und warum werden industrielle Transfette produziert? Die Hersteller dieser Fette erreichen wünschenswerte Eigenschaften wie eine bestimmte Textur, gute Streichfähigkeit, ein angenehmes Mundgefühl und längere Haltbarkeit, indem sie ungesättigte Pflanzenöle katalytisch hydrieren oder auch nur teilhydrieren. Bei der katalytischen Hydrierung von ungesättigten Fettsäuren wird Wasserstoff an die Doppelbindungen angelagert, was eine mehr oder weniger starke Härtung des Produkts bewirkt. Dafür werden die Öle mit Wasserstoff und einem nicht löslichen Katalysator wie Platin hohem Druck und starker Hitze ausgesetzt. Die natürlichen *cis*-Doppelbindungen werden so in die *trans*-Konfiguration überführt. Die so hergestellten Fette befinden sich in unterschiedlichen Mengen in industriell gefertigten Backwaren wie Plunderteilchen und Croissants, Keksen, Kartoffelchips, aber auch in Nuss-Nougat-Creme, Fertiggerichten, Fast Food, Sauce Hollandaise und frittierten Speisen.[4]

Transfette entstehen aber auch unabhängig von industriellen Eingriffen. Das Bakterium *Pseudomonas putida P8* kann in Gegenwart von Phenolen (Tanninen oder Aromen) Transfettsäuren (TFA) erzeugen. Offensichtlich versucht das Bakterium damit, die Membrane der Wirtszelle an seine Bedürfnisse anzupassen (Loffeld und Keweloh 1996).

Warum können Transfette schädlich sein? Nachvollziehbar ist, dass der Einbau von TFA in die Phospholipide der Zellmembran deren Eigenschaften verändert. Die Phospholipide in der Membran werden dann so rigide, dass bestimmte Enzymaktivitäten nicht mehr richtig ablaufen können. Bei Patienten mit ernsten Herzproblemen fand man gehäuft TFA in der Membran der roten Blutkörperchen. Hinzu kommt, dass TFA auch die wichtigen mehrfach ungesättigten Fettsäuren, etwa aus Pflanzenölen reduzieren. Die aber sind auch für die Effektivität von Insulin notwendig. Bei zu geringen Mengen langkettiger Fettsäuren in den Zellwänden kann Insulin nur noch wenig Zucker in die Zellen bringen.[5]

Sogar das Ungeborene ist davon betroffen, da die TFA auch in die Plazenta gelangen. Höhere Konzentrationen in der Plazenta bewirken ein niedrigeres Geburtsgewicht (Nardmann 2000). Diskutiert wird außerdem ein ungünstiger Einfluss auf die Gehirnfunktionen der Neugeborenen, zumal sich der Konsum von TFA auf die Zusammensetzung der Muttermilch auswirkt.

Laut Mitteilung vom August 2015 will die US-Lebensmittelbehörde FDA zwischen 2015 und 2018 alle Transfette komplett aus der Nahrung verbannen.[6] Damit sollen tausende tödlicher Herzattacken vermieden werden. Auch Depressionen und Übergewicht sollen durch das Verbot günstig beeinflusst werden. In Dänemark, Island, Schweden, Großbritannien, Schweiz und Portugal wurden Grenzwerte und eine Deklarationspflicht eingeführt. Auch in Österreich gilt seit 2009 ein Verbot für Transfettsäuren in gesundheitsgefährdenden Mengen: In allen industriell gefertigten Fetten dürfen nicht mehr als 2 Prozent künstlicher Transfettsäuren enthalten sein.

In Deutschland gibt es weder Grenzwerte noch eine Deklarationspflicht. Bei jedem zweiten von der Universität Jena 2006 überprüften Produkt werden die in den skandinavischen Ländern geltenden Grenzwerte für Transfette überschritten. Die Deutsche Gesellschaft für Ernährung gibt als Richtwert maximal 1 Prozent der täglichen Fettenergieaufnahme an. Umgerechnet auf einen erwachsenen Mann wären das 2,6 Gramm. Aber 100 Gramm Kartoffelchips, die an einem Abend schnell weggeputzt sind, enthalten bereits 7 Gramm Transfette. Eine durchschnittliche Portion Pommes enthält bis zu 10 Gramm Transfette.

Konjugierte Linolsäuren, die gesunde Alternative

EFFEKTE VON FETTEN

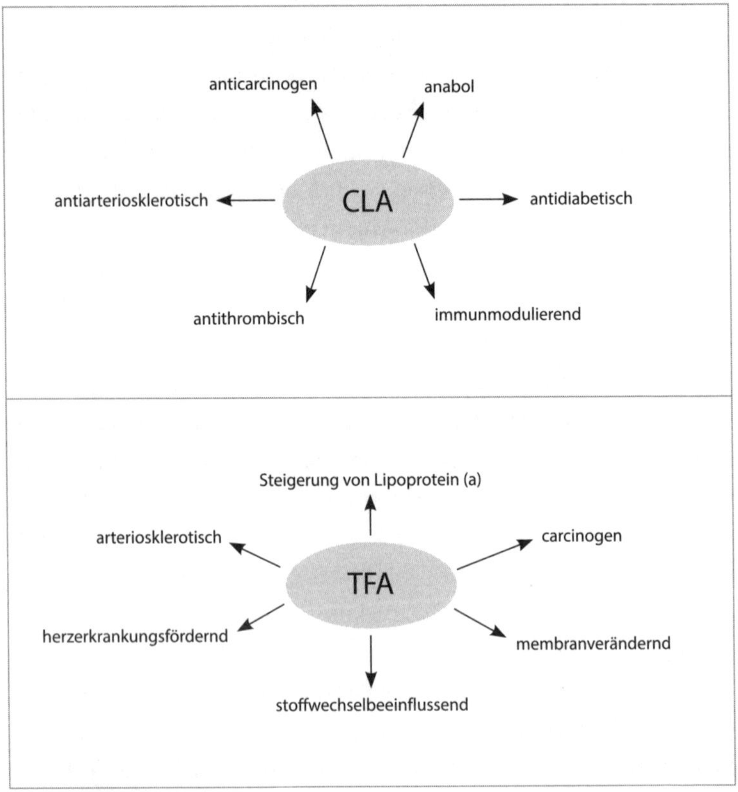

Physiologische und pathologische Effekte von Fetten
Oben: Konjugierte Linol-Fettsäure (CLA)
Unten: Transfette (TFA)
Quelle: Kempf, M. 2003: Trans-Fettsäuren – Eine Risikobetrachtung. Bayerische Julius-Maximilians-Universität Würzburg, Lehrstuhl für Lebensmittelchemie (Prof. Dr. P. Schreier)

Diese beiden Skizzen machen deutlich, welche Folgen der Dauerverzehr unterschiedlicher Transfette hat. Inzwischen gibt es aber auch eine große Anzahl von wissenschaftlichen Abhandlungen, die den konjugierten Linolsäuren (CLA) einen antikarzinogenen Effekt zuschreiben. Induzierter Hautkrebs, Magen- und Dickdarmkrebs, auch Brust- und Prostatakrebs zeigen eine inverse Beziehung zur CLA-Aufnahme. Auch in Bezug auf Arteriosklerose schneiden CLA gut ab. Das Transportprotein LDL, das Cholesterin von der Leber zu den Blutgefäßwänden bringt, wird durch CLA reduziert. Bei Tierversuchen ergab sich eine erstaunliche 30-prozentige Verminderung arteriosklerotischer Erkrankungen gegenüber einer CLA-Mangeldiät.[7] Interessant sind auch die Versuchsergebnisse, wonach bei 0,5-1,2 Prozent CLA im Futter der Körperfettanteil ab- und die fettfreie Körpermasse zunahm.[8] Dies konnte in einzelnen Humanstudien bestätigt werden, ist aber insgesamt noch strittig.[9] Auch die positive Wirkung auf Diabetes und die Immunfaktoren bedarf noch der endgültigen Absicherung.

Konjugierte Fettsäuren (CLA) werden, wie bereits erwähnt, von dem Bakterium *Butyrivibrio fibrisolvens* durch Biohydrierung ungesättigter Fettsäuren im Pansen von Wiederkäuern gebildet. Dieses Intermediat wird dann in die Labmägen verschoben, wo es für Messungen gut zugänglich ist. Voraussetzung für die Bildung von CLA ist Futter aus natürlichen Weidepflanzen, die Linolsäure enthalten. Diese wird durch die Wasserstoffanlagerung (Hydrierung) zuerst zu den beiden Fettsäuren Trans-Vaccensäure und Elaidinsäure und schließlich zur Stearinsäure umgebaut.

CLA sind vor allem in Kuhmilch und Milchprodukten enthalten, besonders wenn die Milch aus biologischer Tierhaltung stammt.[10] Generell wird Weidehaltung und Grasfütterung mit einem höheren CLA-Gehalt in der Milch und im Muskelfleisch von Rindern in Verbindung gebracht.[11] Weidefutter ist voluminös und energiearm. Es ist das am besten verträgliche natürliche Futtermittel für Kühe und wird deshalb auch Grundfutter oder Raufutter genannt. Das viel verbreitete Kraftfutter (Weizen, Soja, Mais etc.) wird von den Tieren nicht wiedergekäut. Ohne Wiederkäuen findet keine alkalische Speichelbildung statt und der Pansen übersäuert. Die übermäßige Säure schädigt die Bakterien im Pansen so, dass diese kein CLA mehr herstellen. Als Folge davon bekommen die Kühe diverse Krankheiten und liefern Milch von schlechter Qualität. Die beste Weide für Kühe sind Alpenwiesen oder andere Magerwiesen, die dort gedeihen, wo Minerale im Boden rar sind. Das macht sie zum wertvollen Biotop für Pflanzen, die klein aber zäh und reich an Phytonutrienten sind (vgl. Kapitel »Regeneration durch Xenohormese«). Es gibt allerdings eine Untersuchung, die entgegen anderen zeigt, dass explizit der CLA-Gehalt der Milch von auf Alpenwiesen grasenden Kühen gegenüber anderen Gras fressenden Kühen nicht gesteigert ist.[12] Werden Kühen Pflanzenöle mit hohem Linolsäuregehalt, etwa in Form von Sonnenblumenöl oder Sonnenblumenkernen zugeführt, steigt der CLA-Gehalt des Milchfetts deutlich an. Das funktioniert auch bei Fütterung mit marinen Algen und Fischöl.

Eine Untersuchung zeigte, dass Kinder, die Milch von frei weidenden Kühen tranken, weniger Asthma hatten.[13] Diskutiert werden mehrere Gründe dafür: Erst einmal werden konjugierte Linolsäuren (CLA) vor allem das Isomer cis-9, trans-11-CLA verantwortlich gemacht, denn es wirkt aufgrund seiner Anordnung der Doppelbindungen entzündungshemmend und verhindert die Bildung des eosinophilen kationischen Proteins (ECP), das eine wichtige Rolle bei der Entzündungsvermittlung spielt. Auch die Menge an Zytokinen, die eine Entzündung anfachen, wird durch dieses Isomer eingeschränkt. So ist auch immer wieder nachgewiesen worden, dass CLA die Synthese des entzündungsfördernden Prostaglandins PGE2 reduziert, was die Linolsäure ohne ihre Konjugation nicht schafft (Liu und Belury, 1998).

Doch wie so oft gibt es auch gegenteilige Untersuchungsergebnisse zum cis-9, trans-11-CLA-Isomer bei anderen Verhältnissen, nämlich bei übergewichtigen Menschen. Hier wurde eine verstärkte Lipidperoxidbildung und verschlechterte Insulinsensivität beobachtet.[14]

Eine tägliche Zufuhr von drei bis sieben Gramm CLA über

einen Zeitraum von zwölf Monaten war im Beobachtungszeitraum für Menschen mit normalem Stoffwechsel gut verträglich und gesund. Um diese große Menge zu gewährleisten, müsste man täglich 535 Gramm bis 1,3 Kilogramm Lammfleisch oder 5 bis 12 Kilogramm Schwein zu sich nehmen – was vollkommen illusorisch ist. CLA gelangen über das CLA-haltige Futter der Schweine in deren Fleisch, wie es auch bei Hühnern und Puten geschieht. Tatsächlich nehmen Menschen in Deutschland pro Tag nur zwischen 200 und 450 Milligramm CLA zu sich, in den USA sogar nur 200 Milligramm. Das ist viel zu wenig.[15]

Die Vorteile von Omega-3-Fettsäuren

Die wichtigsten Informationen über die essentiellen Omega-3-Fettsäuren können Sie der Auflistung auf S. 135 entnehmen. Ein Mangel an Omega-3-Fettsäuren verschärft sich im Alter, wahrscheinlich bedingt durch Mangelernährung und schlechteren Zellmembranstoffwechsel. Man nimmt an, dass der Mangel an diesen Fettsäuren für annähernd 100 000 vorzeitige Todesfälle pro Jahr mitverantwortlich ist.

Diese Aussage ist nur verständlich, wenn man bedenkt, dass Eicosapentaensäure (EPA) und Docohexaensäure (DHA) für jede Zellmembran unseres Körpers benötigt wird. Etwa 60 Prozent des Gehirngewebes besteht aus Fetten, bei 25 Prozent davon handelt es sich um DHA. Ein Mangel an DHA wird mit Gedächtnisverlust in Verbindung gebracht, da Omega-3-Fettsäuren auch entscheidend für die Kommunikation zwischen den Zellen sind.

Degenerative Zustände können durch Omega-3-Fettsäuren sogar rückgängig gemacht werden. Durch tägliche Einnahme von 900 Milligramm DHA über einen Zeitraum von 24 Wochen konnten Gedächtnisdefizite gegenüber einer unbehandelten Kontrollgruppe signifikant verbessert werden.[16]

Die wohl bekannteste Omega-3-Quelle ist das Fischöl aus Kaltwasserfischen. Je höher in der Nahrungskette der Fisch steht, desto höher ist die Konzentration an DHA in seinem Fleisch. Am häufigsten werden deshalb fette Seefische wie Lachs (*Salmo salar*) oder Atlantischer Hering (*Clupea harengus*) als Lieferanten für Eicosapentaensäure (EPA) und Docohexaensäure (DHA) genannt: Hering (1 % EPA, 0,7 % DHA), Makrele (0,9 % EPA, 1,6 % DHA), Lachs (0,4 % EPA, 0,6 % DHA). Man müsste allerdings täglich ca. 900 Gramm Scholle oder Seezunge konsumieren, um die notwendige Menge an Omega-3-Fettsäuren zu bekommen. Abhilfe schaffen Konzentrate: Lachsöl, konzentriert (18 % EPA, 12 % DHA), Lebertran (12 % EPA, 8 % DHA). Aber die Belastung der besonders in Flussmündungen gefangenen Fische mit Quecksilber, Schwermetallen, Dioxinen, PCB und Agrochemikalien schreckt vom Genuss ab. Eine Ausnahme ist der Alaska-Wildlachs, auch Sockeye-Wildlachs genannt. In ihm wurden erstaunlich geringe Mengen Giftstoffe gefunden. Keineswegs zu empfehlen sind Lachse aus Aquakultur wegen ihrer hohen Schadstoffbelastung. Und Zuchtlachse enthalten nur halb so viel Omega 3 wie Wildlachse. Ansonsten sind Sardinen, Anchovis und Hering aus dem nördlichen Atlantik durchaus reich an sauberen Fettsäuren.

Nimmt man Fischöl als Nahrungsergänzung ein, so muss deklariert sein, dass es durch molekulare Destillation gereinigt wurde, um Verunreinigungen durch PCB, PCDF, PCDD, Dioxine und Schwermetalle wie Quecksilber und Blei zu entfernen.

Krillöl wird aus dem antarktischen Krill (*Euphausia superba*) gewonnen und enthält Phospholipide, die eine bessere Resorbierbarkeit der Fettsäuren bewirken. Außerdem ist sein Gehalt an dem Antioxidationsmittel Astaxanthin fast 50-mal höher als im Fischöl. Dadurch können die Öle weniger stark oxidiert in die Zellen des menschlichen Körpers eingebaut werden. Das ist wichtig und wird kaum beachtet. Im Labor wurde Fischöl unter Sauerstoffzufuhr bereits nach einer Stunde ranzig. Krillöl hingegen hielt sich unter identischen Bedingungen 190 Stunden stabil. Bereits 0,2 mg Astaxanthin pro Gramm Öl reichen für diese Wirkung aus.

Docosahexaensäure (DHA) wird von den photosynthetischen Mikroalgen *Crypthecodinium cohnii* und *Schizochytrium* produziert und kommt in sämtlichen Lebewesen vor, die sich von diesen Algen ernähren. Wenn man Haushühner mit diesen Algen oder mit dem oben beschriebenen Krill füttert, enthalten ihre Eier ebenfalls DHA. Auch Fleisch von Rindern und ihre Milch kann mit Omega-3-Fettsäuren angereichert werden.[17]

Nur die sogenannte Weidemilch ist reich an Omega-3-Fettsäuren, anders als die Milch von Kühen, die mit Getreide, Silage oder Pellets gefüttert wurden. Milch aus Bioproduktion mit mindestens 30 Prozent Weidefutter (gemittelt über 12 Monate) oder Weidehaltung, ergibt 25 Prozent weniger Omega 6 durch Biohydrierung im Pansen und 62 Prozent mehr Omega-3-Fettsäuren im Vergleich zu konventionellen Futtermitteln.[18]

Dies bestätigt eine im Jahr 2006 von der Umweltorganisation Greenpeace durchgeführte Untersuchung, wonach mehr als ein Gramm Omega-3-Fettsäuren pro 100 Gramm Fett nur in Biomilch bzw. Milch von weidenden Kühen nachgewiesen werden konnte.

Omega-3-Fettsäuren

- dämmen Entzündungen im Körper ein.
- verhindern übermäßige Blutgerinnung und Thrombosen.
- halten die Zellwände elastisch und bedingt durchlässig.
- verringern den Gehalt an Triglycerid-Fetten im Blut.
- können den Fettsyntheseprozess hemmen.
- steigern die Aktivität von Botenstoffen, die von Endothelzellen produziert werden, welche die Arterien entspannen und erweitern (Prostazyklin).
- verringern die Produktion von Botenstoffen (Zytokinen), die Entzündungsreaktionen und die damit verbundene Arterienverkalkung verstärken.
- mindern das Risiko, fettleibig zu werden, und verbessern die Insulinempfindlichkeit, indem sie Ausscheidung von Leptin anregen. Leptin ist ein Hormon, das die Nahrungsaufnahme, das Körpergewicht und den Stoffwechsel reguliert und vor allem von Adipozyten (Fettzellen) ausgeschüttet wird.
- tragen dazu bei, das Wachstum von Krebszellen zu verhindern.

Forscher der Universität Pittsburgh haben entdeckt, dass 60 Prozent der Menschen mit Nacken- und Rückenschmerzen keinerlei Schmerzmittel mehr einnehmen mussten, nachdem sie Ibuprofen durch eine therapeutische Dosis Omega-3-Fischöl (1,2 Gramm pro Tag) ersetzt hatten. Die gesunde Wirkung ist allerdings hinfällig, sobald man den Fisch frittiert. Beim Frittieren bilden sich Transfette und oxidierte Aldehyde, die Herz und Gehirn gleichermaßen schädigen.

Wenn in Zusammenhang mit Omega-3-Fettsäuren von einem Antidepressionseffekt gesprochen wird, mag das damit zusammenhängen, dass Docosahexaensäure (DHA) die Bildung von Serotonin anregt. Serotonin aus der Zirbeldrüse ist als »Gute-Laune-Hormon« bekannt. Man weiß, dass eine Depression durch unzureichend hohe Spiegel unserer drei Motivationshormone Serotonin, Noradrenalin, Dopamin ausgelöst werden kann. Wenn in einer Mahlzeit Eiweiß mit Kohlenhydraten kombiniert wird, beispielsweise Fisch mit Naturreis, kann sich das Gehirn daraus die Motivationsstoffe Dopamin und Noradrenalin zusammenbauen. Das passiert nicht, wenn nur Kohlenhydrate (Brot, Nudeln, Süßes) oder nur Eiweiße (Fisch, Geflügel, Fleisch, Soja) gegessen werden. Neuere Studien zeigen folgerichtig, dass ein Omega-3-Mangel im Blut zu psychischen und emotionalen Problemen wie Stimmungsschwankungen, Depression und Wochenbettdepression, Angstzuständen, bipolaren Störungen und Schizophrenie führen kann.[19]

Omega-3-Fettsäuren haben eine ähnliche Wirkung wie stimmungsstabilisierende Medikamente, etwa Lithium und Valporat, jedoch ohne deren Nebenwirkungen. Die Ergebnisse einer finnischen Studie stimmen mit einer in Japan an 265 000 Personen über 17 Jahre durchgeführten Studie überein: Ein niedrigeres Selbstmordrisiko steht in signifikanter Verbindung mit täglichem Fischkonsum. Inzwischen gibt es eine umfangreiche Literatur auch aus anderen Ländern zu diesem Thema.[20] In der GISSI-Prevezione-Studie mit 11 324 Patienten wurde gezeigt, dass die Behandlung mit 1 Gramm Omega-3-Fettsäuren pro Tag die Sterberate gegenüber einer Placebobehandlung um 20 Prozent vermindern konnte.[21]

Die Fortschritte in der Akutbehandlung haben dazu geführt, dass immer mehr Patienten überleben. Nach einem überlebten Herzinfarkt entwickeln die Patienten in den folgenden Monaten und Jahren eine Herzinsuffizienz, weil der abgestorbene Herzmuskel nach und nach durch Bindegewebe ersetzt wird. Für dieses sogenannte Remodeling gibt es derzeit keine effektive Behandlung. In der randomisierten klinischen OMEGA-REMODEL-Studie wurden 358 Herzinfarktpatienten pro Tag mit drei Gramm Omega-3-Fettsäuren aus Fischölen über sechs Monate lang behandelt. Tatsächlich zeigte sich eine signifikante Begrenzung des Remodeling im Herzmuskel. Der Ventrikel pumpte somit das Blut während der Systole besser aus dem Herz in den großen Kreislauf.[22]

Gemeinsam mit Fischölen können Gelenkschmerzen durch verschiedene natürliche Substanzen reduziert werden, wie

- Collagen Typ II,
- Glucosamin,
- Chondroitin,
- MSM (Methylsulfonylmethan = organischer Schwefel).

Die optimale Dosis von Omega-3-Fischölen zur Reduktion von Arthritissymptomen und Gelenkschmerzen bei Erwachsenen liegt bei etwa 3 Gramm. Diese Menge kann nur sehr schwer durch den Konsum von Fisch aufgenommen werden.

Gesundheitliche Probleme, bei denen die Einnahme von Omega-3-Fettsäuren empfehlenswert ist

- Alzheimer
- Asthma
- Arthrose
- Aufmerksamkeitsdefizitsyndrom mit Hyperaktivität (ADHS)
- Bluthochdruck
- Bipolare Störung
- Depression
- Demenz
- Diabetes
- Ekzem

- Fettleibigkeit
- Gelenkrheumatismus
- Herz-Kreislauf-Erkrankungen
- Huntington-Krankheit
- Krebs
- Lupus
- Migräne
- Multiple Sklerose
- Osteoporose
- Schuppenflechte

FETTSÄUREARTEN IN HAUSHALTSÜBLICHEN ÖLEN UND FETTEN

	Gesättigte Fettsäuren	Ölsäure	Omega 6	Omega 3
Hanföl	8	12	60	20
Kürbis-kernöl	9	34	55	2
Leinöl	9	19	14	58
Rapsöl	7	55	31	7
Sojaöl	15	27	50	8
Walnussöl	16	28	51	5

Schlechte Umwandlung von ALA zu EPA und DHA

Die pflanzliche Omega-3-Fettsäure ALA (Alpha-Linolensäure) kann im Menschen nur in geringem Maße in die Omega-3-Fettsäuren EPA (Eicosapentaensäure) und DHA (Docosapentaensäure) umgewandelt werden. Studien zeigen, dass etwa 5 bis 10 Prozent der aufgenommenen Alpha-Linolensäure in EPA und 2 bis 5 Prozent in DHA umgewandelt werden. Andere Studien sprechen von Umwandlungsraten unter 5 Prozent. Eine Studie kommt zu dem Schluss, dass die Umwandlungsrate von ALA in DHA bei Säuglingen 1 Prozent und bei Erwachsenen unter 1 Prozent beträgt.

Eine Erhöhung des DHA-Spiegels im Blut durch zusätzliche

Gaben von ALA, EPA oder anderer Vorstufen wird von der International Society for the Study of Fatty Acids and Lipids (ISSFAL) verneint. Bei Menschen über 65 Jahren ist die tägliche Einnahme von 1800 mg Omega-3-Fettsäuren empfehlenswert. Doch Vorsicht: Viele konsumierte ungesättigte Fettsäuren erfordern zwingend viel natürliches Vitamin E.

In der Ernährung von Veganern fehlen manchmal ausreichend Omega-3-Fettsäuren, Eisen, Zink, Vitamin B_{12}. Laut eines im *Journal of Agricultural and Food Chemistry* veröffentlichten Berichts birgt eine vegane Ernährung mit wenig Omega-3 und Vitamin B_{12} ein hohes Risiko für Blutgerinnsel und Arteriosklerose. Beide Faktoren erhöhen das Herzinfarkt- und Schlaganfallrisiko.

Omega-3-Alternativen für Veganer

- Die Mikroalgen *Crypthecodinium cohnii* und *Schizochytrium* liefern reichlich DHA und können kommerziell in Bioreaktoren produziert werden.
- Öl aus Braunalgen (Kelp) ist eine Quelle von EPA.
- Walnüsse enthalten Omega-3- und Omega-6-Fettsäuren im Verhältnis 1:4.
- Die Frucht der Acai-Palme enthält ebenfalls viele Omega-3-Fettsäuren.

Eine wichtige Frage ist noch nicht beantwortet: Warum können Fettsäuren so intensiv und vielfältig in Stoffwechselprozesse eingreifen und eine so entscheidende Rolle für unsere Gesundheit spielen? Es wurde bereits dargestellt, dass Omega-3-Fettsäuren die Zentralsubsubtanz Klotho stimulieren können. Aus Versuchen ist weiterhin bekannt, dass Fettsäuren ihre Wirkung über die gesundheitsfördernden PPAR (*Peroxisome-proliferator-activated receptors*) ausüben, die sich aus drei variierenden Eiweißfraktionen zusammensetzen. Die PPAR sind uns schon öfter in vorherigen Kapiteln begegnet und tauchen auch in späteren Kapiteln wieder auf, etwa beim Thema Kalorienrestriktion. Was ist das Besondere an PPAR? Auch sie stimulieren Klotho, sodass davon ausgegangen werden konnte, dass die ungesättigten Fettsäuren über den PPAR-Weg funktionieren. Aber was bewirken die PPAR im Zusammenhang mit Fettsäuren? Erst wenn bestimmte Fettsäuren an die PPAR ankoppeln, werden diese aktiviert. Im aktivierten Zustand wandern sie dann in den Zellkern und schalten eine ganze Kaskade von Genen an oder auch ab. Angeschaltete Gene bilden neue Proteine, die oft als Enzyme in den Stoffwechsel eingreifen. Auf diese Weise werden Fettansatz und Blutfettmenge, Entzündungsreaktionen, Gefäßverkalkungen und der Zuckerhaushalt reguliert. Im Alter sinkt der PPAR-Spiegel drastisch, und der Mangel führt zu einer ganzen Reihe von Krankheiten. Gemeint sind wieder einmal die typischen Zivilisationserkrankungen, die letztlich alle mit Entzündungen zu tun haben. Wenn ausreichend PPAR-Proteine vorhanden sind, messen sie das jeweils im Blut vorhandene Entzündungshormon Leukotrien B4, das sich aus Linolsäure und Arachidonsäure bildet, und fordern bei zu großen Mengen zusätzliche Enzyme an, die das Leukotrien B4-Hormon herunterregulieren.[23]

Fettsäuren stehen im Mittelpunkt, denn PPAR reagieren mit Hilfe von Fettsäuren auf kleinste Konzentrationen einzelner Entzündungshormone, die, wie oben beschrieben, im Körper direkt aus Fettsäuren hergestellt wurden, wie etwa Arachidonsäure. Wissenschaftler um Martha Belury von der Purdue-Universität in West-Lafayette, USA legen aufgrund ihrer Tierversuche nahe, dass die Bindung der konjugierten Linolsäure (CLA) an ein PPAR das Pendel von Fettspeicherung zu Fettverbrennung ausschlagen lässt.

FAZIT: Wir Zivilisationsmenschen haben ein archaisches Verdauungssystem, das nach Ansicht von Paläopathologen eher an die Lebensgewohnheiten der frühen Jäger, Sammler und Fischer angepasst ist als die der Ackerbauer und Viehzüchter. Tatsächlich gibt es Hinweise darauf, dass die Makrostoffe Eiweiß und Fett morgens aufgrund eines niedrigeren (sauren) pH-Werts enzymatisch besser verarbeitet werden als zu anderen Tageszeiten und dass Kohlenhydrate abends in einem sich eher basisch einstellenden Milieu besser verdaut werden. Der Stoffwechsel sieht außerdem eine Trennung von Fettsäuren und Kohlenhydraten vor, wenn der Mensch wenig Arbeitsleistung erbringt. Kohlenhydrate werden immer zu Zucker abgebaut. Wenn im Blut gleichzeitig Zucker und Fettsäuren auftauchen, werden die enzymatischen Weichen so gestellt, dass entweder nur Zucker in die Zellen gelangt und die im Blut verbliebenen Fette oxidieren und zu Ballast werden, der über Entzündungsreaktionen wieder abgebaut wird, oder die Fettsäuren gelangen in die Zellen. Dann allerdings bleibt Zucker im Blutkreislauf und verzuckert unter anderen die Rezeptoren für Insulin. Auf der Basis beider Störungen entwickeln sich diverse Zivilisationserkrankungen.

7. Regeneration durch Xenohormese

Dass Kinder und Erwachsene möglichst viel Obst und Gemüse essen sollen, hat sich inzwischen weitgehend herumgesprochen. Doch warum sind Obst und Gemüse so gesund? Als allgemeine Erklärung werden oft die Faserstoffe für eine gute Darmtätigkeit und natürlich der Vitaminreichtum genannt. Vor allem Vitamin C ist der unbestrittene Favorit. Eventuell hören wir auch noch von notwendigen Mineralen wie Kalium und Magnesium, die wir über Obst und Gemüse aufnehmen. Wir haben auch schon über die essentiellen pflanzlichen Fettsäuren gesprochen. Alles richtig, aber ist damit umfassend erwähnt, was gut und gesund an pflanzlicher Nahrung ist?

Für sich betrachtet sind die soeben aufgezählten Gesundheitsvorteile gegenüber dem, was tatsächlich durch Pflanzennahrung mit unserem Körper passiert, von relativ geringerer Bedeutung. Allerdings fungieren Vitamine und Minerale oft als Coenzyme und sind schon deshalb unentbehrlich, weil ohne effektive Enzyme im Stoffwechsel nichts läuft. Pflanzen haben aber vor allem deshalb eine so große Bedeutung für unser Leben, weil sie über Vitamine und Minerale hinaus voll von gesundheitlich positiv wirkenden Sekundärstoffen sind.

Diese Stoffe sind oft schon von außen sichtbar. Sie geben den Blüten und Früchten der Pflanzen die Farben Rot, Gelb, manchmal auch Blau, und häufig kann man sie auch schmecken. Ein bitterer Geschmack ist eigentlich eine Warnung vor eventuell giftigen Stoffen, denn viele Gifte schmecken bitter. Und genau dieses Merkmal gibt Aufschluss über die Bedeutung dieser Stoffe für die Pflanzen selbst. Es gilt also zu klären, um welche Stoffe es sich handelt und warum sie von den Pflanzen gebildet werden.

Inzwischen wurden mehr als 200 000 Funktionsmoleküle als Sekundärstoffe von Pflanzen beschrieben. Es ist nicht ganz einfach, sie alle in ein Ordnungsschema zu bringen. Am einfachsten ist die Unterteilung in stickstoffhaltige und stickstofffreie Naturstoffe. Weil wir hier unmöglich die vielen Eigenschaften dieser beiden Gruppen aufführen können, beschränken wir uns auf einige prägnante Fakten.

1. Zu den stickstoffhaltigen Pflanzenstoffen, die direkt aus Aminosäuren entstehen, zählen als größte Gruppe die Alkaloide mit geschätzt 27 000 Strukturen, von denen viele für uns giftig sind. Andere fungieren als Farbstoffe, etwa die Betalaine in Rote Beete (*Beta vulgaris*), sind Genussmittel wie Koffein oder Theophyllin oder haben eine medizinische Wirkung wie Opioide als Analgetika (Schmerzmittel) oder das Scopolamin, das beispielsweise in Stechapfel, Bilsenkraut, Alraune und Engelstrompete enthalten ist, als Antiemetika gegen Übelkeit. Auch Kokain als Lokalanästhetikum gehört hierher. Zu dieser ersten Gruppe zählen auch die Blausäureglycoside (in echten Mandeln, Kernen von Äpfeln, Birnen, Mandarinen, Grapefruit, Pflaumen, Pfirsichen, wilden Aprikosen, Bambussprossen, Yamswurzeln, Maniokknollen) und die Glucosinolate mit Senfölglycosiden (in Senf, Brunnen- und Kapuzinerkresse, Kohl und Rettich). Als Untergruppe der Glycoside spielen die Saponine eine wichtige Rolle in der Pflanzenheilkunde. Sie kommen in Hülsenfrüchten, Rote Beete, Spargel, Spinat und Zuckerrüben vor. Heilpflanzen mit hohem Saponingehalt sind das Gänseblümchen, das Wohlriechende Veilchen, der Echte Schwarzkümmel, Hafer und Rosskastanie. Saponine dürfen jedoch nicht in großen Mengen ins Blut gelangen, weil sie die roten Blutkörperchen zerstören können (Hämolyse).

Zu den stickstoffreichen Pflanzenstoffen gehören außerdem biogene Amine wie Putrescin, Spermin und Spermidin, die in Getreidekeimlingen und Sauerkraut enthalten sind. Diese drei Polyamine werden wir später noch ausführlich besprechen. Getreide und Sauerkraut enthalten auch Cadaverin, das zusammen mit Putrescin zu den Leichengiften gehört und nicht nur in Pflanzen vorkommt, sondern durch Bakterien auch in uns entsteht. Im Speichel taucht Cadaverin auf, wenn Zähne abgestorben oder Schleimhäute und Kieferknochen stark infiziert sind. Wenn sich die das Gewebe zerlegenden Bakterien nach dem Tod massenhaft ausbreiten, kommt es zu dem typischen Leichengeruch, ausgelöst durch große Mengen Cadaverin.

Und schließlich gehören auch die Lektine als Glykoproteine der Pflanzen in diese erste Gruppe. Auch sie haben signifikante Auswirkungen auf die Gesundheit. Getreide (besonders Weizen) und Hülsenfrüchte (besonders Sojabohnen) enthalten relativ viel Lektin. Weniger ist in Kartoffeln, Paprika und Tomaten zu finden. Manche Lektine sind für den Menschen toxisch, beispielsweise wenn sie sich an die Dünndarmwand binden, diese beschädigen und dadurch die Resorption der Nährstoffe stören. Durch undichte Darmwände können Lektine ins Blut gelangen. Dort sorgen sie dafür, dass Blutkörperchen verklumpen (Hämagluttinine) und später Organe geschädigt werden. Der Versuch einer Reparatur mit Hilfe des nun aufgerufenen Immunsystems ist mit Entzündungen verbunden. Arthritis, Morbus Crohn, Fibromyalgie und auch Autoimmunerkrankungen werden im Kausalzusammenhang mit Lektinen diskutiert. Die in Asien so stark verbreitete Fermentation, die auch als Ursache der Langlebigkeit genannt wird, ist eine Methode, Lektine weitgehend unschädlich zu machen.[1]

Doch nicht alle Lektine sind schädlich. So wurde in Bananen ein Lektin gefunden, das die Vermehrung des HIV-Virus eindämmen kann.[2]

2. In die stickstofffreiche Gruppe mit mehr als 150 000 Substanzen gehören die Terpene (Monoterpene, Diterpene, Triterpene und Sesquiterpene), die wir beispielsweise über Zitrusfrüchte, Gewürze und Artischocken zu uns nehmen.

Terpene wehren ähnlich wie die Stoffe der oben beschriebenen ersten Gruppe Fraßfeinde ab oder hemmen die Entwicklung von Insekten (durch Hormonanaloge wie das Phytoecdyson). Typische

Terpene sind die ätherischen Öle. Auch der allseits bekannte Kautschuk ist ein Polyterpen.

Ebenfalls in diese Gruppe gehören die phenolischen Verbindungen, die bei unserem Thema »Altern aufhalten« im Mittelpunkt stehen, etwa die Flavonoide, Stilbene, Cumarine und Tannine. Auch sie erfüllen in der Pflanze vielfältige Aufgaben als Abwehr-, Farb- und Giftstoffe. Eine weitere Untergruppe bilden die Carotinoide, von denen die Alpha- und Beta-Carotine in unseren Nahrungsmitteln wohl vielen bekannt sind. Aber zu den Carotinoiden gehören auch Lutein und Lykopen (Tomaten), Zeaxanthin (Spinat, Grünkohl), Astaxantin (Algen), Fucoxanthin (Braunalgen) und Beta-Cryptoxanthin (Papaya, Orangen), die alle wichtige Aufgaben im menschlichen Körper erfüllen, besonders wenn es um die Verhinderung von Entzündungen geht.

Im Zuge der Evolution ist nichts ohne Absicht geschehen. Alles hat eine Bedeutung. Und da Pflanzen als Nahrung für uns Menschen sozusagen an erster Stelle standen, kann man sich fragen, wie jeder einzelne Pflanzenstoff uns Menschen eventuell dienen könnte. Heute wissen wir aufgrund entsprechender Untersuchungen zuverlässig, dass uns bestimmte Pflanzenstoffe helfen können, stressige Aufgaben zu bewältigen und dass sie diverse Regenerationskanäle öffnen, um Heilungsprozesse effektiv einzuleiten und damit unser Leben zu verlängern.

Es gibt tausende von pflanzlichen Nahrungsmitteln mit antioxidativer Aktivität. Wir haben aus der im Kapitel »Fragwürdige Theorien« erwähnten Theorie des Alterns von Harman viel zu schnell und naiv gefolgert, dies läge an ihrer *direkten* antioxidativen Kompetenz. Das stimmt, wie wir mittlerweile wissen, so nicht. Vielmehr wirken die Stoffe in diesen Nahrungsmitteln nicht direkt (wie beispielsweise Ascorbinsäure als Vitamin C), sondern fast immer indirekt über genetische Signale, die sie in uns auslösen und auf die wir noch zu sprechen kommen. Zu diesen Nahrungsmitteln gehören Olivenöl, grüner Tee, Beeren, Trauben, Gewürze wie Rosmarin und Kurkuma und viele mehr.

Dass sie auch als Krebsschutz gut und nützlich sind, wissen wir ebenfalls aus zahlreichen Untersuchungen und Experimenten. Das Besondere daran ist, dass die Wege zu diesem Schutz über eine von den Pflanzenstoffen eingeleitete Genaktivierung führen, was früher kaum jemand für möglich gehalten hat. Aber wenn man bedenkt, dass Pflanzen als Nahrung quasi unsere wichtigsten Evolutionsfaktoren darstellen (sie waren ja schon früher auf der Erde als wir Menschen und wir wurden sozusagen in die Pflanzenwelt hineingesetzt), ist die genetische Beeinflussung eigentlich offensichtlich.

Nehmen wir das Beispiel Blaubeeren. Sicherlich waren sie schon immer eine schmackhafte Nahrungsquelle nicht nur für Tiere, sondern auch für Menschen. Wir sagen heute, dass sie exzellente Antioxidantien sind, haben aber noch nicht recht begriffen, dass diese Beeren wie viele andere Früchte aus einer bestens abgestimmten Palette spezieller Stoffe bestehen, den heute so bezeichneten Phytonutrienten, die in uns diverse biologische Kanäle für Gesundheit und ein langes Leben öffnen und damit Funktionen erfüllen, die weit über eine einfache Antioxidantienaktivität hinausgehen. Ein Überbegriff für viele dieser Stoffe lautet Polyphenole.

Warum sich diese Polyphenole in den Pflanzen bilden, ist inzwischen gut geklärt. Ihrer Bildung liegt das Bestreben zugrunde, Stress abzuwehren und bei Beschädigungen eine Regeneration einzuleiten. Pflanzen haben Stress? Selbstverständlich. Stressfaktoren wie UV-Strahlung, Kälte, Hitze, Trockenheit, Insektenfraß, Bakterien, Viren, Pilze, Abknicken und unzureichende Bodenzusammensetzung sind in der natürlichen Umgebung aller Pflanzen mal mehr, mal weniger vorhanden. Pflanzen können den diversen Stressfaktoren an ihrem Standort aber nicht entfliehen. Deshalb kann der Stress für sie größer werden als für bewegliche Organismen. Dann reagieren die entsprechenden Pflanzen unverzüglich mit der Produktion bestimmter Polyphenole, die sie schützen und ihnen bei der Regeneration helfen.[3]

Diese besonderen, für uns manchmal leicht giftigen Phytostoffe zur Abwehr haben die Sammelbezeichnung *Hormetine* bekommen. Dieser Begriff bezieht sich auf die Herkunft der Stoffe aus der Pflanze. Auf ihre Wirkung beim Menschen bezogen werden die gleichen Phytostoffe schon seit 1958 als Adaptogene bezeichnet. Gemeint war damals allein die Stressanpassung (Adaption).[4] Und der gesamte Vorgang, der beschreibt, wie diese Hormetine bei Stress in der Pflanze genetisch angefordert werden, wird als Xenohormese (oder Xenohormesis) bezeichnet.

Der springende Punkt ist nun, dass Hormetine nicht nur Schutz- und Regenerationsaufgaben in der Pflanze erfüllen, sondern nach Aufnahme ebendieser Pflanze als Nahrung auch im tierischen und menschlichen Organismus. Je schlimmer der Stress – Wasserarmut, Hitze, UV-Strahlung, Insektenfraß – für die Pflanzen ist, desto mehr Hormetine bilden sie und desto gesünder sind diese Pflanzen für Mensch und Tier, weil sie im jeweiligen Konsumenten ebenfalls Abwehr- und Regenerationsstoffe generieren.[5] Dieses System wurde über Jahrmillionen optimiert und wird heute viel zu wenig berücksichtigt.

Kommen wir noch einmal auf die Bitterstoffe zurück. Sie waren ein deutlicher Hinweis für uns Menschen, dass eine Pflanze viele Abwehrstoffe angesammelt hat. Wenn diese Abwehrstoffe gegen Fraßfeinde produziert werden, sind es Gifte. Eine übliche Bezeichnung für die Abwehrstoffe bei Pflanzen ist Phytoalexine (von *phytos* = Pflanze und *alekein* = abwehren). Diese Gifte können ihre toxische Wirkung bei entsprechender Dosierung auch in uns ausüben. Deshalb warnte ein allzu bitterer Geschmack vor einer Überdosierung. So war es jedenfalls früher. Heute sind Bitterstoffe aus unseren Kulturpflanzen weitgehend herausgezüchtet, weil wir ihren Geschmack nicht mögen. Dafür fehlen uns jetzt die gesunden Mechanismen der Bitterstoffe. Wir haben uns damit einen wichtigen Heilungs- und Regenerationskanal verschlossen.

Wissenschaftlich erforscht wurde dieses Phänomen erst in den letzten Jahrzehnten. Als Student habe ich selbst noch erlebt, dass die Wissenschaft kundtat, das Gebiet »Naturkräuter und Nahrung« sei nur etwas für Spinner und Fehlgeleitete. Die damaligen Aussagen waren umso verwunderlicher, als es in alten Zeiten und in allen Kulturen der Erde eine traditionelle Pflanzenheilkunde gab.

Besonders berühmt ist sie in der ayurvedischen Medizin, in der Traditionellen Chinesischen Medizin (TCM), in der abendländischen Medizin beispielsweise eines Paracelsus und in der Klostermedizin einer Hildegard von Bingen.

Heute sind etwa 14000 Stoffe, die sich als Stressantwort in Pflanzen ansammeln, eingehender beschrieben. Sie befinden sich nicht nur in den Blüten von Pflanzen, sondern auch in deren Stiel, Stamm und Zweigen sowie in Blättern, Samen und Früchten. Selbst die Schalen von Nüssen sind voll von guten Substanzen, werden aber mangels geeigneter Zerkleinerungsmöglichkeiten meist weggeworfen.

Folgende Hypothesen aus dem Jahr 2013, veröffentlicht von Vince Giuliano, einem Wissenschaftler mit umfassendem Wissen zur Langlebigkeit des Menschen, und Melody Winnig, einer profunden Kennerin medizinisch verwertbarer Pflanzen, sind es wert, hier leicht verändert wiedergegeben zu werden. Sie verweisen nämlich auf weiterführende Gedanken zum xenohormetischen Prinzip.

1. Die pflanzlichen Zellen sind nicht nur dem Stress durch Fraßfeinde, Strahlung und geothermische Einflüsse ausgesetzt, sondern erfahren Stress auch beim Ernten, beim Transport, beim eventuellen Einfrieren und sogar beim Kauen im Mund.

2. Die Stressantwort der Früchte und des Gemüses besteht in der stark erhöhten Produktion von Abwehr- und Regenerationsstoffen, die ähnlich arbeiten wie Hormone. (Die Frage, die sich den Autoren hier stellt, ist, wie schnell die Produktion der Abwehr- und Regenerationsstoffe ablaufen kann. Gibt es wirklich genetische Reaktionen auf die Zerkleinerung durch Kauen?) Die Abwehr- und Regenerationsstoffe sind im menschlichen Körper aktiv und vermitteln Gesundheit.

3. Pflanzliche Nahrung lebt, solange sie nicht gekocht wird. Die Zellen »sterben« erst in dem Augenblick, in dem sie durch Magensäure oder Zersetzungsbakterien zerstört werden. Das geht so weit, dass wir mit den Pflanzen auch ihre RNA-Fraktionen aufnehmen und in unseren Kreislauf einschleusen (RNA ist für die Übertra-

gung der DNA notwendig). Man weiß inzwischen, dass für ihren Transport eigene Mikrovesikel (Exosomen) zur Verfügung gestellt werden. Dies betrifft sowohl die Boten-RNA (mRNA für *messenger RNA*) die den genetischen Code für ein neu zu bildendes Protein enthält, als auch die microRNA (miRNA), welche die Übersetzung (Translation) der mRNA reguliert. Nicht einig sind sich die Wissenschaftler, wie weit die Magensäure hier störend ist. Allerdings gelangt die miRNA der Pflanzen bis in den Dünndarm und von dort ins Blut. Am Ende dieses Kapitels werden wir dieses wichtige Thema noch einmal aufgreifen.

Inwieweit diese drei Hypothesen verifizierbar sind, wird die Zukunft zeigen.

Es ist inzwischen jedoch bekannt, dass Polyphenole viele molekulare Wirkmechanismen haben. Die wichtigsten sind Transkriptionsfaktor- und epigenetische Effekte auf die Genexpression. Unter Epigenetik (griech. *epi* = »über« oder »außerdem«) versteht man die Mechanismen, die entweder zu einem verstärkten oder einem geringeren Ablesen der Gene führen, ohne dass die in den Genen gespeicherte Information dadurch beeinträchtigt wird. Letztlich steuern die Zellen damit die Proteinproduktion. Dieser Steuerungseinfluss kann sogar an Tochterzellen weitergegeben, also vererbt werden.

Damit kontrollieren Polyphenole aus Pflanzen die Schlüsselregulatoren der Stressadaption, der Entzündungsbereitschaft, der Zellenergie und der Regeneration in uns, und zwar immer in die Richtung einer verbesserten Gesundheit. Ich wage die Aussage: Durch Stress entstandene Hormetine sind als Phytonutrienten – meistens Terpene und Polyphenole – für den menschlichen Körper wichtiger als alles, was sonst noch an Anti-Aging-Mitteln auf dem Markt angeboten wird, weil sie die Schlüsselpositionen bei der Krankheitsabwehr und im Regenerationsstoffwechsel besetzen. Wie können wir uns diese Funktionsweisen verdeutlichen?

Wir stellen uns immer vor, dass die Stoffe, die wir mit den Pflanzen aufnehmen, eine direkte Wirkung haben müssen, wie etwa eine

Droge oder ein Vitamin. Das gibt es zwar auch, aber viel häufiger gibt ein und derselbe Pflanzenstoff ein komplexes Wirkmuster vor. So können mit einem Pflanzenstoff tatsächlich gleichzeitig Entzündungen bekämpft, der Energieumsatz vergrößert, die Insulinsensitivität erhöht und die Stressresistenz gestärkt werden. Die Wirkmechanismen sind vielfältig und bestehen eben nicht in *einer* überschaubaren Reaktion, wie wir es von einem im Labor hergestellten Pharmakon kennen. Vielmehr bewegen sie sich auf bisher unüberschaubar netzartigen, auch genetischen Wegen, was man dann multifaktoriell oder pleiotrop nennt.[6]

Aufgrund der Signale, die diese Stoffe aussenden, steht auch in uns die genetische Neuproduktion von Proteinen/Enzymen im Vordergrund. Das betrifft besonders die im Kapitel »Mastersubstanzen« erwähnten Stoffe. Dabei wird der Alterungsprozess eindeutig abgebremst und Krankheiten wie Krebs werden gehemmt. Das geht aus einer sehr umfangreichen wissenschaftlichen Literatur hervor, ist aber noch nicht ins allgemeine Bewusstsein vorgedrungen und deshalb Thema der nächsten Kapitel dieses Buches.

Die meiste wissenschaftliche Literatur beschäftigt sich mit Untersuchungsergebnissen zu den Phytonutrienten *Resveratrol*, etwa aus roten Weintrauben und roten Beeren, *Curcumin* aus der Kurkumawurzel und *Capsaicin* aus Cayennepfeffer und Chilischoten. Wir werden in den nachfolgenden Kapiteln noch weitere Beispiele kennenlernen. Im Mittelpunkt des Geschehens steht immer wieder die Stimulierung von Mastersubstanzen wie Nr. 5 (Nrf2), die wir im Zusammenhang mit der Bildung körpereigener Antioxidantien kennengelernt haben, sowie die Hemmung von NF-kappaB. Diesen Faktor haben wir in früheren Kapiteln zur genetischen Stimulierung von Entzündungen kennengelernt.[7]

Wir hatten bereits erwähnt, dass es sich bei dem, was wir Phytonutrienten nennen, zum Teil um Pflanzengifte handelt, die Organismen wie Insekten, Raupen und Pilze töten können. Wie kann ein Nutrient, ein Nährstoff also, gleichzeitig giftig sein? Die Antwort liegt in der Dosis. Im Rahmen einer normalen Obst- und Gemüsemahlzeit nehmen wir von diesen speziellen Stoffen gerade so viel zu uns, dass ein milder Abwehrreflex im Stoffwechsel und in der Genexpression stimuliert wird, der uns nicht schadet, sondern stärkt.

Häufig in Lebensmitteln vorkommende Phytonutrienten, deren positive Wirkung auf die Gesundheit sehr gut nachgewiesen ist:

- *Resveratrol* aus roten Beeren und Trauben
- *Epigallocatechin-3-Gallate* (EGCG) aus Tee
- *Curcumin* aus Kurkumawurzeln
- *Quercetin* aus Zwiebeln etc.
- *Isothiocyanate* aus Kreuzblütlern wie Brokkoli, Blumenkohl, Grünkohl, Rosenkohl, Rettich, Rüben und Brunnenkresse
- *Secoiridoide* aus Oliven und Olivenblättern
- *Genistein*, ein Phytoöstrogen aus Rotklee und Sojabohnen
- *Gallussäure* aus grünem Tee und Eichenrinde
- *Lycopen* aus Tomaten und Hagebutten
- *Allylmercaptan* (Das im Knoblauch enthaltene Alliin wird zu Allicin umgewandelt, das im Blut zu Allylmercaptan abgebaut wird.)
- *Plumbagin*, ein Naphthochinonderivat aus Sonnentau (*Drosera*)

Alle diese Substanzen fungieren in unserem Körper als »Multitarget-Wirkstoffe«, das heißt, sie bedienen eine breite Palette der verschiedensten Ziele. Als Phytonutrienten wirken diese Substanzen nicht additiv, sondern immer synergistisch. So ist es fast unmöglich, dass sich der Körper bei den üblichen Dosen, also bei normal geringem Konsum an eine Substanz gewöhnt und deren Wirkung dadurch nachlässt. Das bedeutet, dass die Entwicklung von Resistenzen bei Nutzung der von der Natur gegebenen »Rezepturen« fast unmöglich ist. Doch sobald wir mit unserer typisch menschlichen Hybris meinen, es besser zu wissen, und Wirkstoffe verändern oder neue Rezepte aufstellen, ist der Nachteil bereits programmiert. Ein Beispiel: Da die besonders gesunden Wirkstoffe oft scharf oder bitter schmecken, werden sie aus den Kulturpflanzen herausgezüchtet. Das ist nicht nur zu *unserem* Nachteil, sondern auch zum Nachteil der Pflanzen. Sie verlieren ihren natürlichen Schutz vor Fraßfeinden, Schadorganismen und Herbivoren und benötigen deshalb im Massenanbau zusätzliche Pestizidmengen. Was ist der Unterschied zwischen Fraßfeinden und Herbivoren? Während mit Fraßfeinden Schnecken, Spinnmilben, Käfer und andere diverse Insekten gemeint sind, werden als Herbivoren in der Biologie größere Lebewesen bezeichnet, die sich überwiegend von Pflanzen ernähren.

Wie Xenohormese vorzeitige Alterung und Krebs verhindert

Bei Alterung und Krebserkrankungen laufen ganz ähnliche Zellumwandlungsprozesse ab.

Die DNA-Stränge im Zellkern sind sozusagen auf Histonproteine aufgespult. Diese Histonproteine können durch Enzyme modifiziert werden. Acetylierungen, Methylierungen und Phosphorylierungen sind die Ergebnisse ihrer Tätigkeit. Da gibt es die Histon-Deacetylase (HDAC), ein Enzym, das die Acetylgruppe von den Histonproteinen abzieht. Die Transkriptionsmaschinerie steht daraufhin still. Es entstehen keine Proteine mehr, was im Prinzip einen Regenerationsstopp und entsprechende Alterungsprozesse bedeutet. Weiterhin gibt es die Histon-Acetyltransferase (HAT), ein Enzym, das die Histonproteine reacetyliert. Daraufhin springt die Transkriptionsmaschinerie wieder an, was die Alterung durch verstärkte Regeneration theoretisch aufhalten könnte. Außerdem heften sich noch Methylgruppen an die Histone an, was wiederum die Genexpression unterdrückt und die Transkription verhindert. Im Alter und bei Tumorerkrankungen ist die Methylierung jedoch erniedrigt, weil geringere Mengen des dafür verantwortlichen Enzyms Methyltransferase produziert werden. Dadurch werden zusätzlich Zellteilung und Transkription angeregt. Wenn die Histon-Acetyltransferase (HAT) in diesen Regionen angreift, werden das Genom und die DNA instabil, und statt der erwarteten Regeneration wird die Tumorgenese gefördert.

Eine Reihe von Phytonutrienten greift wirksam in dieses im

Alter ausufernde Geschehen ein und sorgt für Homöostase. Curcumin (Kurkuma), EGCG (grüner Tee) und Genistein (Sojabohnen), Eugenol, Ericifolin (Piment) und Anacardinsäure (Cashewnussöl) können die Histon-Acetylierung verhindern, indem sie HAT hemmen. Die Histon-Deacetylase (HDAC) kann durch folgende Phytonutrienten gehemmt werden: Resveratrol (rote Beeren und Trauben) und wiederum Curcumin und Genistein sowie Sulphorane (Senföl in Kohl und Brokkoli), Organosulphur-Komponenten (ergibt den typischen Geruch von Knoblauchallicin) und Indol-3-Carbinol (Senföl im Kohl). Im Endeffekt wurde zwar kein Verjüngungsprozess angestoßen, aber die Krebsgefahr ist gebannt, was das Leben ja auch verlängert.

VERBINDUNGEN, DIE EINEN ZELLSCHUTZ BEWIRKEN, INDEM SIE DIE HISTON-ACETYLIERUNG UND -DEACETYLIERUNG VERHINDERN (IN ALPHABETISCHER ORDNUNG)[8]

Verbindung	Quelle
Anastatin A und B	ägyptisches Heilkraut »Echte Rose von Jericho« (*Anastatica hierochunti, ein Kreuzblütler)*
Apicidin	Pilzmetabolit
Chlorogensäure	grüne Kaffeebohnen
Equol	entsteht, wenn Darmbakterien Diazen (Diimin) aus Sojabohnen verstoffwechseln
Erucin	Brokkoli, Rosenkohl
Hydroxyzimtsäure	Zimt
Kaffeesäure	grüne Kaffeebohnen
Natrium-Hydroxy-Butyrat	Metabolit von Darmbakterien, die Fasern fermentieren
Phenolsäuren	Trockenfrüchte
Plumbagin	Extrakte aus Sonnentau oder Venusfliegenfalle
Selen	Paranüsse, Fleisch
Trapoxin	Pilz *Helicoma ambiens*
Zerumbon	Ingwerextrakt
Zimtsäure	Zimt

Alle hier genannten Wirkstoffe sind gut untersucht und zeigen mehrheitlich auch Antitumoreffekte.

Phytonutrienten und Gen-Silencing

Im Alter spielt Gen-Silencing (Stilllegung des Zellgeschehens) eine wichtige Rolle. Besonders das DNA-Reparaturgen ist von diesem Stillstand betroffen. Dabei wird die DNA immer stärker methyliert, was die Gen-Transkription verhindert und damit auch jede Regeneration. Verantwortlich dafür ist ein Enzym namens Methyltransferase. Dem muss gegengesteuert werden. Eine ganze Palette natürlicher Phytonutrienten – grüner Tee, Sojabohnen, Knoblauch, Tomaten, Brokkoli, Wasserkresse, Oliven, Rosenkohl, Kohl und Curry – kann dieses Enzym hemmen und damit Gen-Silencing verhindern.

PHYTONUTRIENTEN, DIE GEN-SILENCING VERHINDERN (DNA-METHYLTRANSFERASE-HEMMUNG)

Chlorogensäure	grüne Kaffeebohnen
Garcinol	Schalen der Mangostanfrüchte
Hesperetin	Schalen von Zitrusfrüchten
Hydroxyzimtsäuren	Zimt
Kaffeesäure	grüne Kaffeebohnen
Kazinol	Formosa-Pflanzen
Luteolin	Tomaten
Lycopen	Tomaten
Myricetin	Trauben, Beeren
Naringenin	Grapefruits, Orangen, Tomaten
Phloretin	Apfelschalen
Quercetin	Apfelschalen, Zwiebeln
Selen	Paranüsse, Fleisch

Phytonutrienten verhindern auch die Umwandlung von Genabschnitten in Onkogene. Onkogene sind kausal an der Krebsentstehung beteiligt. Die Krebsgefahr ist daher deutlich geringer, wenn sie verhindert und gleichzeitig Suppressorgene aktiviert werden, die den Zelluntergang einleiten. Genau dazu sind grüner Tee, Beeren, Sojabohnen und Curry in der Lage.

Krebshemmende Salvestrole

Einige Substanzen, die in Wildpflanzen natürlich vorkommen, sind unter dem Namen *Salvestrole* bekannt geworden. Die beiden Bestandteile dieses Namens kommen vom lateinischen *salvere* (»retten«) und Resveratrol, dem Namen des ersten Salvestrols, das man entdeckt hat. Mittlerweile konnte man in Gemüse, Gewürzkräutern und Obst über 20 Substanzen identifizieren, die eines gemeinsam haben: Sie aktivieren das Cytochrom-P450-Enzym CYP1B1 und induzieren damit den programmierten Zelltod (Apoptose) in Krebszellen.

Was hat es mit diesem Enzym CYP1B1 auf sich? Dan Burke und seine Forschungsgruppe von der Universität Aberdeen hatten es zu Beginn der 1990er-Jahre in Tumorzellen entdeckt. Cytochrom-P450-Enzyme des Typs CYP1, CYP2, CYP3 kannte man damals schon. Sie sorgen für die Entgiftung körpereigener Stoffwechselabbauprodukte und körperfremder toxischer Stoffe. Sie kommen vor allem in der Leber vor, aber auch in anderen Organen wie Dünndarm, Nieren und Lunge.

Das von der Forschungsgruppe um Burke neu entdeckte Enzym CYP1B1 war insofern besonders, als es in gesunden Gewebezellen nicht nachgewiesen werden konnte, dafür aber in fast allen humanen Tumorzellen. Nur Leukämiezellen erzeugen offenbar kein Enzym CYP1B1. In gesunden Zellen findet sich zwar das Gen für CYP1B1, aber dieses Gen kommt unter normalen Umständen offensichtlich nicht zur Expression, bildet also kein Enzym aus.

Die das Enzym CYP1B1 aktivierenden Substanzen sind allein die

Salvestrole. Dazu gehören alle Pflanzenstoffe, die identische Teilstrukturen aufweisen (Bioflavonoide, Carboxylsäuren, Stilbene, Stibenoide) und die nach Aufnahme in den Blutkreislauf von dort in die Zellen und eben auch in die Krebszellen gelangen. Weil CYP1B1 nur in Krebszellen existiert, entsteht auch nur dort ein für Tumorzellen tödlich wirkendes Folgeprodukt, nämlich der Tyrosinkinasehemmer Piceatannol, der die Apoptose einleitet und die Tumorzelle vernichtet.

Die oft bitter oder scharf schmeckenden Salvestrole gehören zu den Phytoalexinen und damit sozusagen zu einer Art Immunsystem der Pflanze, das diese vor Schimmelpilzen, Viren, Bakterien, UV-Licht und Insekten schützt. Salvestrole befinden sich daher vor allem in den Schalen von Früchten, in Samen, in Blättern und in den äußeren Bereichen der Wurzeln, denn das sind die Teile der Pflanze, die mit dem Stressor in Berührung kommen. Je nach Stressmenge und -stärke enthält eine Pflanze Phytoalexine in mehr oder weniger großen Mengen. Das erinnert an das menschliche Immunsystem. Je mehr Anregung es bekommt, desto besser funktioniert es. Antibiotika aber machen es mit der Zeit immer schwächer, und Pestizide sind sozusagen Antibiotika für die Pflanze. Pestizide verhindern den Stressreiz. Und wenn dieser Reiz fehlt, gibt es keine gesunden Abwehrstoffe.

Salvestrole sind natürlichen Ursprungs, für gesunde Körperzellen nicht toxisch und in unverfälschten, also nicht gezüchteten und nicht mit Pestiziden behandelten pflanzlichen Nahrungsmitteln enthalten. Den höchsten Gehalt an Salvestrolen haben demnach Wildkräuter, zu denen auch viele traditionelle Heilkräuter gehören.

Die pflanzliche Nahrung, die wir heute zu uns nehmen, enthält 80 bis 90 Prozent weniger Salvestrole als noch vor 50 bis 100 Jahren (Burke und Potter, Montfort University Leicester). Statt einer wirksamen Dosis von mehr als 12 mg/Tag stehen uns heute nur noch etwa 2 mg/Tag zur Verfügung. Bitterstoffe wurden durch Züchtung aus Gemüsepflanzen wie Rosenkohl, Endivien, Radicchio und Chicorée entfernt und auch die natürliche Produktion von Salvestrolen ist sehr stark rückgängig, weil Pestizide und andere Pflanzenschutzmittel eine Belastung der Pflanzen durch saugende Insekten und andere Fraßfeinde zunehmend verhindern. Doch ohne diese Belastung und die dadurch ausgelösten Abwehrreize wird die Bildung bestimmter Salvestrole eingestellt.

Der Rückgang der schützenden Salvestrole und die Zunahme krebserregender Stoffe in der Nahrung haben in den letzten Jahrzehnten vermehrt zur Entstehung von Krebserkrankungen beigetragen. Wer nun aber meint, man müsse sich durch die unkontrollierte Einnahme großer Mengen an Salvestrolen vor Krebs schützen, kann schnell das Gegenteil erreichen. Auch bei den Salvestrolen kommt es auf die richtige Dosis an. Eine Überdosis Resveratrol führt beispielsweise zu einer negativen Feedbackreaktion und blockiert das Enzym CYP1B1.[9]

Wichtige Quellen für Salvestrole

Zweifellos ist der Salvestrolgehalt von Pflanzen und ihren Früchten in der jeweiligen Wildform am höchsten. Gering bis gar nicht vorhanden sind Salvestrole dagegen in gezüchteten Pflanzen.

Gemüse: Blattgemüse, Artischocken, Spargel, Brunnenkresse, Rauke, alle Kohlsorten, Paprika, Wildmöhren, Sellerie, Salatgurke, Spinat, Kürbis, Zucchini, Aubergine.

Obst: Oliven, Johannisbeeren, Weintrauben, Äpfel, Erdbeeren, Pflaumen, Feigen, Himbeeren, Mandarinen, Orangen, Maulbeeren, Birnen, Melonen.

Gewürzkräuter und Tees: Petersilie, Basilikum, Rosmarin, Thymian, Salbei, Minze, Löwenzahn, Wegerich, Hagebutte, Mariendistel, Weißdornbeeren, Kamille, Odermennig, Zitronenverbene.

Wenn Salvestrole eine so gute Wirkung gegen Krebszellen entfalten, aber Wildpflanzen mit entsprechend aktiver Dosis heute rar sind, kann man dann nicht die Essenz des Geschehens nachstellen? Genau das fragte sich der Entdecker von CYP1B1 Gerry Potter, Professor für klinische Chemie, Montfort University in Leicester. Er entwickelte die erste synthetische Prodroge DMU-135, die durch

CYP1B1 in einen wirksamen Tyrosinkinasehemmer umgewandelt wird und Tumorzellen effektiv zum Absterben bringt.

Allerdings ist bei allen Maßnahmen mit Salvestrolen oder ihren Imitaten Vorsicht geboten, denn heute übliche Krebsmedikamente (Docetaxel, Ellipticin, Mitoxantron und Tamoxifen) können von aktiviertem CYP1B1 unwirksam gemacht werden (Tumorresistenz). Salvestrole sollten auch nicht mit Amygdalin (Vitamin B_{17}) kombiniert werden, da sie dessen Wirkung aufheben.

Umgekehrt kann die Effektivität von Salvestrolen durch Synergisten gesteigert werden:

- Biotin (Vitamin H) fördert die Produktion von CYP-Enzymen.
- Niacin (Vitamin B_{13}) und Magnesium stimulieren den Salvestrol-Aktivierungsmechanismus.
- Eisen bildet den Kern des CYP1B1-Enzyms.
- Vermehrte Sauerstoffaufnahme durch körperliche Bewegung erhöht die CYP1B1-Expression.[10]

Wenn wir Obst und Gemüse bevorzugt in ihrer Wildform essen, können wir sicher sein, dass die Pflanze nicht nur *ein* Polyphenol enthält, sondern eine ganze Reihe davon, wenn auch in kleinen Mengen. Weiter hinten sehen wir das am Beispiel der Nüsse. Dennoch kann *ein* Polyphenol pro Pflanze mengenmäßig im Vordergrund stehen. Dann ist es durchaus sinnvoll, mehrere Pflanzen mit verschiedenen Polyphenolen zu kombinieren.

Eine stark antibakterielle Wirkung haben beispielsweise die Kombinationen Quercetin + Quercitrin (Glycosid von Quercetin), Quercetin + Morin (Flavonol aus Moraceaepflanzen), Quercetin + Rutin. Rutin alleine vernichtet durch Aktivierung von Stickstoffmonoxid (NO) bereits aggressive Bakterien, aber zusammen mit Quercitrin und Morin hat es einen geradezu enormen antibakteriellen Effekt.[11]

Auch zur Bekämpfung von Krebs ist eine Kombination aus Phytonutrienten besser als eine einzige Substanz. So können Quercetin + Kaempferol in Synergiewirkung verschiedene Krebszelllinien deutlich besser in Zaum halten, als es jeder dieser Stoffe allein könnte.[12]

Bioflavonoide aus dem Malvengewächs *Waltheria indica* werden seit Jahrhunderten gegen Entzündungen eingesetzt. Die Inhaltsstoffe bewirken in aktivierten Makrophagen eine Hemmung der übermäßigen Produktion von Stickstoffmonoxid (NO) und Zytokinen wie Tumornekrosefaktor-alpha und Interleukin IL-12. Hauptbestandteil des für Untersuchungen verwendeten Extrakts war Quercetin. Die Wirkung war dosisabhängig. Auch hohe Dosen hatten keine toxische Wirkung auf gesunde Zellen.[13]

Ein Grund für die Synergiewirkung verschiedener Polyphenole in uns mag sein, dass auch die Stressantwort der Pflanze in der gleichzeitigen Bildung einer Vielzahl von Polyphenolen besteht, wobei die Bildung der Substanzen und die Verhinderung ihrer Oxidation, die zur Ineffektivität führen würde, Hand in Hand gehen. Dies kann aber nur unter gleichzeitiger Beteiligung unterschiedlich wirkender Phytonutrienten geschehen.

Übrigens sind die Catechine, jene Gerbstoffe aus der Gruppe der Flavonoide, die wir auch vom grünen und schwarzen Tee, vom Wein und von fast allen Obstsorten her kennen, in Kakaoprodukten wie dunkler Schokolade durchschnittlich viermal höher konzentriert als etwa in Tee. In Versuchen, die an der Columbia University, New York, durchgeführt wurden, konnten diese Polyphenole aus Kakaosamen Hirndurchblutung und Gedächtnisleistung von Probanden zwischen 50 und 67 Jahren signifikant steigern, nachdem diese eine halbe Tafel Bitterschokolade mit ca. 900 mg Kakaoflavonoiden verspeist hatten. Die erreichten Leistungswerte nach drei Monaten Versuchsdauer kamen an die von Dreißigjährigen heran. Inzwischen weiß man, dass Kakaobohnen ihre gesunde Wirkung nur dann entfalten, wenn ihr Fruchtfleisch nicht – wie üblich – bei bis zu 139 Grad geröstet wird, sondern nur bei 115 Grad.

Phytonutrienten bei Lichtexposition und im circadianen Rhythmus

Zu viel Licht kann auch für Pflanzen Stress bedeuten und damit die Ursache für eine vermehrte Produktion von Phytonutrienten sein. In Untersuchungen hat sich gezeigt, dass die Produktion von Polyphenolen nach der Ernte von Früchten und Gemüse weitergeht, und zwar im ursprünglichen circadianen Hell-Dunkel-Rhythmus der Lichtexposition. Pflanzen können diese Rhythmen offensichtlich »lernen«.[14]

Eigentlich bedarf dieser Effekt gar keiner Extraerwähnung, denn wir wissen ja bereits, dass Äpfel und Tomaten nachreifen und während dieser Reifung eine rote Polyphenol-Farbe annehmen, obwohl sie vorher grün waren. Gemüse und Früchte sterben nicht mit der Ernte, sondern leben ihr Zellleben weiter und reagieren noch viele Tage lang weiterhin auf ihre Umgebung. Daher konnten im Versuch krebsbekämpfende Substanzen zu bestimmten Tageszeiten besonders ertragreich erzeugt werden

Ein praktischer Hinweis: Eine UV-LED, in einer Ecke des Kühlschranks aufgehängt, bewirkt die Mehrproduktion verschiedener Polyphenole in geernteten Früchten. Im Experiment waren es Früchte der Stachelbeere, deren Frischezustand im Vergleich zu dem unbeleuchteter Früchte um das Doppelte verlängert wurde.[15]

Mit dem Wissen um die Xenohormese tun sich Möglichkeiten auf, die früher noch gar nicht bekannt sein konnten. So gelang es mit dem Stressor Mikrowelle, also mit einer elektromagnetischen Hochfrequenzstrahlung, der man die Samen der Bohnenpflanze (*Vicia faba*) aussetzte, vermehrt L-Dopa, Phenole und Antioxidantien herzustellen und als Diät für Parkinsonkranke aufzubereiten. Die Bohnen dieser Pflanze sind natürlicherweise bereits reich an Levo-Dihydroxyphenylalanin (L-Dopa, der Vorstufe von Dopamin). Aber die Mikrowelle stimulierte die Pflanze zu siebenfachem Wachstum und 59 Prozent mehr L-Dopa im Vergleich zur unbestrahlten Kontrollgruppe. Auch die Menge an Phenolen und Antioxidantien steigerte sich.

Wie Phytonutrienten funktionieren

Phytonutrienten wie Polyphenole (Flavonoide, Tannine usw.) und Terpene haben fast alle den gleichen Stressantwort-Wirkungsmechanismus. Sie stimulieren den Nrf2-Weg (vgl. Kapitel »Mastersubstanzen für ein langes Leben«), die einen mehr, die anderen weniger. Da viele molekulare Wege wie in einem Netz mit dieser Mastersubstanz verbunden sind, werden mit der Nrf2-Stimulierung außer der Produktion von körpereigenen Antioxidantien auch andere Funktionen positiv beeinflusst. So werden beispielsweise die problematischen Eigenschaften des Hauptentzündungsstoffs NF-kappaB ausgeschaltet.

In unserem Zusammenhang ist der Nrf2-Pfad von entscheidender Bedeutung. Stress, durch reaktive oxigene Spezies (ROS-Stress) in den Zellen ausgelöst, veranlasst das Keap1-Protein (ein Helferprotein), ein Signal an Nrf2 im Zytoplasma zu geben. Das Keap1-Protein haben wir im Kapitel Mastersubstanzen bereits behandelt. Es ist als Helferprotein eng mit dem Nrf2-Pfad verknüpft und wird auch in den späteren Kapiteln dieses Buches immer wieder auftauchen. Nachdem Nrf2 das Stresssignal erhalten hat, wandert es in den Zellkern und aktiviert dort bis zu 242 Gene, die insgesamt als ARE (*antioxidant response elements*) bezeichnet werden.[16]

Diese äußerst wichtige Signalkaskade schalten wir immer dann ab, wenn wir regelmäßig antioxidative Nahrungsergänzungsmittel einnehmen. Damit wir das richtig verstehen: Wenn der Stress akut zu hoch ist, sind solche Nahrungsergänzungen zum Neutraisieren durchaus sinnvoll. Genau das hatten frühere Forschungen auch ergeben. Falsch ist nur die Interpretation dieser früheren Forschungsergebnisse, wonach wir vorsorglich und andauernd Nahrungsergänzungsmittel einzunehmen haben. Die Folge einer solchen Fehlinterpretation ist eher, dass wir schneller altern oder anfälliger für Krankheiten sind, da der Nrf2-Pfad unter diesen Bedingungen abgeschaltet ist.

Fassen wir zusammen: Reaktive oxigene Spezies (ROS) sind wichtige Signalmoleküle. Ein ab und zu erhöhter ROS-Spiegel ist eher gut als schlecht für unsere Gesundheit, weil er über den Nrf2-Pfad zur endogenen Aktivierung schützender Gene führt.

Eine direkte, also nicht genetisch veranlasste Suppression dieser ROS durch die Einnahme von Antioxidantien kann dagegen zu einer gesundheitlichen Schädigung und schneller Alterung führen. Auch die positiven Ergebnisse von moderatem Sport können durch die Einnahme von Antioxidantien wieder zunichtegemacht werden. Der 2009 veröffentlichte Bericht »Antioxidantien verhindern gesundheitsfördernde Wirkung von körperlicher Bewegung bei Menschen« macht dies deutlich.[17] Sport ist wie jede intensivere Bewegung mit der Erzeugung von ROS verbunden. Gut kontrollierte Rattenversuche erbrachten nun das erstaunliche Ergebnis, dass sogar die Enzyme, die endogen erzeugte ROS nach Bewegungsaktivitäten normalerweise abbauen, wie Superoxiddismutase und Glutathionperoxidase, durch Antioxidanssupplementation blockiert wurden. Nach diesem Ergebnis wird inzwischen sogar von »antioxidativem Stress« gesprochen. Wir werden im Kapitel »Belastung, das archaische Hormesekonzept« noch ausführlich auf dieses Thema eingehen.

Wichtige Phytonutrienten zur Alterungs- und Krankheitsprävention

Resveratrol

Resveratrol kommt u. a. in roten Weintrauben/Rotwein, Erdnüssen, Johannisbeeren, Pflaumen, einigen Pinienarten und in der Schale von Tomaten vor.

- Es regt wie andere Polyphenole den genetischen Nrf2-Weg zur Erzeugung von Antioxidantien an.
- Durch die Stimulation von SIRT1 (Mastersubstanz Nr. 4), das den Alterungsprozess aufhält, kann es im Tiermodell die Lebenserwartung um bis zu 30 Prozent erhöhen.
- Es kann durch genetische Einwirkung die FOXO-Familie heraufregulieren. FOXO ist ein Transkriptionsfaktor für viele

antioxidativ wirkende Enzyme, die nicht von Nrf2 kontrolliert werden.

- Es wirkt über die Hemmung des Insulin-IGF-1-Signalwegs (Mastersubstanz Nr. 8) und damit über die verstärkte Wirkung von Klotho (Mastersubstanz Nr. 1) lebensverlängernd.
- Es schützt Kolon-Epithelzellen vor der Gallenblasen-Desoxycholsäure, die bei Darmkrebs als Tumorpromotor wirkt.
- Es hemmt den mTOR-Signalweg (Mastersubstanz Nr. 7). Diese Hemmung verlängert die Lebensdauer von Würmern, Fliegen, Hefen und Mäusen um 9 bis 14 Prozent. In vorklinischen Studien haben sich Produkte, die analog zum Rapamycin den mTORC1-Komplex hemmen, wie es auch Resveratrol vermag, als wirksam zur Behandlung bestimmter Krebsarten erwiesen.
- Resveratrol und Quercetin in Kombination hemmen das Wachstum von Fettzellen oder führen diese Zellen sogar in die programmierte Selbstzerstörung (Apoptose).

Pterostilben

Die Wirkung von Resveratrol lässt sich durch einen weiteren Pflanzennährstoff noch steigern, nämlich Pterostilben. Sein chemischer Name ist 4'-Hydroxy-3,5-Dimethoxystilben, und es handelt sich dabei im Prinzip um die doppelt methylierte Form des Resveratrols. Allerdings wird durch die zusätzliche Methylierung die Bioverfügbarkeit stark gesteigert. Man geht davon aus, dass vom Resveratrol aus der Nahrung etwa 20 Prozent ins Blut gelangen. Bei Pterostilben hingegen sind es 80 Prozent. Hinzu kommt die deutlich längere Wirkung. Die Halbwertszeit von Pterostilben ist ungefähr sieben Mal länger als die von Resveratrol.

Die Liste der positiven Auswirkungen, die Pterostilben auf die Gesundheit hat, ist vorliegenden Untersuchungen zufolge lang. Zwar trifft alles, was hier beschrieben wird, im Prinzip auch auf Resveratrol zu, aber Pterostilben kann es besser und schneller. Dennoch gibt es ein Problem. Pterostilben ist in den verfügbaren Pflanzen, etwa in allen dunklen Beeren, aber auch in Knoblauch nur in sehr geringen Mengen enthalten. Man bräuchte fast 50 Kilo Heidelbeeren, um eine klinisch adäquate Dosis Pterostilben zu bekommen.

Doch Dosis heißt Menge mal Dauer der Einnahme. Deshalb erhalten wir identische Dosen, wenn kleine Mengen lange und große Mengen kurzzeitig eingenommen werden. Sicher gibt es dennoch Unterschiede, weil nicht nur dieses Dosisprinzip für die Wirkung verantwortlich ist. Es ist jedoch bekannt, dass die gleichzeitige Einnahme mehrerer Polyphenole und Terpene in kleinen und kleinsten Dosen auf Dauer die Gesundheit optimieren kann. So wollte es offensichtlich auch die Natur. Wir sollten uns also um die zu kleinen Pterostilbenmengen keine Sorgen machen, wenn wir Pflanzen als Nahrung zu uns nehmen, die immer mehrere Phytonutrienten enthalten. Eine kleine Menge Pterostilben kann das gleichzeitig enthaltene Resveratrol deutlich effektiver wirken lassen. Ist zusätzlich Quercetin oder Rutin im Nahrungsangebot enthalten, hat alles zusammengenommen eine ähnlich heilsame Wirkung wie eine Megadosis Pterostilben allein. In Versuchen jedoch muss eine einzige Substanz ihr Potential zeigen, weil die Aussage sonst nicht zuzuordnen ist. Deshalb sind im Folgenden die Versuchsergebnisse von Pterostilben aufgezeigt.

Pterostilben für die Herz-Kreislauf-Gesundheit

Die Anhäufung von LDL-Cholesterin wird vermieden und die Verhärtung der Arterienwände verringert. Dazu sollte man wissen, dass Low Density Lipoprotein (LDL) das Cholesterin von der Leber zu den Blutgefäßwänden transportiert, was zu Komplikationen führt, wenn der Rücktransport durch High Density Lipoprotein (HDL) zu gering ist. Bei zu starker Ansammlung von LDL in den Blutgefäßwänden wird die notwendige Flexibilität der Blutgefäße herabgesetzt. Bluthochdruck und eventuell Arteriosklerose sind die Folgen. Pterostilben beschleunigt außerdem die Synthese von Stickmonoxid über eNOS (endotheliale Stickstoffmonoxidsynthase), die für die notwendige Weite der Blutgefäße sorgt. Deshalb normalisiert Pterostilben den diastolischen und den systolischen Blutdruck durch Verbesserung des Blutflusses. Bei relativ hoher

Dosis ist die vorbeugende Wirkung höher als die des Medikaments *Ciprofibrat*.

Pterostilben und Zellenergie

Pterostilben wirkt als Agonist von Kernrezeptoren für den Transkriptionsfaktor PPAR-alpha (*Peroxisome-proliferator-activated receptor-alpha*) (vgl. Mastersubstanz Nr. 2, AMPK), was die Vermehrung der Zellkraftwerke, der Mitochondrien bewirkt und verstärkt ATP-Energie in die Zellen bringt. Krebsbildung, Herzerkrankungen, Nierenkrankheiten, rheumatische Arthritis, neurologische Störungen und sogar Infektionen werden auf diese Weise gehemmt.

Pterostilben für kognitive Funktionen

Eine Verbesserung des Energiehaushalts in der Zelle hat direkte Auswirkungen auf das Kurzzeit- und das Langzeitgedächtnis. Dementsprechend schützt Pterostilben auch vor Alzheimer und kognitiven Defiziten, die mit dem Altern assoziiert werden. Es hat eine Antistresswirkung und mindert Entzündungsfaktoren.

Pterostilben gegen Diabetes

Untersuchungen an Ratten haben ergeben, dass Pterostilben den Blutzuckerwert um ungefähr 56 Prozent reduzieren konnte (eine Wirkung ähnlich dem des Medikaments *Metformin* gegen Diabetes Typ 2) und dass damit gleichzeitig die Werte von Insulin und verzuckertem (glykosyliertem) Hämoglobin (HbA1c) normalisiert werden konnten.

Pterostilben gegen Krebs

Angesichts der vielen positiven Eigenschaften von Pterostilben, bevorzugt entzündungshemmend und energieregulierend, überrascht seine antineoplastische Wirkung keineswegs. Es hemmt das Enzym P450, das seinerseits prokarzinogene Substanzen aktiviert, hemmt das Wachstum verschiedener Krebsarten (Brust-, Dickdarm- und Prostatakrebs), reduziert Metastasen und reguliert die Gene, die an der Entwicklung von Krebs beteiligt sind.

Curcumin

Das gelbe Pigment Curcumin ist Hauptbestandteil der Wurzel von Kurkuma (*Curcuma longa*), die, fein gemahlen, in jeder Currygewürzmischung enthalten ist. Berichte über nachgewiesene klinische Erfolge mit Kurkumawurzel finden sich heute in mehreren tausend Veröffentlichungen.

- Für den Einsatz von Kurkuma sind rund 600 mögliche Indikationen bekannt mit etwa 175 unterschiedlichen physiologischen Wirkweisen.
- Curcumin vermindert Krebszellen, indem es NF-kappaB herunterreguliert. Auch Pankreastumore – die vielleicht aggressivste Tumorart – können zu 42 Prozent positiv behandelt werden. Der Erfolg bei Darmkrebszellen ist 16-mal besser als bei einem gängigen Medikament, ohne dass gesunde Zellen betroffen sind.[18]
- Bei Diabetes ist Curcumin 400-mal potenter als das Medikament *Metformin*.[19]
- Es kann innerhalb von Monaten den Gedächtnisverlust von Alzheimerkranken verbessern.
- Es kann Major Depressive Disorder (MDD) so gut behandeln wie *Prozac*, aber ohne Nebenwirkungen.[20]
- Es reduziert Arthritis mit Erfolgsraten von ca. 60 Prozent und Gelenkschwellungen mit Erfolgsraten von ca. 73 Prozent. Bei der Schmerzreduzierung war Curcumin wegen der Nebenwirkungslosigkeit besser als Entzündungshemmer wie *Ibuprofen*.[21]
- Chronische Uveitis – eine verbreitete Erkrankung, die zu Blindheit führt – lässt sich mit Curcumin ebenso gut behandeln wie mit Corticosteroiden, aber ohne Nebenwirkungen.[22]
- Es erniedrigt die Triglyceridwerte um etwa 65 Prozent. (Erhöhte Triglycerid-Werte sind ein Risikofaktor für Herz-Kreislauferkrankungen.)
- Curcumin erhöht die Enzymrate, um pflanzlichen Fettsäuren in Docosahexaensäure (DHA) umzuwandeln und nützt dadurch indirekt dem Gehirn und dem Nervensystem.

- Curcumin verhindert die Verzuckerung von Proteinen und damit die Bildung von AGEs.[23]
- Menschen, die regelmäßig Curcumin zu sich nehmen, erkranken deutlich seltener, auch an Krebs.
- Auch in hohen Dosen zeigt Curcumin keine Toxizität und ist frei von Nebenwirkungen.[24]

Die positive Wirkung von Curcumin lässt sich mit der Bindung an 33 Proteine erklären. Viele davon rufen Entzündungen hervor und werden durch Curcumin gehemmt. Interessant ist vielleicht, dass Curcumin mit exakt derselben Wellenlänge des sichtbaren Lichts absorbiert wie das Elektronenüberträgermolekül Cytochrom C. In Krebszellen wird Cytochrom C durch das Enzym Hämoxygenase forciert abgebaut. Curcumin könnte hier als Ersatz fungieren und den Elektronentransport in den Mitochondrien funktionell wieder normalisieren.

Allerdings wird kaum beachtet, dass die Kurkumawurzel neben Curcumin noch viele andere Moleküle enthält, die zusammenfassend Curcuminoide genannt werden. Sie machen 2 bis 6 Prozent der gesamten Wurzelmasse aus. Bislang sind längst nicht alle Inhaltsstoffe der Wurzel bekannt und untersucht. Schätzungen belaufen sich auf rund 100 verschiedene, dem Curcumin analoge Wirkstoffe, die nur teilweise bekannt sind (Beispiele: Hydrazinocurcumin, Hydrazinodemethoxycurcumin, Hydrazinobisdemethoxycurcumin, Hydrazinobenzoyl-Demethoxycurcumin, Dihydrocurcumin, Hexahydrocurcumin, Octahydrocurcumin, Diacetylcurcumin, Salicylcurcuminoid, Monomethylcurcumin und Trimethylcurcumin). Diese Namen müssen Sie sich natürlich nicht merken. Sie sollen nur deutlich machen, dass die Synergie aller in der Wurzel natürlich vorkommenden Einzelstoffe von unserem Körper vermutlich deutlich besser aufgenommen wird und eine deutlich bessere Wirkung entfaltet als ein Präparat, das nur Curcumin enthält.

Reines Curcumin gehört nämlich zu den Stoffen, die wegen ihrer schlechten Löslichkeit in Wasser besonders unzureichend resorbiert werden. Etwa 95 Prozent eines entsprechenden Extrakts gelangen *nicht* in den Blutkreislauf. Wenn man die Kurkumawurzel dagegen so zubereitet, wie es in Indien üblich ist, nämlich mit Öl oder heißer Butter, bilden sich Transportvesikel, die als mit Kurkumamolekülen gefüllte Liposome die Darmwand durchqueren. Versuche zeigen, dass auch Lecithin (Eigelb) und Phospholipide in der Nahrung oder Stoffe wie Piperin aus schwarzem Pfeffer die Aufnahme reinen Curcumins ins Blut fördern. Aber Vorsicht: Piperin erhöht auch die Aufnahme bestimmter Medikamente, was zu Überdosierungen führen kann.

Aus dem oben Gesagten wird deutlich, dass man sich für den täglichen Konsum am besten gemahlenes Kurkuma in Bioqualität besorgen und dies teelöffelweise zu sich nehmen oder ganze Kurkumawurzeln verwenden sollte, die man scheibchenweise ins Essen schneidet.

Terpene

Bei den Terpenen handelt es sich um eine sehr große und heterogene Gruppe von chemischen Verbindungen, die alle aus Isopren-Einheiten zusammengesetzt sind. Die meisten Terpene sind pflanzlicher Herkunft und Hauptbestandteil der als sekundäre Pflanzenstoffe produzierten ätherischen Öle. Ein Beispiel für ein Monoterpen ist Limonen. D-Limonen ist zu 95 Prozent in Zitrusöl enthalten, außerdem in Fenchel und Kümmel. L-Limonen befindet sich in Pfefferminz- und in Baldrianöl.

Hier weitere Beispiele:

Hemiterpene befinden sich als Prenol in Hopfen und Orangen.

Monoterpene sind als Valtrat in Baldrian, als Oleuropin in Oliven, als Cuminaldehyd in Curry und als Menthol in Pfefferminzöl zu finden.

Diterpene sind als Taxol in der Eibe, als Rosmanol im Rosmarin und als Ginkgolide im Ginkgo enthalten.

Triterpene befinden sich als Oleanolsäure in Oliven, Nelken und Misteln, als Betulinsäure in Birken und Platanen, als Betulin in Birken und als Limonoide in Zitrusfrüchten.

Tetraterpene sind als Carotinoide in orangefarbenem Obst und tiefgrünem Gemüse enthalten.

Sesquiterpene sind als Curcumene in Ingwer, als Bisabolol in Kamille und als Capsidiol in Paprika zu finden.

Und hier das Wichtigste aus den zahlreichen Untersuchungen der letzten Jahrzehnte:

Terpene sind geeignet, etablierte Tumore zu eliminieren. Besonders Triterpene wie Betulin und Betulinsäure (Birkenrinde), Oleanolsäure (Oliven), Lupeol (ebenfalls aus Birkenrinde oder aus der Kapernpflanze *Crateva nurvala*) und Erythrodiol (Oliven) etc. induzieren wirksam den Apoptosemechanismus und hemmen das Wachstum verschiedener Krebszellen in der Zellkultur. Dabei wird ein Abbauprodukt der Terpene, der Perillyalkohol wirksam und die Perillinsäure entsteht. Die klinischen Versuche mit nur 400µM Konzentration bzw. 75mg/kg Körpergewicht sind inzwischen weit fortgeschritten, und zwar mit bestem Erfolg. Das hat seinen Grund. Terpene zeigten im Versuch folgende Effekte:

- Aktivierung diverser Enzyme (etwa Glutathion-S-Transferase und Glucuronyl-Transferase). Allein das bedeutet bereits eine geringere Krebszellvermehrung.
- Verstärkung der Autophagie (vgl. Kapitel »Beseitigung von Müll und Abfall«)
- Hemmung sowohl der Promotionsphase und auch der Progressionsphase von Krebszellen
- Erhöhung der Apoptoserate (vgl. Kapitel »Beseitigung von Müll und Abfall«)
- Erhöhung von TGF-1 (*Transforming Growth Faktor 1*) mit Redifferenzierung von Tumorzellen zu normal arbeitenden Zellen
- Hemmung der Isoprenylierung (Isoprenylierung ist ein Mechanismus, um Lipide und Proteine in der Membran zu verankern, Beispiel: Ras-Proteine, die Wachstumssignale vortäuschen), Verhinderung der Ras-Proteine in der Zellmembran, wodurch insgesamt die Vermehrung von Krebszellen gehemmt wird.

Bei Überdosierung ist die Toxizität von Terpenen sehr gering. So zeigt D-Limonen bei 8 g/m² Hautoberflächenverteilung keinerlei Nebenwirkungen. Wenn man täglich 2 Milligramm frischen Saft pro Kilogramm Körpergewicht zu sich nimmt, dann ist das bereits eine therapeutische Dosis.

Am Zentrum für Komplementärmedizin der Universität Freiburg entdeckte man im Jahr 2015 eine Verbesserung in der Krebsbehandlung. Durch die Verbindung mit Cyclodextrin, einem ringförmigen Zuckermolekül können die Betuline aus dem Birkenrindenextrakt in eine wässrige Lösung gebracht werden und damit das Wachstum primärer Leberkrebszellen besonders effektiv hemmen, und dies sogar selektiv, denn gesunde menschliche Leberzellen bleiben unbeeinflusst beziehungsweise werden erst bei wesentlich höheren Konzentrationen in ihrem Wachstum beeinflusst. Cyclodextrin selbst hat keinerlei toxische Wirkung. Weitere 42 getestete Krebszelllinien unterschiedlichsten Ursprungs sprachen ebenfalls bereits auf geringe Konzentrationen des Betulinextraktes an.[25]

Angesichts der sehr zahlreich vorliegenden wissenschaftlich einwandfreien Literatur, die den Terpenen fast ausnahmslos ein gewaltiges Therapiepotential zuspricht, ist die klägliche Resonanz des etablierten Gesundheitssystems absolut unakzeptabel.

Fisetin

Fisetin ist ein Flavonoid, das beispielsweise in Stachelbeeren und noch weitgehend natürlichen Äpfeln vorkommt. Verbreitet wird es als Extrakt aus dem Baum *Rhus succedanea*.

- Fisetin hat eine stabilisierende Wirkung auf das Resveratrol, indem es seine Degradation im Stoffwechsel verhindert;
- aktiviert Gene zur Regeneration;
- schützt DNA und Neuronen vor oxidativem Stress;
- hemmt die Funktion des mTOR-Signalweges (Mastersubstanz Nr. 7);
- hat eine erwiesene antitumorale Wirkung und begrenzt die Tumor-Blutgefäßverästelung (antiangiogen).

Grüner Tee mit Epigallocatechingallat (EGCG)

- Epigallocatechingallat (EGCG) macht etwa ein Drittel der Trockenmasse von grünem Tee aus.
- EGCG ist einer der wichtigsten Wirkstoffe zur Erhaltung der Gesundheit mit garantierter Lebensverlängerung. Wie viele andere Pflanzenstoffe aktiviert es die Mastersubstanz Nr. 5: Nrf2.[26]
- EGCG wirkt antiinflammatorisch und antiangiogen.
- EGCG hemmt das Wachstum von Tumoren. Bei Versuchstieren verkleinerte sich die Tumormenge von Epidermoidkarzinomen oder Melanomen um rund 40 Prozent. Weitere zehn Prozent beider Tumorarten stabilisierten sich und wuchsen nicht weiter.

Piperin

Piperin ist das Hauptalkaloid aus schwarzem Pfeffer (*Piper nigrum*). Klinische Studien haben bewiesen, dass Piperin die Bioverfügbarkeit verbessert, und zwar von

- wasserlöslichen Nährstoffen (auch wichtig bei den Vitaminen C und B_6),
- fettlöslichen Nährstoffen (auch Beta-Carotin),
- Coenzym Q10 und
- Aminosäuren (L-Selenomethionin). Versuchspersonen, denen die sehr geringen Mengen 50 µg L-Selenomethionin und 5 mg *Bioperine*® (eine standardisierte Piperinkomponente) verabreicht wurden, hatten 30 Prozent mehr Selen (aus L-Selenomethionin) im Blutserum als Kontrollpersonen, die ein Placebo bekommen hatten.

Liste der Wirkungswege von Phytonutrienten zur Verlangsamung der Alterung und Verhinderung von Krebserkrankungen[27]

Nrf2-Aktivatoren (Mastersubstanz Nr. 5)

Nrf2-Aktivatoren und NF-kappaB-Hemmer tendieren in die gleiche Richtung.

- Capsaicin – *Chili*
- EGCG – *grüner Tee*
- Isothiocyanate – *Brokkoli, Rosenkohl, Kohl, Blumenkohl*
- Lycopene, Lutein – *Tomatenschale*
- Pterostilbene – *Blaubeeren, Heidelbeeren*
- Resveratrol – *rote Beeren und Traubenschalen, Japan-Knöterich*

Sirtuin-Aktivierung (Mastersubstanz Nr. 4)

- Butein – *Toxidodendron vernicifluum (oder Rhus vernicifera)* (Lackbaum in Indien, Korea, Japan, China)
- Fisetin – *Stachelbeere und Apfel*
- Piceatannol – *Produkt aus dem Salvestrol-Prozess und Lebensmittelzusatzstoff*
- Quercetin – *Kapern, Liebstöckel, Äpfel, Tee, Zwiebeln, Zitrusfrüchte, grünes Gemüse*
- Resveratrol – *rote Beeren und Traubenschalen, Japan-Knöterich*

AMPK-Aktivatoren (Mastersubstanz Nr. 2)

- Galegene – Guanidinderivat
- Panduratin A – *Extrakt aus Bittermelone*
- Resveratrol – *rote Beeren und Traubenschalen, Japan-Knöterich*

P53-Aktivatoren /Unterdrückung des mutierten p53 (Mastersubstanzen Nr. 6 und Nr. 10)

- Phenethyl-Isothyanat (PEITC) – *Kreuzblütler wie Wasserkresse, Kohl, Brokkoli*
- Curcuminoide – *Kurkumawurzel*
- Resveratrol – *rote Beeren und Traubenschalen, Japan-Knöterich*
- Ingwer – *Ingwerwurzel*
- Ashwagandha – *Withania somnifera (Schlafbeere, Winterkirsche)*
- *Rhemannia Glutinosa – »Chinesischer Fingerhut«, Verwandter des Jasmin*

FOXO3a-Aktivatoren (»Methusalem-Gen«)

- Hydroxytyrosol und n-Tyrosol – *Weißwein, Olivenöl*
- Secoiridoide – *Olivenöl*

NF-kappaB-Verhinderer (Mastersubstanz Nr. 9)

- Curcumin – *Currypulver und Kurkumawurzel*
- Silymarin – *Milchdistel*
- viele andere Pflanzenstoffe mit Beschreibung im Kapitel »Entzündungen – nützlich und schädlich«.

PI3K/AKT/mTOR-Inhibitoren (Mastersubstanz Nr. 7)
Der PI3K/AKT/mTOR-Pfad ist ein intrazelluläres Signal, das im Krebsgeschehen aktiviert ist, wodurch Tumore schneller wachsen. Dieser Pfad kann durch folgende Phytonutrienten gehemmt werden:

- Capsaicin (PI3K/Akt) – *Chili*
- Deguelin (Akt/mTOR) – *Wurzeln von Lonchocarpus nicou*
- Genistein (PI3K/Akt) – *Sojabohnen*
- Koffein (PI3K/Akt/mTOR) – *schwarzer Tee, Kaffee*
- Lutein (PI3K/Akt) – das häufigste Carotinoid, hoch angereichert in *Toxidodendron vernicifluum* (synonym: *Rhus vernicifera)*
- Quercetin (mTOR) – *Apfelschale; Zwiebeln, besonders die äußeren Schichten*
- Resveratrol (mTOR) – *rote Beeren und Traubenschalen, Japan-Knöterich*
- Tocotrienol (Akt) – *Vitamin E*
- Xanthin (PI3K/Akt) – *Kakao (Schokolade)*

COX1- und 2-Hemmung
COX1 und 2 sind stark entzündungsfördernd.

- EGCG, EGC – *grüner Tee*
- Gingerolen und Shogaolen – *Ingwerwurzel*
- Curcuminoide – *Kurkumawurzel*

Fibroblasten-Wachstumsfaktor (FGF)-Hemmung

Dieser Wachstumsfaktor spielt eine wichtige Rolle für die Wundheilung, aber auch für die Neubildung von Gefäßen in Tumoren.

- Gentisinsäure – Kümmel, Lavendel, gelber Enzian (*Gentiana lutea)* oder Obstschalen

Histon-Deacetylase (HDAC)-Inhibitoren

- Anacardinsäure – Früchte des Cahewbaums *(Anacardium occidentale)* mit *Cashew-Nußschalen-Öl* auch Cardoöl genannt, das aus der holzigen Schale der Nüsse gewonnen wird
- Ericifolin – *Piment*
- Hydroxyzimtsäure – *Zimt*
- Procyanidine – *Zimt*
- Zerumbon – *Ingwer*
- Zimtsäure – *Zimt*

DNA-Methyltransferase (DNMT)-Inhibitoren

- Chlorogensäure – *grüne Kaffeebohnen*
- EGCG, EGC – *grüner Tee*
- Genistein – *Sojabohnen*
- Kaffeesäure – *grüne Kaffeebohnen*

Unspezifische Tyrosinkinase-Inhibitoren

(wichtig für Wachstumsfaktor-Rezeptoren bei Krebs und frühzeitiger Alterung)

- Beta-Sitosterin – *Sägepalme, Avocado, Kürbiskerne, Cashewnüsse, Löwenzahn, Kaffee, etc.*
- Chinenoside II – *Allium chinense (Rakkyo)*
- Daucosterine, ein Beta-Sitosterin – *Wurzeln von Acanthopanax sessiliflorus*
- Erbstatin – *Streptomyces-Extrakt*
- Genistein – *Sojabohnen*
- Ginsenoside – *Roter Ginseng*
- Icariside – *Epimedium grandiflorum, Epimedium sagittatum, Epimedium thunbergiana etc.*

- Icaritin – *Epimedium brevicornu*
- Itaconsäure – *Aspergillus niger, Extrakt aus Aspergillus terreus*
- Laxogenin – *Smilax sieboldi*
- Luteolin – *Tomatenhaut, Tomatensuppe*
- Macrostemososide A – *Ginseng*
- Quercetin – *Apfelschalen, Zwiebeln etc.*
- Resveratrol – *Wurzeln des Japan-Knöterichs, rote Traubenschalen und rote Beeren*
- Staurosporin – *Streptomyces staurosporeus*

Selbstverständlich sind die hier aufgelisteten Phytonutrienten nicht sofort für jeden verfügbar. Aber es ist gut, diese Übersicht zu besitzen, um sich bei gesundheitlicher Beeinträchtigung die passenden Pflanzen beschaffen zu können.

Spermidin – eine ganz besondere Wirksubstanz

Spermidin, auch Monoaminopropylputrescin genannt, gehört in eine Dreiergruppe von Polyaminen, ohne die unser Körper nicht funktionieren kann. Die beiden anderen heißen Putrescin und Spermin. Aus der Aminosäure Ornithin entsteht zuerst Putrescin und daraus entstehen dann Spermidin und Spermin. Es handelt sich bei diesen drei Polyaminen also um völlig natürliche Substanzen, die in jeder Zelle unseres Körpers vorhanden sind. Das allermeiste Spermidin befindet sich in der männlichen Samenflüssigkeit, im Sperma – daher der Name – und in der Haut. 100 ml Samenflüssigkeit enthalten 90 bis 200 mg Spermidin.

Es war schon früher aufgefallen, dass alle unsere Zellen altern, nur die Spermien nicht. Das könnte zumindest teilweise in der hohen Konzentration von Spermidin in der Samenflüssigkeit liegen. In diesem Zusammenhang ist interessant, dass Folsäure Sperma mit Spermidin stabilisiert und damit das Risiko senkt, kranke Kinder zu zeugen, wie Wissenschaftler von der University of California herausgefunden haben. Viel Folsäure findet sich in

Sojabohnen (0,2 mg/100g), genauso viel wie in Rindsleber oder Weizenkleie. Aber auch Feldsalat und Weizenkeime liegen etwa in dieser Größenordnung. Die Menge von Spermidin im Organismus erhöht und erniedrigt sich bei einer Beschleunigung und Verlangsamung des Stoffwechsels. Natürlicherweise steigen die Spermidinwerte im Wachstum und während der Schwangerschaft, aber besonders wenn es darum geht, Muskelzellen nach starker körperlicher Anstrengung zu reparieren, ebenso nach Blutverlust und auch nach längerem Aufenthalt im Hochgebirge mit hoher UV-Belastung und wenig Sauerstoff. Auch bei chronischen Entzündungen der Gelenke (Rheuma), der Leber (Hepatitis), des Darmes (Colitis) und der Haut (Psoriasis, Ekzeme) sind hohe Spermidinwerte messbar. In den meisten Organzellen wird nur wenig von allen drei Polyaminen produziert, von Putrescin beispielsweise 1,2 nmol pro Stunde und Gramm Gewebe.[28]

Mit zunehmendem Alter wird generell immer weniger von allen drei Polyaminen produziert, was wiederum die Alterung vorantreibt. In Tierversuchen wurde ein rapider Verlust dieser Polyamine im Gehirn, in der Niere, der Milz und der Bauchspeicheldrüse festgestellt.[29] Deshalb wird älteren Menschen die zusätzliche Einnahme von Polyaminen empfohlen.[30] Auf der anderen Seite sollte man Vorsicht walten lassen, weil ein Zuviel Krebs auslösen bzw. die Metastasenbildung unterstützen kann. Die richtige Menge ist individuell unterschiedlich und richtet sich nach den Anforderungen des jeweiligen Organismus.[31]

Was kann die zusätzliche Produktion oder Zufuhr von Spermidin, Putrescin und Spermin für die Gesundheit bewirken? Erst einmal spielen diese Polyamine eine Rolle für das Zellwachstum und die Zellvermehrung, also auch für die Regeneration. Dann sind sie für die Differenzierung der Immunzellen mitverantwortlich und dadurch an der Regulation entzündlicher Reaktionen in Richtung Heilung beteiligt.[32] Allergien werden durch diese Polyamine unterdrückt.[33] Dadurch, dass man Kindern zusätzlich zu den Polyaminen, die sie selbst produzieren, Spermidin und Spermin gibt, können Nahrungsmittelallergien gemildert werden.[34]

Spermin und Spermidin wirken gegen eine Verzuckerung, also gegen die gefürchteten AGE (*Advanced Glycation Endproducts*, siehe Kapitel »Die zwölf wichtigsten Alterungsfaktoren«) und somit verjüngend.[35] Zusätzlich können alle drei genannten Polyamine die Bildung von Antioxidantien genetisch über den bereits beschriebenen Nrf2-Pfad anregen.[36] Die gezielte Zufuhr von Spermidin kann demnach den natürlichen Alterungsprozess von Körperzellen bremsen. Auffällig ist die kräftige Stimulation der zellulären »Müllabfuhr«, also der Autophagie, weil Spermidin die Menge der Proteine erhöht, welche die Autophagie ankurbeln, und zwar genau so, wie es auch durch Fasten geschieht. Im Kapitel »Manchmal hungern, ab und zu fasten – Kalorienrestriktion« wird dieses interessante Thema noch weiter ausgeführt.

Hefezellen, die in einem spermidinreichen Medium kultiviert wurden, lebten viermal und menschliche Immunzellen dreimal länger als in einem sonst identischen Umgebungsmedium ohne Spermidin. Die Lebensdauer von Insekten, Würmern und Mäusen ließ sich um rund 30 Prozent verlängern, wobei die Mäuse das Spermidin einfach mit dem Trinkwasser aufnahmen.

Die drei Polyamine helfen auch, geschädigte Zellen zu reparieren und so den Alterungsprozess zusätzlich zu bremsen. Dafür geht das Spermidin in den Zellkern und programmiert ihn auf einen jugendlichen Zustand.

In diesen Zusammenhang passt der Hinweis, dass bei einigen untersuchten Hundertjährigen eine vergleichsweise hohe Spermidinkonzentration im Blut gefunden wurde, obwohl diese bei älteren Menschen normalerweise niedrig ist.

Spermidin hilft auch bei neurodegenerativen Veränderungen im Gehirn. Die Versuche wurden zwar bisher nur an Fruchtfliegen gemacht. Die Wissenschaftler dieser Versuche sagen aber, dass Erinnerungsprozesse bei tierischen Organismen wie Fliegen oder Mäusen auf molekularer Ebene denen des Menschen ähnlich sind und deshalb eine Übertragung der Ergebnisse auf den Menschen möglich ist. Demenzerkrankungen können demnach wahrscheinlich mit Spermidin verzögert werden.[37]

Wir werden aus drei Quellen mit Spermidin versorgt: durch endogene, immer wieder neue Synthese aus Arginin über das Abbauprodukt Ornithin, durch Mikroorganismen im Darm und indem wir es mit der Nahrung oder als Nahrungsergänzungsmittel aufnehmen.[38]

Polyamine sind in vielen Nahrungsmitteln enthalten.[39] Bakterien wie Lactobacillus acidophilus, Streptococcus faecium und Lactobacillus casei können die Aminosäuren Arginin und Ornithin in Polyamine umbauen.[40]

Deshalb ist in fermentierten Nahrungsmitteln wie Sauerkraut, Käse und auch im Wein oft relativ viel Putrescin, Spermidin und Spermin enthalten. Auch Misosuppe (Ursprung Japan) ist relativ reich an Putrescin. Ganz besonders viel Putrescin, nämlich mehr als 60 mg/kg, befindet sich in einem Jahr alten Cheddar-Käse, während Spermidin eher in Blauschimmelkäse zu finden ist.

Je fettarmer Milch ist, desto höher ist ihr Polyamingehalt. Bei fettarmer Milch sind es dennoch nicht mehr als ein mg/Liter.

Pflanzen bilden viele Polyamine, wenn sie durch die bereits erwähnten Faktoren UV-Licht, Dürre, Fraßfeinde oder Salz gestresst werden.[41] Das gilt auch für Orangen, Grapefruit und alle Sojaprodukte. Spermidin ist in grünen Bohnen und Weizenkeimen erhöht. Auch frischer grüner Pfeffer und Pilze sind mit Spermidin angereichert. Interessanterweise findet man auch in traditionellen asiatischen Heilpflanzen sehr viel Spermidin, etwa im Mandelpilz oder in Durian, der stacheligen Frucht des Zibetbaums.

Auch Fisch und Fleisch enthalten natürliche Polyamine. Spermidin ist in nennenswerten Mengen in Schalentieren aus dem Meer enthalten. Größere Mengen Spermin befinden sich in Hähnchenleber sowie in Truthahn- und Schweinefleisch. In Europa wird die größte Menge an diesen drei Polyaminen im Mittelmeerraum mit der Nahrung aufgenommen. Es sind im Durchschnitt 700 mmol/Tag gegenüber 350-500 mmol/Tag im nördlichen Europa.[42]

Will man die Spermidinausbeute erhöhen, ist zum einen viel Bewegung und Belastung angesagt. Man kann aber auch für viel SAM und Ornithin als Ausgangsprodukte für Spermidin sorgen, was eine Reihe zusätzlicher Vorteile für die Gesundheit hat. Ornithin stimuliert das Wachstumshormon und SAM fördert den Homocysteinabbau. (Homocystein ist ein Abfallprodukt, das möglichst schnell entsorgt werden sollte.) Ölsäure lässt die Spermidinwerte ansteigen, während Palmitinsäure (im Palmöl zu ca. 45 Prozent enthalten) sie stark absinken lässt.[43] Zu viel Spermidin ist schädlich und verkürzt das Leben, weil sich auch Krebszellen diesen Stoff holen, um sich schnell vermehren zu können.

Laminine

Laminin ist eine basische Aminosäure. Laminine bestehen aus kollagenähnlichen Glykoproteinen und sind Bestandteil der extrazellulären Matrix, die zur Stabilisierung der Epithel- bzw. Endothel-Zellschichten dient. Zusammen mit Kollagen Typ IV und speziellen Substanzen (Entactin bzw. Nidogen und Perlecan) bilden sie die Basalmembran, also die Grenzschicht zwischen den einzelnen Zellen.[44]

Da praktisch alle Zellen und Organe von Laminin umgeben sind, nehmen wir Laminin mit jeder Pflanzen- oder Fleischnahrung auf. Braunalgen sind besonders reich an Laminin. Die Gattung heißt deshalb auch Laminaria. Überraschenderweise haben Laminine, wenn man sie oral in größeren Mengen einnimmt, eine Eigenschaft, die dem alternden Menschen helfen kann. Sie harmonisieren den Blutdruck und sind ein wichtiger Gegenspieler von Cortisol. Cortisol reguliert einige Funktionen, die der Energieverteilung dienen. Es hat Einfluss auf den Glukosestoffwechsel und sorgt für eine verstärkte Freisetzung von Insulin. Es erhöht den Blutdruck und verringert Schmerzen durch Hemmung der auslösenden Entzündungsproteine. Cortisol wirkt stark katabol. Das heißt, es baut Proteine ab und verringert deren Neuproduktion. Das hat den Vorteil, dass die proteinabhängigen überschießenden Entzündungen herunterreguliert werden, was begleitende Schmerzen reduziert. Der Nachteil ist, dass jede Regeneration ausfällt.

Frühmorgens ist der Cortisolspiegel bei allen Menschen generell höher als zu anderen Zeiten. Das war von der Evolution ursprünglich klug eingefädelt, denn morgens brauchten wir Energie für die bevorstehende Nahrungssuche, und eventuell entzündete Verletzungen mit Schmerzen durften uns nicht daran hindern. Zu viel Cortisol wird immer dann ausgeschüttet, wenn sich der Mensch einer »übermächtigen Kraft« unterlegen fühlt. Das Gefühl, »nicht siegen zu können«, stresst ihn. Folgen dieser Unterlegenheit sind Angst und Furcht. In archaischen Zeiten musste nun eine eventuelle Flucht vorbereitet werden. Deshalb übernimmt Cortisol die Kontrolle über den Energiestoffwechsel.

Der Mensch unserer Zeit baut aufgrund der überwältigenden und teilweise bedrohlichen Informationsflut zu viel aktives Cortisol im Körper auf. Das ist gefährlich, wenn der Zustand länger als ein paar Wochen anhält. Dann baut sich immer mehr Bauchfett auf, das Muskel-, Stütz- und Bindegewebe wird schwächer, die Schilddrüsenfunktion wird gehemmt. Insgesamt altern wir. Durch die Alterung wird wiederum verstärkt Cortisol ausgeschüttet – ein Teufelskreis.

Deshalb hat man im Alter prinzipiell mit großen Mengen Cortisol zu kämpfen. Cortisol ist sozusagen das überschießende Altershormon. Die konstant höhere Cortisolmenge im fortgeschrittenen Alter wird von einigen Fachleuten als ein Indikator für die nähere Todeswahrscheinlichkeit eines Menschen angesehen. Laminine heben außerdem den Serotoninspiegel und die Level der gesamten Motivationshormone im Gehirn, von denen in Kapitel 6 unter der Überschrift »Fette und Fettsäuren« bereits die Rede war. Das heißt, Serotonin, GABA, Dopamin, Acetylcholin und Noradrenalin werden harmonisiert, ausbalanciert, was »gute Laune«, Freude, Motivation, Lernfähigkeit und Ausgeglichenheit steigert.

Laminine enthalten präembryonale Signalmoleküle, die ruhende Stammzellen reaktivieren und dem Körper das Signal zum Regenerieren senden. Bei Patienten mit bereits lange andauernden nichtheilenden Wunden setzte nach einiger Behandlungszeit ein Heilprozess ein.

Laminin kann auch in Kapselform als Nahrungsergänzung eingenommen werden. Die Inhaltsstoffe dieser Kapseln stammen oftmals aus dem konzentrierten Eiweiß befruchteter Hühnereier. Befruchtete Eier weisen besonders hohe Konzentrationen wichtiger Lebensstoffe auf, und das Eiweiß soll Laminin in besonders hoher Konzentration enthalten. Literatur, die diese Behauptung stützt, ist nicht zu finden, aber Fakt ist, dass embryonales Wachstum durch den *Fibroblast Growth Factor* (FGF) gesteuert wird. Zur FGF-Gruppe gehören inzwischen 23 Mitglieder (FGF1 bis FGF23). FGF23 wurde bereits im Kapitel über Mastersubstanzen in Zusammenhang mit Klotho und der Regelung des Phosphathaushalts erwähnt. Aber das wichtigste Merkmal der FGF-Familie sind die mitogenen Aktivitäten, also die Einflussnahme auf die Zellgenetik und die Folgen für Vermehrung, Migration und Differenzierung. Ohne FGF ist das alles nicht möglich. Auch Osteoporose kann durch eine erniedrigte FGF1-Tätigkeit mitverschuldet sein, da die Aktivierung der Knochenzellen (Osteoblasten) dann ausbleibt. Ebenso etabliert sich eine Arthrose in den Gelenken erst bei geringer Knorpelregeneration, die wiederum durch eine geringe FGF-Aktivität ausgelöst wird. Auch Herzmuskelzellen können das Herz nur dann richtig schlagen lassen, wenn eine Stimulation von FGF1 und FGF2 die Umwandlung von Herzvorläuferzellen zu adulten Kardiomyozyten veranlasst. Im Tierexperiment konnte sogar das Ausmaß eines Schlaganfalles durch FGF1 deutlich reduziert werden. Inzwischen gibt es auch ein klinisches Potential von FGF zur Regeneration von Nervenzellen.[45]

Im Hühnerei sorgen FGF nach der Befruchtung dafür, dass aus dem Embryo ein vollständiger, komplexer Körper wird. Dabei fördern Laminine genau diesen Entwicklungsprozess – im Hühnerei genauso wie beim Menschen. Zusätzliche Laminine aktivieren vermehrt FGF, welche die Reparatur von Geweben und Organen, einschließlich der Regeneration von Knorpel- und sogar Nervengewebe steuern. Außerdem wird mit Hilfe von FGF die dazugehörige Neubildung von Blutgefäßen (Angiogenese) reguliert. Dies alles könnte die oben beschriebenen Effekte – schnelle Wundheilung und Rekonvaleszenz – erklären.

Befruchtete Hühnereier vom Biobauern sind sicherlich nicht die erste Wahl, wenn man vermehrt an Laminine kommen will. Braunalgenpulver ist eventuell eine Alternative, aber vielleicht will man dann doch lieber die Kapseln mit dem Konzentrat schlucken. Zu viel FGF kommt aber auch den Krebszellen zugute, was verhindert werden sollte.

Noch ein paar Worte zum Hühnerei. Der Dotter, also das Eigelb ist nur nützlich, solange es nicht durch zu langes Kochen oder Braten fest wird. Die gesunden Inhaltsstoffe einschließlich Cholin und Inositol, die auch das Lecithin ausmachen, sowie die 16 Prozent Eiweiße im Dotter sind hitzeempfindlich. Das Cholesterin im Eigelb (etwas mehr als 200 mg) ist bei einer Verzehrmenge von bis zu drei Eiern pro Tag für Gesunde, die weder Diabetes noch eine Fettstoffwechselstörung haben, vollkommen unschädlich.

Das eben erwähnte Inositol (chemisch Cyclohexanhexol) als myo-Inositol (nicht epi-Inositol) ist eine wichtige Substanz für die Gesundheit. Es ist ein Signalstoff und an der Wirkung von Serotonin beteiligt. Deshalb wird es auch gegen depressive Zustände eingesetzt. In der Zellmembran wirkt Inositol als Anker für Enzyme und hat Antikrebseigenschaften. In Verbindung mit Cholin (kommt als Phosphatidylcholin in allen Zellmembranen vor) ist es ein wesentlicher Bestandteil des Fettstoffwechsels. Es begünstigt die Mobilisierung von Fetten aus Fettzellen heraus und beschleunigt dann auch noch deren »Verbrennung«. Dieser günstige Effekt wird auch in einer verfetteten Leber ausgelöst, die im höheren Alter nicht selten ist.

Inositol befindet sich keineswegs nur in Hühnereiern, sondern auch in Pflanzen und ist in Faserform als Phytinsäure (Inositol-Phosphat) bekannt. Durch Darmbakterien wird das Inositol freigesetzt, wenn folgende Pflanzen und ihre Produkte gegessen werden:

- frisches Gemüse wie Sellerie, Karotten, Spinat, Brokkoli, Rosenkohl
- Zitrusfrüchte wie Zitrone, Orange, Mandarine, Limette, Grapefruit (Pampelmuse)
- Melone und Papaya

- Rosinen und Trockenfrüchte
- Hafer, Weizen, Amaranth als Vollkorn
- Walnüsse und Mandeln
- Kürbis- und Sesamsamen, Kanariensaat
- Bierhefe

Wertvolles aus Olivenblättern und Olivenöl

Wenn wir Olivenöl hören, denken wir sofort an die darin enthaltenen guten Fettsäuren. Aber Olivenöl und insbesondere die Blätter des Olivenbaums (*Olea europaea L.*), als Tee getrunken, haben auch eine Menge Glucoside, phenolische Verbindungen, Flavonoide, Terpene, Steroide, Alkaloide, Caritinoide und Tannine zu bieten, also die ganze Palette der Wirksubstanzen, die uns zusätzlich helfen, unsere Gesundheit zu erhalten und Krankheiten zu besiegen.

Am besten untersucht wurde bisher der Inhaltsstoff *Oleuropein,* ein Secoiridoidglycosid, das in Olivenblättern bis zu 3000-fach höher konzentriert ist als in Ölivenöl. Mit Oleuropein wehrt sich die Pflanze gegen Fraßinsekten, Pilzbefall, Bakterien und Viren. Das ist ein Grund dafür, dass Olivenbäume außerordentlich alt werden, 1000 Jahre sind keine Seltenheit. Oleuropenin wirkt blutdrucksenkend, indem es Blutgefäße erweitert und krampflösende Effekte hat. Gleichzeitig schützt es vor Herzrhythmusstörungen. Durch Wasserabspaltung (Hydrolyse) zerfällt Oleuropenin in zwei weitere Wirkstoffe: 1) in Elenolsäure, die Bakterien, Viren, Pilze und Einzeller angreift, und 2) in Beta-3,4-Dihydroxyphenylethylethanol (DHPE), das sowohl Entzündungsenzyme hemmt als auch Enzyme, die Krebs fördern. Außerdem wirkt es der Arteriosklerose entgegen und senkt den Blutdruck.[46]

Wie Forscher am Hunter College in New York entdeckten, führt das Olivenölphenol *Oleocanthal* dazu, dass die Lysosomen der Krebszellen reißen. Lysosomen sind in jeder Zelle als Vesikel ausgebildet, die ein Enzym enthalten, nämlich Lysozym. Reißen die Vesikel, dann wird Lysozym freigesetzt und kann Zellbestandteile auflösen, wobei die Überreste recycelt werden. Das führt innerhalb von 30 bis 60 Minuten zum Tod dieser Zellen. Gesunde Zellen bleiben unbeschadet. Die Membran ihrer Lysosomen ist offenbar stärker, schlussfolgerten die Wissenschaftler.[47]

Diindolylmethan (DIM)

Wenn wir Kohlgemüse essen, entsteht im Körper während der Verstoffwechslung des Senföls (Glucosinolat) Indol-3-Carbinol die Substanz Diindolylmethan (DIM). DIM ist hitzeempfindlich. Deshalb ist Rohkost Voraussetzung für den folgenden Effekt: DIM kann Brustkrebs- und Prostatakrebszellen abtöten.

Bereits im Jahr 2004 kam eine amerikanische Brustkrebsstudie zu dem Ergebnis, dass der Wirkstoff DIM vor hormonabhängigen Krebsarten schützt, indem er einer Östrogendominanz entgegenwirkt. 19 weibliche Testpersonen mit Brustkrebs im Frühstadium nahmen über einen Zeitraum von 30 Tagen täglich 108 mg DIM in Form eines Nahrungsergänzungsmittels ein. Bei allen Teilnehmerinnen ergaben Urintests eine Reduzierung der krebsinduzierenden 2-hydroxylierten Östrogene durch DIM.

Dabei stellte man fest, dass der Östrogenspiegel bei 54-jährigen Männern teilweise höher ist als bei durchschnittlichen 59-jährigen Frauen. Bei Männern kann diese unnatürliche Östrogendominanz zu Veränderungen der Prostata führen, und auch hier hilft DIM. Wie die *American Association for Cancer Research* in einer Pressemitteilung berichtete, wird die Streuung von Krebszellen bei ergänzender Behandlung mit DIM um bis zu 80 Prozent reduziert.[48]

DIM scheint auch das Wachstum der Blutversorgungssysteme des Tumors zu hemmen, die Angiogenese. Indem DIM die Bildung dieser Blutgefäße einschränkt, entzieht es den Tumoren mangels ausreichender Substratzufuhr die Wachstumsgrundlage.

Löwenzahn gegen Krebs

Die Inhaltsstoffe des Löwenzahns sind offenbar in der Lage, das Wachstum von Tumoren zu hemmen. Interessant ist dabei die unterschiedliche Wirkung von Blättern und Wurzeln. Tee aus Löwenzahnblättern vermindert die Anzahl von Brustkrebszellen, nicht aber Tee aus Löwenzahnwurzeln. Prostatakrebszellen reagieren auf die gleiche Weise. Die Wissenschaftler schlussfolgerten, dass Löwenzahnextrakt als »neues« Mittel zur Unterstützung der Krebstherapie betrachtet werden könne. Die Fachzeitschrift *International Journal of Oncology* veröffentlichte im Jahr 2011 einen Bericht, dem zufolge ein Nahrungsergänzungsmittel, das unter anderem Löwenzahn enthielt, das Wachstum von Prostatakrebszellen hemmen kann.[49]

Eine dritte wissenschaftliche Studie über Löwenzahn wurde im Januar 2011 in der Fachzeitschrift *Journal of Ethnopharmacology* publiziert. Getestet wurde die Wirkung von Tee aus Löwenzahnwurzeln auf Leukämiezellen. Die Studie ergab, dass Tee aus Löwenzahnwurzeln Leukämiezellen töten kann. In diesem Buch wurde bereits darauf hingewiesen, dass Krebszellen den programmierten Zelltod (Apoptose) ausschalten können. Löwenzahn macht diesen Krebsschutz rückgängig. Das heißt, die Leukämiezellen werden wieder empfänglich für Apoptose, während gesunde Zellen kein Apoptosesignal erhielten. Damit wäre Löwenzahn ein ideales Antikrebsmittel im Sinne der bionischen Medizin, weil es frei von den üblichen Nebenwirkungen allopathischer Krebstherapien ist.[50]

In einer weiteren Studie aus dem Jahr 2011 konnte klinisch bewiesen werden, dass der Extrakt aus der Löwenzahnwurzel den programmierten Zelltod sogar bei menschlichen Melanomzellen auslösen konnte, die bereits resistent gegen schulmedizinische Medikamente waren. Auch dabei wurden – anders als bei Chemotherapien – gesunde Zellen nicht geschädigt.[51]

Aus diesen orientierenden vorläufigen Versuchen kann geschlossen werden, dass Löwenzahnblätter und Löwenzahnwurzelextrakt

Krebstherapien unterstützen und sogar gegen medikamentenresistente Formen von Krebs eingesetzt werden können.

Was ist über die Inhaltsstoffe von Löwenzahn bekannt? Man findet eine Reihe altbekannter, gesundheitsfördernder Substanzen. In der Wurzel: Inulin, Sterine, Triterpene, Bitterstoff Taraxin, Pektin, Glykoside, Cholin, Phenolsäuren, Asparagin, Kalium. In den Blättern: Lutein, Carotinoide, Bitterstoffe, Vitamine A, B, C, D, Kalium, Eisen. Welche von diesen Stoffen die Krebszellhemmung veranlassen und wie man ihre Wirkung noch optimieren kann, muss die weitere Forschung zeigen.

Apigenin

Mit Mimosin, einem Stoff aus den Blättern und Samen des in Asien, Süd- und Mittelamerika sowie dem pazifischen Raum vorkommenden »Wunderbaums«, wurde die Wanderung von Krebszellen um 50 Prozent und die Teilung fast ganz gestoppt. Besser als Mimosin kann es zurzeit nur noch das Apigenin.

Apigenin ist ein hellgelber Pflanzenfarbstoff aus der Gruppe der Flavone. Es kommt unter anderem in Petersilie, Sellerie, Artischocken, Salbei und Grapefruit vor.

Wofür wird Apigenin eingesetzt? Das in Petersilie und Sellerie enthaltene Apigenin kann in Mamakarzinomen das Wachstum von Tumorzellen bremsen und die Bildung von Metastasen hemmen.[52]

Apigenin kann die Krebszelle in ihrem kritischsten Moment sogar zerstören, nämlich nach der Verdopplung der DNA, aber noch vor ihrer endgültigen Teilung. Apigenin ist auch ein Hemmstoff der Blutgefäßbildung in den Tumoren mit ähnlich guter Wirkung wie *Avastin* und *Bevacizumab*.[53]

Oft schützen sich Krebszellen mit einem geleeartigen Überzug, sodass für das Immunsystem keine Antigene (Substanzen, an die sich Antikörper oder Lymphozytenrezeptoren binden) sichtbar sind. Ohne diese Antigen-Antikörper-Bindung kann kein Tumor vom Immunsystem bekämpft werden. Zusammen mit Polysachariden aus Reiskleie kann Apigenin eine Enttarnung von Krebszellen vornehmen und diese dann dem Angriff durch das Immunsystem aussetzen. Zudem hat Apigenin antientzündliche Eigenschaften und fördert die Knochenstabilität, womit Osteoporose vorgebeugt wird.

Artemisinin

Wermut oder Beifuß wurde in der Traditionellen Chinesischen Medizin zur Behandlung von Malaria eingesetzt. Im Jahr 2015 bekam die chinesische Forscherin You You Tu, die sich bereits seit Ende der 1960er-Jahre mit der Wirksamkeit traditioneller chinesischer Heilpflanzen beschäftigt hatte, den Nobelpreis für ihre Lebensleistung. Es war ihr unter anderem gelungen, die Substanz Artemisinin aus dem einjährigen Beifuß (chin. *Qing Hao*; lat. *Artemisia annuae herba*) zu extrahieren. Der Wirkstoff erwies sich in klinischen Studien, in denen es zunächst darum ging, die Vermehrung der Malariaerreger (Plasmodien) zu hemmen, als signifikant wirksam.

Ähnliche Erfolge werden neuerdings auch bei Tumoren beobachtet.

Krebszellen brauchen für ihre hohe Zellteilungsrate (DNS-Replikation) besonders viel Eisen. Damit Krebszellen vermehrt Eisen aufnehmen können, haben sie deutlich mehr Transferrinrezeptoren auf ihrer Oberfläche als gesunde Zellen. Transferrin ist ein Eisen bindendes Protein. Diese Rezeptoren ermöglichen einen schnellen Transport von Eisen in die Krebszelle. Appliziertes Artemisinin verbindet sich mit dem Eisen an den Rezeptoren und bildet dabei Wasserstoffperoxid, das als aggressive Sauerstoffspezies freigesetzt wird und Zellbestandteile schädigt.

Auch die Malariaerreger – momentan gibt es fünf Arten von Plasmoiden, die Auslöser von Malaria beim Menschen sind – haben hohe Eisenkonzentrationen angesammelt. Wenn Artemisinin damit in Kontakt kommt, wird Wasserstoffperoxid freigesetzt, was zum Tod der Parasiten führt. Leukämiezellen waren in entsprechenden In-vitro-Tests bereits nach acht Stunden völlig zerstört, Brustkrebszellen in der gleichen Zeit zu 75 Prozent und nach 16 Stunden zu nahezu 100 Prozent. Bei aggressiveren Krebsarten mit sehr schneller Zellteilung und noch höherer Eisenkonzentration, beispielsweise Bauspeicheldrüsenkrebs, sind die Testergebnisse ebenfalls sehr vielversprechend. Artemisinin verhindert auch, dass Tumore Metastasen bilden. Gesunde Zellen bleiben weitgehend unbehelligt.

Heilsame Frucht aus dem australischen Regenwald

Forscher haben im nordaustralischen Regenwald eine Frucht entdeckt, die im Tierversuch 75 Prozent der Tumore abtötete. Glen Boyle, Leiter der entsprechenden Studie am *QIMR Berghofer Medical Research Institute* in Brisbane, sagt:
»Sobald wir die Tumore damit injiziert hatten, haben sie sich innerhalb von nur fünf Minuten lila gefärbt, innerhalb von zwei Stunden waren sie noch dunkler und am folgenden Tag schwarz. In den nächsten Tagen bildete sich eine Kruste und nach einer Woche fiel der Tumor ab.«

Dadurch, dass das Präparat gespritzt werden muss, beschränkt es sich auf Krebsarten wie Brust-, Darm-, Prostata- und Hautkrebs oder Tumore im Kopf- und Halsbereich.

Aus der Frucht des australischen Blushwood Tree (*Fontainea picrospema*) wurde dann ein für die Erfolge verantwortlicher Wirkstoff aus der Gruppe der Diterpenester gewonnen: EBC-46. Er kann, wie fast alle Polyphenole, die Tyrosinkinase hemmen, und das besonders gut. Tyrosinkinase in der Zelle sendet Signale, die Zellteilung und Zellwachstum maßgeblich steuern.[54]

Kreuzblütler gegen Krebs

Gemüsesorten wie Brokkoli, Rosenkohl, Weißkohl, Rotkohl, Steckrüben, Wirsing, Kohlrabi, Rettich, Radieschen und Brunnenkresse gehören zur Familie der Kreuzblütler (*Cruciferae* oder *Brassicaceae*) und enthalten über 80 Glucosinolate (Senfölglycoside, Sulforaphane, Isothiozyanate, Indole, Indol-3-Carbinol) und Polyphenole. Die Kombination von Sulforaphan und Selen gilt aktuell als eines der aussichtsreichsten Vorbeuge- und Therapieprinzipien bei Erkrankungen der Leber, der Gallenwege und der Bauchspeicheldrüse (Pankreas).

Die erwähnten Kreuzblütler bedienen sich mehrerer Mechanismen, um Krebszellen zu verhindern bzw. zu bekämpfen. Ein Mechanismus ist die günstige Beeinflussung der CYP-450-Enzyme. Außerdem kann Indol-3-Carbinol das Enzym Elastase hemmen. Dieses Enzym spaltet Cyclin E, ein wichtiges Protein zur Kontrolle des Zellzyklus. Die nach der Spaltung verkürzte Version von Cyclin E treibt den Zellzyklus voran – und beschleunigt damit die Vermehrung von Zellen, auch von Krebszellen. Wird Elastase durch Indol-3-Carbinol gehemmt, können Tumore nicht mehr so schnell wachsen.

Empfohlen wird, täglich 100 Gramm roh bekömmliches Kreuzblütlergemüse zu sich zu nehmen. Sauerkraut und Meerrettich – selbstverständlich pestizidfrei – stehen dabei an erster Stelle. Auch unbehandelter Rot- und Weißkohl, zur besseren Verdaubarkeit sehr fein geschnitten, kann zusammen mit Brunnen- oder Kapuzinerkresse und Radieschen als Salat zubereitet werden.[55]

Chili verringert das frühe Sterberisiko

Eine umfangreiche, im Jahr 2015 veröffentlichte Studie des *Peking University Health Science Center*, an der 487 000 Frauen und Männer im Alter zwischen 30 und 79 Jahren mehr als neun Jahre lang teilnahmen (im Mittel 7,2 Jahre), konnte belegen, dass Capsaicin aus verschiedenen Chilisorten, regelmäßig zu sich genommen, das Leben verlängert. Die medizinische Untersuchung zu Beginn der Studie stellte sicher, dass alle Probanden ohne Krebs oder Herz-Kreislauf-Erkrankungen waren. Bildungsstand, Beruf, Einkommen, körperliche Aktivität, Rauchen und Alkoholkonsum wurden im Zeitrahmen der Untersuchung mehrfach erfasst. Im Mittelpunkt der Studie stand die Auskunft über den Verzehr scharf mit Chilipulver und Chilischoten gewürzter Speisen sowie von Fleisch, Obst und Gemüse. Im Laufe der Untersuchungszeit von durchschnittlich rund sieben Jahren starben 20 224 Probanden.

Die Probanden, die an drei oder mehr Tagen pro Woche scharf gewürzte Speisen aßen, hatten ein um 14 Prozent geringeres Sterberisiko als diejenigen, die weniger als einmal wöchentlich scharf aßen. Sogar eine lineare Beziehung war erkennbar. Ein- bis zweimal pro Woche scharf gewürztes Essen verringerte das Risiko um nur 10 Prozent. Unterschiede zwischen Männern und Frauen zeigten sich nicht, aber das Ergebnis war für diejenigen, die keinen Alkohol tranken, besser. Erstaunlicherweise hatten Tabakkonsum, körperliche Aktivität und Body-Mass-Index (BMI) keinen Einfluss auf das Ergebnis. Die Wahrscheinlichkeit, an Krankheiten wie Krebs, Herzinfarkt und Lungenerkrankungen zu sterben, war ebenfalls niedriger, wenn viel scharf gewürzte Speisen gegessen wurden. Frische Chilischoten schnitten dabei besser ab als Pulver aus getrockneten Schoten, denn sie enthalten mehr Capsaicin.

Man weiß schon lange, dass scharfe Pflanzenstoffe wie Capsaicin und Peperin antimikrobiell, entzündungshemmend und indirekt antioxidativ wirken und auch das Krebsrisiko senken. Außerdem wird die Gewichtszunahme gebremst.[56]

Wie richtige Zubereitung die Phytonutrienten wirksam erhält

Es gibt nicht viel Literatur, die sich leicht verständlich diesem Thema widmet.[57]

Knoblauch: Der strenge Geruch und Geschmack des Knoblauchs geht von Allicin aus. Allicin hat eine Menge gesundheitlich positiver Wirkungen. Es ist auch eine der Schlüsselsubstanzen zur Krebsbekämpfung. Allicin steht jedoch erst zur Verfügung, wenn das Proteinfragment Alliin mit dem Enzym Alliinase in Kontakt kommt. Wie alle Enzyme ist auch Alliinase hitzeempfindlich. Wenn Knoblauch erhitzt wird, egal ob im Topf, in der Pfanne oder in der Mikrowelle, und davor noch kein Kontakt zwischen den beiden Substanzen Alliin und Aliinase stattgefunden hat, fehlt dem Knoblauch das Allicin, und er ist wirkungslos. In Kontakt kommen Alliin und Allinase nur durch Schneiden, Zerreiben oder Pressen. Am besten hackt man die Knoblauchzehen ganz fein, lässt sie zehn Minuten liegen und verarbeitet sie erst dann weiter. So bekommt man am meisten wirksames Allicin. Nachdem Allicin hervorgebracht ist, kann der Knoblauch gekocht oder gebraten werden, ohne seine gesundheitsfördernde Wirkung zu verlieren.

Zwiebel: Die wichtigste gesundheitsfördernde Substanz der Küchenzwiebel ist Quercetin. Hier liegen die Dinge ganz anders als beim Knoblauch. Durch Kochen, Rösten oder Backen wird vermehrt Quercetin produziert. Offensichtlich ist hier kein temperaturempfindliches Enzym vonnöten, denn der enorme Zellstress, der beim Erhitzen entsteht, bringt Quercetin in Mengen hervor. Beim Kochen verschwindet Quercetin ins Kochwasser. Deshalb sollte dieses Wasser unbedingt weiterverwendet werden.

Tomaten: Der gesundheitsfördernde Wirkstoff von Tomaten ist Lycopen. Je länger Tomaten gekocht werden, desto gesünder sind sie. Bereits durch Dämpfen erreicht man eine gegenüber rohen

Tomaten verbesserte Wirkung. Die Hitze verstärkt die Wirkung auf zwei Weisen. Erstens schließt sie die Zellwände auf und macht die Tomate damit besser bioverfügbar. Zweitens bringt sie die Lycopenmoleküle in eine neue Konfiguration, die besser resorbierbar ist. Dreißig Minuten Kochen kann den Gehalt an Lycopen verdoppeln. Aus *trans*-Lycopen wird das besser bioverträgliche *cis*-Lycopen. Das ist auch der Grund, warum zu Tomatenmark, Ketchup und Pasten verarbeitete Tomaten einen deutlich höheren Lycopen-Gehalt haben, manchmal zehnmal mehr als die reine Tomatenfrucht. Diese Zubereitungen sind deshalb sehr gesund, vor allem wenn sie aus dem Bioladen stammen und weniger Zucker und Konservierungsstoffe enthalten. Eine Alternative ist wohl auch *Sugo di pomodoro*, die selbstgemachte Tomatensoße, die von den italienischen Mamas in Massen eingekocht und bevorratet wird.[58]

Warum enthalten Tomaten überhaupt Lycopen? Es ist ein wirksamer Schutz gegen UV-Strahlung, gebildet als Antwort auf entsprechenden Stress. Auch das ist ein xenohormetischer Effekt und die Tomatenmarkpaste übt die gleiche Wirkung in uns aus. Versuchspersonen, die täglich drei Esslöffel Tomatenpaste aßen, hatten im Vergleich zu Probanden, die keine Tomatenpaste zu sich nahmen, 40 Prozent weniger Hautrötungen (Erytheme) durch UV-Strahlung. Dies ist ein exzellentes Beispiel für bionische Medizin.[59]

Blaubeeren (Heidelbeeren): Auch für Blaubeeren gilt, dass Kochen den Gehalt an Phytonutrienten gegenüber der unbehandelten Frucht erhöht. Da viele dieser Substanzen ihre antioxidative Kapazität über die Ansteuerung des Nrf2-Weges (Mastersubstanz Nr. 5) erhöhen, ist der enorme Stress durch Erhitzen hier geradezu erwünscht. Durch die plötzliche Hitze werden nämlich Hitzeschockproteine gebildet. Form und Struktur der Proteine verändern sich, und das ist ein Signal, das zur verstärkten Expression jener Gene führt, die Stoffe herstellen, welche die Zelle schützen.

In einer Studie wurden die Inhaltsstoffe von Blaubeeren und ihr Schicksal während des Kochens und Backens untersucht.

- Die dunkelvioletten oder auch roten *Anthocyane*, die den Blaubeeren Farbe und Namen geben (von griech. *anthos* = »Blüte« und *kyaneos* = »schwarzblau«), gehören zu den Flavonoiden, bilden einen Schutz vor Krebs und hemmen Entzündungen. Der Anthocyananteil sank während des Erhitzens.
- Der Anteil der *Proanthocyanidine* (Polyphenole der Gruppe Flavanole, Bitterstoffe, tumorhemmend, gefäßschützend) mit niedrigem Molekulargewicht erhöhte sich, bei denen mit hohem Molekulargewicht war es umgekehrt.
- *Quercetin, Ferulasäure* (verbessert das Hautbild, sorgt für mehr Elastizität und Spannkraft; wirkt entzündungshemmend) und *Kaffeesäure* (schützt vor Magenkrebs, verhindert schädigende Nitrosamine) blieben auf dem gleichen Niveau wie in ungekochten Blaubeeren.
- Der *Chlorogensäure*spiegel stieg an. Chlorogensäure ist ein Ester der Kaffeesäure mit der Chinasäure und wie die anderen Inhaltsstoffe der Blaubeere antikarzinogen.[60]

Nachdem man ältere Ratten mit Blaubeeren gefüttert hatte, fand man das Anthocyanin in deren Gehirn, auch im Hippocampus. Dies hatte eine Verbesserung der Gedächtnisleistung zur Folge. Um das herauszufinden wurde die bekannte Methode *Morris water maze* (MWM) angewendet, ein Wasserlabyrinth, das umso schneller durchquert wird, je besser das Gedächtnis ist.[61] Eine weitere Studie mit älteren Ratten, die man mit Blaubeeren gefüttert hatte, zeigte ein signifikant verbessertes Kurzzeitgedächtnis. Das Langzeitgedächtnis blieb dagegen unverändert.[62]

Am Academic Health Center der Universität von Cincinnati wurden zwei Humanstudien mit Probanden durchgeführt, die leichte Anzeichen von Alzheimer aufwiesen. Über einen Zeitraum von 16 Wochen wurden ihnen einmal täglich gefriergetrocknete Blaubeeren als Pulver verabreicht. Eine Vergleichsgruppe erhielt identisch aussehendes und schmeckendes Pulver ohne Wirkstoffe als Placebo. Die Studien bestätigten die positiven Ergebnisse von Blaubeeren bei Demenzerscheinungen.[63]

Brokkoli: In einer gemeinsamen Studie der Universitäten Parma, Mailand und Neapel im Jahr 2010 wurden italienische Zubereitungsarten von Gemüse wie Brokkoli, Karotten und Zucchini unter die Lupe genommen, nämlich Kochen, Dämpfen, Anbraten in Öl und Frittieren. Kochen und Dämpfen konnte die antioxidativen Eigenschaften des Gemüses nicht zerstören, wohl aber das Frittieren. Das Dämpfen verstärkte den Gehalt an Glucosinaten, die für ihre Fähigkeit zur Krebsbekämpfung bekannt sind, sogar noch.[64]

Effekte der Behandlung von pflanzlichen Nahrungsstoffen		
Pflanzenteile	**Behandlung**	**Gesundheitlich wertvoller Phytostoffe-Gehalt in % verglichen mit nicht behandelter Nahrung (+ mehr, – weniger)**
Äpfel	geschält	(–) 33–66 %
Karotten	gedämpft	(+) 291 %
Karotten	gekocht	(+) 121–159 %
Kürbis	geschält	(–) 50 %
Spargel	gedämpft	(+) 205 %
Broccoli	gedämpft	(+) 122–654 %
Kohl, grün	gedämpft	(+) 448 %
Kohl, rot	gedämpft	(+) 270 %
Grüner Pfeffer	gedämpft	(+) 467 %
Roter Pfeffer	gedämpft	(+) 180 %
Kartoffeln	gedämpft	(+) 105–242 %
Tomaten	gedämpft	(+) 112–164 %
Spinach	gekocht	(+) 84–114 %
Tobinambur	gedämpft	(+) 418 %

Quelle: Vince Giuliano, Melody Winnig. 2013, 2006 *Content of redox-active compounds (ie, antioxidants) in foods consumed in the United States*

Der Hitzeschock, ausgenommen durch Frittieren, erweist sich als wertvolles Gesundheitsmittel. Und Schälen ist deshalb ungünstig, weil Stress, den Pflanzen in ihrer Umgebung erfahren, nun mal ihre Oberfläche betrifft. Dort befinden sich deshalb die meisten schützenden und für uns nützlichen Polyphenole.

Cranberry/Preiselbeere

Cranberrys, deutsch Großfrüchtige Moosbeeren (*Vaccinium mac rocarpon*) oder Kranbeeren genannt, gehören genau wie die Preiselbeeren (*Vaccinium vitis-idaea*) zu den Heidelbeeren. Es gibt 130 Sorten Cranberrys. Einige sind rot andere fast schwarz. Im Handel werden sie oft als »Kulturpreiselbeeren« angeboten, aber obwohl Cranberrys und Preiselbeeren viele Inhaltstoffe gemeinsam haben, unterscheiden sie sich in Geschmack und Wuchsform deutlich voneinander.

Cranberrys und Preiselbeeren sind reich an Polyphenolen wie Phenolsäure, Flavonoiden, Tanninen (Proanthocyane) und Ellagsäure. Die besonderen Proanthocyanidine wie das Catechin und Epicatechin werden dafür verantwortlich gemacht, dass Bakterien nicht an Gewebe wie das der Harnblase andocken können. Schon in alten Zeiten war beispielsweise bei den Indianerstämmen der USA bekannt, dass Preiselbeeren genau wie Cranberrys Infektionen der Harnblase und des Harnleiters mildern können. Jetzt wird deutlich, dass diese Beeren auch Magenschleimhautläsionen, die durch das Bakterium *Heliobacter pylori* verursacht werden und folglich zu Magengeschwüren führen können, abheilen lassen. Der Wirkmechanismus mag derselbe sein wie bei den Harnwegsinfektionen: Verhinderung des Andockens. Gerade bei den Preiselbeeren wird deutlich, dass der Extrakt aus der Beere deutlich besser wirkt als die Phenolsäure oder ein Flavonoid allein.[65]

Graviola

Synonyme für Graviola sind: Stachelannone, Sauersack, Guanabana, Guyabana, Corossol, Soursop. Ihr botanischer Name lautet *Annona muricata*.

Diese Tropenfrucht ist in Südamerika, der Karibik und Ostasien weit verbreitet. Ihre Inhaltsstoffe bekämpfen einige Krebsarten in ungewöhnlich starkem Ausmaß, wie einzelne Fälle zeigen. Untersuchungen dazu sind eigenartigerweise kaum gemacht worden. In den 1970er-Jahren soll es zwar Studien des *National Cancer Institut* (NCI) der USA gegeben haben, doch die wurden nie veröffentlicht. Dennoch gibt es von den *US Cancer Centers* eine Stellungnahme dazu: »Das NCI hat einige Untersuchungen zur krebsheilenden Wirkung der Graviola durchgeführt und einige interessante Resultate bekommen. (…) Die Studien zeigten (…), dass die Blätter und Stängel der Pflanze unglaublich erfolgreich darin waren, bestimmte Krebszellen im Körper zu zerstören.«

Praktische Anwendungen zeigten Erfolg bei zwölf Krebsarten einschließlich Darmkrebs, Brustkrebs, Prostatakrebs, Bauchspeicheldrüsenkrebs und Lungenkrebs. Gesundes Gewebe wurde nicht angegriffen.[66]

Die Studien wurden unter der Leitung von Jerry McLaughlin an der Purdue University, Indiana, USA, weitergeführt. 1997 erkannte man, dass gegen Chemotherapie resistente Tumore durch Graviola sicher abgetötet werden können. Bei den Inhaltsstoffen der Craviola, die ein derart gutes Antitumorpotential besitzen, handelt es sich um Acetogenine, von denen 14 bisher getestet wurden. Sie waren wirksamer gegen die sogenannten MDR-Tumore (*multidrug resistant tumors*) als die Standardtherapie mit *Adriamycin, Vincristin* und *Vinblastin*.

Allgemein wirken das Fruchtfleisch und die Samen, aber auch die Blätter und teilweise sogar die Rinde des Baumes stärkend auf das Immunsystem. Die Acetogenine wirken außerdem antibakteriell und antifungal und ebenso gegen Parasiten und Würmer. Sie lindern Nervosität und reduzieren Stress, senken den Blutdruck, reduzieren Schmerzen.

Bekannte Nebenwirkungen: Stimulierung der Gebärmutterkontraktion, starke Blutdrucksenkung, Reduzierung der Darmflora und Brechreiz bei Überdosierung.[67]

Grapefruit

Grapefruit (*Citrus aurantium oder Citrus paradisi*) und Pampelmuse *(Citrus maxima)* werden oft verwechselt, aber wie man an den Namen sieht, gehören sie verschiedenen botanischen Arten an. Meistens wird der Saft der Grapefruit für heilende Anwendungen eingesetzt und neuerdings gibt es sogar belastbare wissenschaftliche Ergebnisse, über die man nur staunen kann. Grapefruitsaft hat positive Auswirkungen bei Verdickungen der Carotis-Arterie und koronarer Herzkrankheit[68], bei Hyperlipidämie, Diabetes[69] und Hypertonie[70]. Sogar Prostatakarzinome reagieren darauf.[71]

Vorsicht ist jedoch geboten bei gleichzeitiger Einnahme von Medikamenten. Grapefruit enthält nämlich Furanocumarine, die ein wichtiges Enzym zerstören: Cytochrom P450 1A2, das in der Leber den Abbau von Medikamenten bewirkt. Medikamente wirken dadurch wie bei einer Überdosierung. Weiterhin enthält die Frucht Naringin, welches das Cytochrom CYP3A4 hemmt, wodurch wiederum der Stoffwechsel verlangsamt wird. Auch der Transporter OATP1A2 für Medikamente in den Darm und damit die Resorption ins Blut wird dadurch gestört.

Die herausragende Rolle der Nüsse

Nüsse spielen eine herausragende Sonderrolle für die Gesundheit des Menschen. Die in ihnen enthaltene Polyphenole, Fettsäuren und Vitamine wirken optimal gegen einige unserer Zivilisationskrankheiten. Das konnte in mehreren sehr aufwändigen Megastudien bewiesen werden, in denen nicht nur Nüsse getestet wurden, sondern auch Obst und Gemüse. Folgende Studien sind gemeint:

Die *Adventist Health Study* ist die bisher größte Studie weltweit mit 96 000 Probanden aus den USA und Kanada. Sie begann 2002 und wurde 2012 veröffentlicht. Untersuchungsreihen der Loma Linda University, Kalifornien, ergeben belastbare Ergebnisse zu einem deutlich verbesserten Gesundheitsstatus von Veganern.

Die *Iowa Women's Health Study* läuft seit 1985 und rekrutierte seither 41837 Frauen im Alter von 55 bis 69 Jahren. Ziel war es herauszufinden, wie das Mortalitätsrisiko durch Phytonutrienten abgeschwächt werden kann.

Die *Nurses Health Study* erfasst seit 1976 fortlaufend Daten zur Ernährung und zum Krebsrisiko von Krankenschwestern. Diese Studie gilt als die bisher umfangreichste Gesundheitsstudie. Es geht um Fragen nach dem Zusammenhang zwischen Gemüsekonsum und Herz-Kreislauf-Erkrankungen und Schlaganfällen sowie Ballaststoffen und Darmkrebs. Fortgesetzt wurde die Studie ab 1986 mit Männern als sogenannte *Harvard-Health Professionals Follow-up-Study.*

Die sogenannte *Physicians' Health Study I/II* der Harvard Medical School, und des Brigham and Women's Hospital, beide Boston, Massachusetts, war prospektiv, randomisiert, doppelblind und placebokontrolliert. Mehr geht nicht, was die wissenschaftliche Sorgfalt betrifft. Außerdem war die Teilnehmerzahl der Studie mit 14542 männlichen Ärzten im Alter von 50 Jahren oder älter ebenfalls hoch.

Alle diese Studien sind sich darin einig, dass Obst, Gemüse und Nüsse Inhaltsstoffe haben, die Menschen gesund machen. Nüsse, besonders Walnüsse bewirken eine allgemeine Reduktion des Mortalitätsrisikos, die das Risiko von Krebs und Herzkrankheiten einschließt, aber auch andere Ursachen der Sterblichkeit.

Aus der *Nurses Health Study* und der *Harvard-Health Professionals Follow-up-Study* wurden dann die Daten herausgeholt, die über den Einfluss von Nüssen auf Krankheitsrate und Sterblichkeit Auskunft geben. Das ist die größte Studie, die jemals zum Thema »Nüsse und Gesundheit« gemacht wurde. Die Studie dauerte bis zu 30 Jahre. 76000 Frauen und 42000 Männer, also insgesamt rund 119000 Menschen nahmen daran teil.[72]

Die erstaunlichen Ergebnisse sind:

- Sieben oder mehr Portionen Nüsse pro Woche reduzieren die Gesamtmortalität um 20 Prozent.
  Fünf bis sechs Portionen Nüsse pro Woche reduzieren die Gesamtmortalität um 15 Prozent.

- Zwei bis vier Portionen Nüsse pro Woche reduzieren die Gesamtmortalität um 13 Prozent.
- Weniger als eine Portion Nüsse pro Woche reduziert die Gesamtmortalität um zehn Prozent.

Hier zeichnet sich eine klare Beziehung zwischen Dosis und Wirkung ab, die für einen kausalen Effekt des Nusskonsums spricht. Gesamtmortalität bezeichnet die Sterberate im gesamten Untersuchungszeitraum und die Reduktion des Erkrankungsrisikos in Prozent ergibt sich aus dem Vergleich mit der Gruppe ohne regelmäßigen Nusskonsum.

- 9 bis 17 Prozent Reduktion bei Krebs
- 24 bis 26 Prozent Reduktion bei Herzkrankheit
- 10 bis 19 Prozent Reduktion bei Erkrankungen der Atemwege
- -2 bis + 5 Prozent Reduktion bei neurodegenerativen Erkrankungen
- 4 bis 8 Prozent Reduktion des Schlaganfallrisikos
- 17 bis 32 Prozent Reduktion des Infektionsrisikos
- 31 bis 48 Prozent Reduktion bei Nierenerkrankung
- 0 bis 20 Prozent Verringerung des Diabetesrisikos

Die *PREDIMED-Studie* wurde mit 7216 spanischen Männern und Frauen (Durchschnittsalter 67 Jahre) durchgeführt, um den ursächlichen Zusammenhang von Gesundheit und spezieller Ernährung, einschließlich Nüssen zu erfahren, wobei die Gesamtsterblichkeit der erfassten Probanden wieder als Indikator galt.[73] Zusammenfassend ergab diese Studie, dass eine Mittelmeerdiät mit drei Portionen Nüssen (28 g Nussmischung) pro Woche bessere Auswirkungen auf die Gesundheit hat als eine Mittelmeerdiät mit nativem Olivenöl und dass diese Kombination wiederum besser ist als eine fettarme Ernährung allein.

Eine mediterrane Ernährung (Mittelmeerdiät) basiert auf einem hohen Konsum von Gemüse, Obst, Hülsenfrüchten, Vollkorngetreide, fermentierten Milchprodukten, Fisch und einfach ungesättigten Fetten sowie moderatem Alkoholkonsum. Rotes Fleisch wird nur in geringen Mengen konsumiert.[74]

In Zahlen: Drei Portionen Nüsse (28 g Nussmischung) pro Woche zusätzlich zur Mittelmeerdiät reduzierten die Gesamtmortalität im Untersuchungszeitraum um 39 Prozent gegenüber der Gruppe ohne Mittelmeerdiät und Nusskonsum. Das allgemeine Krebsrisiko reduzierte sich um 40 Prozent und das Risiko für Herzerkrankungen um 55 Prozent. Betrachtet man allein die Brust- und Darmkrebsinzidenz, ergab sich eine Reduktion um 25 Prozent und bei der Sterblichkeit durch Brust- und Dickdarmkrebs sogar um 75 bis 77 Prozent.

In einer Variante des Versuchs wurden nur Walnüsse gegessen. Hier sank die Gesamtsterblichkeit um 45 Prozent. Diejenigen in der Gruppe, die bereits vor dem Versuchszeitraum regelmäßig Nüsse gegessen hatten, zeigten eine Reduktion der Gesamtmortalität um 63 Prozent. Wenn diese Ergebnisse produzierbar sind, würde dies bedeuten, dass drei Portionen Nüsse pro Woche plus Mittelmeerdiät besser für die allgemeine Gesundheit sind als zugelassene Medikamente gegen Herz-Kreislauf-Erkrankungen, gemeint sind Statine, ACE-Hemmer, Angiotensin-Rezeptorblocker, Calciumantagonisten, *Aspirin* und Diuretika.

Natürlich sollte jetzt keiner seine Arzneimittel absetzen. Das wäre unverantwortlich. Aber die Untersuchungsergebnisse legen nahe, dass wir zusätzlich jeden Tag eine Portion Nüsse essen sollten, einige Walnüsse, einige Pistazien, einige Haselnüsse, einige Pinienkerne, einige Paranüsse, ein paar Mandeln, einige Pekannüsse und einige Erdnüsse (die gehören zwar nicht zu den Baumnüssen, haben aber dennoch wertvolle Inhaltsstoffe).[75]

Diese großartigen Effekte für die Gesundheit benötigen die Erforschung und das Wissen der Wirkungsmechanismen, um weiter die gezielte Nahrungsauswahl für unser Wohlbefinden optimieren zu können. Bisher weiß man, dass alle Arten von Nüssen viele gute Polyphenole, Phytosterine, Tocopherole und relativ viel Selen enthalten und ein gutes Omega-3-/Omega-6-Fettsäure-Verhältnis aufweisen.[76]

Zu den Polyphenolen, die in hoher Konzentration in Nüssen vorkommen, aber auch in anderen Pflanzen, die in diesem Kapitel bereits beschrieben wurden, gehören: Quercetin, Luteolin, Eriodictyol, Rutin, Naringenin, Apigenin, Anthocyane, Cyanidin-3-galactosid, Cyanidin-3-Glucosid.

Walnüsse scheinen im Vergleich zu anderen Nüssen die meisten Polyphenole zu enthalten. Gefunden wurden beispielsweise drei neue Ellagtannine sowie die Dicarbonsäurederivate Glansreginin A und B. Diese Substanzen können in der Zelle und in den Mitochondrien freie Radikale neutralisieren.[77] Außerdem enthalten alle Nusssorten Phytosterole, welche die Absorption von Cholesterin im Darm stören, sowie Folsäure, die beispielsweise für die DNA-Synthese wichtig ist.[78] Weiterhin enthalten Nüsse reichlich Gamma-Tocopherol mit antiarteriosklerotischer Wirkung.[79]

Nüsse sind zudem sehr ballaststoffreich und damit bevorzugte Nahrung bestimmter Darmbakterien. Diese Ballaststoffe werden zu einer wichtigen Verbindung vergoren, dem Natriumhydroxybutyrat, das die Deacetylierung von Histonproteinen hemmt und damit indirekt sowohl die Alterung verzögern als auch Krebs hemmen kann. Hydroxybutyrat ist somit ein sehr leistungsfähiger epigenetischer Wirkstoff, der durch die Verarbeitung von Nussresten im Darm gebildet wird.[80] Die Verbindung Hydroxybutyrat gibt es auch als kommerzielles Nahrungsergänzungsprodukt. Erklärt wird dessen Wirkung in unserem Organismus mit der Regulierung von *Butyrate response elements* (»Butyrat-Antwortelemente«) in den Promotorregionen vieler Gene, die mit dem Altern zu tun haben. Die Evolution hat also sozusagen mit der Produktion des Stoffes durch Darmbakterien gerechnet, um frühzeitige Alterung und Krebs zu verhindern.

Nüsse sind auch gute Argininquellen. Diese Aminosäure ist unser Stickstoffmonoxidausgangsstoff. Mit Stickstoffmonoxid sind viele Signale verbunden, etwa die Erweiterung der Blutgefäße (auch bei der Mechanik des sexuellen Verhaltens, die durch das umstrittene Medikament *Viagra* verstärkt wird), die Bakterienbekämpfung und die Aktivität von Neurotransmittern im Gehirn.

Nüsse speichern Selen, ein für uns sehr wichtiges Spurenelement. Paranüsse enthalten die größte Menge an unverfälschtem Selen. Es gibt 26 Proteine in unserem Organismus, die Selen zur Funktion brauchen. Alle haben mit Immunfunktionen zu tun. Selenoproteine beeinflussen oxidative und entzündliche Prozesse.[81]

Eine Untersuchung, die im Jahr 2015 am Beth Israel Deaconess Medical Center in Kooperation mit der Harvard University, Boston, durchgeführt wurde, stellte im Tiermodell (Mäuse) fest, dass Walnüsse die Expression der miRNA (siehe unten) beeinflussen. Nach 25 Tagen walnussreicher Kost zeigte sich im Darmkrebsgewebe der Mäuse, dass Schlüsselbereiche der miRNA positiv verändert waren, nämlich die Bereiche, die Entzündung, Blutversorgung und Ausbreitung von Krebszellen steuern. Die Tumore wurden kleiner, und ihre Ausbreitung war behindert. Außerdem stellte man in den Mäusen, die mit Nüssen gefüttert worden waren, zehnmal mehr Omega-3-Fettsäuren, darunter auch Alpha-Linolensäure, fest als in der Kontrollgruppe, die keine Nüsse erhalten hatte.

Die überraschende Beteiligung der MicroRNA (miRNA)

Wer Kenntnis von den gesundheitlich positiven Wirkungen der Polyphenole aus Pflanzen hat, ist aus Überzeugung oder auch aus Bequemlichkeit und »Zeitnot« geneigt, sich diese Stoffe in Kapselform einzuverleiben. Tatsächlich haben Kapseln, wenn sie mit Extrakten aus biologischem Anbau gefüllt sind, als wichtigsten Vorteil eine manchmal extrem hohe Konzentration pestizidfreier Phytostoffe, verglichen mit Salaten aus Wild- oder Kulturpflanzen. Da die toxischen Belastungen der Menschheit gegenüber archaischen Zeiten stark angewachsen sind, müssen auch entsprechende Gegenmaßnahmen ergriffen werden. Da sind hochkonzentrierte Extrakte natürlich besser als das kiloweise Einsammeln von Pflanzennahrung. Ein wichtiger Wirkkanal wird beim Schlucken der Kapseln allerdings übergangen: die Aufnahme »lebender« miRNA.

Was ist miRNA? Die genetische Information wird von der DNA ja nicht direkt in Proteine umgewandelt. Zuerst erfolgt die Transkription, also die Umschreibung der DNA in die verwandte RNA. Das ist notwendig, weil die RNA mobil ist und die Information zu den Proteinwerkstätten, den Ribosomen bringen kann. Deshalb heißt sie BotenRNA (*messengerRNA*) oder mRNA. Die mRNA überbringt die komplette Bauanleitung für den Aufbau eines Proteins aus den zur Verfügung stehenden Aminosäuren. Oft werden die rund 25 000 Gene des menschlichen Genoms als Programminformation bezeichnet und die mRNA als Arbeitsspeicher zur Umsetzung des Programms.

Unerwartet fand man schließlich heraus, dass es zusätzlich eine RNA gibt, die in sämtlichen Zellen beliebiger Spezies fast identisch ist, sich also nicht an den Entwicklungsstand verschiedener Arten hält. Diese RNA wurde miRNA (*microRNA*) genannt, und sie hat eine wichtige Bedeutung, denn sie besitzt Funktionen in der Regulation der Genaktivität.

Man weiß inzwischen, dass miRNA direkt über eigene signalstoffsekretierende Vesikel mit Zellen kommunizieren kann, und zwar nicht nur mit ihren Heimatzellen, sondern auch über die Spezies hinweg mit unseren menschlichen Zellen. Diese Mikrovesikel gibt es in allen Zellen, ob krank oder gesund. Sie stehen überall bereit, um miRNA zu transportieren und fremde Organismen quasi damit zu impfen. Eine neue Klasse von Überträgersignalen zur interzellulären Kommunikation war entdeckt.

Damit das richtig verstanden wird. Es wurde nachgewiesen, dass die miRNA der Pflanzen nach oraler Aufnahme pflanzlicher Nahrung unversehrt in verschiedenen Geweben von Säugetieren wiederzufinden ist und dort normal funktioniert, unter anderem als Regulatoren der Transkription. Dadurch, dass diese spezielle RNA in Mikrovesikel verpackt ist, übersteht sie wahrscheinlich sowohl den Säureangriff im Magen als auch die Bakterienattacken im Verdauungssystem und gelangt sogar über die Blut-Hirn-Schranke. Unglaublich! Ob wir die Transporter nun Mikrovesikel nennen oder lieber den länger bekannten Begriff Exosomen verwenden, wichtig ist, dass diese Transporter sich immer dann mit ihrer miRNA-Fracht beladen, wenn die Zelle Stress verspürt.

Was aber bewirkt die miRNA in unserem Organismus? Nehmen wir als Beispiel MIR168a, die in bestimmten Reissorten am höchsten angereicherte miRNA. MIR168a bindet sich im Menschen wie in der Maus an die mRNA des *Low-density Lipoprotein-Rezeptor Adapter-Protein 1* (LDLRAP1). Die LDLRAP1-Expression in der Leber wird daraufhin gehemmt. Als Folge davon gelangt weniger schädliches LDL-Cholesterin in die Blutgefäßwände, wo es für allerlei Herz-Kreislauf-Erkrankungen mitverantwortlich ist.

Wir installieren also sozusagen Softwareprogramme der Pflanzen auf unsere eigene Festplatte, damit unsere gesunde Funktion gewährleistet ist. So ist es von der Evolution gewollt, und so entspricht es bionischem Wissen. Inzwischen kennt man etwa 30 derart korrespondierende Substanzen.[82]

Die miRNA mischt sich aber nicht nur unerwartet in den Cholesterinhaushalt ein, sondern moduliert eine ganze Palette wichtiger biologischer Prozesse. Dazu gehören die Zellvermehrung und die Zelldifferenzierung, also die Zuordnung spezifischer Zellen zu unterschiedlichen Organfunktionen, der programmierte Zelltod (Apoptose) und die Immunantwort. Vielleicht versteht man nun besser, warum ein Fehlen oder eine Dysregulation von miRNA zu Krebs und anderen Erkrankungen führt.

FAZIT: Möglichst viel Obst und Gemüse im Nahrungsangebot ist gesund. Und jetzt wissen wir auch, warum das so ist. Die Evolution hat einen äußerst sensiblen Steuerungsmechanismus der genetisch veranlassten Proteinsynthese für unsere Regeneration etabliert, der jedoch exakte Signale aus der Pflanzenwelt braucht, um nicht in ein Krebsgeschehen abzugleiten. Ausgewogene Steuersignale stellen uns Phytonutrienten aus Obst, Nüssen und Gemüse zur Verfügung, die von der Pflanze oftmals zur Abwehr von Noxen produziert werden. Damit schließt sich der Kreis der Xenohormese. Wenn wir frische gesunde Pflanzen und ihre Produkte essen, nehmen wir nicht nur die leicht giftigen Abwehrsubstanzen zu uns, sondern auch genetische Bestandteile in Form von miRNA. Beide sorgen in uns für die Expression gesunder Proteine und senden direkte Signale zur Optimierung unserer Zellfunktion. Die Folgen entsprechen der Erwartung an eine bionische Regeneration, die in ihrer überaus weisen Strategie aber durchaus überraschend ist. Alle Studien zeigen, dass mit dem Prinzip der Xenohormese das Krebswachstum zurückgedrängt und die Alterung aufgehalten werden kann.

8. Belastung, das archaische Hormesekonzept

Die Hormese entspricht dem, was in der Einleitung zum zweiten Teil dieses Buches ausgeführt wurde. Wir sind durch archaische Erfordernisse genetisch auf Belastung getrimmt. Wie sonst könnten wir uns Tag für Tag auch bei ungünstigsten Wetterverhältnissen die erforderliche Nahrung beschafft haben? Hitze, Kälte, Sauerstoffmangel, ein marathonartiges Laufpensum, Gammastrahlung aus den Böden, UV-Strahlung, elektrische und magnetische Felder und immer wieder Hunger. Belastung durfte kein Nachteil sein, sondern musste eine genetische Anpassung an die damaligen Anforderungen leisten, sonst wären wir schon vor Urzeiten ausgestorben. Unsere Gene haben sich in den letzten 40 000 Jahren nur um 0,02 Prozent weiterentwickelt. Das ist zu wenig, um heute einen anderen Körper zu haben als damals. Daher stellt sich nun die Frage: Gibt es Hinweise darauf, dass Belastung auch heute noch gut und mangelnde Belastung ungesund für uns ist und sogar das Leben verkürzen könnte?

So genannte Megastudien sind in der Forschung sehr beliebt. Dabei werden im Extrem hunderttausende Menschen zu einem bestimmten Merkmal befragt oder untersucht, damit sich die Wissenschaftler ein Bild über einen Trend machen können. In der *45 and Up Study* wertete ein Team aus mehreren Zentren zur Erforschung des Alters in New South Wales (School of Medicine, University of Western Sydney, The Sax Institut, NSW Department of Health, University of Newcastle, University of Sydney) Daten von 230 000 Teilnehmern aus, um den Gesundheitszustand der alternden Bevölkerung zu erfassen und die entsprechenden Einflussfaktoren ausfindig zu machen.[1]

Ziel der Forscher war es, mehr über die durch den Lebensstil der Probanden bedingten Risikofaktoren für schnelle Alterung, Erkrankung und Tod zu erfahren.

Überraschenderweise bestand das höchste Risiko in einer Kombination aus

- zu viel Nachtschlaf, über neun Stunden,
- zu viel Sitzen, sieben Stunden am Tag,
- zu wenig Sport, weniger als 2,5 Stunden in der Woche.

Fast genauso schädlich waren die bekannten Faktoren Alkoholkonsum, Rauchen und weniger als sieben Stunden Nachtschlaf. Wurde nur die geringe Bewegung bewertet, erhöhte sich das vorzeitige Mortalitätsrisiko um das Vierfache. Kamen körperlicher Bewegungsmangel, zu viel Schlaf, hoher Alkoholkonsum und Rauchen zusammen, bestand ein achtmal größeres Risiko.

Was sich hier abzeichnet, ist das Gesetz der Hormese. Der Begriff Hormese kommt vom griechischen *hormesis,* das »schnelle Bewegung, Anregung, Anstoß« bedeutet. Der englische Ausdruck dafür ist *adaptive response*, also anpassungsfähige Antwort. Antwort auf was?

Auf die Belastung, und zwar nicht nur auf die Belastung durch Bewegung, sondern jede Art von Belastung, auch die durch die Psyche. Ob die Antwort auf die Belastung nun positiv für die Gesundheit ausfällt oder negativ, hängt davon ab, ob die jeweilige Belastungsstärke an die individuelle Funktion (Physiologie) und an das Verhalten (Psyche) des Menschen angepasst ist. Bleiben wir bei der Physiologie und nehmen das folgende Beispiel als Hormesekonzept: Ist die Muskelkraft eines Menschen bestens trainiert, können ohne viel Anstrengung größere Gewichte gehoben und getragen werden. Training heißt aber Belastungsreiz, der mit Wachstum und Vermehrung von Muskelzellen beantwortet wird. Durch die Belastung des Muskels verbrauchen die Muskelzellen viel Zellenergie (ATP) und entsprechend der ATP-Nachproduktion in den Mitochondrien auch viel Sauerstoff. Wenn die vorhandene Anzahl der Muskelzellen für die Anforderung an Energie nicht ausreicht, werden durch das Signal Sauerstoffmangel (Hypoxie) Wachstumsfaktoren aufgerufen, die entsprechend mehr Zellen produzieren, um die Arbeit und Belastung leichter zu erledigen. Diese Anpassung an Belastung ist eine durchaus sinnvolle und gesunde Angelegenheit. Schauen wir uns nun den Untrainierten an, also denjenigen, der keine Belastungsreize erhalten hat und keine Wachstumsfaktoren ausbildet. Muss dieser nun über längere Zeit die gleiche Belastung ertragen wie der Trainierte, wird es früher zu Erschöpfung und zu nachfolgenden Funktionsstörungen kommen und schließlich – bei noch längerem Anhalten der Belastung – zu Krankheit. Diese Zusammenhänge gelten, wie gesagt, für jede Art von Belastung.

Wir erkennen daraus, dass bei der individuellen Belastung bezogen auf die jeweilige Antwortmöglichkeit des Organismus die Dosis entscheidend ist. Deshalb wird Hormese auch als *adaptive response* bezeichnet.

Das Prinzip der Hormese wurde schon von Paracelsus beschrieben: »All Ding' sind Gift und nichts ohn' Gift; allein die Dosis macht, dass ein Ding kein Gift ist.« Bereits 1888 gab es eine Verwertung der Erkenntnisse durch Rudolf Arendt und Hugo Schulz und seither gibt es die Arendt-Schulz-Regel, die grob gesagt lautet: Kleine Mengen von Giften können positive Wirkungen haben, während große Mengen des Giftes zum Tode führen. »Was mich nicht umbringt, macht mich stärker«, wie Nietzsche formulierte. In der damaligen Zeit waren beispielsweise Digitalis, Colchicin oder Opium weit verbreitete, allgemein übliche medizinische Drogen.

In der heutigen Altersforschung werden die Erfahrungen, die man mit der Hormese gemacht hat, genutzt und sind Gold wert. Das Hormesekonzept kann in drei Punkten zusammengefasst werden:

1. Der Organismus reagiert auf Belastungen (Stress) unlinear und nicht beliebig vorherbestimmbar. Variabel sind nicht nur die Stärke des Stressors, sondern auch die Möglichkeiten der Stressorbekämpfung und Anpassung.
2. Innerhalb eines ganz bestimmten Reaktionsfensters sind Belastungen und Stress etwas Positives und für die Gesundheit vorteilhaft. Man könnte sogar sagen, Belastungen sind

unentbehrlich. Sie führen genetisch zu einem Umbau der Funktionsmoleküle.

3. Mit Belastungen und Stress regelt das organische System seine Anpassung an Umwelteinflüsse. Die Anpassungsreaktion dient der optimalen Funktion und Regeneration im »Überlebenskampf«. Ziel ist die Einhaltung einer Balance zwischen Anstrengung und Erschöpfung.

Allgemein gesehen tritt eine Hormese immer dann auf, wenn im Netzwerk Organismus an irgendeiner Stelle »gezerrt« wird. Dadurch verrutscht mehr oder weniger das gesamte Netzwerk, und der Organismus wird aufgefordert, die ursprünglich harmonisch ausgebildete Form des Netzwerks durch Gegenregulation wiederherzustellen. Diese Wiederherstellungsmechanismen werden anschließend abgespeichert und die Wiederherstellung läuft im späteren Verlauf einer »Zerrung« immer schneller und perfekter ab. Man kann auch sagen, die Zeitspanne, in der Unordnung und Verletzbarkeit vorherrschen, wird verkürzt und das Risiko für einen Kollaps oder Absturz des Systems immer geringer. Dieses Prinzip erinnert uns an die Konditionierung und Anpassung des Immunsystems durch Impfungen.

Hormese existiert auf vielen Ebenen. Alle Funktionselemente wie Enzyme, alle Zellaggregate, einschließlich der Mitochondrien und Membrane, alle Organe und Systeme wie die Haut, das Immunsystem, das Hormonsystem, das Herz- und Kreislauf-System, das Gehirn, die Muskeln usw. – sie alle brauchen Belastungen, durch die sie lernen können, sich zu verbessern. Früher bezeichnete man das als »Abhärtung«. In Zusammenhang mit dem Immunsystem erkennen wir längst an, dass es ohne Training durch Infektionen nicht viel mehr ist als eine Krücke. Bei den anderen Systemen ist es genauso, es wird nur nicht darüber gesprochen.[2]

Zu den natürlichen Belastungsquellen gehören, wie gesagt, die natürliche Radioaktivität, das Magnetfeld der Erde und der Gesteine, die natürlichen elektrischen und elektromagnetischen Schwingungen und Felder, besonders bei Gewitter, Sonnenstrahlung, Kälte und Hitze, lang andauernde Fußmärsche und das Tragen schwerer Gegenstände. Auch immer mal wiederkehrende Entzündungen, ausgelöst durch Viren und Bakterien, gehören dazu und sogar unzählige emotionale und psychische Stressauslöser wie soziale Isolation, Trennungsängste, Befürchtungen, »Liebesfeuer« und vieles, vieles mehr.

Der Organismus wird immer Blessuren davontragen, aus denen er Nützliches für die Zukunft lernt. Dafür gibt es schöne Beispiele, etwa dieses: Wenn einzelne Fußzehen einmal kurz vor dem vollständigen Erfrieren gestanden haben, warnen sie künftig im Voraus mit deutlichem Jucken vor heranziehender eisiger Kälte.

Allein die Dosis, also Menge mal Zeit oder Größe mal Zeit, und die individuelle Reaktionsmöglichkeit entscheidet darüber, ob eine irreversible Schädigung eintritt oder eine letztlich schnellere, wohltuende genetisch eingeleitete »Heilung« oder auch eine Warnung. Wirkt ein großer Stressor über eine ganz kurze Zeit, haben wir oftmals das gleiche Ergebnis wie bei einem kleinen Stressor, der über lange Zeit wirkt. Die Dosis kann in beiden Fällen fast gleich sein. Deshalb kann in beiden Fällen der Organismus in seiner Regelung überfordert werden, was immer öfter durch zivilisatorische, vollkommen unnatürliche Belastungen geschieht. Das beste Beispiel für eine niedrige Dosis über einen langen Zeitraum ist die technisch erzeugte elektromagnetische Strahlung, die wir heute als Mobil- und Kommunikationsfunk nutzen. Sie macht mehr und mehr Menschen krank. Und da die Ursache, also die Strahlung nicht abgestellt wird, sondern sich sogar potenziert und inzwischen überall ist, steigt die Dosis für jeden Menschen unaufhaltsam an, ohne dass eine Aussicht auf Verkürzung der Expositionszeit besteht. Die Folgen dieser und weiterer übermäßiger Belastungen, beispielsweise durch Feinstaub und diverse Noxen, sind jede Menge Tumore, besonders Gehirntumore, und mangelnde Fruchtbarkeit, wie wissenschaftliche Untersuchungen weltweit zeigen. Auch physische und psychische Zusammenbrüche (Burnout) werden durch diese Strahlung maßgeblich mit verursacht.[3]

Fakt ist: Individuell gefühlter Dauerstress verkürzt das Leben – mit Betonung auf *Dauer*. Ein Mittelmaß an intermittierendem

Stress hingegen verzögert die Alterung und verlängert das Leben. Zu wenig und zu viel ist gleichermaßen ungünstig. Dazwischen gibt es für jeden von uns einen trainierbaren individuellen Bereich, den jeder, der lange und glücklich leben möchte, wenn irgend möglich anstreben sollte.

Aber nicht nur die Dosis entscheidet zwischen gut und schlecht. Die Natur hat uns auch mit Hormesefaktoren ausgerüstet, die beides können. Das »Gute« und das »Böse« sind oftmals am selben Ort gleichzeitig vorhanden.

Das bereits erwähnte Nrf2 (Mastersubstanz Nr. 5) spielt in der Hormese eine Schlüsselrolle und wird von einer weiteren Substanz namens Keap1 kontrolliert. Damit es uns gut geht, müssen wir dafür sorgen, dass diese beiden Substanzen immer ausreichend von unserem Körper aufgebaut werden. Wie wir das machen können, erfahren wir weiter unten unter der Überschrift »Mechanismen der Hormese«.

Hormese heute

Anders als in archaischen Zeiten gibt es heute kaum noch natürliche hormetische Effekte. Höchst selten sind wir belastender Hitze, Kälte, Sauerstoffmangel, einem marathonartigen Laufpensum, Gammastrahlung und Hunger ausgesetzt. Aber wir haben uns Ersatzstoffe auserkoren.

Alkohol

Alkohol ist vielleicht das am meisten verwendete Gift. Das war schon in alten Zeiten und Kulturen so. Auch Tiere nehmen Alkohol zu sich, beispielsweise aus vergorenen Früchten. Im Jahr 2012 fanden Forscher an der University of California, Los Angeles (UCLA) heraus, dass 0,005 Prozent Äthanol die Lebenszeit des Wurmes *Caenorhabditis elegans* verdoppelt. Die normale Lebensdauer ist 15 Tage, mit geringsten Mengen Alkohol im Medium verlängerte sich das Leben auf 20 bis 40 Tage. Höhere Alkoholkonzentrationen haben nicht diesen Effekt.[4]

Bei Menschen konnte gesichert festgestellt werden, dass eine niedrige Dosis Alkohol vor Herzerkrankungen, Schlaganfall und wohl auch einigen Krebsarten schützt. Niedrige Dosis heißt in diesem Fall, durchschnittlich nicht mehr als ein Glas Wein pro Tag, eher weniger. Alles, was darüber hinausgeht, fördert die Alterung und verkürzt das Leben.

Kleine Mengen Alkohol, ob in Wein, Bier oder Schnaps, haben eine deutlich blutverdünnende Wirkung. Abgesehen davon, dass Alkohol eine gefäßerweiternde Wirkung hat, verbessert er die Fließeigenschaften des Blutes und damit die Durchblutung des Körpers. Deswegen wird einem auch schon nach einem Glas Alkohol angenehm warm. Außerdem schützt dünneres Blut vor der Bildung von Blutgerinnseln, die tödliche Auswirkungen (z. B. Herzinfarkt, Lungenembolie) haben können.

Im Rotwein enthaltene Polyphenole wirken entzündungshemmend und beugen Krebs und Herzerkrankungen vor. Dabei kommt es jedoch auf die Konzentration an. Hohe Polyphenolanteile haben nur Weine aus ganz bestimmten Regionen. Britische Forscher haben herausgefunden, dass die Konzentration der Polyphenole im Wein von Anbaugebiet zu Anbaugebiet schwankt.

Am höchsten ist der Anteil von Polyphenolen in Weinen aus dem südwestfranzösischen Département Gers und aus der Provinz Nuoro auf der italienischen Insel Sardinien. Beide Gegenden sind laut dem Bericht in *Nature* aus dem Jahr 2006 für die Langlebigkeit ihrer Bewohner bekannt.[5]

Den Test machten die Forscher mit endothelialen Zellen, die in den Arterien zirkulieren. Die Menge dieser Zellen diente als Indikator für die Effektivität der Polyphenole. Als die am stärksten wirksame Gruppe aus der Polyphenolfamilie fanden sie die Procyanidine. In Weinen aus dem Gers und von Sardinien war deren Konzentration teilweise zwischen fünf- und zehnmal höher als in Weinen aus anderen Anbaugebieten. Das liegt möglicherweise an ihrer traditionellen Anbau- und Verarbeitungsweise. Sie führen dazu, dass die Procyanidine im größtmöglichen Maße im Rebsaft erhalten blieben.

Im Departement Gers wird ausschließlich die eher seltene Tannat-Rebsorte angebaut, die einen hohen Anteil an tanninhaltigen Stoffen enthält. »Dies könnte die starke Verbindung zwischen dem Konsum von Tannin-Weinen und generell guter Gesundheit erklären, die in einer längeren Lebenserwartung zum Ausdruck kommt«, sagt Robert Corder vom Queen Mary's William Harvey Research Institute in London.

Kleinere Mengen Alkohol schützen vor

- Herzinfarkt
- Schlaganfall
- Thrombose
- Alzheimer-Krankheit
- Osteoporose
- Gallen- und Nierensteinen
- Infektionen.

Doch diese positiven Wirkungen werden auf Dauer durch negative zunichtegemacht. So können Mengen wie etwa zwei Gläser pro Tag, die für das Herz noch positiv sind, das Krebsrisiko bereits erhöhen. Die Empfindlichkeit für Alkohol ist individuell verschieden und schwankt auch beim Individuum von Tag zu Tag.

UV-Licht

Licht ist der Evolutionsfaktor Nummer eins und die wertvollste Energiequelle für alle Lebewesen. Selbst das höchst energiereiche UV-Licht ist in geringer Dosis lebensnotwendig, etwa für die Synthese von Vitamin D. Eine Studie des Queensland Institute of Medical Research in Brisbane, Australia bestätigte außerdem, dass niedrige Dosen UV-Licht das Risiko von Bauchspeicheldrüsenkrebs und für Hautkrebs verringern. Das ist wieder genau das Gegenteil dessen, was oft zu lesen ist, nämlich dass man sich mit dem höchsten Lichtschutzfaktor vor jeder UV-Strahlung schützen soll. Archaisch gesehen musste der Mensch sich von Beginn des Jahres an der langsam höher steigenden Sonne aussetzen, um die täglich notwendige Nahrung zu suchen. Dabei baute er einen optimalen Melaninschutzschild gegen UV-Strahlung auf. Auch beim Laufen entsteht über die ausgeschwitzte Urocaninsäure ein schützender UV-Filter. Das Thema gesunde UV-Strahlung werden wir im Kapitel »Licht als Gesundheitsgarant« noch ausführlicher behandeln.[6]

Antigene

Als Erklärung für den Anstieg allergischer Erkrankungen in westlichen Industrieländern gibt es die »Dreck- und Urwaldhypothese«. Im Mittelpunkt der Hypothese steht eine mangelnde Aktivierung des Immunsystems, die bereits in der Kindheit durch übertriebene Hygienemaßnahmen hervorgerufen wird. Medikamente können nur die allergischen Symptome mildern oder verhindern, aber keine Heilung von der allergischen Erkrankung bewirken. Als Therapieversuch für Typ-I-Allergien gilt die sogenannte Desensibilisierung. Dabei wird das Allergen, das immer als Antigen wirkt, erst unterschwellig, dann in steigender Konzentration zugeführt. Das löst im Immunsystem eine Art Trainingseffekt aus und schließlich eine Anpassung. Die Zufuhr der Antigene, oral oder unter die Haut gespritzt, sollte am Anfang alle 14 Tage wiederholt werden und schließlich drei bis fünf Jahre lange immer mal wieder. Belegt ist eine derartige Reaktion für allergische Rhinitis (Rhinokonjunktivitis) bei Pollenallergie,Tierhaarallergie, Hausstaubenallergie, Schimmelpilzallergie, Insektengiftallergie, auch bei allergischem Asthma bronchiale. Interessant ist, dass der regelmäßige Konsum von Honig mit den verschiedensten Polleninhalten je nach Sorte einen ähnlichen Trainingseffekt auslösen kann.

Hormese für die Schönheit

Das sogenannte Microneedling ist ein Anti-Aging-Verfahren, bei dem die Haut im Gesicht und am Hals mit einem elektrisch betriebenen »Lifting-Pen« bearbeitet wird, dessen Ende mit zwölf winzigen

Nadeln versehen ist, die etwa tausendmal pro Minute 0,5 mm tief in die Haut eindringen. Das Ergebnis ist nach einiger Zeit zu sehen: ein frischer Teint mit aufgepolsterten Mimikfalten und ohne Pigmentflecken. Auch dieser Effekt basiert auf Hormese. Die Hautgewebe erfahren Mikroverletzungen und organisieren den Selbstheilungsprozess. Es kommt zur verstärkten Neubildung von Kollagen, Hyaluronsäure und Elastin. Wird das »Microneedling« im Abstand von vier Wochen bis zu sechsmal wiederholt, ist der Erfolg der Behandlung am Ende deutlich sichtbar.

Inzwischen wird auch in anderen Kosmetikbereichen umgedacht. Ging man bisher davon aus, dass Nachtcreme der Haut hilft, sich von den Strapazen des Tages zu erholen, sagen die Fachleute jetzt: falsch! Gerade nachts in der wichtigsten Regenerationsphase des Körpers muss die vollkommen unbehandelte Haut die allgemeinen Reparationsprozesse unterstützen und dafür bestens atmen können. Eine leichte, Feuchtigkeit spendende Nachtcreme auf Vitamin-A-Basis ist jedoch hilfreich, denn sie fördert die zelleigene Reparatur. Ebenfalls möglich ist alles, was dem eigenen Hautfett ähnelt, etwa Gurkensamenöl, Arganöl, Aprikosenkernöl und Granatapfelöl, dünn aufgetragen.

Am wirksamsten gegen Hautalterung sind die Inhaltsstoffe von Farnen und Algen, welche die Erde schon seit 400 Millionen Jahren besiedeln. Ihre eigenen Schutzstoffe beispielsweise gegen UV-Strahlung werden von den Hautzellen übernommen und reparieren Schäden. Das geht so weit, dass von außen zugeführte Stammzellen der Pflanze die eigenen Stammzellen beschützen. Besonders die Stammzellen aus extrarobusten Pflanzen haben oft eine hervorragende Wirkung. Edelweiß, asiatischer Wassernabel, der auch Tigergras heißt, oder Echinacea sind bereits im Handel.

Mechanismen der Hormese

1. Der Keap1/Nrf2-Weg

Der wohl wichtigste Hormesemechanismus läuft über den Keap1/Nrf2-Weg. Wir haben im Kapitel »Regeneration durch Xenohormese« bereits deutlich gemacht, dass dieser Weg immer dann versperrt wird, wenn wir Antioxidantien als Nahrungsergänzungsmittel einnehmen. Doch indem wir diesen Weg blockieren, werden wir keineswegs gesünder, wie oft behauptet wird, wenn es um die Einnahme von Antioxidantien geht. Vielmehr müssen wir uns nochmals vergegenwärtigen, dass bei jeder Belastung der Zelle Zwischensignale ausgesendet werden, die gezielt eine Mastersubstanz anregen. Die angeregte Mastersubstanz wandert dann zum Zellkern und gibt dort die Produktion von 242 bisher bekannten Substanzen zum Zellschutz in Auftrag. Nennen wir die Akteure beim Namen. Die Mastersubstanz ist Nrf2 (Nr. 5 in unserer Tabelle der Mastersubstanzen). Das Zwischensignal kommt von Keap1, aber nur dann, wenn die Zelle unter Stress steht. Das Signal von Keap1 bewirkt die Phosphorylierung von Nrf2. Dieses phosphorylierte Nrf2 transloziert in den Zellkern und aktiviert dort die 242 gesundheitsschützenden Gene, die mit dem Sammelbegriff *Antioxidant response elements* bezeichnet werden. Sind die Mehrheit der Körperzellen von der Belastung betroffen, gibt es einen richtigen Gesundheitskick.

Diese Kaskade läuft für unsere Gesundheit besonders effektiv bei größerer Anstrengung ab, also dann, wenn viel Energie benötigt und verbraucht wird. Bei hoher Energiebildung in den Mitochondrien mit entsprechend gesteigertem Elektronenfluss ist auch die Produktion von Superoxidradikalen, Hydroxylradikalen, Peroxinitrit und Wasserstoffperoxid (kein Radikal) immer besonders hoch (vgl. Kapitel »Das Energiekonzept«). Das ist der Moment, in dem ein erhöhtes Risiko für eine Peroxidation der Fettanteile in den Membranen besteht. Sie werden sozusagen ranzig, geben Elektronen ab und versagen schließlich in ihrer Funktion. Um sofort Gegenmaßnahmen einleiten zu können, entsteht über das sich bildende Peroxid aus der Membran heraus das Signal zur Stimulierung von Nrf2, um dann Enzyme als Antioxidantien genetisch herzustellen, die sich quasi den »Nebenwirkungen« der Anstrengung anpassen. Der gleiche Mechanismus läuft bei Anstrengung auch in den Blutgefäßwänden ab, die ohne die Selbsthilfe durch genetisch produzierte Antioxidantien zur Arteriosklerose neigen.

2. Hitzeschockproteine

Hormese wirkt auch durch Stimulierung von Hitzeschockproteinen (HSP). Der Hormeseprozess wird durch kleine Dosen von SIRT1 (Mastersubstanz Nr. 4) eingeleitet und HSP70 wird aktiviert.

Diese speziellen Proteine, deren Namen mit der atomaren Masse in Kilodalton (kDa) verknüpft ist – HSP70 hat eine Masse von 70 kDa – werden in Zellen erzeugt, wenn diese besonders hohen Temperaturen ausgesetzt sind. Daher ihr Name. Heute weiß man, dass als Auslöser nicht nur hohe Temperaturen in Frage kommen, sondern alles, wodurch sich Zellen gestresst fühlen. Stressfaktoren sind Sauerstoffradikale, Schwermetalle, Alkohol und klinisch relevante Situationen wie Traumata und Mangeldurchblutung mit Sauerstoffmangel oder ein hämorrhagischer Schock.

Allen diesen Stressfaktoren ist gemeinsam, dass sie die Form/Struktur/Gestalt der Proteine verändern, was dazu führt, dass Proteine ihre Aufgaben nicht mehr erfüllen können. Was ist gemeint? Proteine setzen sich aus Bausteinen, den Aminosäuren zusammen. Jede dieser Aminosäuren verbindet sich mit ihrer Nachbarin in einem bestimmten – von der Bindungsenergie abhängigen – geometrischen Winkel, der zum Beispiel 110 Grad oder 117 Grad oder 122 Grad betragen kann. Dadurch entsteht eine Art Zickzacklinie der aufgereihten Aminosäuren, die Primärform. Diese Linie windet sich, um Raum zu sparen, hin und her zu einer Sekundärform. Die wiederum ist dann oft spiralförmig aufgerollt zur Tertiärform, der Helixstruktur. Die Funktion eines Proteins und besonders eines Enzyms ist zwingend auf die Unversehrtheit der dreidimensionalen, genauestens vorgegebenen Faltung dieser Helixstruktur angewiesen. Wirken nun aufgrund der oben genannten Stressfaktoren nicht adäquate Energien auf sie ein, werden die geometrisch exakten Winkel der Primärform verändert, was eine Zerstörung der Sekundärstruktur und schließlich auch der Helixstruktur nach sich zieht.

Die weise Intelligenz, die jeder Zelle innewohnt, weiß um dieses Problem und steuert deshalb wirkungsvoll dagegen, und zwar mit folgenden Maßnahmen: Die Signale, die durch die Stressfaktoren ausgesendet werden, regen die Expression von Genen an, die eine zellschützende Funktion haben. Das betrifft aber nicht nur die Produktion von Antioxidantien, sondern auch von Chaperonen, speziellen Mitochondrienproteinen.

Hitzeschockproteine (HSP) sorgen nun dafür, dass die Zellproteine immer wieder die richtige dreidimensionale Faltung am richtigen Ort bekommen, was für ihre Funktion essentiell ist. Chaperone sind dafür da, die durch entsprechende Belastungen angegriffenen Proteine in die richtige Struktur zurückzufalten. Alle vier Räume innerhalb der Zelle, in denen missgefaltete Proteine vorkommen können, nämlich Mitochondrien, endoplasmatisches Retikulum, Zytoplasma und Nukleus, sind mit eigenen Chaperonen ausgestattet.

Die gesundheitlich positive Wirkung von Saunagängen ist zum Teil genau mit dem eben geschilderten Mechanismus, also über Hitzeschockproteine erklärbar, auch wenn in der Sauna noch die enzymsteigernde Anregung durch elektromagnetische Infrarotstrahlung und das Ausschwitzen von Giften und Schwermetallen hinzukommen.

In allen Belastungsfällen werden die Transkriptionsfaktoren für die Gene hochreguliert, die für die interne Zellreparatur benötigt werden. Ihre weitere Aufgabe besteht darin, die Proteine innerhalb der Zelle von einer Wirkstelle zur anderen zu transportieren und eventuell falsch gefaltete und damit nutzlose Proteine den auflösenden Enzymen (Proteasen) zuzuführen.

Und eine weitere Aufgabe wartet auf die Hitzeschockproteine. Sie schleppen Teile von Proteinen oder Peptiden an die Zelloberfläche, um dem draußen patrouillierenden Immunsystem eine kranke Zelle anzuzeigen.

3. Kälteschockantwort

Wenn die Temperatur plötzlich und tief absinkt, reagieren alle Organismen mit einer Kälteschockreaktion, die eine unmittelbare Neusynthese von Proteinen einleitet. Diese Kälteschockproteine sollen die Folgen der tiefen Temperaturen abmildern und leisten ganze Arbeit. Denn Kälteschockproteine werden auch mit der Resistenz gegen viele Krebstherapeutika in Verbindung gebracht. Die Forschung beschränkt sich fast ausschließlich auf Kleinstlebewesen und für den Menschen noch nicht aussagekräftig genug.[7]

4. Die trainierbare Hypoxiestressantwort

Dieser Weg wird aktiviert, wenn die Zelle nicht ausreichend mit Sauerstoff versorgt wird (Hypoxie), was in größeren Höhen immer der Fall ist, aber auch bei großer Anstrengung passieren kann. Als Gegenmaßnahme wird ein Transkriptionsfaktor namens Hypoxie-induzierender Faktor-1 (HIF-1) stimuliert. Die Klugheit des Organismus geht davon aus, dass der zu geringe Sauerstoffpartialdruck durch den Aufbau weiterer Blutgefäße, die mehr Sauerstoff heranführen, behoben werden kann. Deshalb stimuliert HIF-1 die Neubildung von Blutgefäßen, aber leider auch in Krebszellen. In Wunden wird durch HIF-1 die Wiederherstellung des beschädigten Epithels in Gang gesetzt, indem Keratinozyten veranlasst werden, in das Wundgebiet zu wandern. Auch die Knochenzellen (Chondrozyten) sind für eine gute Funktion auf HIF-1 angewiesen. Schließlich hört auch der gesamte Stoffwechsel auf die Signale von HIF-1 und löst eine Art Optimierung aus. Das bedeutet, wenn wir häufig starken Belastungen ausgesetzt sind und dabei eine gewisse Sauerstoffnot entsteht, wird der gesamte Organismus zu Heilung und Verbesserung des Stoffwechsels animiert.

5. Der UPR-Hormeseweg

Alle bisher erwähnten Stressfaktoren, insbesondere der Alterungsprozess, resultieren oft auch in einer zu großen Ansammlung falsch gefalteter Proteine. (vgl. den Abschnitt über Hitzeschockproteine). Folge der falschen Proteinstruktur ist entweder eine Reparatur oder der programmierte Untergang der gesamten Zelle. Es gibt aber noch einen dritten Weg, nämlich den Versuch, die Zelle trotz der Beschädigung zu retten: *Unfolded Protein Response* (Antwort auf ungefaltete Proteine; UPR). Dabei wird die Zelle oder werden einzelne Zellteile vor dem Untergang (Apoptose) gerettet. Dieser Weg betrifft oft nur bestimmte Zellorganellen, die Mitochondrien und das endoplasmatische Retikulum. Das allerdings bringt weitere Probleme.

Wenn der Organismus im Alter von falsch gefalteten Proteinen überschwemmt und die Apoptose verhindert wird, weil die UPR ganze Arbeit geleistet habt, sind Krankheiten unausweichlich: Krebs, Herzerkrankungen, zerebrovaskuläre Erkrankungen, Arthritis, Osteoporose, neurodegenerative Erkrankungen wie Alzheimer, Parkinson und Diabetes Typ 2, eigentlich alle unsere Zivilisationskrankheiten. Damit wird auch das enorme Risiko dieses UPR-Weges deutlich. Die Natur versucht zu retten, was möglich ist, erwirkt damit aber nur einen gewissen Aufschub des Untergangs. Interessant ist, dass im hohen Alter auch der UPR-Weg immer schmaler wird, weil die Expression von Hitzeschock- und Stressantwortproteinen nach und nach abnimmt.[8]

Nahrung und Bewegung

Die Weltgesundheitsorganisation empfiehlt 150 Minuten Bewegung pro Woche. Wissenschaftler empfehlen weit mehr, nämlich etwa 450 Minuten pro Woche, also mindestens eine Stunde pro Tag. Alle Arten von Bewegung sind gut: Laufen und Wandern, Gymnastik und Schwimmen. Wichtig ist, dass ein Trainingseffekt für die Herzfrequenz auszumachen ist. Zu Beginn der Bewegung steigt die

Herzfrequenz, am Ende kehrt sie möglichst innerhalb von zwei bis fünf Minuten zurück zum Ausgangsniveau.

Bewegungen wie etwa Laufen oder Greifen sind immer mit der Aktivierung von Dehnungsrezeptoren in Muskeln und Sehnen verbunden. Beim sogenannten Stretching, dem leichten Überdehnen der Gelenke provozieren wir diese Aktivität absichtlich. Das Ansprechen der Rezeptoren aktiviert die Sirtuine SIRT1 und SIRT3 (Mastersubstanzen Nr. 4) sehr stark (bis zu 100 %). Im Kapitel »Mastersubstanzen für ein langes Leben« wurde bereits beschrieben, dass die Anregung dieser beiden Sirtuine zweierlei bewirkt: 1) Aktivierung des Transkriptionsfaktors FOXO3a (Forkhead-Box-Protein) und damit die Induktion der mitochondrialen SOD-Gene (Superoxiddismutase) und der Katalase als Schutz vor reaktiven Sauerstoffmolekülen (ROS) innerhalb der Zelle und 2) Aktivierung des Transkriptionsfaktors Nrf2 (Mastersubstanz Nr. 5) und damit die Induktion vieler Gene, die Antioxidantien innerhalb der Zelle herstellen. Mit einer Reduzierung von freien Radikalen und gleichzeitig aufflammenden Entzündungen verschwinden auch eventuell vorhandene Schmerzen.

Sehr wichtig ist, dass alle durch Belastung wie wenig Schlaf, Krankheit, Schmerz etc. induzierten Stressfaktoren nur dann im Sinne einer Hormese wirksam sind, wenn sie pulsierend und in nicht zu hoher Dosis einwirken. Wie intensiv ein solcher Impuls ausfallen muss und wie lange er wirkt, ist von weiteren Einflussgrößen abhängig. Besonders stark ist der Einfluss der circadianen Rhythmen, denn die maximale und dann wieder minimale Ausschüttung von Hormonen und die Expression von Enzymen sind an bestimmte Tages- und Nachtzeiten gebunden.

FAZIT: Ein Mangel an Reizen durch Belastung hat eine mangelhafte Regeneration des Organismus zur Folge. Es ist wissenschaftlich erwiesen, dass der Mensch durch Bewegungsfaulheit, überlanges Schlafen und Herumsitzen sogar früher sterben muss. Das sogenannte Hormesekonzept, wonach ein vorübergehender Stressreiz in der Körperzelle eine genetische Antwort hervorruft, die dem gesamten Organismus einen Gesundheitskick verpasst, konnte bewiesen werden.

9. Das Energiekonzept

Energie und Information sind die wichtigsten Größen im gesamten Universum. Als die Evolution uns Menschen in die Welt brachte, war der Stern, den wir Sonne nennen, der wichtigste Energie- und Informationsgeber für die gesamte Natur. Selbstverständlich wurde das Licht der Sonne auch bei der Konstruktion »Mensch« als Energie- und Informationsquelle für diverse lebenswichtige Funktionen eingesetzt und bestimmt damit bis heute unsere Gesundheit. Darüber erfahren wir im nächsten Kapitel mehr.

Neben dem Sonnenlicht gibt es eine weitere, kaum beachtete Energiequelle, aus der unser Körper von außen versorgt wird, nämlich die Umgebungsluft, die nicht nur den Lebensträger Sauerstoff enthält, sondern auch die Elektronen und Moleküle, die wir einatmen. Elektronenreichtum ist eine Grundvoraussetzung für das Leben des Menschen, genau wie der Sauerstoff.

Weitere Energiequellen befinden sich sowohl außerhalb als auch innerhalb unseres Körpers. Die Nahrung, die wir von außen aufnehmen, wird im Körper durch den Stoffwechsel und dann letztlich mit Hilfe der Mitochondrien in verwertbare Zellenergie umgewandelt. Wenig bekannt ist die Tatsache, dass auch die Aufnahme von Nahrung dazu dient, Elektronen in unseren Körper zu holen. Diese in der Nahrung gebundenen Elektronen werden im Stoffwechselprozess herausgeschält, und ihre Energie wird dann oft mit Hilfe von Wasserstoff auf den Sauerstoff übertragen. Chemisch ausgedrückt heißt das, der Sauerstoff wird reduziert und das Nahrungsmittel wird gleichzeitig oxidiert. Obst und Gemüse, das unmittelbar nach der Ernte gegessen wird, wie es früher üblich war, ist immer elektronenreich und bringt deshalb viel Energie. Allerdings geben diese Nahrungsmittel auf weiten Transportwegen oder bei langer Lagerung Elektronen an den Sauerstoff der Luft ab, was mit einer Oxidation gleichzusetzen ist. Nahrung, die bereits oxidiert ist, kann im Stoffwechsel nicht nochmals oxidiert werden. Das bedeutet, dass Nahrung, die arm an Elektronen, also bereits oxidiert ist, keinen ausreichenden energetischen Nutzen mehr hat.

Die Umwandlung von Elektronenenergie in Zellenergie findet in den schon mehrfach genannten Mitochondrien statt. Mitochondrien sind nach der Endosymbiontentheorie ehemals eingewanderte und nicht vernichtete Bakterien, die uns in Symbiose mit Energie versorgen. Es ist durchaus damit zu rechnen, dass auch die anderen Bakterien in uns – bei einem erwachsenen Menschen sind es sind etwa 100 Billionen – Energie produzieren und uns etwas davon abgeben. Detailwissen über diesen Vorgang fehlt allerdings noch.

In dieser Aufzählung darf eine weitere wichtige Energieform auf keinen Fall fehlen, nämlich die psychische Energie. Die Psyche, also die Summe unseres Fühlens und Denkens, ist die wohl zweitwichtigste innere Energiequelle neben den Mitochondrien, die nachweislich auch Materie und sogar die Gentätigkeit beeinflussen kann. Die psychische Energie wird in den späteren Kapiteln dieses Buches immer wieder angesprochen, etwa im Kapitel »Die unbewussten Kräfte der Natur« von Florian Warnke und im Abschlusskapitel, in dem auf die Frage eingegangen wird, ob wir uns mit Hilfe psychischer Energie vielleicht sogar jung und gesund denken können.

Die Energiesammelzentren, die in uns verwirklicht sind, und alle Energieformen, die sie produzieren, also

1. Energie durch Lichtabsorption,
2. Lungenatmungsenergie,
3. Stoffwechselenergie und Bakterienenergie und
4. psychische Energie,

werden – mit Ausnahme der Mitochondrien und ATP – von Wissenschaft und Gesellschaft zu wenig oder überhaupt nicht diskutiert. Deshalb beachten und pflegen wir Menschen diese Zentren auch nicht. Zwei Punkte aus dieser Liste, nämlich Punkt 2. Lungenatmungsenergie und Punkt 3. Stoffwechselenergie und Bakterienenergie, zu deren Produzenten hauptsächlich die Mitochondrien gehören, sollen in diesem Kapitel besprochen werden. Die übrigen Punkte werden später behandelt.

Lungenatmungsenergie

In der Zeitspanne seit der Mensch die Erde bevölkerte bis vor einigen hundert Jahren gab es keine andauernde industrielle Verschmutzung der Atmungsluft, wie wir sie heute in Städten ertragen müssen. Dieser verschmutzten Luft fehlt ein wichtiges Merkmal. Sie enthält keine elektrischen Ladungsträger mehr. Eine weitgehend frische, unverschmutzte Luft ist dagegen voller elektrisch geladener Luftmoleküle (Ionen). Die Ionisierung geschieht durch Sonnenstrahlung und Radioaktivität sowie durch starke elektrische Felder an Spitzen, etwa an Tannennadeln. Eigene Messungen haben gezeigt, dass in sauberer Luft pro Sekunde etwa 100 bis 1000 neue sogenannte Kleinionenpaare gebildet und zerfallene Ionen schnell wieder rekombiniert werden. Dies geschieht allerdings weder in klimatisierten Gebäuden noch in Städten, wo Kleinionen nicht existieren können, weil sie sich sofort entladen oder zu Großionen werden. Nur Kleinionen mit maximal 4µm Durchmesser sind lungengängig, das heißt, sie laden nach dem Einatmen unsere Lunge elektrisch auf und erzeugen beim Transport durch die Lunge einen elektrischen Strom. Die Frage ist nun, ob dieser elektrische Strom ausreicht, um einen Regenerationsreiz auf das Lungengewebe auszuüben. Da eine derartige Kalkulation nirgends zu finden ist, stelle ich sie hier beispielhaft vor:

- 1 cm^3 natürliche Luft enthält 3×10^{19} Moleküle. Darin enthalten sind ca. 6000 Ionenpaare mit negativer und positiver Ladung, also insgesamt etwa 12 000 Ionen.
- Wenn 500 ml (500 cm^3) Luft in die Lunge einströmen, entspricht das 500 x 12 000, also 6 000 000 (6×10^6) Ionen.
- Bei 14 Atemzügen pro Minute sind das $14 \times 6 \times 10^6$ Ionen pro Minute, also $1{,}4 \times 10^6$ Ionen pro Sekunde.

- Das entspricht etwa folgendem elektrischen Stromfluss in der Lunge:
  $I = 2 \times 10^{-13}$ A (da 1 A = $6{,}3 \times 10^{18}$ Ionen/sec entspricht).

Dieser schwache Strom reicht als Stimulans bereits aus, um die Zellregeneration einzuleiten, und kann durch weitere Ionisierung, etwa auf hohen Bergen und bei einem Gewitter, um zwei Zehnereinheiten verstärkt werden. Das bedeutet, dass die Lunge in sauberer Luft mit jedem Atemzug zur Zellerneuerung angeregt wird. Dieser Vorteil für die Gesundheit fällt in klimatisierten Räumen mit den üblichen Elektrofiltern komplett weg. Ähnliches gilt für verschmutzte Luft in Städten mit einem hohen Gehalt an Autoabgasen und in Industriezonen, wo sich Kleinionen mit größeren Partikeln vereinen und unwirksam werden.

Diese Kalkulation ist durchaus erstaunlich, aber wir können noch mehr herleiten.

Wenn wir Elektronen mit der Atemluft einatmen, steigt beim Einfließen in den Atemtrakt die mittlere elektrische Temperaturspannung der Elektronen ($U = 0{,}000086 \times T$). Nehmen wir eine Lufttemperatur von 20 Grad Celsius gleich 293,15 Kelvin an. Wenn wir diese Luft einatmen, erwärmt sie sich in der Lunge auf 35 Grad Celsius gleich 308,15 Kelvin. Die Geschwindigkeit der Elektronen ($594 \sqrt{U}$ km/sec) steigt somit von 94,29 km/sec auf 96,70 km/sec, und die Quantenenergie aus der Bewegung der Elektronen wird in der Lunge rund 0,027 eV. (Es gibt keinen konstanten Wert, weil die Energieleitung aufgrund des wachsenden Wasseranteils zu den Alveolen hin zunimmt.)

Man kann die Quantenenergie leicht in elektromagnetische Schwingung umrechnen. Demnach haben die eingeatmeten Elektronen im Atemtrakt eine Schwingung von durchschnittlich $6{,}53 \times 10^{12}$ Hz.

Das Überraschende an dieser sehr groben Kalkulation ist nun, dass diese elektromagnetische Schwingung in einem Bereich liegt, der eine Resonanzinteraktion mit Peptidgruppen (Schwingungsbereich rund 6,3 bis $6{,}5 \times 10^{12}$ Hz) im Lungengewebe erlaubt. Durch die Resonanz können diese Gruppen beim Atmen energetisch angeregt werden. Es liegt deshalb nahe, dass einige Proteine und Enzyme im Atemtrakt von eingeatmeten Elektronen energetisch unterstützt werden. Dies geschieht aber nur, wenn die Luft so sauber ist, wie sie ursprünglich einmal war.

Es gibt *noch* einen verblüffenden Punkt in Zusammenhang mit der Lungenatmung, der überhaupt nicht beachtet wird. Wir alle wissen, dass Sauerstoff unser Lebenselixier ist. Das nutzbare Sauerstoffmolekül besteht aus zwei Atomen $O+O = O_2$. Kaum jemand berücksichtigt aber, dass es zwei reaktiv sehr unterschiedliche Sauerstoffmoleküle gibt. Beim einen sind die Spins der beiden zusammengelegten Atome entgegengesetzt ausgerichtet. Das ist der äußerst reaktionsfähige Singulettsauerstoff, ohne den die körpereigenen Oxidationsprozesse, einschließlich der Energiebildung in den Mitochondrien, nicht ablaufen können. Und dann gibt es das Sauerstoffmolekül, das beide Spins parallel in dieselbe Richtung ausrichtet. Das ist der Triplett-Sauerstoff, der nur wenige Reaktionen eingehen kann. Ein vollkommen zahnloser Tiger. Wenn wir den Singulett-Sauerstoff einatmen müssten, wäre unser Lungengewebe mit den feinen Alveolarmembranen stark gefährdet. Oxidationsprozesse und die Bildung freier Radikale würden dort schnell jede Menge Membrane zerstören. Deshalb hat die Weisheit der Natur es so eingerichtet, dass wir unter normalen, natürlichen Umständen nur den nichtreaktiven Triplett-Sauerstoff aus der Umgebungsluft einatmen, der erst in der Zelle auf Anforderung und unter Energieaufwendung durch den sogenannten Spin-Flip zu Singulett-Sauerstoff wird. Technisch wird der Spin-Flip durch bestimmte elektromagnetische Schwingungen plus Magnetfelder ausgelöst, die es in unserer heutigen Zeit zuhauf gibt. Bereits das Erdmagnetfeld kann, zusammen mit einer freigesetzten Hochfrequenzschwingung, diesen Spin-Flip-Mechanismus auslösen. Leider wird nirgends gemessen, wieweit wir dieses kluge Prinzip des Einatmens von Triplett-Sauerstoff durch industriellen Mobil- und Kommunikationsfunk mit seinen elektromagnetischen Hochfrequenzschwingungen zerstören.

Zellenergie aus den Mitochondrien

In diesem Buch wurde schon mehrfach auf die Bedeutung der Mitochondrien hingewiesen. Ohne intakte Mitochondrien läuft überhaupt nichts im Organismus. Deshalb liegt der Schlüssel für eine umfassende Verjüngung des Organismus auch in den Mitochondrien.

In den Mitochondrien wird durch Zellatmung und Glykolyse ATP gebildet, aber hier laufen auch noch andere wichtige Prozesse ab, etwa die Fettsäureoxidation, also die »Verbrennung« der Fette. Es liegt also auf der Hand, dass Fett nicht ausreichend abgebaut werden kann und sich ansammelt, wenn Mitochondrien defekt sind. Die Häufung von Adipositasfällen in unserer Gesellschaft ist deshalb auch ein Indikator für zunehmende Mitochondriendefekte.

In den Mitochondrien findet auch die sehr wichtige Glutaminsynthese statt. Eine wenig bekannte Eigenschaft von Glutamin ist, dass es die Haut glättet und ihre Elastizität und Festigkeit verstärkt. Glutamin ist zweifellos ein Jungbrunnen. Außerdem stärkt Glutamin das Immunsystem, ist essentiell für den Haaraufbau und wirkt der Fettspeicherung entgegen.[1] Am Ende dieses Kapitels werden wir der Wirkung von Glutamin einen ganzen Abschnitt widmen. Auch alles, was dort erwähnt wird, würde bei einem Mitochondriendefekt ausfallen. Und schließlich sind die Mitochondrien an der Produktion der Steroidhormone (Sexualhormone) beteiligt.

Wenn der Zucker im Blut knapp wird, beispielsweise nach der nächtlichen Nahrungskarenz, beim Fasten oder nach hohem Alkoholkonsum, beginnt die Glukoseneubildung (Glukoneogenese) in den Mitochondrien. Sind die Mitochondrien defekt, kommt es schnell zur Unterzuckerung (Hypoglykämie).

Neben diesen wichtigen Funktionen haben die Mitochondrien noch einen Zentralschalter für das Überleben der Zelle. Mit ihm wird der programmierte Zelltod (Apoptose) ausgelöst – ein unbedingt notwendiger Vorgang bei kranken Zellen.

Fassen wir die Funktionen zusammen, an denen Mitochondrien beteiligt sind:

- Regulation des Stoffwechsels
- Kontrolle der Zellzyklen und Zellentwicklung
- Signaltransduktion
- antivirale Antwort
- Alterung
- programmierte Selbstzerstörung der Zelle (Apoptosis)
- diverse Erkrankungen.

Bis heute sind 40 Krankheiten identifiziert, die auf eine unzureichende Funktion der Mitochondrien zurückzuführen sind. Es handelt sich dabei um Erkrankungen des Gehirns, der Nervenzellen, der Nieren, der Augen, der Bauchspeicheldrüse und der Leber, um Herz-Kreislauferkrankungen, Schlaganfall, Diabetes mellitus Typ 1 und 2, Parkinson und Alzheimer, andere Arten von Demenz, Fibromyalgie, Schizophrenie, Bipolare Störung, Epilepsie, Retinitis Pigmentosa und andere.

Die Anzahl der Mitochondrien variiert in verschiedenen Geweben und Organen von ganz wenigen bis zu mehreren tausend pro Zelle. Bei jungen Menschen sind es zwischen 2000 und 2500 Mitochondrien pro Zelle, in Leberzellen sogar noch mehr. Bei älteren Menschen und seit einigen Jahrzehnten auch bei jüngeren Menschen sind die Mitochondrien weniger zahlreich vorhanden und funktionieren oft nur noch auf Sparflamme, woraus ein enormer Energieverlust und beschleunigte Funktionsstörungen resultieren. Warum haben Menschen immer weniger Mitochondrien?

Mitochondrien haben ihr eigenes Genom mit eigener mitochondrialer DNA (mtDNA), die mit bakterieller DNA identisch ist. Das spricht ziemlich eindeutig für die oben erwähnte Endosymbiontentheorie. Diese mtDNA ist viel einfacher konstruiert als die DNA des Zellkerns. Sie kann schnell mutieren, aber nicht so leicht repariert werden wie die Zellkern-DNA. Pro Mitochondrium gibt es zwei bis zehn Kopien, die bei Beschädigung als Ersatz dienen. Das ist nicht viel. Die Mitochondrien sind also leicht verwundbar. Die mtDNA wird ausschließlich von der Mutter vererbt. Für unser Thema ist von Bedeutung, dass ein mitochondriales Genom nicht nur leicht verwundbar ist, sondern auch leicht mutieren kann. Wenn das bereits bei der Mutter passiert ist und die mütterlichen Mitochondrien daher vorgeschädigt sind, ist der Organismus des Kindes ebenfalls vorgeschädigt und hat dann ein erhöhtes Risiko zu erkranken. Diese sogenannte Mitochondriopathie ist heute keineswegs selten.

Wodurch werden Mitochondrien geschädigt? Im einfachsten Fall wird die Mitochondriendysfunktion schon durch das Fehlen bestimmter Mikronährstoffe wie Zink oder Kupfer hervorgerufen oder durch einen Mangel an Vitaminen wie D, C, E, B12, B6, B3 (Niacin) oder Folsäure.[2] Häufig ist aber auch die Schädigung durch Schwermetalle, zu viel Eisen (Hämocromatose), Pestizide, chronische Infektionen durch Bakterien, Viren und Pilze. Es gibt immer mehr Hinweise darauf, dass in der heutigen Nahrung die Phytonutrienten fehlen, die von der Evolution als Schutz und zur Regeneration der Mitochondrien vorgesehen waren.

Bei mangelnder Säuberung (Mitophagie) häufen sich beschädigte Mitochondrien mit zunehmendem Alter an. Allgemein anerkannt ist, dass mitochondriale Dysfunktion die Alterung entscheidend beschleunigt, weil als Folge der Dysfunktion immer weniger ATP produziert wird.

Noch einige andere Elemente sind für die ATP-Produktion entscheidend, beispielsweise die Elektronentransportkette.

In den Mitochondrien läuft eine Elektronentransportkette ab, die normalerweise dafür da ist, NADH mit molekularem Sauerstoff zu oxidieren. NADH sammelt und speichert die Elektronen aus unserer Nahrung und übergibt sie dann dem eingeatmeten Sauerstoff, der sich in den Mitochondrien angesammelt hat. Man kann deshalb auch sagen, dass die Elektronen von NADH den Sauerstoff reduzieren. Das funktioniert über vier Stufen, die durch Wasserstoffprotongradienten und elektrische Gradienten angetrieben werden. Auf jeder der drei Stufen wird den Elektronen etwas Energie entzogen. Die jeweils frei werdende Energie kommt letztlich dem Enzym ATP-Synthase zugute, die Adenosin (Nukleosid des Organismus) mit drei Phosphatanhängseln verknüpft. Fertig ist das Adenosintriposphat (ATP). Dies steht nun in jeder Zelle zur Verfügung. Wo

Energie gebraucht wird, kann über Hydrolyse eine Phosphatbindung wieder geöffnet und Phosphat abgespalten werden Aus ATP wird ADP plus die freigesetzte Bindungsenergie von 7,3 kcal/mol.

Die direkte Oxidierung von NADH bringt sogar 60 kcal/mol. Und das ebenfalls elektronenreiche Glutathion (GSH), das uns später noch beschäftigen wird, liegt sogar noch etwas über dieser Energiemenge. Weil die Elektronenenergien von NADH (NADPH) und GSH so groß sind, können sie eine ganze Palette lebensnotwendiger Reduktionen vornehmen, was nichts anderes bedeutet als Elektronenübertragung, eingeschlossen Glykolyse, ATP-Generierung, Transport, Signalaussendung und Transkription.

MITOCHONDRIALER ELEKTRONENTRANSPORT

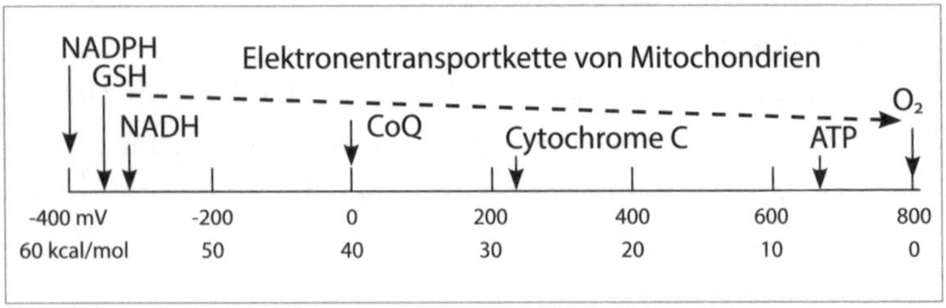

Elektrisches Potential und Energiegehalt als Maß des Elektronenreichtums verschiedener Substanzen, eingefügt in die Elektronentransportkette von Mitochondrien. Die Elektronen werden durch NADPH, $NADH^-$, GSH angeliefert und über die Zwischensubstanzen CoQ und Cytochrom C auf den Sauerstoff O_2 übertragen.
NADPH = reduzierte Form von Nicotinsäureamid-Adenin-Dinukleotid-Phosphat
GSH = reduzierte Form des Glutathions (Gamma-L-Glutamyl-L-cysteinylglycin)
NADH = reduzierte Form des Nicotinamid-Adenin-Dinukleotid
CoQ = Coenzym Q10
ATP = Adenosintriphosphat

Kontrolliert wird der ATP-Spiegel indirekt über die Karotidenkörper in den beiden Halsschlagadern (linker und rechter Karotissinus). Diese Sensoren waren bisher als Chemorezeptoren und Sauerstoffmonitore zur Anpassung der Atmung bekannt. Wenn zu wenig Sauerstoff im Blut suspendiert ist, wird ATP von den Karotidenkörpern in den Halsschlagadern ausgeschüttet, und entsprechende Signale werden an bestimmte Zentren des Gehirns gesendet. Das Gehirn veranlasst dann die intensive tiefere Atmung und stellt dadurch den angemessenen Sauerstoffpartialdruck wieder her: mehr Sauerstoff, mehr O_2-Diffusion in die Mitochondrien, mehr ATP-Bildung, weniger Ausschüttung aus den Karotiden. Das ist wieder ein kluger Schachzug der Evolution, denn ATP taucht aufgrund dieses Mechanismus bevorzugt bei intensiver körperlicher Arbeit und dem damit verbundenen Sauerstoffmangel im Blut auf und sorgt dadurch für Nachschub. Aber überraschenderweise findet die vermehrte ATP-Ausschüttung ins Blut auch bei Lichtbestrahlung des Körpers statt. Das Licht sorgt also für mehr Zellenergiebildung. Damit werden wir uns im Kapitel »Licht als Gesundheitsgarant« noch eingehender beschäftigen.

Die Folgen eines ATP-Mangels machen sich beim Menschen durch übermäßige Aufregung auch bei kleinstem Anlass sofort bemerkbar. Auch Aggression kann eine dieser Folgen sein, verspannte Muskeln im Nackenbereich ebenfalls. Beide Symptome, also starke Nervosität und Verspannungen, sind hervorragende Indikatoren für einen solchen Energiemangel. Der Grund für die schnelle Aufregung, die Nervosität und die Verspannung besteht in einer fehlenden Rückkehr unserer Nerven- und Muskelzellen in den Ruhemodus. Denn genau dafür brauchen wir sehr viel ATP-Energie. Diese Energie wird in die Mineralpumpen in den Membranen der Nerven- und Muskelzellen investiert, um Natrium, das bei Erregung in die Zelle eingeflossen ist, wieder herauszupumpen und gegen Kalium auszutauschen. Nur dadurch wird elektrische Erregung (Aktionspotential) abgebaut. Fehlt die ATP-Energie, bleibt die Erregung bestehen. In Muskel- und anderen Zellen gibt es auch eine Kalzium-Magnesium-Pumpe. Wenn hier Energie fehlt, wird die Zelle mit Kalzium überschwemmt, während es gleichzeitig an Magnesium fehlt. Magnesium ist jedoch Bestandteil der ATP-Synthase. Magnesiummangel in der Zelle bedeutet also eine geringere ATP-Produktion. Wieder ein Teufelskreis. Tatsächlich befinden sich die Neuronen sowohl bei jungen als auch bei älteren Menschen in unserer Gesellschaft immer seltener im Ruhemodus.

Selbstverständlich gibt es noch viele weitere Körperfunktionen, die auf ATP angewiesen sind. Sie alle aufzuzählen würde den Rahmen dieses Buches sprengen.

Mitochondrien spielen offenbar eine immens wichtige Rolle im Leben. Angesichts dessen stellt sich die Frage, ob man diese Energiekraftwerke auch in besonderer Weise schützen kann? Kann man ihnen Substanzen zuführen, die sie selbst als Nahrung brauchen, um gut zu funktionieren? Kann man sie zur Vermehrung anregen? Kann man die Alterung, die mit der Mitochondrienalterung Hand in Hand geht, aufhalten oder gar zurückdrehen und den Organismus wieder auf ein jugendliches Niveau bringen?

Leider müssen wir die Antworten auf diese Fragen selber finden und dann entsprechend tätig werden. Und wenn wir nicht nach dem Prinzip Versuch und Irrtum mit den auf dem Markt angepriesenen Mitteln spielen wollen, was meistens ziemlich ins Geld geht, müssen wir uns genauer anschauen, wie Mitochondrien im täglichen Leben und im Alter am häufigsten Schaden nehmen und was sie für ihre Reparatur brauchen.

Wir hatten eingangs schon erwähnt, dass die Mitochondrien nicht nur Zellenergie herstellen. Eine fast ebenso wichtige Aufgabe ist die Entscheidung, ob die Zelle durch Apoptose geopfert werden soll oder durch eine Reparatur gerettet werden kann. Die Apoptose wird immer und ausschließlich von den Mitochondrien ausgelöst. Wie sie genau funktioniert, wird im Kapitel »Beseitigung von Müll und Abfall« erklärt. Bei einem Menschen mittleren Alters werden täglich 50 bis 70 Milliarden Zellen durch Apoptose beseitigt, ohne dass Entzündungen dabei eine Rolle spielen. Im Gegensatz dazu steht die Zellnekrose, an der Entzündungen maßgeblich beteiligt sind.

Warum kommt es bei Menschen mittleren Alters zur selbstprogrammierten Vernichtung so vieler Zellen? Wieder stehen die Mitochondrien im Mittelpunkt des Geschehens. Wenn sie nicht mehr funktionieren, bleibt der Zelle meistens nur noch der Selbstmord. Warum?

Mitochondrien kommunizieren ständig mit verschiedenen Elementen der Zelle, besonders mit der Zell-DNA. So regeln sie das Wachstum, die Spezialisierung und natürlich den Tod der Zelle. Ist diese Kommunikation gestört oder mischen sich Falschinformationen dazu, kommt es zu Krebs, neurologischen Erkrankungen wie Parkinson, Herz-Kreislauf-Erkrankungen, Diabetes Typ 2 und augenoptischen Problemen. Daraus lässt sich leicht schließen, dass Mitochondrien im Alterungsprozess eine wichtige Rolle spielen.

Mehr als zwölf Kommunikationswege sind bisher bekannt. Die Signale der beiden Enzyme Kinase (überträgt Phosphat aus ATP auf andere Substrate und umgekehrt) und Phosphatase (spaltet Phosphorsäuren ab) sind dabei wohl am wichtigsten, aber auch Kalzium steht ganz oben auf der Liste. Bevor die Gefahr besteht, dass Mitochondrien ausfallen, werden viele Notsignale gesendet, etwa von falsch gefalteten oder beschädigten Proteinen, von mutierter oder beschädigter mtDNA und von vorgeschädigten Geweben über Ceramide (gehören zu den Lipiden) und 4-Hydroxynonenale (aus Lipidoxidation).

Überraschenderweise werden auch die für uns eigentlich toxischen Gase Kohlenmonoxid (CO) und Schwefelwasserstoff (H_2S) aktiv synthetisiert und als Signalstoffe eingesetzt.

Für uns ist wichtig zu verstehen, dass sich alle akuten Signale addieren. Dadurch kommen die unterschiedlichsten Signalstärken zustande, und genau die jeweils unterschiedliche Signalstärke ist der entscheidende Code für die Reaktion. Die Antworten auf die jeweiligen Signalstärken sind nämlich an das Prinzip der Dosis gekoppelt (Dosis = Signalstärke x Zeit), was entsprechend nuancierte Reaktionen auslöst. Signale mit niedriger Dosis haben eine vollkommen andere Wirkung als Signale mit hoher Dosis. Dabei gibt es eine genaue Abfolge der Dosis-Wirkung-Effekte. Eine niedrige Dosis verstärkt den Widerstand der Mitochondrien und erhöht ihre Arbeitsbereitschaft und Leistung. Eine leicht höhere Dosis zielt auf die Wiederherstellung kaputter Proteine ab. Eine noch höhere Dosis aktiviert die Säuberung (Mitophagie) defekter Komponenten. Und eine noch stärkere Steigerung der Dosis veranlasst die Vernichtung des betroffenen Mitochondriums (Mitoptosis). Die höchste regulierende Dosis bedingt schließlich den Untergang der gesamten Zelle. Letzteres passiert beispielsweise bei einem Herzinfarkt.

Bei den Mitochondrien haben Hitzeschockproteine (HSP), die als Reaktion auf Stress gebildet werden, einen eigenen Namen: Chaperone. Wir haben diese speziellen Hitzeschockproteine im vorhergehenden Kapitel bereits ausreichend gewürdigt. Diese Chaperone bewegen sich zwischen dem Zellplasma und den Mitochondrien hin und her. Ihre momentane Menge, etwa mtHsp70, mtHsp10, mtHsp60 oder mtHsp90, ist ein untrüglicher Indikator für Stress, ausgelöst durch Viren, Bakterien, Parasiten, Fieber, Entzündungen, Sauerstoffmangel und Krebs. Aber auch Schwermetalle, Antibiotika, Strahlung oder Alkohol forcieren ihre Expression und Bildung.

Diese Hitzeschockproteine transportieren dann bis zu tausend andere Proteine mit jeweils ganz bestimmten Aufgaben vom Ort ihrer Entstehung am Zellkern bis in die Mitochondrien.

Das mtHsp70 heißt auch *Mortalin*. Dieser Name wurde ihm gegeben, weil es die Lebensdauer *gesunder* Zellen verlängert, indem es sich an p53 bindet, ein Signalmolekül, das wir als »Schutzengel des Genoms« kennengelernt haben, womit eine Apoptose verhindert wird. In *kranken* Zellen, insbesondere in Krebszellen macht Mortalin genau das Gegenteil. Es leitet den Tod der Zelle ein.

So wie p53 den Zellkern kontrolliert, ist ein Signalprotein namens TRAP-1 der über alles informierte Meisterkontrolleur in den Mitochondrien. Wenn das System gut läuft, wird TRAP-1 sich sehr zurückhalten und nur wenig Präsenz zeigen. Ist aber Gefahr in Verzug, dann ist TRAP-1 hochaktiv, und es werden alle Register gezogen, auch bei Krebs und im Alterungsprozess. Der Erfolg der TRAP-1-Aktivitäten ist schließlich, dass die Zelle gegen eine Apoptoseeinleitung resistent ist und dann – schlimm für den Krebskranken – ebenfalls resistent gegen Chemotherapie wird. Der Erfolg jeder Chemotherapie ist nämlich auf eine funktionierende Apoptose angewiesen.

Krebszellen setzen zusätzliche Tricks ein. Die Apoptose in der Krebszelle wird verhindert, weil die meisten Krebszellen extra dafür einen Stoff namens *Survivin* (auch BIRC5 oder API4 genannt) erzeugen, der nicht von normalen Zellen hergestellt wird. Die Bildung von Survivin wird durch den Entzündungsfaktor NF-kappaB (Mastersubstanz Nr. 9) veranlasst. Das erklärt, warum Entzündungen zu einer Krebsprogression führen. Aber das Phytonutrient Resveratrol, das wir bereits eingehend beschrieben haben, ist offensichtlich in der Lage, Survivin zu stoppen.[3]

Beides, fehlende Apoptose und Widerstand gegen die Vernichtung, sind die für das Überleben von Krebszellen entscheidenden Mechanismen. Die Invasion von Krebszellen in die noch gesunde Zellumgebung geschieht dann mit Hilfe des Warburg-Effekts. Damit ist die Glykolyse gemeint, also die Gärung mit Hilfe von Zucker außerhalb der Mitochondrien. Glykolyse heißt Milchsäurebildung. Und damit, dass übermäßig viel Milchsäure in die Umgebung gepumpt wird und die benachbarten Zellen durch Säureüberlastung genetisch schwächt, haben es die Krebszellen leicht, sich auszubreiten.

Das Bewegungstrainingsparadox und die Mitochondrien

Wir haben im Kapitel »Belastung, das archaische Hormesekonzept« erfahren, dass Menschen, die sich täglich intensiv bewegen, nicht etwa früher, sondern deutlich später sterben als Menschen, die nichts dergleichen tun.

Man spricht hier vom Bewegungstrainingsparadox. Bisher war man nämlich davon ausgegangen, dass intensive Bewegung Verschleiß bedeutet, Ruhe hingegen Schonung und Regeneration. Paradoxerweise ist es aber genau umgekehrt. Und was hat das mit den Mitochondrien zu tun?

Die ATP-Energiebildung in den Mitochondrien beruht darauf, dass Elektronen durch vorgegebene Stationen zum Sauerstoff geschleust werden. Einige Elektronen fallen aus dem Schleusenkanal heraus und gelangen direkt zum Sauerstoff. Man spricht dabei von Leckraten. Mit dem Sauerstoff zusammen bilden die herausgefallenen Elektronen unterschiedlich große Mengen an freien Radikalen in Form von Superoxid. Fallen diese Mengen nicht allzu groß aus, können sie sehr nützlich sein. Diese Erkenntnis steht dem bisherigen Stand des Wissens, nach dem Superoxid immer mit Krankheit und Alterung in Verbindung gebracht wurde, diametral entgegen.

Bei dieser Aussage blieb die Dosis des Radikals unberücksichtigt. Hohe Dosen sind zweifellos schädlich, niedrige jedoch sind unweigerlich nützlich. Und bei gesunden Mitochondrien entstehen nur kleine Dosen. Wie das? Bei gesunden Mitochondrien beträgt die Leckrate der Elektronen, die den Sauerstoff erreichen und sich dann zu ROS entwickeln, etwa 2 Prozent. Diese Menge an ROS – dazu addieren sich noch die reaktiven nitrosen Spezies (RNS) aus der mitochondrialen Stickstoffmonoxidproduktion (mtNOS) – ist notwendig, um eine hormetische Dosis zur Ansteuerung von Signalproteinen wie Keap-1 zu gewährleisten (vgl. Kapitel 5 »Mastersubstanzen für ein langes Leben« und Kapitel 8 »Belastung, das archaische Hormesekonzept«). Nur auf diesem Weg kann ein wirksamer Schutz der Mitochondrien bei erhöhtem Stoffwechsel aufgebaut werden. Alle Versuche zeigen, dass diese ROS- und RNS-Dosen das Leben verlängern (Doonan et al., 2008; Mesquita et al., 2010; Van Raamsdonk and Hekimi, 2009). Die Wissenschaftler waren sehr überrascht, als sie zur Kenntnis nehmen mussten, dass eine pharmakologisch wirksame Antioxidantienzufuhr zur Eindämmung der ROS- und RNS-Produktion nicht wie erwartet zu einer Lebensverlängerung führte, sondern im Gegenteil, das Leben signifikant verkürzte.

Die richtige Dosis ROS und RNS in den Mitochondrien ist so wichtig, dass die Level sogar genetisch kontrolliert werden, und zwar mit Hilfe mehrerer Regelsubstanzen: p53, FOXO, c-MYC und MnSOD.[4] Wenn die adäquate Dosis ROS und RNS überschritten wird, sorgt der Apoptosemechanismus bei gesunden Mitochondrien für ein Ausschalten der gesamten Zelle. Eine Krankheit kann sich dann nicht mehr ausbreiten. Auf diese Weise wird der Gesamtorganismus entlastet und lebt länger.

Hier sei noch das oben bereits erwähnte Bewegungstrainingsparadox erklärt, wonach Menschen, die sich täglich intensiv bewegen, nicht früher sterben, sondern deutlich später, als Menschen, die nichts dergleichen tun. Während man die Bewegungsübungen macht, fließen regelmäßig mehr Elektronen in der Transportkette der Mitochondrien, da der gesamte Stoffwechsel angehoben ist und mehr ATP-Energie angefordert wird. Da durch heftiges und tiefes Einatmen in die Lunge am Ende der Kette auch mehr Sauerstoff in jeder Zelle anfällt, entsteht eine Art Elektronensog. Die Elektronen bleiben dabei besser als stabiler Strom auf der vorgezeichneten Bahn. Die Zwischenstufen in der Kette werden alle sauber reduziert (das ist das Gegenteil von oxidiert), also mit Elektronen angereichert. Die Menge an Leckelektronen sinkt dadurch auf ein Minimum und entspricht damit der adäquaten hormetischen Dosis.

Mitochondrien und die Alterung

Während der Alterung, etwa zwischen dem 65. und dem 75. Lebensjahr sinkt der ATP-Pool gegenüber dem von jungen Menschen um die Hälfte ab. Im Alter wird der Elektronentransport in der Atemkette immer schlechter. Dies ist verbunden mit vergrößerter Leckage und oxidativem Stress über die verträgliche Dosis hinaus und folglich mit Schädigungen. Der Rückgang der mitochondrialen ATP-Synthese ist kausal mit Mutationen der mitochondrialen DNA verbunden, die durch reaktive Sauerstoffzwischenprodukte in der Nähe der Mitochondrienmembran entstehen.[5] Dieser sehr bedeutende, sich selbst verstärkende Energiemangel liegt bei praktisch allen degenerativen Erkrankungen, die mit dem Altern assoziiert sind, vor.

Wie zu Beginn des ersten Kapitels bereits erwähnt wurde, veröffentlichte Denham Harman im Jahr 1956 seine Theorie des Alterns. Man wusste damals schon, dass Mitochondrien, während sie Zellenergie produzieren, auch freie Radikale wie Superoxid freisetzen.[6] Diese Theorie gilt noch heute.[7]

Wir hatten bereits erklärt, dass die freien Radikale in den Mitochondrien dadurch entstehen, dass die Elektronen ihre vorgezeichneten Wege in den Membranen verlassen und einen direkten Weg zum Sauerstoff nehmen. Man spricht, wie gesagt, von einem Elektronenleck. Im Alter werden verstärkt Elektronen und entsprechend auch freie Radikale freigesetzt. Dies kann nur durch unverzüglich eingeleitete Schutzmaßnahmen verhindert werden, auf die wir gleich eingehen werden. Wenn die ausfallen, werden die Membrane der Mitochondrien immer mehr geschädigt. Schließlich ist die gesamte Zelle funktionsunfähig und müsste dringend beseitigt werden. Im Alter ist aber auch die Apoptose geschwächt, wenn nicht sogar ganz eingestellt. Wenn wir nun nichts unternehmen, um die ursprünglichen Mechanismen wiederaufleben zu lassen, ergeben wir uns zu früh dem unnötigen Schicksal.[8]

Alle schweren neurodegenerativen Erkrankungen wie Alzheimer, Parkinson, Amyotrophische Lateralsklerose, Multiple Sklerose, Huntington und Friedreichsche Ataxie (FRDA), Autismus, chronische Müdigkeit, Myopathie und Fibromyalgie hängen mit einer mitochondrialen Dysfunktion und den durch ROS veränderten, teilweise falsch gefalteten Proteinen zusammen. Wahrscheinlich gehören auch die Autoimmunerkrankungen in diese Kategorie. Bei bestimmten Autoimmunerkrankungen wurde ein Defizit in der Elektronentransportkette mit größerem Elektronenleck und exzessiver ROS-Produktion festgestellt.

Für alle diese Erkrankungen finden wir also eine gemeinsame Ursache. Geschädigte und mutierte Mitochondrien haben eine Elektronenleckrate von 40 Prozent, was weit über der verträglichen hormetischen Dosis liegt. Es zeigt sich immer deutlicher, dass es besser für die Gesundheit ist, das Elektronenleck zu verhindern als Antioxidantien einzunehmen, die alles noch schlimmer machen.

Im Alter sammeln sich in den Mitochondrien zuhauf falsch gefaltete und durch ROS und RNS beschädigte Proteine an. Genau diese Beschädigung gibt dann Anlass, noch mehr ROS und RNS zu bilden.

Die Säuberung falsch arbeitender Mitochondrien über Mitophagie wäre jetzt dringend angezeigt, aber im Alter lässt auch die Mitophagie nach. Deshalb bleibt die Gesundheit auf der Strecke. Eine vorzeitige Alterung ergibt sich bereits aus unserer schlechten Angewohnheit, zu viel reinen Zucker und Kohlenhydrate, die immer zu reinem Zucker verstoffwechselt werden, zu uns zu nehmen. Dies stimuliert nämlich den Insulin/IGF-1- und den mTOR-Pfad, und beide Pfade verhindern die Mitophagie.

Wenn sich viel Abfall angesammelt hat, bleibt noch der Zelltod und die Autophagie, aber auch diese Mechanismen sind im Alter eingeschränkt. Ohne jede Möglichkeit, den Müll loszuwerden, bleibt der Zelle nur noch die Seneszenz oder sie verwandelt sich in eine Krebszelle.

Wie genau werden die Mitochondrien geschädigt?

Die folgenden Erklärungen sind wichtig, wenn es darum geht, die Schädigung der Mitochondrien so weit zu verstehen, dass man die richtigen Gegenmaßnahmen einleiten kann.

Beschädigungen der mtDNA durch oxidativen Stress (ROS) rufen eine Reaktion hervor, die telomerabhängige DNA-Schadensantwort (*DNA damage response*), die eine Aktivierung von p53 (Mastersubstanz Nr. 6) bewirkt, woraufhin PGC-1 (ein unterstützender Faktor der genetischen Transkription, der schon mehrfach vorher beschrieben wurde) gehemmt wird und keine mitochondrialen Proteine mehr aufgebaut werden. Das ist der Moment, in dem ganze Lawinen von ROS über die Mitochondrien hinwegrollen und sie stark beschädigen, worauf zwangsläufig die Glykolyse (Warburg-Effekt) ausgelöst wird. Das bedeutet, dass die ATP-Zellenergieproduktion nicht mehr über die Atemkette laufen kann. Die DNA-Beschädigung führt zur Aktivierung von PARP-1 mit der Folge, dass im Zellkern der Elektronentransporter NAD^+ (Mastersubstanz Nr. 3) erniedrigt wird. PARP-1 ist die Abkürzung für Poly(ADP-ribose)-Polymerase 1, der Bezeichnung für ein Enzym, das zur DNA-Reparatur beiträgt. Die NAD^+-Erniedrigung ist wiederum das Signal für SIRT1,

SIRT6 und SIRT7 (Mastersubstanzen Nr. 4), ihre Funktion einzustellen.

Im Mitochondriengenom herrscht nun ein pseudohypoxischer Zustand, was wörtlich übersetzt »Zustand des vorgetäuschten Sauerstoffmangels« bedeutet. Vorgetäuscht ist dieser Mangel deshalb, weil Sauerstoff ausreichend zur Verfügung steht, das Mitochondrium aber etwas erleidet, was sonst nur bei extremem Sauerstoffmangel erfahren wird.

Die Mitochondrien des betroffenen Menschen können keine Fettsäuren mehr verbrennen, keine Krebszelle mehr verhindern, keine Hormone mehr aufbauen, kein Reservezucker mehr zur Verfügung stellen – ein Desaster. Am besten ist der Funktionsmangel daran zu erkennen, dass der Körper immer mehr Fett speichert. Die Person wird adipös.

Fassen wir das oben Gesagte nochmals zusammen: Die mtDNA-Beschädigung durch vermehrten oxidativen Stress hat ein Sinken des NAD^+-Spiegels im Zellkern zur Folge. Unter diesen Bedingungen kann die SIRT-Familie nicht mehr arbeiten, (Diesen Punkt betrachten wir weiter unten noch genauer.) Dann wird der Warburg-Effekt gestartet, und die gesamte Zelle ist reif für die Umwandlung in eine Krebszelle.[9]

Das Enzym Telomerase, in das so viel Hoffnung gesetzt wurde, um das Altern zu stoppen, setzt, wenn es durch die ROS-Angriffe mutiert ist, nun einen zusätzlichen Zerstörungseffekt in Gang. Denn eine Komponente der Telomerase hTERT (*human telomerase reverse transcriptase)*, die leicht durch ROS mutiert, wandert aus dem Nukleus heraus und sorgt für jede Menge weitere Dysfunktionen in den Mitochondrien.[10]

Diese Dysfunktion verkürzt nun rapide die Telomere, was wieder p53 (Mastersubstanz Nr. 6) aktiviert, welches die mitochondriale genetische Expression notwendiger Proteine unterdrückt. Die Folge ist eine Vergreisung der Zelle, also Seneszenz. Durch diese sich dauernd selbst verstärkenden Effekte altern wir rapide.[11] Herzprobleme, Gehirndegeneration und die anderen Zivilisationserkrankungen nehmen hier ihren Anfang.

Wie wir die Funktion der Mitochondrien wiederherstellen können

Die Ursache der Probleme liegt in einer erhöhten Leckrate im Elektronenstrom innerhalb der Mitochondrien. Diese gilt es zu verhindern. Heute gilt als gesichert: Die Leckrate in Mitochondrien zu optimieren ist eine weit effizientere Strategie gegen Krankheit und Altern als die Zuführung von Antioxidantien.[12]

Tatsächlich bewirkt eine ausgeklügelte optimierte Mitochondrienfunktion, die insgesamt mit einer geringen Leckrate einhergeht, ein verlängertes Leben bei Tieren und sicherlich auch bei Menschen (Ristow und Schmeisser, 2011, Sena und Chandel, 2012).

Versuche mit Mäusen erbrachten folgende Ergebnisse: Die Lebenszeit stieg deutlich an, degenerative Ansätze blieben aus, Herzpathologie verschwand, und sogar Katarakte wurden verzögert. Gemessen wurde auch die erstaunliche Zunahme der in der Zelle genetisch erzeugten Antioxidantien auf das Tausenfache.

Wie erreichen wir das?

Neuformierung und Biogenese von Mitochondrien

Eine Neuformierung von Mitochondrien verspricht mehr Energie und Schutz in der Zelle. Durch den Stopp von Noxen und richtig dosierten Stress wird diese Neuformierung als Biogenese neuer Mitochondrien eingeleitet, und zwar vom Zellkern- und Mitochondriumgenom gemeinsam. Die Mehrheit der notwendigen Proteine kommt aus dem Zellkern, während die Substanzen der Elektronentransportkette aus der RNA (ribosomale RNA und Transfer-RNA) der Mitochondrien stammen.

Der wichtigste Faktor zur Mitochondrienbiogenese ist der bereits mehrfach erwähnte PPAR-gamma mit Helfern aus der PGC-Familie. Das für die Biogenese notwendige PGC-1-alpha wird durch SIRT1 (Mastersubstanz Nr. 4) gesteuert. SIRT1 sorgt auch dafür, dass beschädigte Mitochondrien durch Autophagie (Mitophagie) entfernt werden. Jede intensive Bewegung stimuliert diesen Weg der mitochondrialen Biogenese.

Nachdem wir die Akteure hiermit in aller Kürze benannt haben, wollen wir wissen, wie wir unsere Mitochondrien entsprechend pflegen können.

1. PQQ für die Biogenese

Pyrrolochinolinchinon (PQQ) wurde zwar schon im Jahre 1979 von japanischen Wissenschaftlern erstmals isoliert, aber erst im Jahr 2010 wurde entdeckt, dass es für Menschen essentiell ist. Das heißt, wir brauchen es unbedingt, können es selbst aber nicht herstellen.[13]

Es wird darüber diskutiert, das PQQ als ein neues Vitamin der Gruppe B zu klassifizieren. Es ermöglicht die Mitochondrienbiogenese, indem es die Gene für ihre Reproduktion unter Verwendung von PPAR aktiviert. Die Anzahl der Mitochondrien wird durch PQQ entsprechend erhöht, auch in alternden Zellen, die nicht direkt mit PQQ in Berührung kommen. Das ist einzigartig.

Bei Mäusen hat eine PQQ-arme Ernährung zu schlechter Haut, schlechtem Wachstum, geringer Immunabwehr und vermindertem Reproduktionsverhalten geführt.

Und wie kommen wir an möglichst viel PQQ?

Am meisten PQQ befindet sich in einem japanischen Lebensmittel namens Natto (Nattokinase), das auch als reiche Quelle für Vitamin K_2 bekannt ist. Es besteht aus fermentierten Sojabohnen. Ansonsten ist PQQ ausreichend in Eigelb, Petersilie, grünem Tee, Tofu, grünem Pfeffer, Paprika, Kiwis, Papaya und Spinat. Wir brauchen diese PQQ-haltigen Nahrungsmittel täglich.

Eine Doppelblindstudie hat gezeigt, dass eine tägliche Dosis von 10 bis 20 mg PQQ das Kurzzeitgedächtnis sowie die Konzentration bei jungen Erwachsenen stark verbessert. PQQ ist wasserlöslich, häuft sich nicht an und hat selbst in hohen Dosen keine Intoleranz zur Folge. Zusammen mit Ubiquinol (elektronenreiches, also reduziertes Q10) eingenommen, ist es als Verjüngungskur unschlagbar.

Auch PGC-1 wird durch PQQ stimuliert. Wir wissen inzwischen, dass PGC-1 ein wichtiger Faktor gegen die Alterung ist, weil es die Expression von SIRT3 stimuliert und damit Langlebigkeit ermöglicht. SIRT3 ist die wichtigste Deacetylase und kontrolliert sogar die ROS-Menge in den Mitochondrien, und zwar über eine Steuerung der Mangansuperoxiddismutase (MnSOD), des wohl bedeutendsten Antioxidans-Enzyms in den Mitochondrien. SIRT3 steuert auch Enzyme, die Teile der Mitochondrienatemkette synthetisieren und besonders die Oxidation, also die Verbrennung von Fettsäuren bewirken.

Wenn die hohe SIRT3-Aktivität über Monate anhält, wird der Mensch schlanker. Ein direkt damit zusammenhängender Mechanismus verstärkt die Fettverbrennung zusätzlich. Wir wissen bereits, dass PPAR ein wesentlicher Faktor der Mitochondrienbiogenese ist und PGC-1 als Coaktivator braucht. PGC-1 wird vor allem durch körperliche Bewegung und Kältestress angeregt. Körperliche Bewegung heißt Muskelkontraktion. Dabei wird der körpereigene Botenstoff Irisin von den Muskelzellen freigesetzt, der PGC-1 agonistisch aktiviert. Daraufhin wird die Transformation weißer in braune Fettzellen ausgelöst, und zwar mit vermehrter Expression des für braune Fettzellen typischen Thermogenins (engl. *Uncoupling Protein 1 bzw. UCP1)*. Die vermehrte Expression dieses Proteins in Fettzellen führt zu einer Wärmeerzeugung mit Fettzellenverbrennung und damit zu Gewichtsverlust und verbesserter Glukosetoleranz.

Obwohl dieser Irisinmechanismus von der Havard Medical School entdeckt und in der renommierten wissenschaftlichen Zeitschrift *Nature* veröffentlicht wurde, wird die Existenz von Irisin angezweifelt.

2. Kalorienrestriktion und Fasten für aktivierte Mitophagie

Kalorienrestriktion aktiviert die Mitophagie, also den Abbau defekter Mitochondrien, und zwar durch Herunterregulierung des Insulin/IGF-1-Pfads (Mastersubstanz Nr. 8) und Hemmung des mTOR-Pfads (Mastersubstanz Nr. 7).[14]

Fasten oder auch nur ein leichtes Hungergefühl bei Kalorienrestriktion einerseits und die Verarbeitung moderater Nahrungsmengen über den Insulin/IGF-1-Pfad andererseits stehen beide mit nicht zu hoher ROS-Produktion in den Mitochondrien in Verbindung. Beide Wege im Wechsel von vielen Stunden bis zu einem Tag garantieren bei einer mäßigen ROS-Dosis Gesundheit, denn durch die adäquate ROS-Dosis wird SIRT1 aktiviert mit nachfolgender FOXO-Transkription (Aufbau von Enzym SOD zur ROS-Neutralisierung).[15]

SIRT1 ist der verantwortliche Signalstoff für die Fettverbrennung (Fettsäurenoxidation) und ist an der Mitochondrienbiogenese beteiligt. Wenn SIRT1 fehlt, ist Gewichtszunahme bis zur Adipositas vorprogrammiert.

Interessant könnte die Verwendung von 2-Deoxyglukose sein – nicht nur als Kalorienrestriktionsmimetikum, sondern auch zur Vorbeugung des Warburg-Effekts (siehe Punkt 4 weiter unten).

Während die Kalorienrestriktion bei jungen Menschen bestens funktioniert, sind ihre Folgen im Alter nicht mehr so ausgeprägt. Es gibt weitere Verfahren, die aber auch manchmal kommerziellen Interessen folgen, wie das folgende Beispiel zeigt.

Um die Mitophagie zu aktivieren, muss – wie gesagt – die Mastersubstanz Nr. 7 mTOR gehemmt werden. Der Name mTOR (*mammalian target of Rapamycin* (»Ziel von Rapamycin im Säugetier«) sagt es bereits: Ein idealer Wirkstoff für mTOR ist Rapamycin, ein bakterielles Produkt, das 1964 zufällig in der vulkanischen Erde der Osterinseln (polynesisch: *Rapa Nui*) gefunden wurde. Die Bakterien stellen diese leicht giftige Substanz her, um sich vor konkurrierenden Pilzen zu schützen. Die Substanz hemmt nicht nur das Wachstum dieser Pilze, sondern aller Lebewesen, soweit das bis heute untersucht wurde. Rapamycin aktiviert das nötige Aufräumen und wirkt außerdem einer ganzen Reihe von Alterserscheinungen wie Zellseneszenz und Krebs entgegen.[16]

Haben wir mit Rapamycin also ein ideales Mittel gegen das Altern, wie häufig behauptet wird? Keineswegs, denn seine Nebenwirkungen wiegen schwer: gestörte Wundheilung, erhöhte Oxidation des Cholesterins, wenig Regeneration. Letztlich schaffen wir damit die Grundlagen für spätere Erkrankungen, die wiederum die Alterung forcieren. Deren Hemmung durch Rapamycin ist also nur von kurzer Dauer.

3. Hochregulierung von AMPK für viel Zellenergie

Wir erinnern uns: AMPK (Mastersubstanz Nr. 2) ist das Enzym, das den Organismus vor einem Mangel an Zellenergie beschützen soll und auch für die Bereitstellung von PGC-1 sorgt. Polyphenole wie Resveratrol (Weintrauben), Epigallocatechin-3-Gallate (grüner Tee), Cannabinoide (Hanf) sind milde Gifte, die über ihre schwachen Energiewirkungen die AMPK-Expression steigern und erhöhte AMP- und AMPK-Spiegel hervorrufen. Nrf2, das Zentrum der körpereigenen Antioxidantien, von dem immer wieder die Rede ist, kann AMPK ebenfalls erhöhen.

Dass die positiven Effekte körperlicher Bewegung etwas mit einer Stimulierung von AMPK zu tun haben, ist inzwischen gut erforscht. Kombiniert man nun körperliche Bewegung mit den genannten Phytonutrienten, wobei das Polyphenol Resveratrol im Vordergrund steht, verbessern sich die Mitochondrienbiogenese und die ATP-Produktion um ein Mehrfaches, genau so wie der Mensch in der Natur es brauchte.

Das Pharmakon *Metformin*, dass AMPK ebenfalls stark stimulieren kann, hat in orientierenden Versuchen den Metabolismus des Fadenwurms *Caenorhabditis elegans* so beeinflusst, dass er mit deutlicher Verzögerung alterte. Wenn man Mäusen schon in jungen Jahren *Metformin* gibt, wird ihr Leben ebenfalls verlängert. *Metformin* ist das klassische Medikament gegen Diabetes und hat einige Nebenwirkungen. Deshalb sollte es nur unter ärztlicher Aufsicht eingenommen werden.

4. Verhindern des Warburg-Effekts (aerobe Glykolyse) durch Mitochondrienbooster

Eine überwiegend *aerobe* Glykolyse ist ein Zeichen für nicht funktionierende Mitochondrien. In der Physiologie gut bekannt ist die *anaerobe* Glykolyse, die Zuckerverarbeitung in Abwesenheit von

Sauerstoff. Der Unterschied zwischen aerob und anaerob ist, dass bei der aeroben Glykolyse zwar ausreichend Sauerstoff zur Verfügung steht, aber nicht mehr genutzt werden kann (Warburg-Effekt). Bei der Glykolyse fällt Milchsäure an, die den pH-Wert in Richtung sauer drückt und dann viele Zellfunktionen hemmen kann, etwa die Regeneration über RNA.

Interessant ist, dass bei körperlicher Anstrengung selektiv L(+)-Milchsäure (polarimetrisch rechtsdrehend, deshalb »Rechtsmilchsäure«) produziert wird. Bei der aeroben Glykolyse scheint zusätzlich D(-)-Milchsäure (polarimetrisch linksdrehend, deshalb »Linksmilchsäure«) produziert zu werden. Allein die L(+)-Milchsäure kann Mitochondrien bis zum 3,5-Fachen ihrer normalen Aktivität anregen. Das ist ein sinnvoller Mechanismus, der bei Anstrengung genügend ATP bereitstellt. Gleichzeitig wird damit versucht, die Zelle aus der Glykolyse wieder in die normale Atmung zu dirigieren.

Das gelingt mit einem »Mitochondrienbooster« besonders gut. Eine der wirkungsvollsten Kombinationen ist Acetyl-Carnitin und Alpha-Liponsäure, die synergistisch wirken.[17]

Acetyl-L-Carnitin ist das acetylierte Derivat der Aminosäure L-Carnitin, das deutlich besser bioverfügbar ist als die Aminosäure selbst. Bruce Ames, emeritierter Professor der Biochemie an der University of California, Berkeley, sagte bereits 2010: »Wenn wir R-Liponsäure zusammen mit Acetyl-L-Carnitin verabreicht haben, wurden alle Funktionen, die wir beobachtet haben und die mit dem Alter abnahmen, wiederhergestellt.«

Alpha-Liponsäure (1,2-Dithiolan-3-Valeriansäure) ist eine schwefelhaltige Fettsäure, die im menschlichen Körper von Natur aus vorkommt. Da Alpha-Liponsäure natürlich auch von sämtlichen Tieren hergestellt wird, enthält unsere tierische Nahrung ebenfalls kleine Mengen davon. Das gilt besonders für Rindfleisch und Innereien wie Leber, Herz und Nieren. Die beiden Schwefelatome der Alpha-Liponsäure sind in einer Ringstruktur miteinander verbunden, sodass Alpha-Liponsäure sowohl wasser- als auch fettlöslich ist. Das ist ein großer Vorteil für die schnelle Durchdringung sämtlicher Membrane.

Im Magen-Darm-Trakt wird Alpha-Liponsäure deshalb gut resorbiert und verteilt sich schnell im ganzen Körper.

Die Synergie der beiden Substanzen Carnitin und Liponsäure zur Optimierung der Mitochondrienfunktion ist nachgewiesen. Doch warum ist die Kombination mit Acetyl-Carnitin so erfolgreich? Carnitin transportiert Fette – auch die Liponsäure ist eine Fettsäure – vom Cytosol in die Mitochondrien und sorgt dort für einen Energieschub. Die Alpha-Liponsäure ist im Energiestoffwechsel eine Schlüsselsubstanz für die ATP-Produktion. Sie ist als Coenzym von Enzymkomplexen tätig, darunter die Pyruvat-Dehydrogenase und die Alpha-Ketoglutarat-Dehydrogenase. Beide sind für die Energieproduktion in der Zelle unabdingbar.

Alpha-Liponsäure ist außerdem ein besonders wirkungsvolles Antioxidans, das die Blut-Hirn-Schranke leicht passiert und daher auch die Gehirnzellen vor Angriffen durch freie Radikale schützt. Sie dringt in intra- und extrazelluläre wasser- und fettlösliche Strukturen (Zellmembranen, Cytosol, Blutserum, Lipoproteine) ein und hat den zusätzlichen Effekt, dass sie mit (Schwer-) Metallen wie Cadmium, Eisen, Kupfer und Quecksilber Chelate bildet, die dann verstärkt über die Galle ausgeschieden werden können, wie Tiermodelle gezeigt haben.[18]

Das Isomer R(+)-Alpha-Liponsäure ist die natürliche und von der Wirkung her überlegene Form der Liponsäure, wie sie im Organismus natürlicherweise existiert. Bei der Alpha-Liponsäure, die gewöhnlich in Nahrungsergänzungsmitteln enthalten ist, handelt es sich um ein 50:50-Gemisch der beiden Formen R (natürliches Isomer) und S (künstliches Isomer). Die entzündungshemmende Aktivität der R-Form ist bis zu zehnmal höherwertig. Allein die R-Form scheint für den verbesserten Metabolismus von Glukose, welcher der Alpha-Liponsäure zugeschrieben wird, verantwortlich zu sein.

Das Isomer R-Liponsäure soll darüber hinaus die mitochondriale DNA reparieren können.[19]

Wenig beachtet wurde bisher, dass die reduzierte Form der Liponsäure die besten gesundheitlichen Erfolge zeigt, nämlich die

Dihydroliponsäure (DHLA), ein noch stärkerer Radikalfänger und ein noch wirksameres Antioxidans.[20] Wenn diese reduzierte Form der Liponsäure ausreichend vorhanden ist, filtert sie alle zerstörerischen Substanzen aus den Organen und Geweben, etwa Superoxidradikale, Hydroxylradikale, Peroxinitrit, Singulettsauerstoff und hypochlore Säure. Außerdem werden die beiden elektronenübertragenden Polypeptide Thioredoxin und Glutathion regeneriert und die Enzyme Katalase und Glutathionreduktase in Höchstform gebracht. Das wiederum bringt bereits oxidierte wasser- und fettlösliche Antioxidantien wie Vitamin C, Vitamin E und Coenzym Q10 in ihre ursprüngliche aktive Form zurück.[21]

Coenzym Q10 (Ubichinon) ist ein weiterer starker Mediator im Elektronentransfer. Er vermittelt die Elektronen zwischen den Komplexen I/II und III der Elektronentransferkette in den Mitochondrien. Im Alter wird die Regenerierung von Ubichinon in seiner reduzierten Form mit Namen Ubichinol allerdings immer schwieriger. Die hier immer wieder erwähnten Phytonutrienten, die den Nrf2-Pfad stimulieren, helfen bei der Erzeugung von Ubichinol.

Der Wirkstoff Idebenon ist ein Analog des Coenzyms Q10. Idebenon autooxidiert aber anders als das Q10 nicht bei Sauerstoffmangel (Hypoxie), wobei besonders viele Schäden durch freie Radikale verursacht werden. Idebenon kann deshalb immer eine normale Produktion von ATP in den hypoxischen Zellen aufrechterhalten. Darüber hinaus verbessert Idebenon die cholinerge Aktivität (Neurotransmitter Acetylcholin in den Muskeln und im Parasympathikus), erhöht die Synthese des Nervenwachstumsfaktors (*Nerve Growth Factor*), stimuliert die kognitiven Fähigkeiten und schützt die Neuronen vor schädigenden Substanzen (Exzitotoxizität), die durch das übermäßige Vorhandensein von Glutaminsäure oder in Synapsen und Neurotransmittern vorkommende Aspartinsäure (syn. Asparaginsäure) hervorgerufen werden. Empfohlen wird Idebenon deshalb auch für Personen, die viel Natriummonoglutamat (Geschmacksverstärker) oder Aspartam (Süßstoff) konsumieren.

Bei allen Supplementen darf man nie aus den Augen verlieren, dass das, was für die meisten Zellen gut ist, auch den Krebszellen nutzt.

5. Verjüngung der Mitochondrien mit NAD$^+$-Vorläufern

Wenn im Zellkern zu wenig NAD$^+$ vorhanden ist, kommt es zu einer mangelhaften Expression der mitochondrialen DNA-Gene, die für den Elektronentransport in den Komplexen I, III, IV der Atemkette erforderlich sind. Weil mit diesem Mangel die sauerstoffabhängige Energiebildung nicht mehr ausreichend möglich ist, entwickeln die Zellen eine Atmung, die der Atmung der Krebszelle gleicht und den Warburg-Effekt einschließt. ATP wird nicht mehr in den Mitochondrien erzeugt, sondern im Zytoplasma als aerobe Glykolyse. Der primäre Treiber dieser metabolischen Umprogrammierung ist der Transkriptionsfaktor, *Hypoxie Inducing Factor 1 alpha* (HIF-1-alpha), der zwar eigentlich bei zu wenig Sauerstoff aktiv werden soll, nun aber auch bei einem niedrigen NAD$^+$-Spiegel anspringt. HIF-1-alpha hemmt direkt die Replikation der mitochondrialen DNA. Die so veränderten Mitochondrien können zwar kein ATP mehr aufbauen, aber weiterhin jede Menge freie Radikale erzeugen. Diese im Alter häufig vorhandene Pseudohypoxie kann durch eine Erhöhung der NAD$^+$- und NADH-Pegel gestoppt werden.

Wenn sich nicht genügend NAD$^+$ im Zellkern befindet, kann SIRT1 nicht funktionieren, da NAD$^+$ ein obligatorischer Cofaktor aller sieben Sirtuine ist. Laut einer Veröffentlichung aus dem Jahr 2013 von Sinclair und anderen Forschern der Harvard University kann die Supplementierung mit einem NAD$^+$-Vorläufer diese mitochondriale »Warburg-Effekt«-Dysfunktion im Tiermodell innerhalb einer Woche umkehren.[22]

Sinclair und seine Mitarbeiter verwendeten einen NAD$^+$-Vorläufer namens Nicotinamidmononucleotid (NMN). Andere Forscher hatten den gleichen Erfolg mit Nicotinamidribosid (NR), das unter dem Handelsnamen *Niagen* verfügbar ist.[23]

Als Alternative zu Nahrungsergänzungsmitteln käme Nicotinamidribosid aus Kuhmilch in Frage. Allerdings reicht die Dosis beim üblichen Milchkonsum von ein bis zwei Gläsern nicht aus, um beispielsweise die Insulinempfindlichkeit der Gewebe zu steigern oder eine Gewichtsreduktion zu erreichen, wie sich in Versuchen mit Mäusen gezeigt hat. Wer aber mehr als täglich ca. 200 ml Kuhmilch trinkt, hat eventuell Nachteile. Erst einmal ist Milch reich an dem Faktor IGF-1, der Wachstum vermittelt (leider auch Krebswachstum) und zusammen mit dem Insulinpfad einige Stoffwechselprobleme hervorruft, denn die Laktose der Milch wird im Körper zu D-Galaktose umgewandelt. Dies führt zu chronischen Entzündungen und frühzeitiger Alterung. Auch ist Galaktose kaum vergärbar. Galaktose ist leicht nachweisbar, denn sie ist optisch aktiv und dreht die Schwingungsebene des polarisierten Lichtes um +80° nach rechts.

Energiereiches Glutathion

Wenn wir das Altern aufhalten wollen, kommen wir an Glutathion (GSH) nicht vorbei. Es ist ein schwefelhaltiges Tripeptid, zusammengebaut aus den Aminosäuren L-Glutaminsäure, L-Cystein und Glycin.

Glutathion und NADH sind die wohl wichtigsten Instanzen in der Zelle, wenn es darum geht, Elektronen zu speichern und weiterzugeben. Ohne ausreichende Elektronen ist uns kein langes Leben möglich. Denn bereits bei der Bildung von Zellenergie (ATP) sind wir auf Glutathion und NADH angewiesen. Diese beiden hochenergetischen Substanzen werden in unserem Körper verwendet, um die aus der Nahrung extrahierten Elektronen auf Sauerstoff zu übertragen.

Es ist leicht ersichtlich, dass uns nur die reduzierte elektronenreiche Form des Glutathions (GSH) nützt, denn nur sie kann viele freie Radikale abfangen. GSH wird dann schnell zum oxidierten Glutathion, zu Glutathiondisulfid (GSSG) und muss deshalb schleunigst neu reduziert werden. Dazu dient das Enzym Glutathionreduktase, das für seine Funktion größere Mengen der Redoxsubstanz NADH oder auch NADPH als Elektronengeber benötigt.

Die Synthese von Glutathionreduktase ist wiederum auf die Mastersubstanz Nrf2 angewiesen. Alles, was Nrf2 aktiviert (und diese Aktivierung ist immer wieder durch die verschiedensten Phytonutrienten möglich), steigert auch die Präsenz von Glutathionreduktase, was für Gesundheit und ein langes Leben immens wichtig ist.[24]

Im Alter ist die zentrale elektronenreiche Substanz Glutathion nicht mehr so reichlich vorhanden wie in jungen Jahren. Es gibt bei vielen Menschen sogar ausgesprochenen Glutathionmangel. Tritt er in den Augenlinsen auf, ergibt sich ein hohes Kataraktrisiko (Grauer Star).

Übermäßiger Alkoholkonsum setzt Glutathion in den Mitochondrien selektiv herab, weil der Transporter gehemmt wird. Ein zu niedriger Glutathionpegel wiederum hemmt die Gene, die für die Produktion von Antioxidantien verantwortlich sind.

Glutathion braucht für seinen eigenen Aufbau die Aminosäuren L-Cystein, Glycin und L-Glutaminsäure.

Cystein ist innerhalb der von uns genutzten 22 Standard-Aminosäuren eigentlich eine nichtessentielle Aminosäure, weil sie in unserem Körper aus Methionin hergestellt werden kann. Das Zwischenprodukt bei dieser Herstellung ist Homocystein. 50 Prozent des im Körper verwendeten Cysteins kommt aus Homocystein.[25] Aber die Enzyme, die Homocystein in das wertvolle Cystein verwandeln, lassen im Alter stark nach. Die Folge ist erst einmal eine zu geringe Cysteinmenge und gleichzeitig ein Stau von zu viel nicht verwertetem Homocystein. Und derart unübliche Mengen wirken dann toxisch. Bei alten Tieren war in Untersuchungen ein Überschuss von beinahe doppelt so viel Homocystein nachweisbar wie bei jungen Tieren. Sowohl in Kohortenstudien mit großen Menschenpopulationen als auch in klinischen Studien korrelierte ein früher Tod mit einem hohen Homocysteinspiegel.[26]

Männer haben generell mit erhöhtem Homocystein zu tun, verglichen mit Frauen. Grund dafür ist das Testosteron, das einige notwendige Enzyme für den Abbau von Homocystein herunterreguliert. Mit dem erhöhten Homocysteinlevel und dem weiterhin fehlenden Cystein ist eine viel zu niedrige Glutathionsynthese verbunden. Damit sind eine ganze Reihe von Erkrankungen vorprogrammiert: Herzschwäche, Venenthrombose. Alzheimer-Erkrankung, Osteoporose und Depression.

Die verringerte Synthese von Glutathion im Alter kann durch die vergrößerte Einnahme der Präkursor L-Cystein und Glycin manchmal bereits ausgeglichen werden.[27] Eine praktische Intervention gegen zu wenig Glutathion bei gleichzeitig zu viel Homocystein ist allerdings ungewöhnlich aufwändig.

Notwendig sind ausreichende Mengen von

- Docosahexaensäure DHA und konjugierten Linolensäure CLA (siehe Kapitel »Wie richtige Ernährung das Leben verlängern kann«)
- Vitamine B1, B2, B3, B5, B6, B12, Biotin, C, E und D
- Alpha-Liponsäure, die Cystin zu Cystein reduziert
- Coenzym Q10
- Selen, Zink, Magnesium, Kalzium, Eisen
- Aminosäuren Glycin, Cystein, Arginin, Histidin, Alanin, Carnitin, Methionin, Prolin, Glutamin (bis auf Glycin alles L-Formen)
- Polyphenole aus Pflanzen wie Resveratrol und Quercetin.

Wenn aus dieser langen Liste nur ein Faktor fehlt, ist die Bildung bzw. Funktion des Glutathions bereits nicht mehr optimal. Mehrere fehlende Faktoren ergeben bereits Funktionsstörungen.

Am einfachsten ist die direkte Aufnahme von möglichst viel reduziertem Glutathion mit der Nahrung. Glutathion ist in einer Reihe von frischen Obst- und Gemüsearten enthalten. Dazu gehören Avocados, Wassermelonen, Orangen, Tomaten, Broccoli, Zucchini, Spinat, Spargel, Kartoffeln.

Limonen, ein Terpenkohlenwasserstoff, den wir im Kapitel »Regeneration durch Xenohormese« bereits kennengelernt haben, kann die Produktion von Glutathionenzymen mit antioxidativen und entgiftenden Fähigkeiten fördern. Limonen kommt in Kirschen, Sellerie, Fenchel sowie in Soja- und Weizenprodukten vor.

Wenn wir außerdem noch die Vorstufe von NADH, das Nikotinamid in ausreichender Menge zu uns nehmen, können wir den Ergebnissen aus wissenschaftlichen Versuchen zufolge das Überleben alternder Gehirnzellen trotz Amyloidstress besser sichern. Nikotinamid ist die Amidform von Vitamin B_3 (Niacin oder Nikotinsäure) und reichlich in Erdnüssen (15,3mg/100g), allen Hülsenfrüchten (ca. 2,5mg/100g), Hühnerleber (11,2mg/100g) und im Fleisch vom Rind, vom Lamm und vom Schwein (4,5-7,5mg/g) enthalten. Nikotinamid steht aber im Verdacht, auch für Krebszellen nützlich zu sein.

Wissenschaftler bekennen sich zu der Aussage, dass genügend reduziertes Glutathion und ausreichende Mengen NADH das Leben sehr effektiv verlängern.[28]

Aber immer wieder wird deutlich gemacht, dass es nicht auf die absolute Menge von GSH und NADH ankommt, sondern vielmehr auf das Verhältnis von elektronenreicher zu elektronenarmer (oxidierter) Substanz, also von GSH/GSSG und von NADH/NAD^+. Mit diesem Verhältnis sind die Redoxpotentiale, das heißt, die Möglichkeiten des Elektronenflusses definiert.

Die Glykolyse, die sich bei alternden Mitochondrien durchsetzt und auch den Stoffwechsel von Krebszellen kennzeichnet, raubt besonders viel Elektronen von NADH (oxidiert) und reichert somit NAD^+ an. Dadurch fehlen dem Glutathion die Elektronen von NADH und von dem notwendigen reduzierten Glutathion gibt es zu wenig. Zucker in Lebensmitteln ohne hinreichende Körperbewegung forcieren die Glykolyse und sind deshalb in zu hoher Dosis schädigend.[29]

Das weithin bekannte Schmerzmittel *Paracetamol* wird zu 10 bis 15 Prozent in der Leber metabolisiert, und zwar auf Kosten von Glutathion. Eine Überdosis des Medikaments schädigt schließlich wegen des zu niedrigen Glutathionverhältnisses die Leberfunktion. Kadmium, Arsen, Blei binden sich an Sulfhydrylgruppen von Proteinen, die auch Glutathion verwenden und sind deshalb toxisch.[30]

Glutamin, Glutaminsäure und Glutamat

Die nicht essentielle Animosäure L-Glutamin ermöglicht die Bildung des oben erwähnten Glutathion und ist Bestandteil vieler Proteine. Keinesfalls darf Glutamin mit Glutaminsäure oder Glutamat, der ionisierten Form der Glutaminsäure verwechselt werden. Diese drei Stoffe sind zwar ähnlich aufgebaut, aber in ihrer Wirkung sehr verschieden.

> Es gibt zwar L-Glutamin und D-Glutamin, aber nur das L-Glutamin kommt natürlich vor. D-Glutamin kann zwar synthetisch hergestellt werden, spielt aber in unserem Zusammenhang keine Rolle. Daher ist im folgenden Text nur von Glutamin die Rede. Damit ist *immer* L-Glutamin gemeint.

Glutamin hat mit 60 Prozent den höchsten Anteil an freien Aminosäuren im Körper. Weil es sehr häufig gebraucht wird, kann es aus Glutaminsäure in den Mitochondrien hergestellt werden (durch Glutamat-Ammonium-Ligase).

Glutaminsäure und ähnliche Verbindungen sind bekannte Lebensmittelzusätze, die als E 620, E 621, E 625 deklariert werden. Ansonsten ist Glutaminsäure in allen proteinreichen Nahrungsmitteln zu finden, in Rind-, Hähnchen- und Lachsfleisch ebenso wie in Erbsen und Sojasauce. In zu großen Mengen kann Glutaminsäure neurotoxisch sein.

Glutamat, das Salz der Glutaminsäure, ist einer der stärksten Neurotransmitter im Gehirn. In der heutigen Industrienahrung ist Glutamat ein beliebter und weit verbreiteter Geschmacksverstärker. Glutamat gilt als Auslöser des China-Restaurant-Syndroms, einer pseudoallergischen Reaktion mit Kopfschmerzen, Übelkeit, Herzklopfen, Gliederschmerzen und weiteren Symptomen.

Das sogenannte Restless-Legs-Syndrom (RLS) ist eine neurologische Störung mit qualvollem Bewegungsdrang in der Beinmuskulatur, das die davon Betroffenen nachts nicht schlafen lässt. Eine Studie mit 28 RLS-Patienten an der Johns Hopkins University (Baltimore) lieferte Hinweise für einen ungewöhnlich hohen Glutamatspiegel im Thalamus der untersuchten RLS-Patienten. Dabei korrelierte die Höhe des Glutamatspiegels mit entsprechend schlechtem Schlaf. Die Leiter der Studie halten die Übererregung des Thalamus durch Glutamat für die Ursache der Schlafstörungen.[31]

Es ist also durchaus sinnvoll, Glutamat im Essen zu vermeiden. Gelangt dennoch zu viel Glutaminsäure in den Körper, schützt dieser sich dadurch, dass er die Glutaminsäure mit Hilfe von Nikotinamid und Vitamin B_6 in Glutamin umwandelt.

Die vielen Vorteile und der eine Nachteil von Glutamin

Für das Erscheinungsbild des Körpers ist Glutamin zweifellos ein wahrer Jungbrunnen. Es festigt und glättet die Haut und macht sie deutlich elastischer. Außerdem stärkt es das Immunsystem, wirkt der Fettspeicherung entgegen[32] und mindert das Verlangen nach Zucker und Alkohol[33].

Ammoniak als Stoffwechselprodukt stickstoffhaltiger Eiweiße darf nicht in zu großen Mengen im Körper angesammelt werden und wird deshalb mit Hilfe von Glutamin in der Niere abgespalten. Das basische Ammoniakmolekül bindet dann Säure und wird ausgeschieden. So bewirkt Glutamin indirekt ein ausgewogenes Säure-Basen-Gleichgewicht.

Der Bedarf an Glutamin steigt mit zunehmender körperlicher und geistiger Beanspruchung ebenso wie bei erhöhtem Stressniveau. Patienten mit Erschöpfungszuständen und Hirnleistungsstörungen weisen häufig einen Mangel an Glutaminsäure auf. Innere Unruhe, Schlaflosigkeit und mangelnde Konzentration stehen damit im Zusammenhang. Glutamin ist für Psyche und Körper gleichermaßen gut. Mit Hilfe des Enzyms L-Glutamin-Decarboxylase wird die beruhigende GABA (Gammaaminobuttersäure) aufgebaut, die dem nervös machenden Glutamat entgegenwirken kann.

Die körpereigene Produktion dieser wichtigen Aminosäure erfolgt mit zunehmendem Alter häufig nicht mehr in ausreichendem Maße. Eine Supplementierung ist dann durchaus angeraten.[34]

Aber: Krebszellen benötigen für ihr Wachstum bis zu viermal mehr Glutamin als gesunde Zellen. Damit haben wir wieder das Generalproblem. Was gut für gesunde Zellen ist, wirkt oft noch besser bei Krebszellen, die dadurch am Leben erhalten werden.

FAZIT: Unser Körper ist auf mehrere Energiequellen angewiesen, die insgesamt Gesundheit garantieren. Nutzbare Energien können von außen kommen, etwa Licht und Kleinionen, oder werden entsprechend den jeweiligen Erfordernissen in jeder Zelle zur Verfügung gestellt. Die wichtigste Energiebereitstellung findet in den Mitochondrien statt. Es ist durchaus sinnvoll, sich Wissen darüber anzueignen, wie diese Energiekraftwerke funktionieren und was sie brauchen, um lange gesund zu bleiben.

10. Manchmal hungern, ab und zu fasten – Kalorienrestriktion

Eine Reduzierung der Nahrungsaufnahme kann Leben verlängern. Bereits 1934 fanden Forscher von der Cornell University heraus, dass Laborratten, die nur die Hälfte an Futter fraßen wie Vergleichstiere, doppelt so alt wurden wie diese.

Kalorienrestriktion verlängert das Leben von Fruchtfliegen, Fischen, Mäusen und Hunden. Warum sollte das nicht auch beim Menschen funktionieren?

Allerdings gibt es eine Voraussetzung. Die Zufuhr sämtlicher essentieller Nahrungsstoffe muss langfristig gewährleistet sein. Das heißt, es darf kein Mangel an notwendigen Vitaminen, Mineralen, Aminosäuren und Fettsäuren bestehen. Deshalb gibt es zwei Möglichkeiten. Entweder wird die Fastenzeit zeitlich begrenzt oder die Nahrung ist andauernd kalorienarm, enthält dafür aber wichtige Nährstoffe in hoher Konzentration. Beides war in archaischen Zeiten normalerweise selbstverständlich. Man aß, was man bekam, mal mehr, mal weniger. Im Winter eher weniger. Wenn die Nahrung direkt aus der Natur kam, war sie selbstverständlich optimal mit allem Notwendigen angereichert.

Von der Kalorienrestriktion profitiert der ganze Körper. Bei präkanzerogenen Zellen führt eine Reduzierung der Glukoseaufnahme zur Apoptose, bei gesunden Zellen nicht. Ein kluger Effekt.[1]

Wie wirkt die Kalorienrestriktion?

Eine gewichtige Frage ist, ob durch Kalorienrestriktion Fett abgebaut wird, was nicht nur ästhetische Vorteile hätte. Fett, insbesondere Bauchfett, ist auch dafür bekannt, dass es über die Ausschüttung von Hormonen krank macht. Tierversuche haben jedoch gezeigt, dass ein zu schneller Fettabbau durch Kalorienrestriktion Probleme aufwirft. Die Mäuse, die aufgrund einer Diät am schnellsten Fett verloren, lebten nicht etwa länger, wie man erwartet hatte, sondern starben sogar deutlich früher. Entsprechend ergab sich die positivste Wirkung bei den Tiere, die am wenigsten Gewicht verloren. Dieses Phänomen ist seitdem als *Obesity Paradox* bekannt.

Eine weitere Frage ist, ob Kalorienrestriktion die Stoffwechselrate herabsetzt? Wäre dies der Fall, würden weniger reaktive Sauerstoffspezies (ROS) gebildet und der oxidative Stress wäre geringer. Das wiederum wäre eine Erklärung für verzögerte Alterung und bessere Gesundheit bei Kalorienrestriktion. Versuche mit Ratten haben jedoch gezeigt, dass die Stoffwechselrate keineswegs immer herabgesetzt wird. Die Kalorienrestriktion kann die Körpertemperatur sogar erhöhen und den Stoffwechsel steigern, und genau dieser Anstieg puffert dann den allgemeinen oxidativen Stress ab.[2]

Wie im vorherigen Kapitel bereits dargestellt wurde, fördert Kalorienrestriktion die mitochondriale Biogenese. Es entstehen also mehr Mitochondrien und/oder die Mitochondrien bringen mehr Leistung. So zeigte sich bei Ratten, denen 30 Prozent weniger Kalorien mit der Nahrung zugeführt wurden, über eine Zeitdauer von drei Monaten ein größerer Anstieg der Mitochondrienanzahl im Herzen, im Gehirn, in der Leber und im Fettgewebe als bei normal ernährten Ratten.[3]

Entsprechend mehr Energie wurde gebildet, die ATP-Synthese lief also verstärkt ab. Andere Versuche widersprachen diesen Ergebnissen. Fest steht, dass ein großes Nahrungsangebot zu einem niedriger geregelten Elektronentransfer mit hoher ROS-Bildung durch hohe Elektronenleckage führt. Durch Kalorienrestriktion werden mehr Mitochondrien gebildet, und mit weniger ROS-Bildung werden mehr Elektronen pro Zelle transportiert, was eindeutig lebensverlängernd wirkt.

Der Hypothalamus und das Neuropeptid Y

Neuropeptide sind verantwortlich für eine Reihe wichtiger Funktionen wie Schlaf und Aktivität. Sie steuern Insulin, Glukose und Adipokine wie Leptin. Zusammenfassend kann man sagen, dass sie die Produktion, Speicherung und Verwertung von Energie regeln.

Man wusste bereits, dass Alterungsprozesse mit stark reduziertem Neuropeptid Y ablaufen. Reduziertes Neuropeptid Y wird auch mit Alzheimer und weiteren Alterserkrankungen wie Osteoporose und Sarkopenia in Verbindung gebracht. Die Forscher sind sich ziemlich sicher, dass ein Weg zu einem langen Leben über die Stimulierung von Neuropeptid Y führt. Und Kalorienrestriktion kann die Ausschüttung von Neuropeptiden forcieren. Neuropeptid Y ist auch für Hungergefühle wichtig, die den verjüngenden Effekt der Kalorienrestriktion verstärken.[4]

Warum Kalorienrestriktion auch bei Krebs hilft

80 Prozent aller Tumore wuchern in den Epithelien. Epithelien ist die Sammelbezeichnung für alle Deck- und Abschlussgewebe. Bei mehrschichtigen Epithelien gibt es eine oberste Schicht, die Epidermis (Oberhaut) genannt wird.

Kalorienrestriktion und Übergewicht senden unterschiedliche Signale an den Rezeptor für epidermales Wachstum (*Epidermal Growth Factor Receptor*, EGFR). Gleichzeitig wandern Signale zum Rezeptor für den insulinähnlichen Wachstumsfaktor 1 (*Insulin-like Growth Factor 1 Receptor*, IGF-1R) (Mastersubstanz Nr. 8). Daraufhin werden die beiden wichtigen Regler AKT und mTOR aktiviert, die beide mit dem Wachstum, der Vermehrung, und dem Überleben von Krebszellen zu tun haben.[5]

Je weniger Zucker wir zu uns nehmen, desto stärker wird der

AKT-mTOR-Pfad (Mastersubstanz Nr. 7) gehemmt. Herz- und Muskelalterung wird aufgehalten und der aggressive Bauchspeicheldrüsenkrebs kann sich deutlich schlechter entwickeln.

Wir wissen bereits aus dem Kapitel »Mastersubstanzen für ein langes Leben«, dass IGF-1 von dem Wachstumshormon STH (Somatotropes Hormon) als Vermittler eingesetzt wird. Dieses Hormon ist für Wachstum und Regeneration sehr wichtig. Aber Menschen, die Wachstumshormon als Anti-Aging-Mittel einnahmen, bekamen Probleme, insbesondere vermehrt Krebs. Andererseits ist bei Tieren die Hemmung von IGF-1 mit Gewichtsreduktion und einem deutlich längerem Leben verbunden, und umgekehrt zeigen Mäuse, bei denen die Expression von IGF-1 verstärkt wird (durch Keratin-5-Promotor), eine spontane Tumorentwicklung.[6]

Weniger oxidativer Stress durch Kalorienrestriktion

Kalorienrestriktion, auch durch intermittierendes Fasten, steigert die Sauerstofftoleranz und stärkt das Redoxsystem. Dafür sind drei Mechanismen verantwortlich: 1) teilweise erniedrigte reaktive Sauerstoffspezies (ROS), 2) gesteigerte Abwehr von ROS und 3) verstärkte Reparatur durch Oxidation geschädigter Moleküle. Mehrere Studien zeigen eine verbesserte mitochondriale Atmung und erniedrigte ROS-Freisetzung sowie verzögerte Alterung durch Kalorienrestriktion. Verantwortlich dafür ist wiederum ein spezielles Protein, das die Passage von H^+-Ionen (Protonen) durch die innere Mitochondrienmembran etwas entkoppelt. Deshalb heißt dieses Protein auch *uncoupling protein* (UCP). Und genau dieses Protein wird durch Kalorienrestriktion vermehrt gebildet, was vor allem für die Gehirnnerven vorteilhaft ist.

Ein weiterer interessanter, durch Kalorienrestriktion ausgelöster Mechanismus ist, dass in den Mitochondrien von Glukosestoffwechsel auf Fettverbrennung umgeschaltet wird. Fette als Energiequelle haben den Vorteil, dass sie die Elektronenmengen vergrößern, die in die Atemkette eingeschleust werden, und diese Elektronen so einschleusen, dass weniger reaktive Sauerstoffspezies (ROS) gebildet werden.

Vermehrte Nutzung von Fettsäuren

Ein wichtiger Effekt der Kalorienrestriktion ist also die verstärkte Fettverbrennung. Ohne jede Fettzufuhr aus der Nahrung wird das gespeicherte Fett mobilisiert und Fett im Organismus neu gebildet. Wie geht das?

Kalorienrestriktion regt die Synthese von Fettsäuren an. Der Körper ist so programmiert, dass verbliebene Nahrung bevorzugt in Fett umgewandelt wird. Fett wird zur Energiequelle Nummer eins.

Der Alterungsprozess zeichnet sich durch das genaue Gegenteil aus, nämlich eine zunehmend geringere Fettverbrennung. Isotopenmessungen zeigen: Mäuse verbrennen unter Kalorienrestriktion viermal mehr Fett, obwohl der Fettanteil in der Nahrung deutlich niedriger liegt als vor der Diät. Und ein weiterer Vorteil wird deutlich: Kalorienrestriktion bringt Glukose in die Fettzellen, und zwar bei 60 Prozent niedrigerem Insulinniveau im Plasma.[7]

Fasten und Hungern wie im archaischen Alltag

Was genau löst Fasten in unserem Körper aus, und warum ist es so gesundheitsfördernd? Die amerikanischen Kollegen Vince Giuliano (Gerontologie-Forscher) und James Watson (Arzt und Molekularbiologe) haben zu diesen Fragen auf einer interessanten Webseite wichtige Zusammenhänge mit Bildern zusammengestellt.[8]

Die meisten Versuche zur Kalorienrestriktion wurden mit Tieren gemacht, und zwar mit überragend positiven Konsequenzen für die Gesundheit der Versuchstiere. Tumore durch gängige karzinogene Auslöser, etwa polyzyklische Kohlenwasserstoffe, Benzopyrene, DMBA (1,3-Dimethylbutylamin), Diethylnitrosamine, aromatische Amine und P-Kresidin, wurden verhindert. Auch Tumore aufgrund von Strahlung konnten unterdrückt werden.

Bei Menschen dürfen diese Tumorversuche aus ethischen Gründen nicht gemacht werden. Der größte Erfolg der Kalorienrestriktion ist dort zu sehen, wo Menschen schon immer weniger aßen und die Nahrung strikt ausgewählt wird, wie auf der Insel Okinawa, Japan. Menschen, die dort leben, haben deutlich weniger Erkrankungen und leben länger als die japanische Bevölkerung auf dem Festland, und das obwohl Japaner insgesamt durchschnittlich länger leben als beispielsweise Europäer.

Die wenigen erlaubten Menschenstudien erbrachten alle in etwa das gleiche Ergebnis, und das war identisch mit den Ergebnissen entsprechender Tierversuche. Die Kalorienrestriktion wirkt über folgende Mechanismen:

1. Senkung von Insulin und IGF-1

Viele Menschen entwickeln im Alter eine Insulinresistenz, die zunächst unbemerkt bleibt. Wenn die ersten Anzeichen einer Erkrankung auftreten, haben sich oft bereits schwerwiegende metabolische Störungen manifestiert: zu viele Triglyceride, zu viel oxidiertes Cholesterin, Arthritis, Schwerhörigkeit, vielfältige Sehstörungen wie Altersweitsichtigkeit (Presbyopie), Katarakt und Makuladegeneration.

Diese Erkrankungen weisen darauf hin, dass wichtige regulierende Zellen bereits abgestorben sind. Erleichterung bringt ein stark reduzierter glykämischer Index in der Nahrung. Das heißt, keine Zuckerprodukte, weniger industrielle Weizenmehlprodukte. Man muss wissen, dass ein »gesundes« Weizenvollkornbrot heute einen höheren glykämischen Index hat als Haushaltzucker. Vollkornweizenbrot hat einen Index von 72, Haushaltszucker »nur« 59. Im Vergleich: Grapefruit 25 und Walnüsse 0.

Der Weizen von heute ist nicht mehr identisch mit dem unserer Vorfahren. Bereits 1980 waren tausende von Weizensorten hybridisiert. Es ging allein um die Ertragsleistung pro Hektar, die inzwischen zehnmal höher ist als vor 100 Jahren. Der Nachteil dieser Züchtungen ist, dass das darin enthaltene Amylopektin A im Verdauungstrakt sehr schnell verstoffwechselt wird, was entsprechende Blutzuckerspitzen zur Folge hat.

Durch die so ausgelöste vermehrte Glykolysierung werden verstärkt entzündliche Reaktionen ausgelöst, welche die allgemeine Alterung beschleunigen. Auch das Bauchfett nimmt nach dem Genuss von Weizenbrot schnell zu – mit entsprechender Insulinresistenz.

Da die Weißmehlproduktion stark zugenommen hat und ein gutes Geschäft ist, wird uns Weißbrot häufig als Schwarzbrot verkauft, das allgemein als gesünder eingestuft wird. Möglich wird dieser »Betrug« am Verbraucher, weil das Weißmehl mit Körnern versetzt wird, die vorher mit Zuckercouleur angefärbt wurden. So wird aus ungesundem Weißbrot ungesundes dunkles Brot (Perlmutter, 2014).

Auch Bewegung und Schlaf senken die Insulin- und IGF-1-Spiegel. IGF-1 ist ein wichtiger Regenerationsfaktor. In der Gesichtshaut sorgt er für ein jugendliches Erscheinungsbild. Doch leider stimuliert IGF-1 auch das Wachstum von Tumoren in Leber, Gallenblase, Pankreas, Magen und Darm, Niere, Ösophagus, Schilddrüse, Gehirn, Lunge, Prostata, Eierstöcken und Gebärmutter. Das liegt daran, dass IGF-1 die Phosphorylierung des Wirkmoleküls p53 induziert. So kann p53 ins Zytoplasma wandern und den programmierten Tod der Krebszelle (Apoptose) unterdrücken.

Im Versuch verlängerte sich die Lebenszeit von Mäusen, bei denen der IGF-1-Pfad unterbunden wurde, um 20 bis 55 Prozent. Umgekehrt zeigen Mäuse, bei denen die Expression von IGF-1 verstärkt wird (durch Keratin-5-Promotor), eine spontane Tumorentwicklung.

Frauen mit erhöhtem IGF-1-Spiegel haben eine prämenopausal erhöhte Brusttumorinzidenz und Männer ein erhöhtes Risiko, Prostatakrebs zu entwickeln. Wenn man den IGF-1-Pegel nun einfach absenkt, um sich vor Krankheit zu schützen, bleiben die Nebenwirkungen nicht aus: Muskeln werden schwach, Osteoporose befällt die Knochen und die Mobilität wird empfindlich eingeschränkt. Daraus lernen wir wieder einmal, dass die Beeinflussung *eines* Faktors niemals adäquat ist und dass immer ein angeknüpftes Netzwerk beachtet werden muss. Die Bemühungen müssen immer in Richtung Gleichgewicht gehen.

2. Erhöhte Toleranz bei oxidativem Stress

Kalorienrestriktion erhöht die Stresstoleranz einerseits durch direkte Erniedrigung von ROS und RNS und andererseits durch die Vermehrung antioxidativer Enzyme. Diese wiederum entstehen über die Stimulierung von Mechanismen, die über die beiden Wege Nrf2/Keap1 und FOXO laufen. Beide Substanzen kontrollieren die Gene für die entsprechenden Enzyme.

3. Anstieg von Kortikosteroiden im Blutplasma

Glukokortikoide induzieren Apoptose und reduzieren Entzündungen in vielen Geweben. In anderen Geweben werden Entzündungen forciert. Wir sind auf diese Effekte angewiesen, aber zu viel davon schadet.

4. Absenkung von Leptin

Das Hormon Leptin wird vom Fettgewebe ausgeschüttet. Es gibt dem Hypothalamus Signale und reguliert den Energiestoffwechsel ebenso wie den Appetit. Leptin ist aber vor allem dafür verantwortlich, bei Übergewichtigen die Entzündungsbereitschaft zu fördern. Ein hoher Leptinspiegel bedeutet ein erhöhtes Prostatakrebsrisiko.

5. Anstieg von Glukagon

Ein Anstieg des Hormons Glukagon (Gegenspieler des Insulins) wird über den FOXO1-Transkriptionsfaktor angeregt.

6. Zytoplasmatischer SIRT1-Effekt

Kalorienrestriktion aktiviert die NAD^+-abhängige Deacetylase Sirtuin-1, die durch das SIRT1-Gen entsteht. SIRT1 ist die wohl bekannteste Deacetylase dieser Familie. Auch andere Sirtuine werden durch Kalorienrestriktion aktiviert. Dadurch werden ein Dutzend Transkriptionsfaktoren in den Zellkern getrieben, einschließlich Nrf2, FOXO3a, Kn70, PARP-1, p53, Notch und NF-kappaB.

Es gibt drei Arten von mitochondrialen Sirtuinen mit den Nummern 3, 4, 5, die insgesamt etwa 400 mitochondriale Proteine deacetylieren. Das ist immerhin ein Drittel aller Proteine. Durch diesen Prozess werden Mitochondrien erst vollständig wirkungsvoll. Sirtuine, die durch Kalorienrestriktion aktiviert werden, bewirken außerdem die Stimulation der Autophagie, die bei Mitochondrien als *Mitophagie* bezeichnet wird. Demnach kann die im Alter reduzierte allgemeine Genaktivität durch Kalorienrestriktion wieder aktiviert werden.

7. Hemmung von mTOR

mTOR ist ein Energiesensor im Zytoplasma. Wird mTOR gehemmt, kommt es zur Autophagie.

8. Hochregulierung Transkriptionsfaktor A von Mitochondrien (TFAM)

Dieser Transkriptionsfaktor ist für die Genexpression aller Mitochondrienproteine verantwortlich, die im Zellkern codiert werden. TFAM wird durch PGC-1-alpha aktiviert, einer Substanz, die verstärkt durch Kalorienrestriktion entsteht (siehe Punkt 9).

9. Aktivierung von PGC-1-alpha

Der zentrale Regulator der Mitochondrienbiogenese ist PGC-1alpha. Mit Hilfe dieses Faktors werden neue gesunde Kraftwerke aufgebaut (Mitochondrienfusion und -fission).

10. Hemmung von NF-kappaB

Eine der wichtigsten Funktionen der Kalorienrestriktion ist die Herunterregulierung von Entzündungen. Dies geschieht über Sirtuine. Weil Nrf2 aktiviert wird, kann NF-kappaB gehemmt werden. Interessanterweise spielen die reaktiven Sauerstoffspezies (ROS) hier die Rolle des Nrf2-Aktivators – genau umgekehrt, als bisher gedacht.

11. FOXO-Aktivierung

FOXO ist ein Transkriptionsfaktor für viele antioxidativ wirkende Enzyme, die nicht von Nrf2 kontrolliert werden. Dadurch sinkt der allgemeine ROS-Spiegel. Für die Neuproduktion von Mitochondrien arbeitet FOXO auch mit PGC-1-alpha zusammen.

12. Proteinbiosynthese in den Ribosomen

Dieser Prozess beinhaltet die Hemmung der Neuproduktion von mTOR.

13. Aktivierung der AMP-abhängigen Kinase (AMPK)

AMPK ist ein Energiesensor im Zytoplasma der Zelle und für die Wirkung der Kalorienrestriktion vermutlich noch wichtiger als die Senkung des Insulin/IGF-Spiegels oder auch die Senkung von mTOR. AMPK reguliert die Autophagie.

14. Gegenseitige Aktivierung von eNOS und SIRT1

Kalorienrestriktion stimuliert die endotheliale Stickstoffmonoxidsynthase (eNOS) durch SIRT1-Deacetylierung. eNOS wiederum aktiviert den Promotor für SIRT1. So ergibt sich die interessante Konstellation: SIRT1 aktiviert eNOS und eNOS aktiviert SIRT1 Das bedeutet mehr Stickstoffoxidsynthese und mehr Protein-Deacetylierung.

15. Verstärkte Hormese durch H2O2

Die Hormese, das adaptive System, das weiter vorn ausführlich beschrieben wurde, lässt im Alter leider nach, wenn nicht nachgeholfen wird. Kalorienrestriktion kann sie jedoch so stark reaktivieren, dass wieder fast jugendliche Zustände erreicht werden. Das zeigt sich im besten Fall an einer verlängerten Lebenszeit in Gesundheit. Untersucht wurde dies an In-vitro-Modellen, etwa bei Hefezellen. Dies würde hier jedoch nicht erwähnt werden, wenn sich die gleichen Effekte nicht auch bei Menschen ergeben hätten. Hier wurden die Beweise allerdings empirisch erbracht und nicht in kontrollierten Versuchen.

Der erstaunliche Mechanismus ist folgender: Alternde Zellen können nicht mehr so viel Katalase produzieren wie früher. Katalase ist ein Enzym, das Wasserstoffperoxid (H_2O_2) in Sauerstoff (O_2) und Wasser (H_2O) umwandelt. Deshalb bildet sich in der Zelle vermehrt Wasserstoffperoxid (H_2O_2), von dem wir gelernt haben, dass er in höherer Dosis Gift für die Zelle ist. Die Versuche zeigten jedoch: Je mehr H_2O_2 in kurzer Zeit in der Zelle auftauchte, desto länger lebte die Zelle. Was war passiert? Der ansteigende H_2O_2-Spiegel aktivierte p53, NF-kappaB, AP-1 und andere Transkriptionsfaktoren, die wiederum vermehrt das Enzym Superoxiddismutase (SOD) auf den Plan riefen und damit die Bildung von Superoxidanionen, einem sehr schädlichen Folgeprodukt von Wasserstoffperoxid, verhinderten.

Stark verdünnte Wasserstoffperoxidlösung (3 %) zur therapeutischen Anwendung ist frei verkäuflich. Wenn man die Haut damit benetzt, diffundiert das Wasserstoffperoxid sofort in die tieferen Hautschichten und wird dort durch Katalase, soweit ausreichend vorhanden, in Wasser und Sauerstoff gespalten. Der freigesetzte Sauerstoff färbt den Hautbezirk weißlich und kann bis zu 24 Stunden erhalten bleiben.

Mit richtig dosiertem H_2O_2 können auch Pilz- und Vireninfektionen sowie juckende Ekzeme, Psoriasis, Herpes und Akne behandelt werden. Dies sollte jedoch nur unter ärztlicher Aufsicht geschehen.

Achtung: Werden höhere Konzentrationen H_2O_2 eingeatmet oder womöglich geschluckt, droht eine Gasembolie und durch die plötzliche, sehr starke Gasentwicklung können Gewebe sogar reißen.

Es gibt auch organische Peroxide, sogenannte Endoperoxide, mit denen sich Pflanzen gegen Angriffe schützen. In den letzten 25 Jahren wurden diese Endoperoxide aus mehr als 300 Pflanzenarten – darunter Kamille, Wermut und Salbei – isoliert. Das in der Medizin wichtigste Endoperoxid ist Artemisinin aus dem einjährigen Beifuß (*Artemisia annua*), das als Malariamittel eingesetzt wird. Aus der Schafgarbenart *Achilla ligustica* werden Endoperoxide zur Bekämpfung von Parasiten gewonnen.

Diese eben genannten 15 Punkte hängen zusammen und haben in den meisten Fällen einen inneren Feedbackmechanismus.

Anstieg des PPAR-Spiegels und der PGC-1 Expression

Der Begriff Peroxisomen-Proliferator-aktivierte Rezeptoren (PPAR) bezeichnet eine Reihe von Rezeptoren im Zellkern, die viele wichtige physiologische Funktionen erfüllen. Dazu gehören der Energiestoffwechsel, die Insulinfunktion und bestimmte Operationen des Immunsystems.

Mit zunehmendem Alter sinkt der PPAR-Spiegel, was entsprechende Funktionsstörungen nach sich zieht. Ein niedriger PPAR-Spiegel ist mitverantwortlich für Krebs, Herzerkrankungen, Nierenkrankheiten, rheumatische Arthritis, neurologische Störungen und Infektionen. In Tierversuchen stieg der PPAR-Spiegel bei Kalorienrestriktion wieder an.

PPAR benötigen einen Coaktivator, und zwar den PPAR-gamma Coactivator-1 (PGC-1). Der reguliert die Transkription vieler Rezeptoren im Zellkern und übt direkten Einfluss auf die Gene aus, die den Ernährungsstatus, oxidativen Stress, Entzündungen und den Energiebedarf regulieren.

Darüber hinaus spielt die PGC-1-Familie eine zentrale Rolle für die Funktion der Mitochondrien und die Energiehomöostase, und zwar über die Expression von SIRT3. Dieses Sirtuin steht an zentraler Stelle für eine optimale Mitochondrienenergieerzeugung und ist deshalb eines der wichtigsten Anti-Aging-Enzyme. Deshalb kommt es in diesem Buch auch immer wieder zur Sprache. Ein Mangel an PGC-1 wird mit neurodegenerativen Erkrankungen wie Parkinson und Huntington in Verbindung gebracht.

Nicht nur der PPAR-, sondern auch der PGC-1-Spiegel sinkt mit zunehmendem Alter, wird aber durch Kalorienrestriktion im Herz von Mäusen bis auf das 5,13-Fache wieder hochgefahren. In der Niere ist es das 3,57-Fache, im Skelettmuskel das 3,02-Fache, in der Leber das 2,60-Fache, im Dünndarm das 2,45-Fache und im Gehirn das 2,05-Fache, immer verglichen mit den Organen von Mäusen, die normales Futter ad libitum bekommen haben. Wenn PGC-1 den Fettstoffwechsel regeln soll, braucht es dafür Niacin, also Vitamin B_3.

Aktivierung von Peroxiredoxin

Peridoxin gehört zu den körpereigenen Antioxidantien. Wenn es oxidiert wird, kommt ein Partnerenzym, das Sulfiredoxin, zu Hilfe und spendet Elektronen, damit Peridoxin erneut aktiv sein kann. Es zerlegt auch Wasserstoffperoxid und verhindert die Aggregation von beschädigten Proteinen, die bei Krebs oder degenerativen Erkrankungen entstehen.

Was hat das mit Kalorienrestriktion zu tun? Peridoxin wird durch Alterung beschädigt und deaktiviert. Kalorienrestriktion kann vermehrt Sulfiredoxin entstehen lassen, und Sulfiredoxin restauriert nun Peridoxin.[9]

Die Vorteile der Kalorienrestriktion auf einen Blick

- Weniger reaktive Sauerstoffspezies (ROS) werden gebildet.
- Bessere Fettverteilung, besseres Fett. Das Fett wird ins Muskelgewebe transportiert. Hier kann es besser verbrannt werden als

in der Leber oder im Bauchgewebe, wo es gefährliche Botenstoffe hervorbringt. Außerdem erzeugt Kalorienrestriktion das gesunde braune Fett.

- Verbesserung des Adipokinsekretionsprofils mit vermehrter Adiponektinproduktion. Was heißt das? Fettgewebe ist kein reines Speicherdepot, sondern vielmehr ein endokrines Organ, was bedeutet, dass es eine Menge Hormone ausschüttet, die als Adipokine bezeichnet werden und die Gesundheit stark beeinflussen. Einige haben eine entzündungsfördernde Wirkung. Adiponektin dient der Erhaltung der Gesundheit. Es wirkt entzündungshemmend, verstärkt die Insulinsensibilität, was weniger Insulin erfordert, und kann so ein längeres Leben fördern. Das zeigte sich bei Untersuchungen an Hundertjährigen, die tatsächlich durchweg erhöhte Adiponektinspiegel aufweisen.
- Höhere Insulinsensitivität durch verstärkte Adipokinsekretion, niedrigerer Insulin- und Glukosespiegel im Plasma. Außerdem wird die Glukoseneubildung in der Leber (Glukoneogenese) gehemmt. Zusätzlich wird die gefährliche Verzuckerung der Rezeptoren und diverser Funktionsmoleküle verringert.
- Weniger Entzündungen, teilweise durch Adipokine, geringere Makrophageninfiltration in Fettzellen (Adipozyten) und schwächere Immunreaktion aufgrund weniger AGEs und Glykämie. Durch die Ausschüttung von Neuropeptid Y werden auch vermehrt Glucocorticoide freigesetzt, die ebenfalls eine antiinflammatorische Wirkung haben.
- Vermehrte Produktion von Ketonen. Nachdem mehrere Tage lang keine Kohlenhydrate verzehrt wurden, werden Fette in Ketone umgewandelt, die Schutzeigenschaften für Nervenzellen haben. Damit wechselt die Energiequelle des Körpers.
- Weniger Tumorentstehung: Tumorzellen benötigen für ihr Wachstum und ihre Vermehrung Energie aus der Vergärung von Zucker (Glykolyse). Der Zucker dafür wird durch Kalorienrestriktion weitgehend eliminiert.[10]

Bessere Proteinwirkung

Proteine können durch Einflüsse wie Verzuckerung, Oxidation und falsche Expression beschädigt werden. Mit zunehmendem Alter sammeln sich diese unbrauchbaren Proteine im Körper an. Natürlich werden dadurch Zellfunktionen gestört. Deshalb hat sich die Natur zwei Wege zur Lösung des Problems ausgedacht. Entweder werden Lysozyme freigesetzt, um die Zelle mit dem Falschprotein zu vernichten. Oder Proteasome werden aktiv und zerlegen das Protein in seine Aminosäuren, die dann wiederverwendet werden können. Doch leider werden auch diese beiden Wege im Alter immer schmaler.

Versuche mit Nagetieren haben nun gezeigt, dass Kalorienrestriktion die Akkumulation von Falschproteinen in der Leber und im Gehirn reduziert. Innerhalb von zwei Monaten hatten die Mäuse wieder Organe wie in der Jugend. Diese phantastischen Effekte konnten durch einen Proteasomeblocker verhindert werden, nicht aber durch einen Lysosomblocker, was darauf hinweist, dass der Proteasomweg die Verjüngung einleitet.

Toxische Eisenansammlung und Muskelatropie

Mit zunehmendem Alter kann es zu ungewöhnlich hohen Eisenansammlungen im Körper kommen. Besonders ungünstig dran ist, dass Eisen ein mächtiger Katalysator für reaktive Sauerstoffspezies (ROS) ist und massive oxidative Schädigungen und Entzündungen hervorruft. Davon ist auch die DNA betroffen. Sie wird beschädigt und die Reparatur der beschädigten Formation wird zusätzlich behindert. Das ist der Mechanismus, der auch Nervenzellen im Gehirn schädigt, vor allem im Hippocampus und im Kortex. Diese Eisenansammlungen korrelieren mit den die älteren Menschen so belastenden kognitiven Einbußen.[11]

Eine Komplikation, die im Alter häufig auftritt, ist die Muskelatrophie, die auch als Muskelschwund bezeichnet wird. Etwa 10 Prozent der Menschen zwischen 60 und 70 Jahren leiden darunter. Unter den Achtzigjährigen sind es bereits 50 Prozent. Eisen zerstört nach und nach die Muskelzellen, indem es über den NF-kappaB-Pfad den programmierten Zelluntergang (Apoptose) einleitet. Versuche mit älteren Rhesusaffen haben ergeben, dass Eisenansammlungen in den Muskeln durch Kalorienrestriktion wirksam verhindert werden können.[12]

Mimetika aus der Natur

Kalorienrestriktion ist mit Hunger verbunden, und Hunger ist eines der unangenehmsten Gefühle. Daher wurde die Frage laut, ob die positive Wirkung der Kalorienrestriktion nicht auch anders erreicht werden kann. Aus unserem bionischen Blickwinkel erwarten wir das sogar von der Natur. Tatsächlich gibt es eine ganze Reihe so genannter Mimetiksubstanzen, welche die Kalorienrestriktion nachahmen. Die bekanntesten heißen Resveratrol, Quercetin und Curcumin und finden sich als Phytonutrienten in der Natur. Der Weg dieser Nachahmer führt über Nrf2. Veränderungen des Insulinlevels erzeugen akut geringen oxidativen Stress und aktivieren damit Nrf2. Dies bewahrt den alternden Organismus vor dem Verlust der antioxidativen Kapazität, vor allem in der Leber und im Gehirn.

Auch die gemeinsame Verabreichung von Acetyl L-Carnitin und R-alpha-Liponsäure imitiert die Effekte der Kalorieneinschränkung.

Die Beeren der Gewöhnlichen Berberitze (*Berberis vulgaris*) enthalten ein sehr wirkungsvolles pflanzliches Alkaloid, das Berberin. Berberin erhöht die Insulinsensitivität und ahmt die Kalorieneinschränkung sehr gut nach, indem es die Adenosinmonophosphatkinase (AMPK, Mastersubstanz Nr. 2) stimuliert und damit Zellschäden vorbeugt oder sie repariert.

Zum Abschluss dieses Kapitels wollen wir die bisher bekannten Kalorienrestriktionsmimetika aufzählen, die uns von der uns umgebenden Natur direkt zur Verfügung gestellt werden. Sie entsprechen den schon in früheren Kapiteln aufgeführten Phytonutrienten:

- Resveratrol und Trans-Resveratrol (Pterostilben),
- Quercetin,
- Oligomere Procyanidine (OPC), beispielsweise aus französischer Pinie (Seekiefer) und Weintraubenkernen (*Vitis vinifera*)
- 2-Deoxy-Glukose (2DG)
- Pyrrolochinolinchinon PQQ.

FAZIT: Wenn wir die Kalorien unserer Nahrung zeitweise stark reduzieren, bekommen wir einen genetisch veranlassten Verjüngungseffekt des gesamten Organismus präsentiert. Die anfangs nur mit Tieren erlangten Ergebnisse sind aufgrund neu erkannter Wirkungsmechanismen durchaus auf den Menschen übertragbar. Besonders interessant ist, dass verschiedene Phytonutrienten die Effekte der Kalorienrestriktion nachahmen können. Sie werden deshalb als Mimetika bezeichnet.

11. Licht als Gesundheitsgarant

Jeder weiß, dass Sonnenlicht unsere wichtigste natürliche Energiequelle ist. Wenn die Sonne unbestritten Evolutionsfaktor Nr. 1 in weiten Bereichen der Natur und auch bei uns Menschen ist, dann ist auch verständlich, dass die Sonne in der Evolution des Menschen eingesetzt wurde, um unsere Gesundheit zu gewährleisten.

In diesem Kapitel geht es um drei Hauptthemen:

1. Wir knüpfen an das Kapitel 9 »Das Energiekonzept« an, wo wir bereits angekündigt haben, auf Licht als wichtigen direkten Energiegeber für uns Menschen näher einzugehen.
2. Wir wollen die bisher bekannten gesundheitlichen Vorteile des Sonnenlichts in den Vordergrund stellen, da diese im Computerzeitalter immer mehr in Vergessenheit geraten.
3. Im Rahmen der Gesundheitsförderung durch Licht wollen wir uns eingehender mit der Produktion und Verarbeitung des sogenannten Vitamin D beschäftigen. Dieses Vitamin hat ja aktuell in allen Medien Konjunktur, wird aber häufig falsch dargestellt. Aufklärung tut deshalb not.

Es muss auch noch über Farben und ihre Wirkung auf den Menschen gesprochen werden, besonders über die »Urfarben« (des Himmels, der Wälder und Wiesen, des Sandes und der Erde). Dies geschieht aber erst im Kapitel »Die unbewussten Kräfte der Natur«.

Beginnen wir also mit der Frage, wie die Strahlungsenergie der Sonne in Körperenergie umgewandelt werden kann und was wir davon haben.

Eine Haupteigenschaft des Lebens ist das Fließen freier Energie. Betrachten wir die Massen der Materie unseres Organismus, dann fließt freie Energie in Form elektromagnetischer Schwingungen, ausgehend von Elektronen, Ionen, Molekülen und immer mündend in Quanten mit ihrer Information zur Kraftübertragung.

Unser Körper enthält etwa 30 x 19^{12} Zellen, davon 25 x 10^{10} rote Blutkörperchen. Jede dieser Zellen hat Millionen Moleküle. Ein Molekül, etwa ein Protein besteht aus zehn- bis hunderttausend Atomen. Jeder Kubikzentimeter Körpervolumen enthält etwa 10^{24} Atome.

Beispiel: Eine Frau, die 60 kg wiegt, ist aus rund 6 x 10^{28} Atomen aufgebaut. Jedes Atom sendet bei 37 Grad Celsius Körpertemperatur pro Sekunde ca. 1450 Quanten aus. Pro Atom haben wir immer eines oder auch mehrere Elektronen. Also strahlt diese Frau und strahlen alle aus mindestens 10^{29} Elektronen aufgebauten Menschen unentwegt enorme Mengen Photonen und Quanten ab.

Diese Strahlung existiert nicht nur innerhalb des Körpers sondern auch an der Körperoberfläche. Jeder Mensch gibt pro Sekunde durchschnittlich 10^{21} Quanten an die Umgebung ab. Leicht nachzuweisen ist dies durch Thermographiebilder, die nur einen kleinen Teil dieser Strahlung als elektromagnetische Schwingung im Bereich von 3 bis 10 Mikrometer Wellenlänge wiedergeben.

Die durchschnittlich abgegebene Quantenenergie des Warmblüters Mensch liegt im Bereich 0,072 Elektronenvolt (eV, das sind 1,154 x 10^{-20} Joule). Man kann nun leicht ausrechnen, wie viel Energie der Körper an einem Tag insgesamt abstrahlt.

Hier die grobe Kalkulation für einen erwachsenen Menschen:

- Seine Strahlungsemission beträgt 40-45 % eines schwarzen Körpers; die Emission eines schwarzen Körpers beträgt 4,5 x 10^{18} Photonen pro cm^2 und Sekunde.
- Die gesamte Abstrahlfläche des Menschen beträgt, je nach Körpergröße, 15 000 bis 20 000 cm^2.
- Seine Abstrahldauer soll auf einen 24-Stundentag, also 86 400 Sekunden festgelegt werden.
- Die durchschnittliche Energie der Photonen und anderen Quanten ist 0,072 eV = 1,154 x 10^{-20} Joule (siehe oben).

- Kalkulation der Gesamtabstrahlung: 0,4 x $(4{,}5 \times 10^{18})$ x $(1{,}154 \times 10^{-20})$ x 86 400 x (15 000 bis 20 000) Joule.
- Ergebnis: Die Gesamtabstrahlung eines Menschen pro Tag beträgt demnach 27 000 bis 36 000 Kilojoule. Das entspricht dem Energieverbrauch eines 100 km-Laufs oder Langtriathlons.
- Wenn wir in jeder Sekunde unseres Lebens diese enorme Energiemenge an unsere Umgebung abgeben, stellt sich die Frage, woher wir Ersatz dafür bekommen?
- Man kann leicht errechnen, dass wir Menschen drei Viertel der täglich über unsere Körperoberfläche abgestrahlten Energie durch die Quantenenergie des Sonnenlichts ersetzt bekommen.
- Wenn wir uns etwa drei bis vier Stunden pro Tag leicht bekleidet unter freiem Himmel bewegen, wie es in archaischen Zeiten zur Beschaffung der Nahrung notwendig war, bekommen wir von der Sonne täglich rund 21 000 bis 29 000 Kilojoule (kJ) zugestrahlt (durchschnittlich 50 % der Solarkonstante (S) =1,36 kJ pro Quadratmeter und Sekunde; etwa 0,7 kJ treffen also auf den Menschen).
- Das heißt dennoch, dass wir mehr Energie abstrahlen, als wir von der Sonne zugestrahlt bekommen.
- Die Differenz von 6000 bis 7000 Kilojoule entspricht dem Bedarf, den wir über die Nahrung als Grundumsatz decken müssen, um den Abstrahlungsverlust auszugleichen.
- Überraschendes Fazit: Wir leben aus energetischer Sicht nicht nur von Nahrung, sondern zum Teil auch direkt von der Energie der Sonne. Wenn wir uns den ganzen Tag in geschlossenen Räumen aufhalten, fehlt uns diese Energie zum Ausgleich der abgestrahlten Energie. Der Ausgleich kann dann nur über zusätzliche Kalorien aus vermehrter Nahrungsaufnahme erfolgen.

Es gibt eine eingeschworene Gruppe, die überzeugt ist, wir Menschen könnten ohne Nahrung allein vom Sonnenlicht leben. Manche aus dieser Gruppe waren so überzeugt von diesem Lichtnahrungsdogma, dass sie entsprechende Selbstversuche durchführten und weder Nahrung noch Flüssigkeiten zu sich nahmen. Die obige

Kalkulation zeigt überzeugend, dass dies energetisch unmöglich ist. Zusätzlich ist ein Verzicht auf essentielle Aminosäuren als Bau- und Funktionselemente der Eiweiße sowie auf weitere essentielle Stoffe wie Fettsäuren, Minerale und Phytonutrienten absolut lebensfeindlich. Kein Wunder also, dass es Berichte über solche Menschen gibt, die ihre falsche Einstellung mit dem Leben bezahlt haben. Sie sind an Dehydration und Nahrungsmangel gestorben.[1]

Alle Energie, die der Mensch über Sonneneinstrahlung, Atmung und Nahrung aufnimmt, wird in anderer Form weiterverarbeitet, etwa in Muskeltätigkeit und Wärme, Ausscheidungen und ausgeatmeter Luft. Energie zu »verbrauchen« bedeutet, dass man sie irgendwo in veränderter Form einbringt. Austausch von Energie ist also Umwandlung von Energie. Energie geht nicht verloren. Jede Energieform hat ihren Sinn. Selbst Wärmeenergie ist immens wichtig für uns.

Sonnenlicht besteht zu 10 Prozent aus UV-Licht, zu 50 Prozent aus sichtbarem Licht und zu 40 Prozent aus Infrarot (IR)-Licht. Alle drei Strahlungsbereiche haben ihre eigene Bedeutung für die Gesundheit und werden im Körper jeweils entsprechend umgewandelt.

Im UV-Spektrum befindet sich hundertmal mehr langwelliges UV-A als kurzwelliges UV-B. Im Frühjahr gelangt relativ viel UV-A zur Erde. Im Sommer ist der UV-B-Anteil auch in unseren Breitengraden höher, weil die Sonne im Zenit steht. Die Sonnenstrahlung erzeugt durch Umwandlung (Absorption und Reflexion) noch weitere Strahlen mit anderen Farbfrequenzen. Es gibt eine sekundäre Erdoberflächenstrahlung und eine davon abhängige sogenannte atmosphärische Gegenstrahlung. Beide liegen mit relativ hoher Leistungsdichte im Bereich des elektromagnetischen Spektrums der Thermo- und Mikrowellenstrahlung.

Laut einer interessanten Hypothese schützt die nahe IR-Strahlung während eines Sonnenaufgangs die Zellen unserer Epidermis gegen die im Laufe des Tages immer stärker wirkende solare UV-Strahlung. Forscher haben nämlich herausgefunden, dass Hautfibroblasten in der menschlichen Epidermis nach intensiver Bestrahlung mit Licht aus dem sichtbaren und nahen IR-Bereich (400 bis 2000 nm) kaum durch UV-A und UV-B bedingte Schädigungen bekamen. Für diese Wirkung gibt es tatsächlich plausible Erklärungen, mit denen wir uns jetzt auseinandersetzen wollen.

Entscheidend für das Leben ist die Energiestromdichte pro Photonenenergieintervall. Das Maximum dieses Wertes liegt interessanterweise bei 1,41 eV, eine Energie, die der Schwingungswellenlänge von 880 nm entspricht. Das ist genau der Wellenlängenbereich, der besonders tief in das menschliche Gewebe eindringt und positive Wirkungen im Energiehaushalt des Menschen anregt, über die wir weiter unten sprechen werden.

Weiter verbreitet als die Darstellung der Energiestromdichte pro Photonenenergieintervall ist die Darstellung pro Wellenlängenintervall. Hier liegt das Maximum bei 2,5 eV, also im grünen Bereich.

Sonnenlicht ist durch künstliche Beleuchtung nicht ersetzbar. Im Gegenteil, sie verschlimmert den Lichtmangel. Kunstlicht als 50 Hz-Wechsellicht, wie wir es bisher mit der Glühbirne oder als höherfrequentes Flimmern der Energiesparlampe zugestrahlt bekamen, löst verstärkt Stress aus, was mit einer erhöhten Ausschüttung von Cortisol aus der Nebennierenrinde belegt werden konnte (Liberman, S.12).

Mit modernen Lichtquellen wie Gleichstrom-LED oder noch besser OLED (*organic light-emitting diode*; organische Leuchtdiode) nähern wir uns unabsichtlich wieder den natürlichen Lichtquellen an. Die technische Nachahmung der Lichterzeugung von Glühwürmchen, die mit ATP arbeiten, wäre ein pures bionisches Beispiel dafür.

Künstliches Licht mit nur einzelnen Wellenlängenamplituden wie in der Leuchtstoffröhre kann zu Augenermüdung, Lidzittern, Brillenzwang, Kopfschmerzen, allgemeiner Ermüdung, Reizbarkeit, Ängstlichkeit, Winterdepressionen, vermehrter Lust auf Süßes, Antriebsarmut sowie Konzentrations- und Motivationsstörungen führen.[2]

Im Experiment zeigten Schüler bei konventioneller künstlicher Beleuchtung in den Wintermonaten Energielosigkeit, Reizbarkeit, zunehmende Ängstlichkeit und depressive Verstimmungen. Lernmotivation und Lernleistung sanken. Mit Vollspektrumlicht kam es zu einem signifikanten Rückgang der genannten Symptome.[3]

Bei Kindern sank der systolische Blutdruck durch warme Farben und Vollspektrumlicht um 20 Messeinheiten. Nachdem wieder kühlweiße Röhren verwendet wurden, stieg der Blutdruck erneut an und die Kinder waren wesentlich unruhiger (Liberman, S.131).

Heute verbringen viele Menschen mehr Zeit bei künstlicher Beleuchtung als unter freiem Himmel mit der natürlichen Strahlung. Dagegen verbrachte der Mensch vor 100 Jahren noch 90 Prozent seiner Wachzeit unter freiem Himmel. Was für eine Veränderung. Werfen wir einen Blick auf die Vorteile des natürlichen Lichts, die wir in dunkleren Räumen vermissen. Natürliches Licht ist

- Energiegeber (»Lebenselixier«)
- Steuerprogramm für physiologische Abläufe
- Ordnungsfaktor
- Heiler
- »Glücklichmacher«
- Aphrodisiakum.

Mehr darüber finden Sie im Kapitel »Die unbewussten Kräfte der Natur«. Hier wollen wir uns auf die Ergebnisse aus der Forschung zur Gesunderhaltung und Altersprävention konzentrieren.

Meine Arbeitsgruppe untersuchte die Bildung von Zellenergie unter dem Einfluss von Laserlicht im nahen Infrarotbereich (700 bis 900 nm). Wir fanden damals heraus (Warnke, 1988, veröffentlicht im Schwarzenberg-Verlag), dass Lichtenergie zu Zellenergie werden kann. Wir konnten nachweisen, dass sich das zweite Enzym der Atemkette, das Flavinmononukleotid im halb oxidierten, halb reduzierten Zustand von Laserlicht im nahen Infrarotspektrum anregen lässt und dabei vermehrt Wasserstoffionen über die innere Mitochondrienmembran pumpt. Damit ist das System bereit, zusätzlich ATP aufzubauen. Die ATP-Produktion aufgrund von Bestrahlung mit Laserlicht wurde von uns damals an drei verschiedenen biologischen Objekten getestet: an Zellsuspensionen, an Leberlappen von Ratten und an dem menschlichen Daumenmuskel mit dem NMR-Verfahren in vivo.

Unsere Ergebnisse wurden immer wieder bestätigt und erweitert. So fand die russische Arbeitsgruppe um Tina I. Karu vom Laboratory of Laser Biology and Medicine 2010 heraus, dass die Bestrahlung von Hautfibroblasten mit langwelligem Rotlicht (628 nm) in Mitochondrien einen deutlichen Anstieg der ATP-Zellenergie bewirkte. Darüber hinaus kam es in den mitochondrialen Nuclei zum Anstieg der DNA- und RNA-Synthese sowie zu einer Hochregulation von 111 Genen mit zehn Funktionskategorien.

Im Jahr 2015 wurde ein weiterer äußerst faszinierender Ansatz veröffentlicht. Es ging immer noch darum zu erklären, warum mit Licht im nahen Infrarotbereich so viel ATP im Organismus aufgebaut werden kann, also um das, was wir bereits rund 25 Jahre vorher nachweisen konnten.

Eine Forschergruppe der Universität Ulm geht nun davon aus, dass unter dem Einfluss des eindringenden Lichts aus dem nahen Infrarot- und Rotspektrum die Wasserviskosität innerhalb der Mitochondrien an den Membranen herabgesetzt wird und deshalb das Membranaggregat ATP-Synthase, das als kleinster Drehmotor der Natur bekannt ist, weniger Reibung erfährt, sich schneller drehen kann und deshalb mehr ATP erzeugt.[4]

Wenn sich diese sehr plausible Annahme weiterhin bewahrheitet, kann man sich vor den Ingenieuren der Natur nur ehrfürchtig verbeugen.

Die gesunde Wirkung von Licht

Wie bereits erwähnt, ist eine Folge von Lichteinstrahlung aus dem Nahen Infrarotspektrum, dass 111 Gene für Stressresistenz und Heilung aktiviert werden. Zusammengefasst zeigt sich

- eine verstärkte Kollagenproduktion durch Fibroblasten und damit
- eine verstärkte Wundheilung sowie
- diverse weitere Zellstimulierungen.[5]

Gleichzeitig werden durch die natürliche Kombination aus UV-Licht, blauem Licht und Infrarotlicht diverse Schäden, die durch reine UV-Strahlung entstehen können, verhindert und die Vitalität wird gesteigert.

- Die Zellregeneration wird stimuliert.
- Die zerstörerische Tätigkeit der Enzyme Elastase und Kollagenase wird abgemildert.
- Die Wundheilung und die Beseitigung von Zelltrümmern werden angeregt.
- Erytheme werden vermieden.
- Die Zusammenballung von Blutplättchen wird verhindert.
- Sauerstoff wird besser ans Gewebe vermittelt.
- Das giftige Kohlenmonoxid wird von den Erythrozyten abgespaltet.
- Das einer Regeneration entgegenstehende Cortisol wird verbraucht.
- Der Haarwuchs auf dem Kopf wird angeregt.
- Schmerzen werden gemildert.
- Die Atmung wird stabilisiert.

Die Auswirkungen des Lichts auf und unter der Körperoberfläche sind von der Dosis abhängig. Mit ansteigender Lichtenergiedosis geht zunächst eine Steigerung der Enzymsynthese einher. Bei einer weiteren Steigerung der Dosis bei gleicher Lichtquelle findet dann aber eine photodynamische Zerstörung (Degradierung) statt. Dies gilt für Prozesse der Geweberegeneration, Immunfaktoren (Phagozytoseleistung der Leukozyten und Makrophagen) und der Kapillarsprossung.

Die adäquate Dosis entspricht der Lichtmenge, an die wir in unseren Breitengraden bei einem Aufenthalt von ca. vier Stunden unter freiem Himmel angepasst sind. Angepasst heißt, dass bei vielen Sonnentagen vermehrt Melanin als Hautschutz vor UV-Strahlung gebildet wird. Ein Afrikaner, der an ein Leben in Äquatornähe angepasst ist, hat schon von Geburt an mehr Melanin in der Haut.

Neben der richtigen Dosis ist auch die Aktivierung der Laktatdehydrogenase durch Licht wichtig. Milchsäure ist in großen Mengen schädlich, weil sie den pH-Wert des Blutes absenkt. Die Milchsäure kann nach ihrer Umwandlung in Laktat unter Lichteinfluss besonders leicht abgebaut werden.

Ein weiteres Beispiel: Die Blockierung des Enzyms Cytochrom-Oxidase innerhalb der Mitochondrienatemkette durch Stickstoffmonoxid NO und Kohlenmonoxid CO, die regelmäßig als natürlicher Prozess stattfindet, wird durch Licht (700-900 nm) aufgehoben – das Risiko für degenerative Erkrankungen und Tumore wird damit deutlich herabgesetzt. Zur Erinnerung: Cytochrom-Oxidase ist verantwortlich für den letzten Schritt (von Komplex III zu Komplex IV) in der Atemkette zur Übertragung von Elektronen auf Sauerstoff zwecks Zellenergieaufbau (ATP-Bildung).

Licht spielt auch im Immunsystem der Haut eine mehrfache Rolle. Bei optimaler Absorptionsdosis und Photonenenergie sind folgende Effekte messbar:

- Keratinozyten mit dem Hormon Thymosin (lehrt Immunzellen die adäquate Aktivität) werden vermehrt gebildet (UV- und sichtbares Blaulicht).
- T-Lymphozyten sind aktiviert (sichtbares Licht).
- Zirkulierende Suppressorzellen werden aktiviert (UV- und sichtbares Blaulicht).
- Langerhanszellen (Antigen präsentierende Zellen der Haut, einschließlich der Schleimhäute) werden aktiviert und hemmen überschießende Immunantworten (UV- und sichtbares Blaulicht).
- Melanin sekretiert als Schutz vor Oxidation in Keratinozyten (UV- und Blaulicht).
- Diverse Enzyme werden stimuliert oder gehemmt, je nach gesunden Erfordernissen (UV-Licht, sichtbares Licht, Infrarot-A-Strahlung).

Alle Faktoren zusammen führen dazu, dass die Haut durch Stimulierung der Abwehrfunktion widerstandsfähiger gegen äußere Schadstoffeinflüsse wird.

Nach allem, was bisher bekannt ist, müssen wir uns eingestehen, dass unser Lebensstil, der uns vom natürlichen Sonnenlicht wegführt, uns rapide altern lässt.

Risiken und Nebenwirkungen von überdosiertem Licht

Störung der Zellorganisation

Wenn zu viel Licht absorbiert wird, wird das Immunsystem durch starke Aktivierung der Supressorzellen lahmgelegt. Auch der Abbau des Elastins, die Elastolyse durch das Enzym Elastase, kann durch überdosiertes Licht ausgelöst werden. Die aus Hautfibroblasten stammende lichtempfindliche Elastase, eine Protease, wird durch große Lichtintensität aktiviert und Elastin dann zerlegt. Folgen der Lichtschädigung sind Schwellungen und eine Dickenzunahme der Kapillarendothelien, die man durch eine Lupe mit starkem Vergrößerungsfaktor sehen kann. Diffusionsprozesse von Sauerstoff und Transporte von Nahrungssubstanzen werden dadurch erschwert oder sogar unterbrochen. Die Folge ist eine stark alternde Haut.

Vitamin- und Aminosäurenmangel

Durch wiederholte überdosierte UV-Lichtexposition tritt in der Epidermis außerdem eine chronische Hypovitaminose auf. Bis in Tiefen von einem Millimeter wird Vitamin A massiv zerstört, was mit kosmetisch und klinisch ungünstige Folgen hat. Durch Lichtbestrahlung wird auch das Hautvitamin B_2 verbraucht. Cholesterin und die Aminosäuren Tryptophan und Thyrosin sowie Vitamin E unterliegen ebenfalls der Photolyse. Dadurch breiten sich freie Radikale aus.

Licht kann freie Radikale erzeugen – und verhindern

Jede Zerstörung von Funktionssubstanzen der Hautschichten, insbesondere von Vitaminen, ist auf Angriffe durch lichtinduzierte Radikale zurückzuführen. Wie viel zerstört wird, ist eine Frage der Truppenstärke, einerseits der Radikale und andererseits der Antioxidantien. Unterliegen die zelleigenen Antioxidantien, so breiten sich Radikale zerstörerisch aus. Blutbestandteile wie Bilirubin (Abbauprodukt der roten Blutkörperchen) und Harnsäure (Abbauprodukt der Purine, Bausteine der Nukleinsäuren) können ebenfalls photodynamisch zerstört werden. Bilirubin funktioniert aber gleichzeitig als Antioxidans gegenüber Hydroxylradikalen und Harnsäure ist als Antioxidans gegen alle Radikale tätig. Beide können sich deshalb weitgehend selbst vor dem Abbau schützen.

Die Natur hat eine elegante Lösung zur wirksamen Gegenregulation freier Radikaler gefunden, die paradoxerweise ebenfalls auf Licht basiert. Der blaue Bereich des Sonnenlichtes forciert eine Vernichtung der Radikale durch aktivierte Reduktion der Sulfhydril(SH)-Körper. Innerhalb der Redoxkaskade haben SH-Gruppen wie beim Gluthation (G-SH) die Aufgabe, durch Radikale oxidierte Substanzen schnellstens wieder zu reduzieren, um anabole Funktionen aufrechtzuerhalten. Dabei werden SH-Enzyme ihrerseits oxidiert. Energiereiches Licht, etwa Blaulicht, kann die oxidierten SH-Enzyme erneut reduzieren und so die Turn-over-Rate der Radikalneutralisierung deutlich anheben. Dieser Effekt wirkt im ganzen Körper, obwohl nur die Haut Licht abbekommt. Wie ist das erklärbar? Es hängt mit der Keimschicht der Haut zusammen. Die Keimschicht der Haut ist durch von unten hineinragende Papillen der Lederhaut vielfach gebuchtet und bietet so dem Licht eine stark vergrößerte Oberfläche. Zwar enthält die Keimschicht selbst keine Gefäße, doch das Zellgefüge ist locker und mit ausgedehnten Lymphräumen durchsetzt. Diese Keimschichtlymphe befindet sich in einem lebhaften Stoffaustausch mit dem Blut der unmittelbar darunterliegenden Lederhaut.

Das Besondere an der Keimschicht ist, dass sie bis in die Basalzellenlage von allen Wellenlängen des UV-Bereichs, des sichtbaren Bereichs und Infrarotbereichs durchdrungen wird. Auf der anderen Seite können der Keimschicht ständig alle Blutstoffe zugeführt werden, die dort mit Hilfe von Licht und lokalen Sulfhydrilkörpern reduziert bzw. oxidiert und dann wieder ins Blut abgeführt werden. Der Synthesestoffwechsel bekommt so sein notwendiges reduziertes Milieu, was bedeutet, dass genetisch aktive Substanzen wie RNA oder auch Enzyme keine Säuerung vertragen, sondern eher im neutralen pH 7- oder im basischen Bereich arbeiten. Dieser Vorgang macht es möglich, dass die durch Radikale gehemmte Bildung anaboler Wachstumsfaktoren erneut in Gang kommt und Defekte repariert werden können.

Was lernen wir daraus?

Es ist richtig, dass wir mit unserer Lebensweise schnell an Dosisgrenzen der UV-Licht-Belastung stoßen und dadurch schneller altern können.[6]

Dabei wäre es einfach, sich Gedanken darüber zu machen, wie wir ehemals in das Licht der Sonne hineinevolutioniert wurden. Mit dieser ursprünglichen Ausstattung haben wir Millionen Jahre positiver Entwicklung hinter uns gebracht. Wir haben heute den gleichen Körper wie vor 30 000 Jahren, und jede Generation hat die Sonne auf- und wieder untergehen sehen, Tag für Tag.

Wenn wir heute in Bezug auf Sonnenlicht an Dosisgrenzen stoßen, liegt das allein daran, dass wir unseren natürlichen Schutz nicht mit dem steigenden Sonnenstand synchronisieren, wie es die Evolution für uns vorgesehen hat. Wenn wir uns ab Jahresbeginn regelmäßig jeden Tag der Sonne aussetzen würden, hätten wir bei hoch stehender Sonne in den Sommermonaten bereits einen hervorragenden Melaninschutz ausgebildet.[7]

So war es vor vielen Jahrtausenden, als wir uns unsere Nahrung unter freiem Himmel suchen mussten, und so war es noch vor einigen tausend Jahren, als wir unsere Nahrung unter freiem Himmel auf dem Feld erzeugten. Die damit verbundene Körperbewegung brachte uns auch noch ins Schwitzen. Und mit dem Schweiß kam die Urocaninsäure (ein Abbauprodukt der Aminosäure L-Histidin), die neben dem Melanin ein hervorragender UV-Lichtabsorber ist, auf unsere Haut.

Und noch etwas ist heute anders als damals. Wenn wir immer noch die Phytonutrienten essen würden, welche die Natur für uns vorgesehen hatte, wären die Zellen unserer Haut deutlich besser vor Schäden durch UV-Licht geschützt. Diese Phytonutrienten bringen nämlich Zellen hervor, die früher für einen natürlichen Schutz gegen UV-Licht sorgten. Beispielsweise bietet Lycopen aus der Tomatenschale einen wirksamen Schutz gegen UV-Strahlung. Tomatenpaste hat den gleichen Effekt. Versuchspersonen, die jeden Tag drei Esslöffel Tomatenpaste aßen, hatten im Vergleich zu einer Kontrollgruppe ohne Tomatenpaste 40 Prozent weniger Erytheme durch UV-Strahlung – eine exzellente bionische Medizin.[8]

Was machen wir heute falsch? Wir nehmen industriell aufbereitete Nahrung zu uns, verbringen den gesamten Tag in Innenräumen und fahren dann mit weißer, weitgehend melaninfreier Haut zum Skifahren ins Hochgebirge. Die Stippvisite im Skigebiet mit hoher UV-Intensität und mit hohem Lichtreflexionsfaktor durch den Schnee ist absolut falsch. Genauso falsch ist es, nach monatelanger Abschottung im klimatisierten Büro in ein äquatornahes Land zu fliegen und dort Urlaub zu machen. Dass die meisten von uns gezwungen sind, ihr Geld mit Arbeit in Innenräumen zu verdienen, ist mir natürlich bewusst. Dennoch sind solche Aktionen evolutionäre Fehlhandlungen, die uns schneller altern lassen.

UV-Strahlung als elektromagnetische Frequenz kann, wie oben gezeigt, in Quantenenergie umgerechnet werden. Man sieht dann, dass diese Quantenenergie – wenn kein Melaninschutz existiert – in Resonanz mit den Quantenenergien von Bindungen diverser Hauteiweiße und Enzyme geht. Diese Enzyme können dann nicht mehr arbeiten, und die Zerstörung kann nicht mehr rückgängig gemacht werden. Die Haut entwickelt dann eventuell Melanome. Diese unnatürliche Entwicklung konnte die Evolution nicht voraussehen.

Licht und »Vitamin D«, die Unzertrennlichen

Altern hat viel mit »Vitamin D«-Mangel zu tun. Wir müssen dieses Thema deshalb eingehender besprechen. Die Bezeichnung »Vitamin D« steht hier in Anführungszeichen, weil »Vitamin D« überhaupt nicht der entscheidende Wirkstoff ist, aber mittlerweile hat sich dieser Begriff so eingebürgert, dass es beim Lesen des weiteren Textes zu Irritationen käme, wenn wir die Wirksubstanz mit einem ungewohnten Begriff bezeichnen würden. Wir werden den Irrtum weiter unten aufklären.

»Vitamin D« ist das einzige Vitamin, bei dem die Versorgung nicht vorwiegend über die Ernährung, sondern über die Sonne erfolgt. Die »Vitamin D«-Bildung durch Licht ist ein hervorragendes Indiz für die zwingende Notwendigkeit der Lichtexposition.

»Vitamin D« wirkt wie ein Zentralschalter, um zahlreiche Körperfunktionen zu steuern, die Gesundheit garantieren. (Worm, 2012). Es steuert in unseren Zellen die Expression von über 2000 Genen.[9]

In den letzten Jahrzehnten wurden die Lichtschutzfaktoren in Sonnencremes permanent erhöht und sind nun so hoch, dass keine ausreichende Lichtwirkung für die körpereigene »Vitamin D«-Produktion mehr gegeben ist. Das Auftragen von Sonnenschutzmitteln mit hohem Lichtschutzfaktor (LSF) ist kontraproduktiv, weil alle stimulierenden Wellenlängen für die »Vitamin D«-Produktion abgefiltert werden. Schon ab LSF8 geht fast gar nichts mehr. Außerdem altert die Haut durch Hautschutzmittel mit Inhaltsstoffen wie Titanoxid und Zinkoxid schneller. Industriestoffe aus den Cremes geraten ins Blut und beeinflussen den Hormonhaushalt.[10] Sie gelangen auch in die Muttermilch und von dort ins Kleinstkind.[11]

Die Angst vor Hautkrebs, die immer wieder durch unausgewogene Berichte über die Gefahren der Sonne geschürt wird, ist oft interessengesteuert und lässt uns die positive Wirkung von Licht aus den Augen verlieren.[12]

Richtig ist, dass bestimmte Formen von Hautkrebs (Melanom) in unserer Zivilisationsgesellschaft seit einigen Jahrzehnten immer häufiger auftreten. Wir werden gleich sehen, dass unsere Einstellung zum Sonnenlicht dafür mitverantwortlich ist. In den Berichten wird jedoch oft verschwiegen, dass Melanome häufig da entstehen, wo überhaupt keine Sonne hingekommen ist. Untersucht man die Melanominzidenz bei Schiffsbesatzungen, fällt auf, dass die Melanomrate bei Männern, die tagsüber unter Deck arbeiten, größer ist, als bei Männern, die auf See im Freien arbeiten. Auch kommen Melanome oft an Körperstellen vor, die unter der Kleidung liegen, oder auch an den Fußsohlen. Für die steigende Melanominzidenz sind deshalb sicherlich noch andere Faktoren, die freie Radikale erzeugen, verantwortlich. Wissenschaftler zeichnen eine direkte Korrelation zu der Leistungsdichte von Funkstrahlung.

Epidemiologische Untersuchungen zeigten eine auffällige Häufung von Autoimmunerkrankungen, je weiter man sich vom Äquator mit dem höchsten Sonnenstand nach Norden oder Süden bewegt. Dieser Zusammenhang wurde für 51 Länder, korrigiert nach der Bewölkungsdauer, bestätigt. Daraus kann geschlossen werden, dass ein Mehr an Sonnenlicht Autoimmunkrankheiten hemmt.[13]

Durch Licht ausgelöste »Vitamin D«-Bildung schützt vor Krebs

Muss man sich also zwischen guter »Vitamin-D«-Produktion und hohem Hautkrebsrisiko entscheiden? Nein, diese Alternative ist der Natur unbekannt. Im Gegenteil, die richtige Lichtdosis auf sonnengewohnter Haut schützt vor Krebs: UV-B-Licht mit seiner 1,25-(OH)2-Vitamin-D-Bildung bietet Schutz vor geschätzt 17 Krebsarten, unter anderem Mammakarzinom, Ovarialkarzinom, Non-Hodgkin-Lymphomen, Dickdarm- und Prostatakrebs.[14]

Das sich aus Vitamin D_3 durch Enzyme entwickelnde 1,25-(OH)2-Vitamin D kann fast in jedem Gewebe des Körpers Gene schalten. Bis zu zweitausend verschiedene Gene werden vermutlich reguliert, darunter eine Vielzahl zellulärer Abwehrmechanismen. Eines dieser Gene – GADD45-alpha – hindert Zellen mit beschädigter DNA an der Vermehrung und senkt das Risiko der Tumorentstehung. Gleichzeitig werden vorhandene Krebszellen wieder zur Differenzierung, also zu normaler Funktion mit eingeschränkter Vermehrung angeregt.

Außerdem werden Gene zur Energiebereitstellung und Entgiftung aktiviert.[15] Um dafür ausreichend Vitamin D_3 zu synthetisieren, braucht die Haut die halbe minimale Erythemdosis. Diese entspricht der UV-Bestrahlungsdosis, bei der sich die Haut innerhalb der folgenden acht Stunden zu röten beginnt. Sie ist individuell unterschiedlich.[16]

1,25-(OH)2-Vitamin-D senkt den Blutdruck

Epidemiologisch sieht man einen Zusammenhang zwischen Lichtmangel bzw. niedrigen 1,25-(OH)2-Vitamin-D-Spiegeln im Blut und hohem Blutdruck und erhöhter Reninaktivität. Renin ist ein hormonähnliches Enzym, welches das System zur Blutdrucksteigerung anregt.

»Vitamin D_2« unterdrückt Viren und Bakterien

»Vitamin D« erzeugt zwei wichtige antimikrobielle Peptide (z. B. in Immunzellen oder auch Keratinozyten), die als körpereigene Antibiotika wirken: Kathelizidin und Beta-Defensin 2. Beide wirken als Breitbandantibiotikum nicht nur gegen Bakterien, sondern auch gegen Viren und Pilze.[17]

»Vitamin D« wirkt gegen Diabetes

»Vitamin D« greift in die Mechanismen von Insulinresistenz und Insulinsekretionsstörung bei Typ-2-Diabetikern ein. Interventionsstudien belegen, dass durch »Vitamin D« bei Patienten mit Glukoseintoleranz die Insulinresistenz signifikant gemindert beziehungsweise die Glukosekontrolle des Organismus verbessert wird. Das Vitamin aktiviert auch Gene, die für die Insulinrezeptoren an den Zelloberflächen sorgen und damit die Insulinwirkung beziehungsweise die Insulinsensitivität fördern. Zudem aktiviert »Vitamin D« in Betazellen der Bauchspeicheldrüse Gene, die zur Synthese von Insulin notwendig sind. So schützt und verbessert es die Betazellfunktion.[18]

Die Ergebnisse einer Metaanalyse aus acht Langzeitbeobachtungs- und elf randomisiert klinischen Interventionsstudien zum Thema »Vitamin D« und Typ-2-Diabetes sind eindeutig positiv.[19]

Demnach senkt eine »Vitamin D«-Zufuhr von mehr als 500 IE/Tag im Vergleich zu einer »Vitamin-D«-Zufuhr von weniger als 200 IE/Tag das Risiko für Typ-2-Diabetes um 13 Prozent. (»Vitamin D« wird entweder in Mikrogramm oder in Internationalen Einheiten (IE, engl. IU) angegeben. 1 µg = 40 IE.)

Eine Studie in Finnland mit mehr als 10000 Kindern hat folgendes Ergebnis gezeigt. Im Vergleich zu Kindern, die deutlich schlechter mit »Vitamin D« versorgt waren, hatten Kinder, die täglich mindestens 2000 IE »Vitamin D« bekommen hatten, ein um 78 Prozent niedrigeres Risiko, Typ-1-Diabetes zu entwickeln.[20]

Bei einem »Vitamin-D«-Status von mehr als 25 ng/ml im Blut ist das Risiko für Typ-2-Diabetes um 43 Prozent niedriger als bei einem »Vitamin D«-Status von weniger als 14 ng/ml, was ein typischer deutscher Winterwert ist.

Auch Wissenschaftler des Helmholtz-Zentrums München haben gezeigt, dass Menschen mit guter »Vitamin-D«-Versorgung ein geringeres Risiko haben, an Typ-2-Diabetes zu erkranken. (KORA-Studie).Dieser Effekt könnte unter anderem auf die entzündungsmindernde Wirkung von »Vitamin D« zurückzuführen sein.[21]

Lichtinduziertes »Vitamin D« hat Auswirkungen auf

- die Knochenmineralisierung
- die Nebenschilddrüsenfunktion
- die Nierenfunktion
- die Unterdrückung von malignem Zellwachstum
- die Regulation der Apoptose
- die Modulation der Immunantwort
- die Kontrolle von Differenzierung und Funktion der Hautzellen
- die Kontrolle des Herz-Kreislauf-Systems (Renin-Angiotensin-System)
- die Kontrolle der Muskelfunktion
- die Kontrolle des Nervensystems
- den Embryo in der Schwangerschaft
- die Depressionshemmung

Welches Licht hat die richtige Dosis?

Die »Vitamin D«-Produktion ist auf Wellenlängen von 270 bis 315 nm angewiesen, wobei in den Hautschichten aus 7-Dehydrocholesterol, einem Vorläufer des Cholesterins, das Prävitamin D_3 entsteht, das dann durch Wärme in Vitamin D_3 (Cholecalciferol) umgewandelt wird.

An Wintertagen reicht die Sonnenintensität dieser Wellenlängen in unseren Breiten nicht aus, um ausreichend »Vitamin D« zu produzieren, da die Sonnenstrahlen in einem zu flachen Winkel einfallen. In allen Ländern nördlich des 40. Breitengrades (ca. Rom) werden von Oktober bis März nicht ausreichend »Vitamin D« gebildet.[22] Auch im Sommer beginnt die Vitaminbildung durch Sonneneinstrahlung erst wenn der Schatten einer Person nicht mehr länger ist als ihre Körpergröße. Erst dann steht die Sonne in einem größeren Winkel als 45°. Nur im Sommer zwischen 11.00 und 15.00 Uhr ist die UV-B-Strahlung stark genug, dass man nach einem ungefähr dreißigminütigen Sonnenbad im Liegen, je nach Hauttyp, ausreichend Vitamin bilden kann. Die Evolution hat den blassen Teint erfunden, damit auch Menschen in nördlichen Räumen in kürzerer Zeit mit Hilfe von Sonnenlicht »Vitamin D« bilden können.[23]

Umgekehrt sind Dunkelhäutige vor Überdosierung stärker geschützt, in unseren nördlichen Breiten aber auch schnell unterversorgt. Folglich zeigen Dunkelhäutige in nördlichen Ländern eine verstärkte Krebsrate. Auch die künstlich erzeugte braune Haut sorgt für eine verstärkte Absorption der notwendigen Strahlung, die dadurch für die chemische Hautreaktion nicht mehr zur Verfügung steht.

In Zusammenhang mit der »Vitamin D«-Bildung ignorieren wir die evolutionäre Anpassung heute völlig, denn unsere Lebensweise provoziert allgemein einen massiven Sonnenlicht- und damit »Vitamin D«-Mangel. Diesen Mangel durch regelmäßige Solariumbesuche auszugleichen, ist höchst risikoreich. Gerade die UV-A-Mono-Strahlung ist nicht optimal für die »Vitamin D«-Produktion und schädigt über eine größere Tiefenwirkung offensichtlich die Haut, wie inzwischen viele Untersuchungen zeigen. Die Folge ist eine schnellere Hautalterung.[24]

Hier fehlen die heilenden Blaulicht- und Nahe-Infrarot-Spektren. Allerdings haben die Hersteller gelernt und mixen UV-A- mit UV-B-Strahlung. Außerdem gibt es neue Gesetze, die den Schutz vergrößern. Man sollte diese Bestrahlung mit sehr kleinen Dosen beginnen und einige Tage Strahlungsfreiheit für Reparaturen der Haut zwischenschalten.

Missverstandenes »Vitamin D«

In Zusammenhang mit Licht und »Vitamin D« wird vieles falsch verstanden, und entsprechend falsch wird beraten. Der Autor David Rotter (Webseite Dr. Schweikart) hat dazu ein schönes Dossier zusammengestellt, das auf dem heutigen Stand des Wissens rund um »Vitamin D« gute Information liefert.[25]

Nachdem auch in den Medien viele Berichte über »Vitamin D« erschienen sind, wird oft hastig versucht, ein »Vitamin D«-Defizit in Eigenregie mit Pillen und Kapseln auszugleichen. Doch wie so oft werden hier einige Begriffe durcheinandergebracht. Wir wollen deshalb eine kurze Darstellung der richtigen Verhältnisse einflechten und eventuell noch offene Fragen beantworten.

Der Begriff »Vitamin D« bezeichnet eine ganze Gruppe von Substanzen, die aber nicht alle wichtig für uns sind. Allein das über mehrere Schritte aus Vitamin D_3 entstehende Calcitriol bewirkt die wichtigen Regulationen, die wir »Vitamin D« zusprechen. Calcitriol ist aber kein Vitamin, sondern ein Hormon.

Genauer: Vitamin D_3 hat bereits zwei Vorläufer. Es ist das 7-Cholesterol (7-Dehydrocholesterol), das sich durch UV-Licht zu Prävitamin D_3 umformt, und durch Wärme entsteht dann das Vitamin D_3 mit langer Halbwertszeit sozusagen als Speicherform. Durch ein Enzym wird aus der Speicherform das 25-(OH)-Vitamin D gebildet, auch Calcidiol genannt, das dann die Zirkulationsform darstellt. Aus diesem wird wieder durch ein Enzym das 1,25-(OH)2-

Vitamin D, das nun allerdings kein Vitamin mehr ist, sondern eben das Hormon Calcitriol, die eigentliche Wirksubstanz. Calcitriol fördert die Bildung der roten Blutkörperchen sowie das Überleben und die Tätigkeit von Makrophagen und Monozyten. Es hemmt die Proliferation und Aktivität von T-Lymphozyten und unterdrückt die Immunabwehr, ist somit entzündungshemmend. Auch bei Tumorzellen hat es eine hemmende Wirkung auf die Vermehrung.

Dieses Hormon kann hunderte von Genen kontrollieren. Es wird nur bei Bedarf gebildet und deshalb über mehrere Mechanismen sehr genau in seinen Mengen kontrolliert. Calcitriol wird, nachdem es seine Wirkung entfaltet hat, wieder abgebaut.

In Laboruntersuchungen des Blutes wird aber in der Regel nicht Calcitriol gemessen, sondern die unwirksame Vorform Calcidiol, also 25-(OH)-Vitamin D. Und damit beginnen die Probleme. Es gibt keinen direkten proportionalen Zusammenhang zwischen dem Spiegel des unwirksamen 25-(OH)-Vitamin D_3 (Calcidiol) und dem des wirksamen 1,25-(OH)2-Vitamin D_3 (Calcitriol).

Wenn »Vitamin D« als Nahrungsergänzung zugeführt wird, braucht sich das Hormon Calcitriol nicht zu erhöhen. Weil der Köper dennoch bemerkt, das unverhältnismäßig hohe Mengen von Vitamin D_3 vorhanden sind, werden überschüssige Mengen umgehend wieder abgebaut. Dann wird fälschlich von einer Vitamin-D-Blockade oder Ähnlichem gesprochen, was den wirklichen Verhältnissen nicht entspricht.

Das Wichtigste im Vitamin-D-Geschehen sind die Vitamin-D-Rezeptoren VDR. Sie befinden sich in fast allen Körperzellen und werden auch von anderen Substanzen, beispielsweise Omega-3-Fettsäuren zur Signalweiterleitung verwendet. In der Bauchspeicheldrüse beeinflussen sie die Insulinausschüttung. In bestimmten Gehirnabschnitten erhöhen sie die Aktivität der Cholinacetyltransferase (ein Enzym, das den Transmitter Acetylcholin aufbaut). Im Muskel haben sie eine direkte Auswirkung auf den Kalziumtransport. In der Haut hemmen sie die Proliferation von Keratozyten (Zellen des Bindegewebes und der Hornhaut des Auges) und fördern deren Differenzierung.

Calcitriol wird an den Vitamin-D-Rezeptor (VDR) gebunden und in den Zellkern transportiert. Erst, wenn Calcitriol mit Hilfe des VD-Rezeptors an ein Gen angedockt hat, wird dieses zur Expression aufgerufen, was schließlich zu Änderungen in der Proteinsynthese führt – mit entsprechenden Auswirkungen.

Auch die Gene, welche die Enzyme zur eigenen Calcitriolherstellung erzeugt haben, werden immer wieder umgehend herunterreguliert. Das heißt, zugeführtes Vitamin D_3 wird nicht automatisch zur Zirkulationsform 25-(OH)-Vitamin D weiterverarbeitet. Da aber nur diese Form gemessen wird, wundert sich der untersuchende Arzt oft über den niedrigen Wert trotz Zufuhr. Dennoch ist der 25-(OH)-Vitamin-D_3-Spiegel recht konstant und ein hoher Wert ist Voraussetzung für eine Umwandlung in das Hormon Calcitriol (1,25-(OH)2-Vitamin-D_3). Dessen Wert kann allerdings sehr stark schwanken.

Obwohl ein niedriger 25-(OH)-Vitamin-D_3-Spiegel immer wieder ursächlich mit diversen Krankheiten in Verbindung gebracht wird, ist keineswegs sicher, dass es sich nicht genau umgekehrt verhält. 25-(OH)-Vitamin D_3 selbst ist ja überhaupt nicht wirksam und kann ursächlich auch nichts bewegen, auch keine Krankheit auslösen. Es ist aber durchaus denkbar, dass ein niedriger 25-(OH)-Vitamin-D_3-Spiegel die Folge einer Erkrankung ist.[26]

Der VD-Rezeptor steuert auch die Aufnahme von Phosphat. Ist der Phosphatspiegel im Blut bereits hoch, was bei Menschen, die viel Industrienahrung zu sich nehmen, sehr häufig der Fall ist, weigert sich der Rezeptor, den Befehl »Phosphoraufnahme« auszuführen und reguliert die Bildung des Hormons Calcitriol herunter. Wird der VD-Rezeptor in seiner Aktivität gehemmt, werden auch die positiven Auswirkungen auf das Immunsystem verhindert und auch alle anderen Auswirkungen der Rezeptoraktivität, etwa der Schutz vor vielen Krebsarten und Psoriasis (Schuppenflechte) und die Förderung der Motilität der Spermien.

Fehldiagnosen

Zusammen mit vielen anderen Reglern steuert der VD-Rezeptor auch die Aufnahme von Kalzium. Niedrige Kalziumpegel werden an das Parathyroidhormon PTH der Schilddrüse gemeldet und dieses aktiviert dann das Enzym (1-Alpha-Hydroxylase), das die Umwandlung von 25-(OH)-Vitamin D_3 in das wirksame 1,25-(OH)2-Vitamin-D_3 bewirkt. 25-(OH)-Vitamin-D_3 sinkt dann natürlich ab, aber das wirksame Hormon 1,25-(OH)2-Vitamin-D_3 steigt immer höher an. Gleiches passiert, wenn vermehrt Parathormon (engl. *parathyroid hormone*, PTH), ein Hormon der Nebenschilddrüse zur Regelung des Kalzium- und Phosphathaushalts, gebildet wird, was bewirkt, dass vermehrt Kalzium aus den Knochen gelöst und freigesetzt wird. Misst man nun den Indikator 25-(OH)-Vitamin-D_3 im Blut, wird ein extremer Vitamin-D_3-Mangel diagnostiziert, obwohl das Hormon Calcitriol (1,25-(OH)2-Vitamin-D_3) bereits in großen Mengen vorhanden ist. Die neuerliche Zufuhr von »Vitamin D« kann dann zu Hyperphospatämie und Hyperkalzämie führen – Folgen einer fatalen Fehldiagnose. Ist aber tatsächlich der 25-(OH)-Vitamin-D-Spiegel niedrig, wird das stimulierende PTH-Hormon nicht zu einem ausreichend erhöhten 1,25-(OH)2-Vitamin-D-Spiegel führen.[27] Es wird aber weiterhin und immer mehr Kalzium aus den Knochen gelöst, was zu schweren Komplikationen wie Osteoporose führt.

Und schließlich müssen wir noch kurz betrachten, was bei einem tatsächlichen Kalziummangel passiert. Hier wird die Umwandlung von 25-(OH)-Vitamin-D_3 in Calcitriol (1,25-(OH)2-Vitamin-D_3) forciert, um viel Kalzium aus der Nahrung ins Blut zu resorbieren. Dadurch sinkt natürlich der 25-(OH)-Vitamin-D-Spiegel. Die Messung signalisiert dann wieder einen Vitamin-D_3-Mangel, obwohl in Wirklichkeit ein Kalziummangel vorlag. Dazu gibt es Tierversuche. Bei Kalziummangel sank der 25-(OH)-Vitamin-D_3-Spiegel um ganze 60 Prozent, während der 1,25-(OH)2-Vitamin-D_3-Spiegel um das Vier- bis Zwölffache stieg.[28]

In Zusammenhang mit der Regulation von »Vitamin D« üben verschiedene Bakterien einen sehr wichtigen Einfluss aus. Pathologisch wirkende Bakterien suchen sich strategisch wichtige Schlüsselpositionen, um sie auszuschalten und so ihr Unwesen treiben zu können. Der VD-Rezeptor ist eine solche Schlüsselposition. *Helicobacter pylori*[29], Borrelien[30], Tuberkulose- und Lepra-Bakterien[31], sie alle besetzen den VD-Rezeptor oder machen ihn unbrauchbar, indem sie ihn mit einem gelartigen Biofilm überziehen. Der Organismus versucht dann, das blockierte und nun fehlende Rezeptorsignal mit einem immer höheren 1,25-(OH)2-Vitamin-D_3-Spiegel auszugleichen, und zwar auf Kosten von 25-(OH)-Vitamin-D_3. Wieder wird bei der Messung ein Mangel an »Vitamin D« diagnostiziert, der aber überhaupt nicht vorhanden ist. Die Folgen der VD-Rezeptorblockade durch Bakterien sind Autoimmunerkrankungen und chronische Entzündungen.[32]

Zur Vermeidung derart widersprüchlicher Diagnosen müssen immer mehrere Messungen vorgenommen werden. Gebraucht werden die Werte von 25-(OH)-Vitamin-D_3, 1,25-(OH)2-Vitamin-D_3 sowie Parathormon (PTH) und Kalzium. Das ist zwar aufwändig und teuer, aber der einzige Weg um festzustellen, an welcher Stelle der Regelmechanismus beschädigt ist und was wirklich fehlt.

INTERPRETATION DER BLUTWERTE

Der Wert für »Vitamin D« (gemeint ist 25-(OH)-Vitamin-D_3) wird in Deutschland entweder in Nanogramm pro Milliliter (ng/ml) oder in Nanomol pro Liter (nmol/l) angegeben und häufig wie in der Tabelle angegeben interpretiert.

Wert in ng/ml	Wert in nmol/l	Interpretation
< 20	< 50	Mangel
20 bis 30	50 bis 75	Unterversorgung
30 bis 60	75 bis 150	Normalwert
60 bis 90	150 bis 225	hoher Wert
90-150	225 – 374	Überversorgung
> 150	> 374	Vergiftung

Ein großer Mangel an »Vitamin D«

In einer breit angelegten Querschnittsstudie wurde festgestellt, dass der durchschnittliche »Vitamin D«-Spiegel in Deutschland bei nur 16 ng/ml liegt.[33] Fast 90 Prozent aller in Deutschland lebenden Menschen sind mit »Vitamin D« unterversorgt.[34] Bei keinem anderen Vitamin ist die Versorgungslage ähnlich kritisch.[35]

Das ist insofern dramatisch, als »Vitamin D« auch die Mortalität beeinflusst. Im Jahresdurchschnitt liegen die Sterberaten von Dezember bis Februar am höchsten mit einer scharfen Spitze im Januar. Eine Studie kommt zu dem Schluss, dass jährlich 18 000 Menschen vor dem Sterben gerettet werden könnten, wenn die Versorgung mit »Vitamin D« besser wäre.[36]

Frühe Warnhinweise auf zu niedrige Spiegel sind leider nicht besonders spezifisch und werden auf alles Mögliche geschoben: Müdigkeit, Leistungseinbruch, Depression, Konzentrationsprobleme, Kreislauflabilität, Gelenkschmerzen, Immunschwäche (Grippewellen treten gehäuft im Januar und Februar auf). Dann entstehen jede Menge Folgeerkrankungen wie Bluthochdruck, Herz- und Kreislauf-Erkrankungen, Atemwegserkrankungen, Diabetes mellitus, Demenz, Multiple Sklerose. Neben Arteriosklerose und Osteoporose sind schließlich Krebserkrankungen und frühe Alterung Merkmale des andauernden Defizits.[37]

Grund für dieses Dilemma ist schlicht eine falsche Lebensweise und fehlende Aufklärung. Das heißt, die Mittelwerte für »Vitamin D« entsprechen in unserer Gesellschaft nicht den evolutionären Erfordernissen, an die unser Körper eigentlich angepasst sein sollte. Wenn wir unseren Lebensunterhalt in geschlossenen Räumen verdienen müssen, wenn wir immer in Kleidung eingehüllt sind, wenn wir vielleicht bettlägerig sind, wenn wir immer wieder Sonnenschutz auflegen, muss die Frage gestellt werden, woher wir das lebenswichtige »Vitamin D« bekommen. Die Massai haben im Durchschnitt 47 ng/ml[38] und südafrikanische Kinder 49 ng/ml »Vitamin D« im Blut. Was ist dort anders? Nur die Sonnenstrahlung? Oder eher der lange Aufenthalt im Freien?[39]

Nach allem, was bekannt ist, ist ein guter Normalwert zwischen 35 und 45 ng/ml anzustreben, wenn die oben genannten weiteren Regelkreise ebenfalls unter Kontrolle sind.[40]

Wie ist das zu schaffen? Die Deutsche Gesellschaft für Ernährung (DGE) schreibt in ihrer Presseinformation 07/2012: »Personen, die sich bei Sonnenschein kaum oder gar nicht bzw. nur vollständig bekleidet im Freien aufhalten sowie Menschen mit dunkler Hautfarbe und ältere Menschen ab 65 Jahren zählen zu den Risikogruppen, die gegebenenfalls ein Präparat einnehmen müssen.« Damit rückt die DGE erstmals von ihrem Dogma ab, dass eine gesunde Ernährung für die Aufnahme aller wichtigen Nährstoffe ausreicht.

Können Nahrungsmittel den »Vitamin D«-Bedarf decken?

Außer fettem Meeresfisch bietet die Nahrung kaum nennenswerte »Vitamin D«-Quellen. Die Inuit, die bei relativ schwachem Sonnenlicht leben, können mit Fisch und Leber tatsächlich einen großen Teil ihres »Vitamin D«-Bedarfs decken. Bei uns werden über die Nahrung aber nur durchschnittlich 80 bis 160 IE aufgenommen. Das ist vernachlässigbar, wenn man bedenkt, dass über ein Sonnenbad ca. 10 000 IE aufgenommen werden.[41]

Um auf die von der DGE empfohlene Mindestmenge von 800 IE (= 20μg) »Vitamin D« zu kommen, müsste man täglich 400 Gramm Makrele essen.

Alternativ gingen auch

- 4 kg Schweineschnitzel,
- 16 bis 20 Eier,
- 20 Liter Vollmilch,
- 10 kg Kalbsleder,
- 10 kg Brie (mit 45 Prozent Fettanteil),
- 600 g Avocado oder
- 1 kg Shiitake-Pilze.

Das ist natürlich unmöglich und dabei ist die Empfehlung der DGE wahrscheinlich viel zu niedrig angesetzt.[42] Für die konstante

Gesundheit gilt eher das Fünffache, möglicherweise sogar das Zehnfache. Es gibt Hinweise darauf, dass die zu niedrige Empfehlung auf einem Rechenfehler basiert, der im amerikanischen Institute of Medicine unterlaufen ist.[43]

Anders als in anderen Ländern, etwa in Kanada und den USA, wird Grundnahrungsmitteln hierzulande nicht routinemäßig »Vitamin D« zugesetzt. Nur bei wenigen Lebensmitteln wäre das hierzulande überhaupt erlaubt.[44] Die US-amerikanische Fachgesellschaft für Endokrinologie empfiehlt in ihren neuen Leitlinien für Erwachsene eine tägliche Zufuhr von 1500 bis 2000 IE »Vitamin D« zur Vorbeugung eines Mangels. Die maximale Dosierung gemäß der amerikanischen Leitlinie liegt bei 10 000 IE pro Tag.[45] Mit der Nahrung nehmen Jugendliche und Erwachsene üblicherweise 2 bis 4 µg (= 80 bis 160 IE) »Vitamin D« pro Tag auf. Diese Menge reicht also bei weitem nicht aus, um die von der DGE empfohlenen 20 µg pro Tag zu erreichen, und ist weit von den US-Empfehlungen entfernt.[46]

Nehmen wir den Sonnenstand als Maß für die Bildung von »Vitamin D«. An einem Sommertag außerhalb der Stadt können über die Körperoberfläche eines Erwachsenen bei Mittagsonne und in Badebekleidung 10 000 bis 20 000 IE »Vitamin D« produziert werden.[47] Die Dauer der Exposition ist natürlich vom Typ und vom Melaningehalt der Haut abhängig. Die endogene Vitaminbildung wird nur bis zur Hautrötung (Anzeichen einer verstärkten Durchblutung vor einem Erythem) vorangetrieben und bei weiterer Bestrahlung gestoppt, um eine Überdosierung zu vermeiden. Das heißt, die Evolution hat für uns Menschen in Mitteleuropa eine Dosierung von rund 10 000 IE pro Tag vorgesehen. Das ist gegenüber den offiziellen Empfehlungen tatsächlich mehr als das Zehnfache. Der mitteleuropäische Mensch ist von der Evolution her nicht an Sonnenmangel angepasst, weil es den in archaischen Zeiten nicht gab. Dennoch leben wir heute mit absolutem Sonnenmangel. Offensichtlich ist von der Natur auch berücksichtigt, dass wir nicht jeden Tag mit der ganzen Dosis rechnen können, denn natürlich strahlt die Sonne nicht jeden Tag mit Höchstleistung.

Und dann sind da ja auch noch mehrere Monate mit winterlichem Sonnentiefstand zu überstehen, wobei die Spiegel um bis zu 40 Prozent absinken.[48] Entsprechend hoch ist unsere Speicherungsfähigkeit für »Vitamin D« im Fettgewebe und in der Muskulatur. Die Größe des Speichers wurde zwar bisher noch nicht genau gemessen, man schätzt aber, dass er insgesamt bei Erwachsenen 400 000 IE umfasst, wobei ein Kilogramm Fettgewebe etwa 5000 IE enthält.[49] Wenn die Speicher allerdings auch im Sommer nicht mehr aufgefüllt werden können, verschärft sich der mangelhafte Gesundheitsstatus von Jahr zu Jahr.

Studien kommen ziemlich übereinstimmend zu dem Ergebnis, dass wir aus allen drei Quellen – Sonne, Nahrung, Speicher – 3000 bis 5000 IE täglich benötigen, um bei guter Gesundheit zu bleiben.[50] Übergewichtige Menschen brauchen deutlich mehr, da im Fettgewebe sehr viel »Vitamin D« verschwindet.[51] Bei Verdauungs- und Resorptionsstörungen und bei Erkranungen der Verdauungsorgane werden ebenfalls hohe Dosen »Vitamin D« gebraucht. Das gilt beispielsweise für Glutenunverträglichkeit (Zöliakie), Bauchspeicheldrüsenproblemen, Morbus Crohn und Mukoviszidose.[52]

Sonne und »Vitamin D« im Alter

Wir haben uns schon daran gewöhnt, dass im Alter alles weniger gut abläuft. Das gilt auch für die Produktion von »Vitamin D«. Im Alter von 70 Jahren ist die Produktionskapazität um ganze 75 Prozent gemindert. Das heißt, dass alte Menschen nur noch 25 Prozent so viel »Vitamin D« produzieren wie junge und damit in ein erhebliches Defizit geraten. Der Hauptgrund ist die Reduktion des Ausgangsstoffes 7-Dehydrocholesterol.[53] Auch die Speicherfähigkeit für Calcitriol (25-Hydroxy-Vitamin-D_3) nimmt deutlich ab. Wir Älteren können uns aus der verfahrenen Situation nur retten, indem wir nach Feststellung unserer Pegel im Blut bei Bedarf regelmäßig »Vitamin D« als Nahrungsergänzung einnehmen.

Auch Depression im Alter hat in den letzten Jahrzehnten immer mehr zugenommen. Ein Mangel an Nährstoffen, etwa den Vitaminen B_6, B_{12} und D, wird neben vielen anderen Ursachen mit dafür verantwortlich gemacht.[54] Auffällig ist, dass Depressive besonders niedrige »Vitamin D«-Spiegel aufweisen.[55] Auch zeigt sich, dass die Symptome der Depression umso schlimmer sind, je niedriger der »Vitamin D«-Wert ist.[56] Da ist es nur konsequent, dass die Zufuhr von 100 000 IE unter klinischer Kontrolle eine Depression um 74 Prozent verbessern kann.[57]

»Vitamin D« und seine Cofaktoren

VITAMIN D

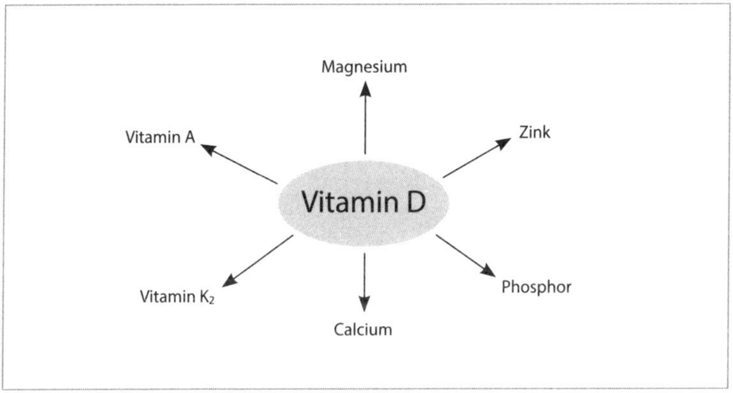

Nährstoffe, die für die Funktion von Vitamin D unerlässlich sind.

Wenn »Vitamin D« seine Aufgaben erfüllen soll, müssen weitere Nährstoffe unmittelbar präsent sein.

Ohne Magnesium und Phosphat kann »Vitamin D« nicht in seine wirksame Form umgewandelt werden.[58] Magnesium sorgt auch dafür, dass das mit Hilfe von »Vitamin D« ins Blut gelangte Kalzium gelöst bleibt. Nimmt man ein »Vitamin D«-Präparat ein, muss auch auf einen vermehrten Magnesiumbedarf geachtet werden. Ansonsten kommt es zu Kopfschmerzen, Herzstolpern, Muskelkrämpfen, Panikattacken.

Da sowohl das Enzym, das sonneninduziertes Prävitamin D_3

über Vitamin D_3 in Calcidiol umwandelt, als auch das, welches Calcidiol in das aktive Hormon Calcitriol verwandelt, Magnesium braucht, kann bei einem zu niedrigen Magnesiumwert auch kein »Vitamin D« gebildet werden, auch wenn sich die Person regelmäßig der Sonne aussetzt und/oder »Vitamin-D«-Kapseln oder -Tabletten schluckt.

Erforderlich sind täglich ca. 400 mg Magnesium aus Vollkorn, Sesam, Amaranth, Schokolade, Cashewnüssen, Sonnenblumenkernen, Kürbiskernen, Mandeln, manchen Algen. Die beste Form als Nahrungsergänzung ist Magnesium-Citrat, oder Magnesium-Acetat, oder Magnesium-Gluconat. Magnesium kann auch über die Haut als Magnesiumchloridöl aufgenommen werden. Magnesium ist das Zentralatom des Chlorophylls. In archaischen Zeiten haben wir durch entsprechenden Pflanzenkonsum den hohen Magnesiumbedarf leichter bedient als mit unserer heutigen Ernährungsweise.

Zu viel Phosphat in industriell aufbereiteter Nahrung regelt das »Vitamin-D«-Hormon (1,25-(OH)2-Vitamin-D_3) herunter, worauf es zu Kalziummangel kommt. Außerdem kann dann das verbliebene Kalzium nicht mehr verwertet werden und lagert sich in verschiedenen Geweben, vor allem in den Arterien ab.[59]

Damit »Vitamin D« die Gene steuern kann, braucht es die Kooperation von Vitamin A und die Vorstufe Beta-Carotin. Beide Vitamine, D und A, gehören zu den fettlöslichen Vitaminen und sind deshalb bei Überdosierung toxisch. Die Toxizität ist aber weitaus geringer, wenn beide Vitamine gemeinsam vorhanden sind. Bei einer Unterversorgung mit Vitamin A kann »Vitamin D« seine Aufgaben nicht erfüllen und wird dadurch pseudotoxisch. Mit der Nahrung kann man die Vorstufe von Vitamin A als Beta-Carotin gut mit gelben und orangefarbenen Früchten und Gemüsesorten einnehmen oder auch mit Spinat und Brokkoli. Als Nahrungsergänzung sollte nur die Vorstufe als natürliches 9-cis-Beta-Carotin (nicht künstliches trans-Beta-Carotin!) in einer Dosis von etwa 1mg genommen werden.

»Vitamin D« kann nur mit Hilfe der Rezeptoren arbeiten. Um

die Rezeptoren zu bilden, braucht der Organismus Zink (insgesamt 10 mg täglich). Wir wollen dieses wichtige Element kurz beschreiben.

Zink

Zinkmangel ist im Alter ein besonderer Risikofaktor und eine Ursache für altersbedingte immunologische Veränderungen.

Zink ist ein essentielles Spurenelement. Das heißt, wir müssen es unbedingt mit der Nahrung zu uns nehmen. Der Körper eines erwachsenen Menschen enthält zwischen 2 und 3 Gramm Zink, überwiegend in den Muskeln und Knochen. Damit ist Zink nach Eisen das zweithäufigste Spurenelement. Speichern kann der Mensch Zink allerdings nicht. Deshalb ist die tägliche Zufuhr von 7 bis 10 mg unabdingbar. Wer zu viel Phosphat zu sich nimmt, bindet sein Zink in unlösliches Zinkphosphat, was zu Störungen des Wachstums, der Regeneration und häufigen Infektionen führt.

Zinkmangel führt zu vielen Defiziten. An erster Stelle stehen die vermehrte Bildung freier Radikale und tiefgreifende Immundefizite. Zink ist Bestandteil mehrerer tausend verschiedener Proteine in allen Zellen. Hauptsächlich kommt Zink in Transkriptionsfaktoren vor, sogenannten Zinkfingerproteinen. Außerdem benötigen, soweit bisher bekannt, mehr als 300 Enzyme Zink, damit sie ihre Aufgaben erfüllen können. Vermutlich brauchen 10 Prozent aller Proteine Zink.

Zinkmangel ist schwer zu diagnostizieren, weil die Blutanalyse immer nur Momentanwerte wiedergibt. Zink im Serum macht nur 0,1 Prozent des Gesamtzinks aus und schwankt stark je nach Zeitpunkt der Messung und Resorption. Tageszeit, eingenommene Mahlzeiten und Stoffwechsel lassen die Werte unübersichtlich schwanken.

In Pflanzennahrung ist weniger Zink enthalten als in tierischen Nahrungsmitteln. Der höchste Zinkgehalt befindet sich in Austern (ca. 100 mg/kg). Der Zinkwert im Serum kann sich nach einer Austernmahlzeit verdoppeln. Andererseits kann eine Mahlzeit mit hohem Phytatgehalt, etwa Getreide und Mais, den Zinkwert im Serum vollständig nivellieren.

Die Aufnahme von zu viel Zink hat Auswirkungen auf den Kupferhaushalt und resultiert in Kupfermangel. Ein besonderes Problem ist die Haftcreme für Gebisse, die oft hohe Zinkkonzentrationen enthält. Wird ein Teil der Creme verschluckt, kann es zu ernsthaft bedrohlichen Zuständen kommen.

Wenn man Zink in hohen Dosen (80 mg/Tag) aufnimmt, wird das Immunsystem nicht aktiviert, sondern genau das Gegenteil tritt ein, denn Zink wirkt in diesen Mengen immunsuppressiv. Auch Krankheitserreger brauchen Zink. Die Weisheit des Körpers hat Strategien entwickelt, um Zink im Fall einer Infektion für Krankheitserreger zu verknappen und so ihre Ausbreitung einzudämmen. Das Stichwort lautet *Nutritional Immunity* und bedeutet, dass die Verfügbarkeit von Eisen, Mangan und Zink vermindert wird, um den Pathogenen keine Wachstums- und Vermehrungshilfe zu geben. Um die Verfügbarkeit wirksam einzudämmen, wird das Zink aus dem Blutserum in die Leber verfrachtet und dort vorübergehend eingelagert.

Ein noch besserer Trick steht den Granulozyten zur Verfügung. Sie fungieren als Fresszellen und kommen deshalb sehr nah an die Angreifer heran. Um diese zu schwächen bilden sie ein Protein namens Calprotectin, das alles Zink in der Umgebung bindet, so dass es den Bakterien und Viren nicht mehr zur Verfügung steht.

Das ist der Grund, warum man bereits bei den ersten Anzeichen einer Infektion Zink einnehmen muss, um das Immunsystem zu aktivieren. Eine spätere Einnahme bewirkt nichts mehr, weil das Zink dem Zugriff aktiv entzogen wird.

Bor

Der Bedarf an Bor oder Boron, das den »Vitamin D«- und Mineralstoffwechsel unterstützt, wird oft unterschätzt. Ältere und alte Menschen leiden oft unter Bormangel. Dafür reichert sich Aluminium drastisch an.

Ein Mangel an Bor wird erzeugt durch

- gelöstes Aluminium. Bor wird von Aluminium verdrängt (3 Bor-Moleküle gehen durch je 1 Aluminiummolekül verloren). Aluminium besetzt die gleichen Plätze, kann aber nicht den Elektronenfluss schalten. Koriander ist geeignet, den überhöhten Aluminiumspiegel zu senken.
- aluminiumhaltige Deodorants.
- gechlortes oder fluoriertes Wasser, chlorierte Kohlenwasserstoffe (Holzschutzmittel).
- chlorhaltige Antibiotika.
- hochprozentigen Alkohol.
- Fleisch ist extrem arm an Bor, da die Tiere es fast vollständig in die Knochen einlagern.

Ein Mangel an Bor

- hemmt beim Menschen die Wirksamkeit von Polyphenolen und Vitaminen.
- hemmt die Enzymaktivität.
- schwächt das Immunsystem relativ stark.
- senkt die Widerstandskraft gegen Allergien.
- erschwert den Abbau von Giften.
- mindert den Schutz vor Pilzerkrankungen.
- vermindert die Photozellreparatur.
- schwächt die Abwehrkraft gegen Krebs.

Wir nehmen durchschnittlich 1 bis 2 Milligramm Bor pro Tag mit der Nahrung auf, erforderlich sind aber 9 bis12 Milligramm pro Tag. Als Nahrungsergänzung werden 3 Milligramm pro Tag nach Absprache mit Heilkundigen empfohlen. Babys reichern jedes verfügbare Bor bereits im Mutterleib hochgradig an. Deshalb darf Kleinkindern kein zusätzliches Bor zugeführt werden.

Bor in angemessenen Mengen

- fördert den Elektronenfluss und schützt den Herzmuskel sowie seine elektrischen Impulse.

- schützt die Hirnfunktionen.
- hemmt den Abbau und fördert den Aufbau von Proteinen.
- stärkt die Wundheilung, Entzündungsenzyme werden herunterreguliert.
- aktiviert das Enzym Hydroxylase (notwendig für die Bildung der Hormone Östrogen und Testosteron und von Hydroxy-Vitamin-D_3).
- ist hilfreich bei Depressionen.
- ermöglicht die notwendige Differenzierung der Zellen und eine Kontrolle der Zellteilung (bei Krebszellen fehlt beides).

Der Borgehalt der Knochen ist fünfmal so hoch wie der des Blutes. Zusammen mit Magnesium, Phosphor, Kalzium und »Vitamin D« verhindert Bor Osteoporose.

Bei einem Mangel an Bor (0,25 mg/Tag) ist die Ausscheidung von Magnesium und Kalzium über den Urin deutlich erhöht.

Fehlendes Bor führt zum Gärungsstoffwechsel der Zellen. Das ist der Stoffwechsel von Krebszellen.

EINIGE NAHRUNGSMITTEL MIT HOHEM BORGEHALT

Heringsrogen	400 bis 500 mg/100g
Austern	100 bis 400 mg/100g
Kaviar	88,5 bis 92,5 mg/100g
Feldsalat	27,5 bis 35,0 mg/100g
Honig	bis 25,0 mg/100g
Quitten	8,6 bis 17,4 mg/100g
Löwenzahn	8,5 bis 16,0 mg/100g
Champignons	4,9 bis 5,8 mg/100g
Steckrüben	2,5 bis 6,7 mg/100g
Zwiebeln, Sellerie	3,0 bis 4,5 mg/100g
Mandeln	2,9 bis 3,8 mg/100g
Haselnüsse	2,2 mg/100g
Rote Beete	2,1 mg/100g
Avocado	1,0 mg/100g

Aluminium verdrängt Bor, und ohne Bor ist der Regelmechanismus für »Vitamin D« gestört. Hinzu kommt, dass sich im Alter besonders viel Aluminium im Menschen angesammelt hat. Deshalb sollten wir genauere Kenntnisse über die anderen Nachteile von Aluminium haben.

Toxisches Aluminium

Es gibt inzwischen mehr als 7000 wissenschaftliche Studien, die Aluminium eine Toxizität zusprechen.

Aluminium ist als E 173 enthalten in: Mehl, Speisesalz, Backpulver, Backmischungen, Kuchendekorationen, Käse (Schmelzkäse), Wein, Bier, Schwarztee, sauer eingelegten Gemüsekonserven, Kaffeeweißern, Gewürzpulver, Zahnpasta, Dragees, Medikamenten (etwa Antazida gegen Sodbrennen, Durchfallmittel wie Kaolin Attapulgit und Bolus, Lipidsenker wie Aluminiumclofibrat), Impfstoffen, Kosmetika, Deorollern, Deosteinen.

Als E 541 (saures Natriumaluminiumsulfat) befindet es sich in Backpulver und Kaugummi.

Als E 554 und E 556 (Natriumaluminosilikate) ist es in Salz, Zucker und Würzmittel enthalten.

Allein über die Nahrung gelangen täglich durchschnittlich 25 bis 75 mg Aluminium in unseren Körper. Im Alltag kommen wir mit diversen weiteren Aluminiumquellen in Kontakt:

- Alufolie, Bratfolie
- Trinkflaschen
- Trinkwasser (wird aktiv mit Aluminium als Flockungsmittel versetzt oder das Aluminium gelangt durch Übersäuerung des Bodens ins Wasser)
- Kochgeschirr und Besteck aus Aluminium
- Emissionen aus der Papier-, Glas-, Porzellan- und Textilindustrie

Das Aluminium wird in den Knochen und Muskeln, in der Lunge (höchste Konzentration) und der Leber, im Herz, in der Milz und im Zentralnervensystem (Gehirn) gespeichert, vor allem aber in den Mitochondrienmembranen, den Lysosomen und im retikuloendothelialen System.

Aluminium ist dreifach positiv geladen und hebt das negative Zetapotential auf, insbesondere im Blut. Damit können Teilchen nicht mehr in Lösung gehalten werden. Das Zetapotential hat ein elektrisches Feld und sorgt dafür, dass die negativ geladenen Erythrozyten von der Blutgefäßwand elektrostatisch abgestoßen werden und nicht hängenbleiben. Ein Aluminiumion verringert das Zetapotential ebenso stark wie 6000 Natrium- oder Kaliumionen (deshalb wird es zur Klärung von Flüssigkeiten durch Ausfällung verwendet).

Aluminium benutzt das gleiche Transportsystem wie Eisen (Transferrin, Albumin) und verdrängt dieses aus seinen funktionellen Bindungen in Enzymen und Coenzymen. Aluminium wird in Hämoglobin und Ferritin geradezu gespeichert.

Es beeinträchtigt die Verfügbarkeit von Zink und führt zur Verdrängung von Magnesium aus den Geweben. Außerdem stört es die Funktionen von Kalzium, Chrom, Fluor, Phosphor, Silizium, Vitamin B_6 und »Vitamin D«.

Entzündungssubstanzen gehen mit positiv geladenen Aluminium- und Schwermetallionen (Quecksilber, Palladium, Cadmium, Zinn, Nickel, Titan, Thallium u. a.) eine verheerende Allianz ein. Sie werden aufgrund ihrer positiven Ladung mit positiven Kalziumionen verwechselt, die vom entzündeten Gewebe zwecks »Abkapselung« angezogen werden, und sorgen dann mit ihren toxischen, enzymhemmenden Eigenschaften dafür, dass die Entzündung unheilbar wird.

Durch Aluminium verursachte Störungen und Krankheiten

- chronische Entzündungen
- Arthritis
- Leber- und Nierenschädigungen
- Beteiligung an Anämie durch Störung des Knochenstoffwechsels
- Gedächtnisstörungen
- Antriebslosigkeit
- Aggressivität

Die Ausleitung von Aluminium erfolgt in zwei Schritten:
1. Mobilisierung aus dem Bindegewebe und aus Membranen,
2. Mobilisierung aus dem Zentralnervensystem (Rückenmark, Gehirn).

Die Mobilisierung erfolgt durch Korianderextrakt. Das geht eventuell sehr schnell und ist dann entsprechend heftig. Wenn man Koriander an dünnen Hautstellen wie den Ellenbeugen einreibt, soll nach der Erfahrung von Anwendern die Entgiftungsreaktion schwächer ausfallen. Ein Chelatbildner, der die Metalle nach ihrer Mobilisierung auffängt, muss bereits vorhanden sein (Chlorella, zwei Stunden vor dem Koriander eingenommen).

Chelatbildner können toxische Metalle im Darm mit Hilfe von Wasser so stark »einschleimen«, dass sie für die Resorption an den Darmzotten zu groß werden. Als Chelatbildner eignen sich beispielsweise Chlorella-Algen (laut einer japanischen Studie verursachen 8 Gramm Chlorella am Tag eine fünffache Eliminierung von Uran, Blei und Cadmium). Oder man muss Medikamente wie Dimercaptopropansulfonsäure (DMPS) und Ethylendiamintetraacetat (EDTA) zur Chelattherapie einsetzten.

Die eigentliche Ausleitung gelingt erfahrungsgemäß mit

- Apfelessig (2 Teelöffel/Tag in 1 Liter Wasser)
- Vitamin C (Ascorbinsäure), hochdosiert
- Kalzium
- Vitamin B_6
- Magnesium.

Bentonit (verwitterte Vulkanasche mit großer, negativ geladener Oberfläche) sowie Zeolith und natürliche hydratisierte Alumosilikate mit Hohlraumstruktur und großer innerer Oberfläche haben eine sehr große Absorptionsfähigkeit für Aluminium. Bei Einnahme dieser Substanzen sollte auf ihre natürliche Radioaktivität geachtet werden, die je nach Herkunft sehr unterschiedlich ist.

Alpha-Liponsäure und Glutathion können Schwermetalle gut entgiften. Das sollte auch mit dem Leichtmetall Aluminium klappen. Ausnahmen sind Quecksilber und Thallium. Zur Ausleitung von Quecksilber und Thallium sind Lysin-Glutamin und Lysin-Asparagin geeignet.

Vitamin K_2 als Cofaktor

Der wichtigste Cofaktor für die Wirkung von »Vitamin D« ist Vitamin K_2, denn Proteine, die durch »Vitamin D« gebildet werden, müssen mit Hilfe von K_2 aktiviert werden. Außerdem wird das durch »Vitamin D« resorbierte Kalzium von Vitamin K_2 transportiert und verwertet.[60]

Vitamin K_2 aktiviert dafür einerseits das sogenannte Matrix-GLA-Protein (MGP), das Arterien und Gewebe vor Verkalkungen schützt. Andererseits wird das durch »Vitamin D« synthetisierte Hormon Osteokalzin aktiviert, das für den Einbau von Kalzium in die Knochenmatrix verantwortlich ist.

Vitamin K_2 wird, wie im Kapitel »Die gesunde Bioflora« noch ausführlich dargestellt wird, nur von einer gesunden Darmflora hergestellt, und dies wohl nicht immer in ausreichender Menge. Ist die Darmflora durch ungesunde Ernährung und Antibiotika (oft auch aus Rückständen im Fleisch) geschädigt, fällt die Bildung von Vitamin K_2 aus. Wird der »Vitamin D«-Spiegel zusätzlich durch Supplementierung angehoben, kommt es schnell zu einem Mangel an Vitamin K_2.[61]

»Vitamin D« als Nahrungsergänzung

Zwei verschiedene »Vitamin-D«-Präparate befinden sich auf dem Markt: Vitamin D_2 als Ergocalciferol und Vitamin D_3 als Cholecalciferol. Der Unterschied liegt in der Herkunft und Verarbeitung. D_2 befindet sich in Pflanzen und Pilzen, D_3 in Tieren und Flechten. Auch der Stoffwechsel des Menschen arbeitet gewöhnlich mit D_3, kann aber eingenommenes D_2 in D_3 umwandeln.[62]

Das käufliche D_3 stammt häufig aus dem Talgdrüsensekret von Schafen und wird aus dem Wollfett (Lanolin) extrahiert. Nimmt man das Präparat als Gesunder im Sommer, sind maximal 1000 IE /Tag angebracht. Im Winter wird eine Dosis von maximal 4000 IE/Tag empfohlen. Am Abend eingenommen, bedient diese Dosis die Speicher, denn das aktive Hormon D, Calcitriol, ist nachts nicht tätig. Nimmt man die Dosis morgens ein, unterstützt man die aktive Hormonmenge. Die Gefahr einer Überdosierung und der nachfolgenden Hyperkalzämie besteht erst bei einer länger dauernden Einnahme von 40 000 IE/Tag.[63]

Je höher die Dosis, desto mehr Vitamin K_2 und Magnesium muss zusätzlich eingenommen werden. »Vitamin D« sollte außerdem immer zusammen mit Ölen und Fetten verabreicht werden. Wegen der besseren Bioverfügbarkeit sind Tropfen und Kapseln den Tabletten vorzuziehen.[64]

»Vitamin D« in Tropfenform ist in einem Pflanzenöl, beispielsweise Oliven-, Hanf- oder Kokosöl, gelöst, was eine zusätzlich positive Wirkung über Polyphenole bringt. Allerdings dürfen diese Präparate nicht zu lange offen aufbewahrt werden, da sie sonst oxidieren. Tabletten enthalten Zusatzstoffe, die man besser meiden sollte, etwa mittelkettige Triglyceride, Magnesiumstearat (E576), Siliziumdioxid, Farbstoffe etc.

FAZIT: Sonne ist der wichtigste Evolutionsfaktor. Der Mensch ist an das Sonnenlicht angepasst. Die seit Jahrzehnten veröffentlichten Empfehlungen, sich vor Licht zu schützen, sind ungenügend erklärt. Beinahe 90 Prozent der Bevölkerung in Deutschland hat heute Lichtmangel. Wichtige Gesundheitsfaktoren fallen bei Lichtmangel aus, so auch die Bildung von »Vitamin D«. Damit wird ein patenter Krebsschutz verhindert und die gesamte Kalzium- und Phosphatregulation gerät in Schieflage. Über »Vitamin D« kursieren viele Falschaussagen. Das fängt schon damit an, dass das, was in uns wirkt, kein Vitamin, sondern ein Hormon ist. Gemeinhin gemessen und bewertet wird aber nicht die wirksame Vitamin D-Form Calcitriol (1,25-(OH)2-Vitamin-D_3), sondern eine Speicherform, das Calcidiol 25-(OH)-Vitamin-D_3. Dieses Unwissen führt zu vielen falschen Diagnosen. Außerdem braucht das Hormon Calcitriol eine Reihe von Cofaktoren, um seine Aufgaben erfüllen zu können. Dieses Kapitel hat hoffentlich zur Klärung beigetragen.

12. Hell-dunkel-Rhythmus und Schlaf

Die meisten Organe regenerieren nachts, weil in der Ruhephase weniger Energieverbraucher eingesetzt sind. Nur die Oberflächenepithelien unserer Körper regenerieren tagsüber, weil dabei die Energie der Sonne Hilfestellung geben kann. Voraussetzung ist, dass die Körperoberfläche dem Licht der Sonne ausreichend, aber nicht übermäßig ausgesetzt ist.

Ein normaler Tag-Nacht-Rhythmus ist außerdem Voraussetzung für eine gesunde Genexpression und die DNA-Reparatur. Dieser Rhythmus wird jedoch durch viele Faktoren gestört, ganz besonders dann, wenn wir uns nachts dem Licht aussetzen. Wiederholte Exposition gegenüber Licht in der Nacht (*Light at Night*, LAN) beschleunigt die Alterung durch Störung vieler biochemischer Prozesse in Zellen. Ein paar Beispiele: Die Expression und Aktivität des Immunfaktors PD-L1 (*Programmed death-ligand 1*) wird erhöht und damit das Immunsystem in einigen Funktionen blockiert. Beispielsweise wird die Aktivierung der T-Zellen unterdrückt. Im schlimmsten Fall breiten sich dann Tumore aus. Gleichzeitig wird der Reparaturfaktor DDR (*DNA damage response*) erniedrigt. Dieser Faktor sendet Signale, wenn die DNA mutagene Veränderungen erfahren hat, etwa durch Strahlung oder Gifte. Diese Signale führen zu einer Zellantwort, die viele Möglichkeiten der Reaktion beinhaltet wie Transkription, Autophagie, Apoptose, Reparatur des Chromatingerüsts. Eine Erniedrigung dieses Faktors führt zu Krankheiten.

Der Tag-Nacht-Rhythmus, auch circadianer Rhythmus genannt, wird durch Hormone gesteuert. Das wichtigste davon ist Melatonin (N-Acetyl-5-Methoxy-Tryptamin).

Melatonin und seine Folgeprodukte

Melatonin ähnelt in seiner chemischen Zusammensetzung dem Serotonin und dem UV-Schutz Melanin, daher sein Name (von griech. *melas* = schwarz). Ausgangssubstanz ist die mit der Nahrung zugeführte Aminosäure L-Tryptophan, die essentiell ist, also nicht vom Körper selbst gebildet werden kann. Und sie muss in ausreichender Menge aufgenommen werden, denn diese Aminosäure ist empfindlich gegen UV-Licht und Hitze.

Aus dem Tryptophan wird das Hormon Serotonin und aus Serotonin das Hormon Melatonin. Es gibt vier körpereigene Quellen für Melatonin: Lunge, Darm, die Netzhaut des Auges und als Hauptquelle die Zirbeldrüse im Zwischenhirn. Die Zirbeldrüse schüttet Melatonin nur bei Dunkelheit aus und die Melatoninproduktion in der Zirbeldrüse unterliegt einem strengen Tag-Nacht-Rhythmus. Eine chirurgische Entfernung der Zirbeldrüse (Pinealektomie) führt zum Verlust der wechselnden Melatoninkonzentrationen im Blut und dem sich daraus ergebenden circadianen Rhythmus beim Menschen.

Nur Tryptophan und Melatonin, nicht aber das Zwischenprodukt Serotonin gelangen durch die Blut-Hirn-Schranke. Aber die Überwindung der Blut-Hirn-Schranke ist nicht in jedem Fall entscheidend, denn Hauptquelle von Serotonin und Melatonin ist ja die Zirbeldrüse, und die ist nicht durch die Blut-Hirn-Schranke geschützt, liegt also im Prinzip außerhalb des Gehirnschutzraumes. Allerdings liegen einige Rezeptoren für Melatonin innerhalb des geschützten Bereichs. Man findet sie im Bereich des SCN (*suprachiasmatic nucleus*), einer Ansammlung von Nervenzellkörpern im Hypothalamus, des Thalamus, aber auch im Hypophysen-Vorderlappen und im Hirnstamm (*Area postrema*). Die Lage dieser Rezeptoren für Melatonin weist bereits auf eine Beeinflussung vieler vitaler Funktionen durch Melatonin hin. Auch die Rezeptorendichte schwankt im circadianen Rhythmus und ist gegen 18.00 Uhr am höchsten. Insgesamt setzt das bei Dunkelheit an die Rezeptoren andockende Melatonin die Stoffwechselhormone der genannten endokrinen Drüsen herab, wodurch Energie gespart wird.

Außerhalb der Zirbeldrüse wird Melatonin auch im gesamten Verdauungstrakt produziert und steht uns so Tag und Nacht zur Verfügung. Der Melatoninspiegel steigt, wenn die Kalorienzufuhr abnimmt. Das ist ein Signal, die Fruchtbarkeit zu reduzieren, und aus einem archaischem Blickwinkel betrachtet nur folgerichtig, denn es bedeutet: Wird die Nahrung knapp, nimmt die Fruchtbarkeit ab.

Von Natur aus wird das Hormon Melatonin beim Kleinstkind ab dem dritten Lebensmonat ansteigend bis zum 11. oder 12. Lebensjahr und dann mit maximalem Mengenwert (bis 300 Pikogramm pro Milliliter (pg/ml) in der Nacht) ausgeschüttet. Melatonin hat eine antigonadotrope Wirkung, sorgt also dafür, dass sich Geschlechtsdrüsen nicht entwickeln können und damit die sexuelle Reifung verhindert wird. Kinder sollen keine Kinder zeugen. Die Senkung des Melatoninspiegels ab dem 12. Lebensjahr leitet die sexuelle Entwicklung ein. Die Pubertät ist demnach der Zustand des sinkenden Melatoninspiegels und des ansteigenden Sexualhormonspiegels.

Ein analoger Prozess läuft im Jahresrhythmus bei Tieren und unterschwellig wohl auch beim erwachsenen Menschen ab. Hohe Melatoninwerte im Blut blockieren auch bei Erwachsenen die Bildung und Ausschüttung der Geschlechtshormone. Und da die Melatoninausschüttung an die Dunkelheit gebunden ist, wird Melatonin in den dunklen Wintermonaten verstärkt gebildet und verhindert in dieser Zeit die exzessive Tätigkeit der Sexualhormone. Im Frühling und mit zunehmendem Sonnenlicht sinkt der Melatoninspiegel wieder ab. Dann kommen im gesamten Tierreich Männchen und Weibchen zusammen und zeugen Nachwuchs, den sie dann in der warmen Jahreszeit aufziehen.

Was macht Melatonin?

- Melatonin triggert den Schlaf im circadianen Rhythmus durch Stimulierung des Schlafhormons Arginin-Vasotocins.
- Melatonin und seine Vorstufe N-Acetyl-Serotonin sind wohl die stärksten Antioxidantien, die den Zellkern und die Mitochondrien direkt schützen.

- Melatonin wirkt auch direkt auf die Elektronentransportkette ein und verstärkt in der Nacht die ATP-Energiebildung zur Regeneration.
- Melatonin stimuliert die Insulinsekretion in Pankreas-Beta-Zellen und wirkt leberschützend.
- Melatonin verbessert die Blutfettwerte und senkt das oxidierte Cholesterin.
- Melatonin stimuliert Immunfaktoren und verwendet die in Ruhe zur Verfügung stehende Energie zur Säuberung von Infektionen. Melatonin erhöht die zytotoxische Wirkung der NK-Zellen (*natural killer cells*). T-Helfer-Lymphozyten produzieren unter Melatonineinfluss mehr Interleukin 2 (aktiviert das Immunsystem) und Interleukin 4 (wirkt antientzündlich).
- Melatonin hat krebsbekämpfende Eigenschaften in Zusammenarbeit mit dem Zytokin Interleukin 2. Da Melatonin die Bildung von Steroidhormonen wie Östrogen und Testosteron zu hemmen vermag, hat es einen entsprechenden Einfluss auf geschlechtshormonabhängige Tumore. Das Tumorwachstum bei Brustkrebs konnte mit Melatonin deutlich verringert werden.
- Melatonin stimuliert durch die Erzeugung des Monoaminooxidase (MAO)-Hemmers Pinolin die verlängerte Tätigkeit der drei Motivationshormone Dopamin, Serotonin, Noradrenalin und von Substanzen wie DMT (Dimethyltryptamin), die Träume hervorbringen.
- Melatonin übt einen Einfluss auf den Hippocampus aus, der wichtig für das Lern- und Erinnerungsvermögen ist. So sind auch diese beiden Fähigkeiten einem deutlichen Tag-Nacht-Rhythmus unterworfen. Ausreichende Mengen von Melatonin sind die Voraussetzung für eine gute Abspeicherung von Gelerntem im Gedächtnis.

Melatonin im Alter

Es ist bekannt, dass der Melatoninwert im Blut mit zunehmendem Alter kontinuierlich sinkt. Während er bei jungen Erwachsenen noch 60 bis 120 pg/ml (nachts) beträgt, sinkt er bis zum 60. Lebensjahr auf 20 bis 50 pg/ml (nachts) und bleibt dann bis zum Tod auf diesem niedrigen Niveau. Für diese geringe Melatoninausschüttung im Alter gibt es verschiedene Gründe, die alle auch etwas mit unserer Lebensweise zu tun haben.

1. Die Zellen der Zirbeldrüse (Pinealozyten) sind mit steigendem Lebensalter immer mehr belastet. Einerseits ist der anabole Stoffwechsel, also die allgemeine Produktion von Eiweiß und Hormonen, im Alter generell reduziert. Andererseits ziehen gerade die Pinealozyten besonders giftiges Fluorid aus unserer Nahrung, aus Zahnpasta und vielen anderen Gebrauchsmitteln – jeden Tag in kleinen Dosen, die sich nach und nach aufsummieren. Derart chronisch vergiftete Zellen sterben vermehrt ab. Abgestorbene Pinealozyten werden, ähnlich wie andere Gehirnzellen, nur sehr zögerlich ersetzt. Kranke Zellen werden vom Organismus oft mit einem kalziumhaltigen Mantel umgeben und auf diese Weise isoliert. Die durch Mitochondrienschäden bedingte geringere ATP-Produktion in den Pinealozyten führt wahrscheinlich zu einer höheren Konzentration von Pyrophosphat, das sich mit Kalzium verbindet und zu Zirbeldrüsenverkalkung führt. Das passiert auch oft mit Krebszellen. Die Kalzifizierung der Zirbeldrüse ist bereits bei jüngeren Menschen im Röntgenbild sichtbar. Mit der Kalzifizierungsmaßnahme hofft das System, den Übergriff der Krankheit auf gesundes Gewebe zu verhindern. Die Kalzifizierung stellt allerdings eine massive Behinderung für die Bildung und Ausschüttung von Melatonin dar. Durch vermehrte Einnahme von Vitamin K_2 über längere Zeit kann das Kalzium wahrscheinlich wieder ausgetrieben und die Kalzifizierung rückgängig gemacht werden.

Mangelnde Ausschüttung von Melatonin und die Degeneration der Zirbeldrüse führen auch dazu, dass die Thymusdrüse, eines der wichtigsten Organe des menschlichen Abwehrsystems, immer mehr schrumpft. Man nimmt an, dass Melatonin als stärkstes körpereigenes Antioxidans den Schutz der Thymusdrüse vor freien Radikalen gewährleistet. Bis zur Pubertät nimmt die Thymusdrüse parallel zum Melatoninpegel im Blut ständig an Größe zu. Danach schrumpft sie immer mehr, bis sie im Alter kleiner als ein Stecknadelkopf und so gut wie verschwunden ist.

2. Die geringe Melatoninmenge im Alter hängt auch mit einem geringen Serotoninspiegel zusammen. Der wiederum entsteht durch zu viel Zucker und ein entgleistes Insulinsystem. Was haben überschießende Zuckerpegel mit Serotoninmangel zu tun? Bei lang andauernder Hyperglykämie entstehen sowohl Leptin- als auch Insulinresistenzen. Leptine regeln den Appetit und das Essverhalten über das Hunger- und Sättigungsgefühl. Ein entgleister Leptin- und Insulinstoffwechsel drosselt die Serotoninsynthese. Gleichzeitig verlieren die Serotoninrezeptoren ihre Sensitivität. Der Wirkspiegel des Serotonins liegt dann am Boden. Serotonin selbst hemmt Schmerzen, löst Ängste auf, entspannt, wirkt antidepressiv und fördert einen guten Schlaf. Das alles ist nun stark reduziert. Und wo kein Serotonin existiert, kann auch kein Melatonin aufgebaut werden.

3. Entzündetes Gewebe mit erhöhtem Zytokinspiegel (TNF2, C-reaktives Protein, IFN-gamma) führt zu einer reduzierten Synthese von Serotonin aus Tryptophan. Meistens sind bei Entzündungen auch Cofaktoren der Serotoninsynthese wie Magnesium, Mangan und Zink sowie Omega-3-Fettsäuren und Vitamin B_6 in zu geringen Mengen vorhanden und das Enzym IDO (Indolamin-2,3-Dioxigenase), das Tryptophan zu Kynurenin abbaut, ist erhöht.

Faktoren, die Melatonin senken

- Licht
- Stress
- zu viel Insulin
- Tryptophan- und Serotoninmangel
- Koffein (Kaffee, schwarzer und grüner Tee, Energydrinks, Cola, schwarze Schokolade)

- Alkohol. Zwei Gläser Wein am Abend senken den Melatoninspiegel um mehr als 40 Prozent. Noch mehr Alkohol stoppt die Melatoninproduktion bis zum nächsten Morgen. Ein paradoxer Effekt ergibt sich bei geringem Alkoholkonsum um etwa 23.00 Uhr. Der Melatoninspiegel steigt dann innerhalb der nächsten drei Stunden.
- Vitamin B_{12}
- Glutamat (Geschmacksverstärker)
- Alpha- und Betablocker, Kalziumantagonisten
- Cortison
- Nikotin
- nichtsteroidale Schmerzmittel und Entzündungshemmer wie *Aspirin* und *Ibuprofen*
- Steroide (Dexamethason)
- Schlaf- und Beruhigungsmedikamente aus der Familie der Benzodiazepine mit den Wirkstoffen Diazepam und Alprazolam
- Antidepressiva wie Fluoxetin; Prozac in den USA
- Elektro- und Magnetosmog durch elektrische Heizkissen, Computer usw. und Funkstrahlung. Über Schlafstörungen und Melatoninmangel im Umkreis von 300 Meter um Mobilfunkantennen berichten mehrere Forscher (Santini, Navarro u. a.) übereinstimmend
- verkalkte Zirbeldrüse
- Übergewicht

Melatonin wird über das Cytochrom-p450-System mit Hilfe der sogenannten CYP1A-Enzyme metabolisiert. Zigarettenrauchen verstärkt diese Enzyme und baut Melatonin deshalb schneller ab. Umgekehrt erhöhen Östrogenersatztherapien und auch die Antibabypille (Kontrazeptiva) den Melatoninspiegel, weil sie CYP1A hemmen.

Wenn Melatonin so empfindlich für die absenkenden Einflüsse ist, erscheint es umso notwendiger, die Mechanismen, die den Melatoninspiegel anheben, vollständig auszunutzen.

Wie kann ein niedriger Melatoninpegel im Alter angehoben werden?

Die wichtigste Bedingung ist absolute Dunkelheit in der Nacht bis 3.00 Uhr morgens. Schon das Licht von Straßenlaternen im Schlafzimmer hemmt die maximal mögliche Ausschüttung. Interessant ist die Steigerung der Melatoninausschüttung durch Lithium, das in der Medizin bei bipolaren Störungen wie manische Depression eingesetzt wird, aber auch bei Clusterkopfschmerz. Ähnliche Wirkungen wie Lithium zeigten im Versuch L-Dopa (Aminosäure L-3,4-Dihydroxyphenylalanin als Vorstufe von Dopamin), Adenosin (Bestandteil von ATP), Tyramin (aus der Aminosäure Tyrosin gebildet, beispielsweise in Käse) und die Droge Kokain. Auch Meditation hebt nachweislich den Melatoninpegel, ebenso übrigens ein heißes Bad. Ob dies auch auf Saunagänge zutrifft, ist bisher nicht untersucht.

Doch keine Maßnahme hat einen größeren Einfluss als die Einnahme von Cannabis/ Marihuana (getrocknete Blüten der weiblichen Hanfpflanze mit Tetrahydrocannabinol, THC), wobei der Gehalt an THC möglicherweise eine weniger entscheidende Rolle spielt als die Kombination der Cannabinole. Zwei Stunden nach dem Rauchen einer entsprechend präparierten Zigarette wurde ein Melatoninpegel gemessen, der gegenüber vorher (21,3 pg/ml) um das 40-Fache (904 pg/ml) angestiegen war. Das Haschisch hatte die Herstellung eines Prostaglandins (PGE2) forciert, und dieses wiederum erhöht die Empfindlichkeit der Rezeptoren für den Neurotransmitter Noradrenalin. Dieser Neurotransmitter ist notwendig, um Kalzium vermehrt in die Zellen zu bringen. Und ein verstärktes Einströmen von Kalzium in die Zirbeldrüse steigert schließlich die Melatoninproduktion.

Diese Versuche wurden bereits 1986 veröffentlicht und stehen im Gegensatz zu späteren Ergebnissen mit nachtaktiven Ratten, bei denen Marihuana die Ausschüttung von Melatonin verringerte. Bei Nachtaktivität sind die circadianen Rhythmen der Tiere umgekehrt. Deshalb sind die Ergebnisse von Versuchen mit diesen Tieren anderen oft diametral entgegengesetzt. Allerdings zeigte auch eine Person von acht weiteren im Versuch eine Abnahme von Melatonin als Reaktion auf THC, genau wie sie bei den Ratten beobachtet worden war.[1] Auf jeden Fall wären 900 Pikogramm pro Milliliter Blut tagsüber ein viel zu hoher Wert, der bei mehrfacher Wiederholung den gesamten circadianen Rhythmus durcheinanderbringen würde – mit gefährlichen Nebenwirkungen.

Dennoch wird nun verständlich, warum Marihuana für die Medizin freigegeben werden soll oder bereits freigegeben wurde, wie es in einigen Staaten der USA, Kanadas und Europas bereits der Fall ist. Medizinisch eingesetzt wird Marihuana gegen die Nebenwirkungen von Chemotherapien, zur Behandlung von Migräne, allgemein zur Schmerzlinderung, gegen zu hohen Augendruck, bei Menstruationskrämpfen und gegen Auszehrung bei Aidspatienten. Auch wenn es darum geht, Alterungsprozesse aufzuhalten, soll diese neue Art von Medizin beste Ergebnisse bringen.

Warum wirkt Cannabis in diesen besonderen Fällen derart positiv? Überraschenderweise findet man auch in der menschlichen Zirbeldrüse sowohl eine endogene Substanz namens Anandamid, die als Neurotransmitter fungiert, als auch die dazugehörigen Rezeptoren des Endocannabinoidsystems. Wahrscheinlich hat THC in Kombination mit weiteren Cannabinoiden und Terpenen deshalb die gleiche Funktion wie Anandamid, nämlich die noradrenalinabhängige Freisetzung von Serotonin und Melatonin. Weitere Forschungen sind hier notwendig.

Einen gewissen Ausgleich für eine mangelnde Melatoninproduktion bietet Melatonin aus der Nahrung. Es ist in verschiedenen Obst- und Gemüsesorten sowie in Gewürzen enthalten, etwa in Fenchel, Bohnen, Gurken, Koriander, Kirschen, Kiwis, Bierhefe, Mandeln, Walnüssen und Sonnenblumenkernen. Nüsse gehören allgemein zu den melatoninreichen Nahrungsmitteln, aber auch Baldrianpräparate, Johanniskrautpräparate, Ringelblume (Calendula), Bärlauch, Lapacho (laut Rolf Dubbels, Zentrum für Humangenetik, Uni Bremen).

Auch Milch von Kühen kann Melatonin enthalten (0,04 Mikrogramm Melatonin pro Liter). Voraussetzung ist, dass die Milch sehr früh morgens abgepumpt wird und die Kühe eine kräuterbasierte Fütterung hatten. Außerdem muss der natürliche Hell-Dunkel-Rhythmus bei der Haltung berücksichtigt werden.

Wenn man Mäuse mit besonders melatoninhaltiger Nahrung füttert, steigen die Melatoninwerte im Blut signifikant an und halten sich mehrere Stunden lang.

Wichtige Anmerkung: Die Versuche, die zu den Aussagen über Melatonin und Tryptophan führten, auch über Phytonutrienten, wie in vorherigen Kapiteln, wurden meistens im Labor und an Mäusen oder Ratten gemacht. Die zu testenden Substanzen wurden, um eindeutige Aussagen zu bekommen, als pharmakologische Reinstsubstanzen in Milligramm pro Gramm Körpergewicht verabreicht. Wenn man diese Dosen nun auf das Gesamtgewicht eines Menschen hochrechnet, kommt man auf recht große Mengen. Und wenn man dazu noch umrechnet, in welchen Mengen diese Nahrungsmittel konsumiert werden müssen, um die Wirkdosis pro Mensch analog der Wirkdosis bei der Maus zu erhalten, kommen wir schnell in den hohen Kilogrammbereich, was unrealistisch ist. Es gibt zu diesem Problem Kalkulationen, die sagen: Um am Tage nächtliche Melatoninwerte zu erreichen müssten wir täglich eine Tonne Gurken oder 200 kg Bananen oder 10 kg Tomaten zu uns nehmen. Wir hatten aber bereits früher darauf hingewiesen, dass Dosis gleich Menge mal Zeit ist. Natürlich will man im Labor in kurzer Zeit Ergebnisse sehen und verabreicht entsprechend große Mengen der Substanz an die Tiere. Aber das Dosisgesetz sagt, dass mit kleinen Mengen über lange Zeit das gleiche Ergebnis erzielt werden kann. Das wäre bei uns Menschen dann zu berücksichtigen, wenn wir ein Nahrungsmittel täglich zu uns nehmen können. So war es ja von der Evolution »geplant«.

Die nach bisherigen Erkenntnissen melatoninreichste Pflanze ist das Schwingelgras (*Festuca*) mit über 200 Arten. Man kann dieses Gras als Getränk zubereiten. Es fehlt aber jede Angabe dazu, welches Schwingelgras dafür geeignet ist. Mutterkraut (*Tanacetum parthenium*) enthält ebenfalls besonders viel Melatonin. Werden die Blätter getrocknet, kann ein Melatoningehalt von mehr als 7000 ng/g ermittelt werden. Das frische Blatt enthält 1300 ng/g.

Alle melatoninreichen Nahrungsmittel sind für den Verzehr am frühen Abend gedacht, um zur Schlafzeit einen hohen Melatoninpegel im Körper zu bekommen.

Tagsüber ist es besser, trytophanreiche Nahrungsmittel zu konsumieren. Messungen haben gezeigt, dass diese Nahrungsmittel dann auch in der Nacht zu einem höheren Melatoninspiegel führen, wenn dafür gesorgt wird, dass der Blutzucker gegen Abend kurzfristig erhöht wird. Mit dem erhöhten Blutzucker gelangt Insulin ins Blut. Dies bewirkt, dass alle Transportsysteme für Aminosäuren aus dem Blut in die Zellen ausgeschüttet werden. Nur Tryptophan ist davon nicht betroffen und verwendet alle freigewordenen Waggons, um luxuriös in die Zirbeldrüse zu gelangen. In die Praxis umgesetzt, entspricht dies dem berühmten Omarezept *Warme Milch mit Honig vor dem Schlafengehen.*

Besonders reich an Tryptophan sind Nüsse. Wer eine Nussallergie hat, kann auf Buchweizen (*Fagopyrum esculentum*) ausweichen. Buchweizen gehört zu den Knöterichgewächsen, hat also mit Weizen nichts zu tun. Deshalb ist er auch glutenfrei und enthält außerdem relativ viel Tryptophan. Doch Vorsicht! Buchweizenschalen enthalten Fagopyrin, eine Substanz, die unsere Haut besonders lichtempfindlich macht und Kopfschmerzen auslösen kann. Die Schale sollte also entfernt werden.

Lecker ist ein Entspannungstrunk aus gemahlenen süßen Mandeln (10 g), Milch (250 ml) und Kakaopulver (1 EL), warm getrunken. Dieses Getränk enthält jede Menge Tryptophan und Magnesium.

Eine besondere Rolle spielt Nicotinamid, das unser Organismus aus Tryptophan herstellen kann und das wiederum für die Herstellung von NADH als Elektronentransporter benötigt wird. Nicotinamid wird in der Medizin bei Schlafstörungen und Bluthochdruck empfohlen. Wenn wir uns nun mit nicotinamidreichen Nahrungsmitteln ernähren, kann unser Organismus auf die Herstellung aus Tryptophan verzichten und Tryptophan reichert sich an. Nicotinamid ist in getrockneten Aprikosen, Bierhefe, Erdnüssen, Gerste, Heilbutt, Kalbfleisch, Putenfleisch und Hühnerfleisch, Rinderleber, Schwert- und Thunfisch, Sonnenblumenkernen und Weizenkleie enthalten. Diese Nahrungsmittel sollten am frühen Abend gegessen werden. Dann kann sich der Tryptophanstoffwechsel darauf einstellen und am späten Abend wird aus reichlich Tryptophan reichlich Serotonin und noch später reichlich Melatonin.

Melatoninausschüttung in Abhängigkeit von der Dunkelphase

Die Abhängigkeit der Melatoninausschüttung von der Dunkelphase, eine sinnvolle Maßnahme der Evolution, ist heute unser großes Problem. Sobald kein Licht mehr auf die Augen fällt, wird die Produktion von Melatonin in der Zirbeldrüse hochgefahren. Der spätabendliche Anstieg des Melatoninspiegels löst einen kleinen Abfall unserer Kerntemperatur um 0,3 bis 0,4 Grad aus. Der Temperaturabfall löst eine leichte Behinderung der Sauerstoffdiffusion im Neokortex aus und provoziert damit einen geringen ATP-Energieabfall, der schläfrig macht. Bei alten Menschen findet dieser Temperaturabfall meistens nicht statt. Melatonin gibt dann das Signal, Arginin-Vasotocin auszuschütten, ein Peptid mit hormonähnlichen Eigenschaften, das bereits in allerkleinsten Mengen Tiefschlaf auslöst. Nun wird die Temperatur wieder hochgefahren und genau in dieser Phase wird eine regelrechte Fontäne von Wachstumshormon ausgeschüttet. Ab etwa 3.00 Uhr wird die Melatoninproduktion wieder heruntergefahren und wenn es morgens wieder hell wird, wird sie vollkommen eingestellt.

Die Nacht zeichnet sich durch drei Merkmale aus:

1. Durch geringen Muskeltonus und fehlende Muskelaktivität wird Zellenergie eingespart.
2. Das Wachstumshormon (Somatotropin) wird in der ersten Nachthälfte fontänenartig ausgeschüttet.

3. In der zweiten Nachthälfte wird kontinuierlich mehr Cortisol ausgeschüttet, das zwar die notwendige Zellenergie für den angestoßenen Regenerationsprozess weiter liefert, aber auch jede Proteinneubildung und schließlich gegen Morgen auch die Regeneration behindert.

Um 6.00 Uhr morgens hat der Cortisolspiegel seinen maximalen Stand erreicht. Entsprechend viel Energie steht für die erste Aktivitätsphase (aus archaischer Sicht für die Nahrungsbeschaffung) zur Verfügung. Gleichzeitig sind Melatonin und das Wachstumshormon weitgehend verschwunden.

Da Cortisol zum Energieaufbau auch wertvolles Eiweiß abbaut und damit die gerade abgeschlossene Regeneration gefährdet, wird der Organismus zu dieser frühen Tageszeit als Ausgleich zum fehlenden Wachstumshormon mit dem anabol sehr effektiven Testosteron überschwemmt, beim Mann deutlich mehr als bei der Frau. Dieses Hormon bewirkt zusätzlich Motivation und Aggression für die bevorstehende Jagd – ein Relikt aus archaischer Zeit. Auch die Testosteronausschüttung ist abhängig von einem guten Schlafprofil. In Experimenten konnte gezeigt werden, dass Männer, die in acht Nächten hintereinander jeweils nur fünf Stunden Schlaf bekamen, 10 bis 15 Prozent weniger Testosteron ausschütteten als Männer mit durchschnittlich sieben Stunden Schlaf pro Nacht.

Spätestens ab 22.30 Uhr sollte um uns herum vollkommene Dunkelheit herrschen, damit die notwendige maximale Melatoninausschüttung gewährleistet ist. Wer zu spät ins Bett geht, nimmt zu lange Licht über die Augen auf und kann vorerst kein Melatonin bilden. Das bedeutet: Das dringend benötigte Wachstumshormon wird zu spät ausgeschüttet, die Regeneration kann ganz ausfallen oder ist nicht perfekt.

Außerdem ist mit der maximalen Melatoninausschüttung auch eine maximale Lymphozytenproduktion verbunden. Das bedeutet, dass abends und nachts die Bereitschaft, gegen Infektion vorzugehen, mit der antioxidativen Wirkung des Melatonins Hand in Hand geht.

Wenn wir bis in die Nacht fernsehen oder vor dem Bildschirm sitzen, nehmen die Augen zu lange Licht auf und die für die Gesundheit positive Wirkung des Melatonins ist dahin. Blaulicht mit 509 nm Wellenlänge hat die am stärksten hemmende Wirkung auf Melatonin. Es kann sogar zu Gesundheitsschäden kommen. Die Ursache dafür liegt im schon erwähnten ansteigenden Spiegel des Hormons Cortisol nach Mitternacht bis zum Morgen.

Cortisol verhindert den Aufbau von Proteinen und kann bestehende Proteine sogar wieder abbauen. Das ist eigentlich ein kluger Mechanismus, um Entzündungen zu verhindern. Das heißt, Cortisol wirkt stark katabol. In dieser Phase kann das anabol wirkende Wachstumshormon nicht mehr arbeiten. Es ist auf die Zeit vor Mitternacht und kurz danach angewiesen, was das Melatonin zwingend voraussetzt.

Die zahlreichen Vorteile und besonderen Eigenschaften des Wachstums- oder Somatotropen Hormons (STH) wurden im Kapitel »Alterung als Mangelzustand« bereits ausführlich behandelt. Dort war auch schon die Rede davon, dass die körpereigene Produktion des Wachstumshormons mit zunehmendem Alter rapide abnimmt. Dennoch erfüllt dieses Hormon wichtige Aufgaben, und damit es die erfüllen kann, müssen mehrere Voraussetzungen erfüllt sein:

1. Ausreichend Melatonin und Arginin-Vasotocin und dadurch ausgelöst Tiefschlaf, gefolgt von REM-Schlaf.
2. Der Insulinspiegel darf nicht erhöht sein, denn ein hoher Insulinspiegel verhindert die Ausschüttung von STH.
3. Der Blutalkoholspiegel darf nicht erhöht sein. Alkohol stoppt sowohl die Ausschüttung von Melatonin als auch die von STH.
4. Der Blutfettspiegel sollte niedrig sein.
5. Am Abend sollte kein Vitamin B_{12}, kein Koffein und auch kein *Aspirin* eingenommen werden.
6. Im Gehirn sollten keine Beta-Wellen (> 13 bis 30 Hz; Wachzustand) mehr gemessen werden können, sondern nur noch Delta-Wellen (0,1 bis < 4 Hz; meditative Ruhe oder Schlaf).

7. Es sollten keine technisch erzeugten elektrischen, magnetischen und elektromagnetischen Felder und Wellen in unmittelbarer Nähe sein.
8. Bei Übergewicht ist die Produktion des Wachstumshormons generell stark eingeschränkt. Fettleibige produzieren weniger als die Hälfte dessen, was Schlanke produzieren.
9. Antihistaminika, Reserpin (*Ritalin*) und Diazepam verhindern die Produktion des Wachstumshormons weitgehend.

Das unterstützende Vitamin B_6

Vitamin B_6 (Pyridoxin) ist an allen Funktionen zur Altersbekämpfung beteiligt, an der Optimierung des Immunsystems, an der Bildung von Glutathion und Melatonin und an der Ausschüttung des Wachstumshormons (STH). Tiere leiden bereits an Melatonin-Mangel, wenn sie einen nur geringen Vitamin B_6-Mangel haben. Es besteht kein Zweifel, dass dies auch für Menschen gilt. Von offiziellen Stellen empfohlen werden im Alter mindestens 3 Milligramm Vitamin B_6 pro Tag. Das wäre leicht zu schaffen. In einer großen Banane sind bereits 2 Milligramm Vitamin B_6 enthalten. 150 Gramm Lachs oder die gleiche Menge Hühnerbrust enthalten 3 Milligramm. Aber die Praxis zeigt, dass es durchaus sinnvoll ist, täglich mindestens 25 mg Vitamin B_6 aufzunehmen. Messungen haben gezeigt, dass viele Bevölkerungsgruppen einen Vitamin-B_6-Mangel aufweisen. Dazu gehören neben alten Menschen auch junge Frauen, die die Antibabypille nehmen, ältere Frauen, die Östrogene einnehmen, Raucher/innen, Menschen, die viel Industriezucker konsumieren, und Menschen mit Depressionen.

Zu den Nahrungsmitteln, die viel Vitamin B_6 enthalten, gehören Avocados, Weizenkeime, Weizenvollkornmehl, Sojabohnen, Bohnen, Reis, Linsen, Karotten, Bananen, Bierhefe, Haselnüsse, Lachs, Thunfisch, Krabben, Geflügel sowie Leber vom Rind und vom Schwein.

Doch Vorsicht, auch hier macht die Dosis das Gift! Vitamin B_6 ist in hohen Dosen (ab 200 mg/d) toxisch und wirkt als Nervengift.

Melatonin und saisonal auftretende Depression (SAD)

Von Dezember bis März ist die Sterberate in den westlichen Industrienationen weit höher als im Sommer. Das hat viele Gründe, die aber alle stark mit der verminderten Sonneneinstrahlung zusammenhängen. Der jahreszeitlich bedingte Lichtmangel in den Wintermonaten sorgt für Melancholie und Depression. Viermal mehr Frauen als Männer fallen ins saisonale Stimmungstief.

Was ist der Grund? Wir wissen bereits, dass relative Dunkelheit die Ausschüttung von Melatonin fördert, das für die Bildung des Schlafhormons Arginin-Vasotocin und des Wachstumshormons (STH) und damit auch für die Regeneration wichtig ist. Melatonin wird aus Serotonin gebildet. Wenn in der Dunkelphase regelmäßig viel Melatonin gebildet wird, geht das auf Kosten der Serotoninmenge. Serotonin wird sozusagen aufgebraucht, wenn nicht schnell genug Nachschub kommt. Serotonin wird zu Recht gern als Glückshormon bezeichnet, weil es die Stimmung hebt. Ein Mangel an Serotonin entsteht vor allem dann, wenn zusätzlich zum Abbau des Serotoninspiegels nicht genug von der essentielle Aminosäure Tryptophan, aus der Serotonin aufgebaut wird, in der Nahrung enthalten ist.

Melatonin stoppt auch die Ausschüttung von Geschlechtshormonen, vor allem von Testosteron. Für die Urmenschen war es geradezu überlebenswichtig, dass den Frauen im Winter die sexuelle Lust verging, sonst wäre der Nachwuchs nicht im warmen Frühsommer, sondern kurz vor Wintereinbruch zur Welt gekommen und seine Überlebenschancen wären sehr gering gewesen.

Eine bewährte Therapie bei SAD ist deshalb eine tryptophanreiche Nahrung und Licht, das über die Augen eingestrahlt, die Ausschüttung von Melatonin verhindert, sodass Serotonin angesammelt werden kann. Dann werden wieder anabole Geschlechtshormone ausgeschüttet, was auch die Regeneration fördert.

Mit Tieren wurden viele Lichtversuche gemacht. Beispielsweise setzten US-amerikanische Forscher Mäuse regelmäßig der UV-

Strahlung aus. Die Dosis entsprach der, die ein hellhäutiger Mensch bei einem dreißigminütigen Sonnenbad in der Mittagssonne Floridas abbekommt. Die Tiere schütteten nach einer Woche größere Mengen schmerzstillende Endorphine aus, die im Blut auftauchten und an Opioidrezeptoren andockten. Wurde die Ausschüttung der Endorphine verhindert, zeigten die Mäuse Entzugserscheinungen wie Zittern und sogar Zähneklappern. Sie waren süchtig nach UV-Licht geworden. Beta-Endorphine werden auch beim Menschen aus dem durch Sonne gebildeten Protein Proopiomelanocortin (POMC) hergestellt. Daraus entsteht auch ein Hormon, welches das Hautpigment Melanin herstellt. Insofern ist Sonne eine Voraussetzung für Opioidbildung.

An dieser Stelle soll noch eine Methode erwähnt werden, die von der Natur erfunden wurde, um SAD in den Wintermonaten abzumildern. Aus dem vermehrt ausgeschütteten Melatonin bildet sich das Beta-Carbolin Pinolin. Pinolin hat eine besondere Wirkung. Es behindert oder verzögert den Abbau der Motivationshormone Noradrenalin, Dopamin und Serotonin. Werden die Motivationshormone verzögert abgebaut und sind sie entsprechend lange wirksam, kann sich keine Depression ausbreiten.

Der optimierte Schlaf

Schlaf ist von Natur aus ganz einfach, da er sozusagen vollautomatisch, also quasi von allein abläuft. Allerdings müssen dafür diejenigen Parameter optimiert sein, die die Evolution für uns dafür konstruiert hat.

Der berühmte Arzt Christoph Wilhelm Hufeland schrieb bereits 1796 in seinem Buch *Die Kunst, das menschliche Leben zu verlängern*, dass der natürliche Schlaf den Menschen verjüngen kann. Am Tage dagegen altert er. Das heißt, in einem 24-Stunden-Rhythmus wechselt der Mensch zwischen Altern und Verjüngen. Die Verjüngung im Schlaf tritt aber nur ein, wenn die natürliche Schlafenszeit (ca. 22.00 bis 6.00 Uhr) eingehalten wird.[2]

Mehr als acht Millionen Menschen in Deutschland leiden an zum Teil gefährlichen Schlafstörungen – mit steigender Tendenz. Wer auf Dauer zu schlecht schläft, gefährdet seinen Stoffwechsel, sein Herz und sein Immunsystem, um nur einige zu nennen. Auch das Gehirn ist für seine Regeneration auf eine geregelte Schlafarchitektur angewiesen. Im Alter wird der Schlaf oft schlechter. Sechs Stunden pro Nacht mögen gerade noch ausreichen. Allerdings kommt es nicht so sehr darauf an, wie viele Stunden wir schlafend verbringen, sondern vielmehr, wann wir uns zum Schlafen hinlegen und wie schnell wir dann die erste Tiefschlafphase erreichen. Je schneller dies geschieht, desto größer ist der Regenerationserfolg. Der Schlaf in der Nacht ist aufgrund der Wirkung des Schlafhormons weit regenerierender als der Schlaf am Tag, dem meist jede Schlafarchitektur mit wechselnden Tiefschlaf- und REM-Schlafphasen fehlt und bei dem auch keine Regenerationsenzyme ausgeschüttet werden.

Till Roenneberg, Chronobiologe an der Ludwig-Maximilians-Universität München, hat das Schlafverhalten tausender Menschen untersucht. Er stellte fest, dass die schlafgestörten Menschen einen chronisch gestörten circadianen Rhythmus aufweisen, den er als sozialen Jetlag bezeichnet. Einigen Studien zufolge ist schlechter Schlaf die Ursache und nicht die Folge vieler Depressionszustände. Dies muss aber noch eingehender untersucht werden. Ein weiteres Problem ist die Schlafapnoe, die im Alter zunimmt und durch zuviel Alkohol am Abend gefördert wird. Gemeint ist das Aussetzen der rhythmischen Kontraktion der Atemmuskulatur, oft begleitet von einer Verlagerung der Atemgänge mit stark entspanntem Gaumenzäpfchen, wodurch es zu akutem Sauerstoffmangel kommt.

Im Schlaf ändert sich sowohl die Körpergröße als auch die Größe der Liquorareale im Gehirn. Warum?

Die Körpergröße nimmt bis zu zwei Zentimeter zu, weil das tagsüber aus den Bandscheiben ausgepresste Wasser während der nächtlichen Entlastung wieder aufgenommen wird wie von einem Schwamm.

Dass sich durch die nächtliche Entlastung auch etwas in den

Gehirnwasserarealen verändert, ist ein sehr aktuelles Forschungsergebnis aus dem Medical Center der University of Rochester, USA, in Zusammenarbeit mit der Universität Kopenhagen. Die Ergebnisse haben weitreichende Konsequenzen für die Alterung und die Gesundheit. Um zu erklären warum, müssen wir ein wenig ausholen.

Das Gehirn eines Erwachsenen wiegt im Mittel 1300 Gramm. Das sind nur 2 Prozent des Körpergewichts. Aber das Gehirn ist dennoch für 25 Prozent des gesamten Energieumsatzes im Körper verantwortlich. Wegen dieser sehr hohen Stoffwechselaktivität fallen entsprechend viele Abfallstoffe an, auch großkalibrige wie verbrauchte Proteine. Diese Abfälle müssen unbedingt entsorgt werden. Im Kapitel »Beseitigung von Müll und Abfall« werden wir noch näher auf diesen wichtigen Prozess eingehen. Nun stellte die Forschung aber fest, dass die Autophagie im Gehirn keine so große Rolle spielt. Dafür gibt es dort ein bisher nicht erkanntes Entsorgungssystem. Die Abfälle werden im wahrsten Sinne des Wortes ausgewaschen. Dies geschieht mit Hilfe einer Art hydraulischen Schlauchsystems, das die Blutgefäße im Gehirn umgibt und ausschließlich nachts im Schlaf zum Einsatz kommt. Dann nimmt es zunächst sehr stark an Umfang zu und saugt die Abfallstoffe massenweise auf, und zwar dank unzähliger kleiner »Saugapparate«, nämlich den ausgestülpten Endfüßchen von Astrozyten. Schließlich übergibt es den so gesammelten Abfall dem Blutstrom, der ihn zum Abbau in die Leber und die Nieren schwemmt. Auf diese Weise werden pro Nacht etwa 7 Gramm verbrauchte Proteine entsorgt. Rechnet man das hoch, kommen pro Jahr 2,5 Kilogramm zusammen, etwa das Doppelte des Gehirngewichts. Weil dieses System im Prinzip analog zum Lymphsystem arbeitet, wird es als *glymphatisches System* bezeichnet. Wenn der Mensch wach ist, nimmt die Flüssigkeit im glymphatischen System rapide ab, aber bereits nach ein paar Minuten Schlaf (auch in Narkose) strömt der Liquor in deutlich zunehmenden Wogen durch die Kammern und Kanäle des Gehirns. Bei Mäusen nahm die Liquormenge im Schlafzustand enorme 60 Prozent gegenüber dem Wachzustand zu. Ähnliches gilt ziemlich sicher auch für Menschen.

Inzwischen konnte an der University of Rochester in den Arbeitsgruppen von Maiken Nedergaard, Lulu Xie und Steven A. Goldman im Tierversuch nachgewiesen werden, dass auch die Beta-Amyloide, die sich bei der Alzheimer-Erkrankung als Plaques ansammeln, im gesunden Gehirn nachts über das glymphatische System entsorgt werden. Schon vorher hatte David M. Holtzman von der Washington University, St. Louis, USA, bekannt gemacht, dass die Menge an Beta-Amyloid tagsüber größer ist als nachts im Schlaf. Da bei Alzheimer-Patienten schon lange vor Ausbruch der Demenzsymptome häufig Schlafstörungen auftreten, wird mit diesen neuen Erkenntnissen aus dem Demenzproblem ein Problem der mangelnden Auswaschung von Abfällen aus Neuronengeflechten.

Schlafstörungen können auch ein Bioindikator für die Krebsgefährdung sein. Zu den neueren Forschungsergebnissen gehört, dass eines der wichtigsten krebserzeugenden Gene, das MYC (früher cMyc) durch Schlaf herunterreguliert wird. Schlechter Schlaf stört den Tag-Nacht-Rhythmus und erhöht somit MYC, was vermehrt zu Krebs führt. Weiter weiß man, dass ein Protein namens PER2, das für seine wichtige Rolle in den circadianen Rhythmen des Körpers bekannt ist, auch als Tumorsuppressor fungiert, indem es das MYC-Gen abschaltet. Außerdem wird der Organismus während dieser Zeit in Wellen mit dem nützlichen Tumornekrosefaktor überschwemmt, der von den Makrophagen ausgeschüttet wird. Damit werden die Apoptose und die Zelldifferenzierung gefördert sowie Signalstoffe, die eine Entzündung steuern.

Die Evolution hat für einen guten Schlaf einen Trick parat: Immunzellen und ihre Angriffsopfer schütten abends und nachts während der programmierten, regelmäßig stattfindenden Säuberungsaktion Botenstoffe (Zytokine) aus, deren Information im Bereich des Stammhirns (Medulla oblongata) gelesen werden kann. Daraufhin wird der Körper über Müdigkeit und Erschöpfung ruhiggestellt, damit Energie für den Abwehrkampf und den Wiederaufbau zerstörter Zellen gespart wird. Diese bereits am Abend beginnende Säuberungsaktion ist der entscheidende Trick der

Natur für besonders guten Schlaf. Er ist so brillant, dass wir ihn uns genauer ansehen wollen. Nachdem die Bakterien vom Immunsystem überwältigt wurden, werden sie von den Makrophagen zerlegt. Dabei fallen stark wirkende Stoffe aus den Bakterienresten an, beispielsweise Substanzen aus den Zellwänden der Bakterien, so genannte Muramylpeptide, die eine wunderbare Schlafdroge für uns bilden.

Die Vorteile dieses Prozesses, der in der frühen Nacht abläuft, liegen auf der Hand. Erstens hat die Immunaktivität – die einwandfreie Funktion des Immunsystems muss natürlich vorher sichergestellt sein – einen säubernden Effekt. Zweitens werden während des tiefen traumlosen und bewegungsfreien Tiefschlafs Energien für die Heilung freigesetzt – der sprichwörtliche Heilschlaf.

Leider handeln wir aus Unwissenheit gegen diesen wunderbaren Mechanismus. Absolute Keimfreiheit, wie sie heute oft angestrebt wird, ist eine dieser Fehlhandlungen. Wo zu wenige Bakterien sind oder bekämpft werden können, gibt es auch keine Schlafstoffe. So etwas war für die Evolution »undenkbar«.

Nicht vom Immunsystem erkannte Bakterien wie Borrelien (Erreger der durch Zecken übertragenen Borreliose) sorgen über sich ausbreitende Signale für Schlafmangel. Sowohl der Tiefschlaf als auch der REM-Schlaf werden verkürzt. Dadurch wird die allgemeine Abwehr geschwächt und die Bakterien sichern sich ein verbessertes Überleben. Menschen, die an Borreliose erkrankt sind, sind tagsüber dauerhaft müde und leiden nachts unter Schlaflosigkeit.

Auch Darmbakterien regulieren den circadianen Rhythmus des Menschen. Sogar die genetische Expression in der Leber wird von Bakterien im Darm gesteuert. Angepasste Bakterien, die uns bei der Nahrungsverwertung helfen, stützen den Rhythmus, pathologische Darmbakterien zerstören ihn. Mehr über Bakterien erfahren Sie im Kapitel »Die gesunde Bioflora – Symbiose mit Bakterien«.

Zu wenig Schlaf macht Erwachsene und Kinder dick

Schlechter Schlaf und Übergewichtigkeit gehen häufig zusammen. Dabei zeigte sich, dass jene Kinder, die am wenigsten schliefen, bei sämtlichen auf Übergewicht hindeutenden Körperwerten (Größe, Gewicht, Körperfett, abdominelles Fett, Magermasse, Taillen- und Hüftumfang) an der Spitze lagen. Diese Verbindung bestand in sämtlichen Altersgruppen. Besonders verbreitet war die Problematik in Haushalten mit geringem Einkommen. Wie kommt es zu schlechtem Schlaf auch bereits bei Kindern?

Das Licht und der Elektrosmog aus Fernseher, Smartphones und Tablets, Computerbildschirmen bis tief in die Nacht mit hohem Blaulichtanteil stört massiv die Schlafarchitektur im circadianen Rhythmus. In den Augen liegen Rezeptoren, die das Photopigment Melanopsin enthalten. Dieses Pigment reagiert besonders auf weißes Licht mit hohem Blaulichtanteil und schickt Signale zur Masteruhr im Gehirn, dem suprachiasmatischen Kern SCN. Von diesem Kern laufen dann Signale an alle untergeordneten Uhren in sämtlichen Geweben mit dem Befehl »Aufwachen«. Die Melatoninproduktion läuft dann gar nicht erst richtig an. Der Elektrosmog sorgt nachweislich für zu wenig verfügbares Melatonin. Das hat schwerwiegende Folgen für die Gesundheit.

Heute gilt als gesichert: ein andauerndes Schlafpensum von weniger als sechs Stunden pro Nacht mit verkürzten Tiefschlafphasen lässt chronische Erkrankungen um durchschnittlich 31 Prozent ansteigen.

Wirkstoffpräparate aus Extrakten der Natur schützen vor zu wenig Schlaf, ohne uns abhängig zu machen. Dazu gehören Passionsblume, Hafer, Melisse und das Zinksalz der Baldriansäure. Diese sogenannten Phytosedative werden von der Europäischen Arzneimittelbehörde (EMA) und auch von der Weltgesundheitsorganisation (WHO) empfohlen. Darüber hinaus gibt es unbekanntere pflanzliche Mittel, die Ruhe und tiefe Entspannung bewirken wie das Dickblattgewächs Rosenwurz *(Rhodiola rosea)*, die den alten Wikingern schon bekannt war und die Silberlinde *(Tilia tomentosa)* oder Theanin aus grünem Tee, das die Japaner entdeckt haben.

Fast alle Erwachsenen haben schon davon gehört, dass Vollmond den Schlaf verkürzt. Es gibt viel Literatur zu diesem Problem, aber bisher gab es fast ausschließlich subjektive Erfahrungen dazu, und die sind immer umstritten. Neuerdings gibt es aber ernstzunehmende Messungen: Schweizer Forscher um Chritian Cajochen, Zentrum für Chronobiologie der Universität Basel untersuchten 17 junge Männer mit durchschnittlichem Alter von 25 Jahren plus 16 ältere Personen mit durchschnittlich 65 Jahren. Die Versuche waren im Doppelblindmodus angelegt, das heißt, weder die Probanden noch das Forschungspersonal wussten, dass es bei der Erfassung der Daten um den Einfluss der Mondzyklen ging. Alle Daten über Melatoninspiegel, Schlaftiefe, Schlafdauer wurden unter Laborkontrolle ermittelt. Ergebnis war, dass um die Vollmondnächte herum der Melatoninspiegel der Probanden deutlich abnahm. Sie schliefen durchschnittlich 20 Minuten weniger und brauchten fünf Minuten länger, um einschlafen zu können. Die Schlaftiefe nahm um erstaunlich hohe 30 Prozent ab. Bei der Versuchsdurchführung ist kein Fehler erkennbar.

Nahrungsaufnahme nach der Uhr

Zwei neue Fach- und Forschungsdisziplinen haben sich etabliert: die Evolutionsmedizin und die Chronomedizin. Der Schwerpunkt liegt auf den tagesrhythmischen Veränderungen in der Nahrungsaufnahme und ihrer Verarbeitung im Stoffwechsel. Die Wissenschaft der circadianen Rhythmen war bereits in meiner Anfangszeit an der Universität ein wichtiges Thema, für das sich aber bis vor einigen Jahren kaum jemand interessierte. Erst seit bekannt wurde, dass wir durch gestörte circadiane Rhythmen maßgeblich altern, bekommt das ganze Forschungsgebiet wieder Aufschwung.

Mit circadianen Rhythmen sind hier bestimmte Genaktivitäten gemeint, die zu ziemlich genau festgelegten Tageszeiten in unseren Organen ablaufen. Bisher ging man davon, dass nur ein einziger Taktgeber im Gehirn, die sogenannte Masterclock, den Organismus in einem Rhythmus von plus, minus zwölf Stunden an die Hell-Dunkel-Phase der Erde anpasst. Diesen Haupttaktgeber hatte man im *Nucleus suprachiasmaticus*, einem Nervenkerngebiet über der Kreuzung der Sehnerven, gefunden. Nun wurde jedoch bewiesen, dass alle wichtigen Organe – Leber, Bauchspeicheldrüse (Pankreas), Niere, Herz und auch sämtliches Fettgewebe – eigene Uhren besitzen. Und im ungestörten Normalfall sind alle diese Uhren mit der Meisteruhr synchronisiert. Man muss sich das so vorstellen, dass sich diese Organe jeweils zu bestimmten Tageszeiten ein- und dann wieder ausschalten. Diese Aktivitätsphasen sind zwar alle unterschiedlich, aber dennoch sowohl mit der Meisteruhr als auch untereinander harmonisch abgestimmt. Es ist wie bei einem Konzert. Der Dirigent (die Meisteruhr) gibt den verschiedenen Musikern des Orchesters – Geiger, Bläser, Klavier (Leber, Pankreas, Herz) jeweils entsprechend der vorgegebenen Partitur ihren Einsatz und beendet ihr Spiel nach einiger Zeit wieder, damit andere Musiker gehört werden können. Insgesamt macht dies die wohltuende Harmonie eines Konzerts alter Meister aus.

Bahnbrechende Untersuchungen zur Synchronisierung der Organuhren sind von der Arbeitsgruppe um den Neurobiologen Fred W. Turek, Direktor am *Center for Sleep and Circadian Biology* der Northwestern University, USA, sowohl mit Mäusen als auch mit Menschen gemacht worden. Diese Arbeitsgruppe konnte in den verschiedenen Mäuseorganen die jeweils entscheidenden Uhren/Gene systematisch stumm schalten und die Folgen des dadurch veränderten Stoffwechsels aufzeichnen. Wurden die Lebergene stumm geschaltet, bekamen die Tiere starke Unterzuckerungsanfälle (Hypoglykämie). Tatsächlich wird der Blutzuckerspiegel in der Leber durch mehr oder weniger Neuproduktion von Zucker (Glukoneogenese) zu allen Tageszeiten konstant gehalten, und zwar in Abstimmung mit der Bauchspeicheldrüse. Divergieren die Uhren in den beiden Organen, kommt es zu Unterzuckerung oder aber zu Diabetes Typ 2.

Überschießende Zuckerwerte im Blut werden normalerweise durch Insulin aus den Betazellen der Bauchspeicheldrüse (Pankreas) verhindert, weil Insulin dafür sorgt, dass der Zucker in die Muskulatur transportiert wird. Wird die Pankreasuhr jedoch stillgelegt oder gegenüber der Leberuhr verstellt, produziert der Organismus entweder gar kein Insulin mehr oder das produzierte Insulin wirkt zu schwach, woraufhin die Glukose nicht mehr aus dem Blut entfernt werden kann und sich Diabetes Typ 2 manifestiert.

Ungestörte circadiane Rhythmen in der Leber bestimmen auch die Fetteinlagerung in die Zellen. Ein Uhrengen der Leber mit der Bezeichnung Rev-erb alpha wirkt als Taktgeber für das Enzym Histonacetylase 3 (HDAC3). Die Funktion dieses Enzym besteht darin, die Packungsdichte der DNA zu verändern. Bei einer gelockerten Packungsdichte wird die Transkription und Translation vermehrt aktiviert und somit werden verstärkt Proteine gebildet. Das Gegenteil passiert bei verdichteter DNA-Packung. Wird das Uhrengen Rev-erb alpha nun gehemmt und somit auch das Enzym HDAC3, werden die Erbanlagen, die für die Synthese von Fetten in der Leber verantwortlich sind, dauerhaft aktiv und werden nicht mehr abgeschaltet. Eine Fettleber (hepatische Steatosis) bildet sich.

Offensichtlich zeigt sich ein ähnlicher Mechanismus im allgemeinen Fettgewebe des Körpers. Übergewicht und Diabetes waren bei den Versuchstieren regelmäßig zu beobachten. Fettgewebe dient nicht nur der Speicherung, sondern ist ein endokrines Gewebe, was bedeutet, dass dort wichtige Hormone wie Leptin gebildet werden. Die Forscher konnten auch das intakte Uhrengen in den Fettzellen (Adipozyten) von Mäusen stilllegen. Daraufhin wurden die Mäuse stark übergewichtig. Die im Blut übermäßig zirkulierenden Fettzellen gelangten sogar in die Steuerzentralen des Gehirns und störten dort die Regelung des Stoffwechsels. Die Tiere fraßen zu den falschen Zeiten und nahmen trotz Kalorienreduktion laufend an Gewicht zu.

Versuche zur Zeitabhängigkeit der Nahrung wurden auch im *Salk Institute for Biological Studies*, Kalifornien, gemacht. Tiere bekamen Futter, das viel Fett enthielt. Die Tiere der einen Gruppe konnte fressen, wann immer sie wollten, Tag und Nacht. Die andere Gruppe bekam nur acht Stunden Gelegenheit zur Futteraufnahme, etwa von 8.00 Uhr morgens bis 16.00 Uhr nachmittags. 16 Stunden lang gab es nichts. Nach 100 Tagen wurden die Tiere gründlich untersucht. Die Tiere, die Tag und Nacht gefressen hatten, waren übergewichtig, hatten erhöhte Blutzuckerwerte, und die Leber war angeschlagen. Die Tiere der anderen Gruppe dagegen waren gesund und wogen 28 Prozent weniger.

Nun könnte man annehmen, dass die rund um die Uhr fressenden Tiere deutlich mehr Nahrung zu sich genommen hatten als die Vergleichsgruppe und die Erkrankungen deshalb auftraten. Das aber war nicht der Fall. Beide Gruppen hatten exakt die gleiche Menge Kalorien zu sich genommen. Allein der Zeitpunkt der Nahrungsaufnahme und die 16-stündige Nahrungskarenz entschieden zwischen Krankheit und Gesundheit. Dieser Effekt blieb sogar erhalten, wenn man den schlanken Tieren später erlaubte, das ganze Wochenende ohne Zeitlimit beliebig viel (ad libidum) zu fressen.

Aus dem Takt geratene Rhythmen führen zu Herz- und Magenerkrankungen, sagen die Chronobiologen Summa und Turek von der Northwestern University. Sie verbinden diese Störung zusätzlich noch mit Krebserkrankungen sowie mit neurologischen und neurodegenerativen Erkrankungen. Wir erinnern in diesem Zusammenhang an das krebsfördernde MYC-Gen, das nur bei gutem Schlaf herunterreguliert wird. Bei gestörtem Schlaf hingegen wird es besonders stark exprimiert.

Dieses Prinzip der Zeitabhängigkeit im Tagesrhythmus funktioniert nicht nur bei Tieren. In einer epidemiologischen Studie, die in den USA mit 2200 Frauen durchgeführt wurde, zeigte sich, dass die Frauen, die in der zweiten Hälfte des 24-Stunden-Rhythmus zwölf Stunden lang auf Nahrung verzichteten, einen gesunden Zuckerstoffwechsel ohne Diabetes Typ 2 und eine geringere Brustkrebsrate hatten.

Welche weitgehenden Konsequenzen verstellte und gestörte Organuhren auch beim Menschen haben, zeigt das sogenannte Night-Eating-Syndrom. Die Betroffenen haben nachts Heißhungerattacken und als Folge davon nicht nur Übergewicht, sondern auch Suchtverhalten, Angstzustände und Depressionen. Ist die innere Uhr gestört, werden die Fettsäuren aus dem Blut vermehrt in die Fettzellen (Adipozyten) eingelagert, wodurch für die anderen Zellen ein Energiemangel auftritt. Dieser scheinbare Energiemangel fördert wiederum eine erhöhte Nahrungsaufnahme und eine zusätzliche Einlagerung von Lipiden in die Adipozyten – ein Teufelskreis, der unweigerlich zu Adipositas führt.[3]

Unsere Angewohnheit, jeden Tag nicht nur drei Mahlzeiten – Frühstück, Mittagessen und Abendessen – zu uns zu nehmen, sondern zusätzlich noch kleine Snacks zwischendurch und dies teilweise bis in die Nacht, ist nach Aussage des *National Institute on Aging*, Baltimore, abnorm und falsch, denn der Mensch sei von Natur aus auf eine besondere Form des Fastens eingestellt. Es geht nicht um Nulldiät, sondern um Nahrung, die an den Sonnenstand angepasst ist. Morgens sollte man ausreichend Eiweiß essen und nachmittags pflanzliche Kohlenhydrate. Das war's. Tatsächlich zeigen Versuche, dass dieser Rhythmus gesundheitsfördernd ist. Das entspricht auch genau dem, was in der Einleitung zum zweiten Teil dieses Buches hinsichtlich der Lebensgewohnheiten unserer archaischen Vorfahren gesagt wurde. Morgens gingen sie auf die Jagd und/oder sammelten tote Tiere ein, die als eiweißreiche Fleischnahrung kurzfristig aufgegessen werden mussten, damit sie nicht bakteriell infiziert und damit ungenießbar wurden, und nachmittags gab es dann die gesammelten Pflanzen, Früchte, Wurzeln, eben die Kohlenhydrate als Nahrung.

Auch das erfolgreiche Abnehmen bei zu hohem Körpergewicht wird von den Organuhren mit ihren circadianen Rhythmen bestimmt. Dies konnte eine Forschergruppe um Marta Garaulet, *Universidad de Murcio*, Spanien, und um Frank Scheer, *Harvard University*, USA, nachweisen. Die Probanden, die ein frühes Mittagessen als Hauptmahlzeit einnahmen, hatten am Ende der Versuchsperiode im Vergleich zu denen, die später am Tag exakt das Gleiche aßen, mehrere Pfund Gewicht verloren. Man könnte das Ergebnis auch so interpretieren, dass die Spätesser im Vergleich zu den Frühessern mehrere Pfunde zugenommen hatten.

Die Erklärung ist, dass wir tagsüber einen vorwiegend katabolen Stoffwechsel haben. Das heißt, Energie wird vermehrt durch den Abbau und die Verbrennung von Nahrungsmitteln aufgebaut und durch unsere Tagesleistungen, etwa Bewegung und Gedächtnisarbeit, wieder verbraucht. Die Abspeicherung als Reserveenergie findet dagegen eher im anabolen Stoffwechsel statt, also dann, wenn Reparatur und Regeneration im Vordergrund stehen. Das fängt abends an und hört vor 3.00 Uhr nachts auf. In dieser Phase wurden durch das stimulierte anabole Wachstumshormon zwar auch Fette zerlegt und nicht unbedingt abgespeichert, wie oben ausführlicher erklärt. Aber da wir diesem Wachstumshormon mit unseren falschen Gewohnheiten kaum noch eine Chance geben, seine Aufgaben zu erfüllen, werden die Zucker aus unserer späten Mahlzeit zu Fetten verstoffwechselt, die dann eingelagert werden. Insgesamt nehmen wir deshalb leichter zu, wenn wir spät essen.

Basis-Ruhe-Aktivitäts-Zyklus (BRAC) und ultradianer Stress

Wir wissen, dass unser Nachtschlaf mehrfach pro Nacht wechselt zwischen Tiefschlafphasen und REM-Schlaf (REM von *Rapid Eye Movement*), der auch Traumschlaf heißt und sich hauptsächlich deshalb so aufregend gestaltet, damit wir nachts immer wieder auf die notwendige Kerntemperatur von ca. 37 Grad Celsius aufgeheizt werden, um die Diffusion von Sauerstoff zu gewährleisten. Der nächtliche Wechsel zwischen Entspannung und Lebhaftigkeit, wenn nicht sogar Aufregung findet im Zeitrahmen von 90 bis 120 Minuten statt.

Was kaum jemand mehr beachtet, ist die Tatsache, dass ein derartiger Rhythmus auch tagsüber vorhanden und als Basis-Ruhe-Aktivitäts-Zyklus (BRAC) bekannt ist. Dieser Rhythmus existiert bei jedem Menschen. Wenn wir darauf achten, bemerken wir eine ungefähr 90-minütige Bestzeit an Konzentration und geistiger Fitness und danach, manchmal urplötzlich, manchmal langsamer, einen Absturz in mehr oder weniger tiefe Müdigkeit oder Erschöpfung – ein unüberhörbarer Ruf nach einer Pause. Dieses Tief wird inzwischen treffend als »Alltagstrance« bezeichnet und hält, falls nicht durch Kaffee oder Tee gestört, etwa 30 Minuten an. Dieser Rhythmus mit 90 Minuten Leistungsausgabe + 30 Minuten Erholung = 120 Minuten Phasendauer ist eine von der Natur etablierte Gesetzmäßigkeit, die geachtet werden muss. Wenn nicht, drohen massive Funktionsstörungen und irgendwann das berüchtigte Burnout-Syndrom (Burnout ist kein definiertes Krankheitsbild, sondern ein beschreibender Vulgärname). Selbstverständlich ist diese 120-Minuten-Tagesperiode sinnvoll, denn die Natur wollte, dass in einer sich ständig wiederholenden planmäßigen Erholungspause Energie aufgefrischt wird. Auch bei Tieren ist dieser Rhythmus deutlich ausgeprägt. Schauen Sie sich Ihre Hauskatze an.

Im Folgenden übernehme ich die Beschreibung der beiden Tagesphasen, also Aktivierung (Flut) und Deaktivierung (Ebbe), leicht verändert von Karl Hecht, emeritierter Professor für experimentelle und klinische pathologische Physiologie der Charité, Berlin.

Aktivierungsphase: hohe Konzentrationsfähigkeit und hohe Gedächtnisleistung, körperliche Ausdauerleistung, Kraft- und Stärke-Gefühl, gute Stimmung, entscheidungsfreudig, kreativ, energiegeladen, selbstbewusst, kommunikationsfreudig, risikofreudig.

Deaktivierungsphase (Alltagstrance): Müdigkeit, Gähnzwang, Fehlleistungen, depressive Stimmung, Lustlosigkeit, geistig abgeschaltet, schlapp, Nervosität, abwesender oder leerer Blick, feige; Bedürfnis, sich zu recken, aufzustehen, sich zu bewegen; manchmal plötzlicher Hunger, kurzzeitige eigenartige Veränderung der Gehörfunktion mit Geräuschen und Tönen.

Wenn man diese beiden Phasen innerhalb der 120 Minuten nicht realisiert und die Rhythmik durch Aufputschmittel zerstört, gleitet man unwillkürlich in den sogenannten ultradianen Stress ab, der auf Dauer bereits ein Alterungsfaktor ist. Die Symptome können sein: Rückenschmerzen, Kopfschmerzen, Bluthochdruck, Unruhe und Angstzustände, Schlafstörungen, Immunschwäche und vieles mehr.

Wenn wir dagegen lernen, diese beiden Phasen auszuagieren und die Pausenanforderung durch geeignetes Verhalten wie Meditation zu unterstützen, haben wir die Chance, einen Alterungsfaktor auszuschalten. Besteht überhaupt die Möglichkeit des Ausagierens im täglichen Trott? Es wird immer leichter. Nachdem die Wichtigkeit der rhythmischen Pause inzwischen erkannt wurde, haben fortschrittliche Konzerne bereits Ruheräume eingerichtet, die mehrmals am Tag während der Dienstzeit von den Angestellten aufgesucht werden dürfen, um »die Batterien wieder aufzuladen«. Eine bessere Leistung und eine bessere Stimmung und Kommunikation sind der Lohn für das Unternehmen.

FAZIT: Der durch die Erddrehung ausgelöste regelmäßige Wechsel von Licht und Dunkelheit ist ein Evolutionsfaktor und wird von den meisten Organismen als Informationsträger in einem Biorhythmus genutzt. Wenn es hell ist, wird der Körper zur Leistungsabgabe angeregt, bei Dunkelheit zum Schlaf, der eine grundlegende Regeneration und Gehirnsäuberung bewirkt. Geregelt ist diese Beziehung durch Hormone. Das Hormon der Dunkelphase ist Melatonin. Dieses Hormon leitet nicht nur die Regeneration unserer Organe ein, sondern schafft gleichzeitig über viele Trigger die Voraussetzungen für eine effektive Regeneration: hohe Antioxidationswirkung, Stärkung des Immunsystems, Antitumorwirkung, Sedierung, ATP-Ersparnis und eine Erleichterung der ATP-Produktion.

Mit unserer zivilisatorischen Lebensweise, die auch bedeutet, dass wir durch künstliche Lichtquellen die Nacht zum Tage machen, zerstören wir den natürlichen Rhythmus und lösen eine Kaskade von Gesundheitsgefährdungen aus. Dem kann aber durch geeignetes Verhalten und auch durch eine spezielle Nahrungsmittelauswahl und eine disziplinierte Schlafhygiene begegnet werden.

TEIL III

Anpassung des inneren Milieus an moderne Belastungen

Der erste Teil dieses Buches war der Beschreibung verschiedener Alterungsfaktoren gewidmet. Im zweiten Teil ging es um die Grundlagen der bionischen Regeneration. Beschrieben wurde die Abhängigkeit der Alterung von äußeren Faktoren und Notwendigkeiten, die durch unsere Evolution vorgegeben sind, die aber durch den heutigen Lebensstil und falsche Gewohnheiten verändert werden. Der dritte Teil befasst sich nun mit dem inneren Milieu des Körpers, das einigen Regeln unterworfen ist und bei Nichtbeachtung dieser Regeln die frühzeitige Alterung fördert. Es geht um die facettenreiche Rolle des Wasserstoffs, um die Übersäuerung des Körpers, um Elektronenansammlungen in der Nahrung, um Trinkwasser mit den Eigenschaften von Gletscherwasser, um Entzündungen zur Abwehr von Defekten, um Säuberungen durch programmierten Zelltod (Apoptose) und Resorption defekter Zellinhalte (Autophagie). Vor allem aber handelt dieser Teil des Buches von unseren Möglichkeiten, das innere Milieu an jede Art heute üblicher Belastungen unseres Körpers anzupassen.

13. Die vielen Aufgaben des Wasserstoffs

Wenn wir uns die universelle Verteilung des Wasserstoffs ansehen, fällt sofort eine Diskrepanz auf. Wasserstoff (H) ist mit Abstand das häufigste Element im Kosmos und mit 61,9 Atomprozent auch das häufigste Element in der Biosphäre, also in lebenden Organismen. Aber in der Atmosphäre ist der Anteil an molekularem Wasserstoff äußerst gering. Er beträgt nur 0,55 ppm (Teile pro Millionen Teile). Wie passt das zusammen? Woher nehmen wir den Wasserstoff, wenn er um uns herum offensichtlich kaum vorhanden ist? Und warum ist er kaum vorhanden, obwohl er weiter draußen im Kosmos das häufigste Element ist?

Der niedrige Anteil in der Atmosphäre hängt mit der hohen Geschwindigkeit der H_2-Moleküle (Geschwindigkeit der Moleküle ist gleichbedeutend mit »Temperatur«) und dem hohen Anteil an Sauerstoff in der Atmosphäre zusammen. In der Atmosphäre bewegen sich die H_2-Teilchen im Durchschnitt mit fast 2 km/s und entweichen teilweise wegen ihrer Leichtigkeit (geringe Erdanziehung) in den Kosmos. Außerdem – und das spielt die eigentliche Rolle – wird der Wasserstoff in den unteren Schichten der Atmosphäre mit Sauerstoff (mit 30,8 Atomprozent das zweithäufigste Element des Lebens der Biosphäre) zu Wasser »verbrannt«. Der so entstehende Wasserdampf fällt in Form von Wassertropfen auf die Erde und bedeckt diese heute zu zwei Dritteln als Meer.

Eine Neuproduktion von Wasserstoff findet durch Bakterien und Lichtspaltung des Wassers statt. Photochemisch lässt sich Wasser durch kurzwellige Ultraviolettstrahlung in H_2 und O_2 spalten. Auf dem Umweg über Sensibilisatoren wie Chlorophyll ist die Photolyse von Wasser die bei weitem umsatzstärkste chemische Reaktion auf Erden, nämlich als Photosynthese oder

Assimilation. Dabei entsteht auch der für uns lebenswichtige Sauerstoff.

Wasserstoff findet sich in allen »Bauteilen« der Konstruktion Mensch, ist also in Wasser, Kohlenstoff, Stickstoff, Phosphor, Aminosäuren und Nukleotide eingebaut. Damit ist Wasserstoff das häufigste Element in uns. Wiegen wir 80 Kilo, dann sind 8 Kilo davon auf den Wasserstoff zurückzuführen (10 Gewichtsprozent), teilweise gebunden, teilweise frei.

Wir wollen in diesem Kapitel zwei wichtige Funktionen freier Wasserstoffatome bzw. ihrer Ionen betrachten: die Rolle des Wasserstoffs im sogenannten Säure-Basen-pH-System und seine Rolle als Elektronentransporter im Redoxsystem.

Ein übersäuerter Körper altert schneller

Wer chronisch übersäuert ist, altert deutlich schneller. Warum?

Alle wesentlichen biochemischen und physiologischen Prozesse, seien es enzymatische Reaktionen, Transportvorgänge an Membranen oder Hormoneffekte, sind an eine bestimmte Wasserstoffionen (H^+-Ionen)-Konzentration der Umgebung, also an einen bestimmten pH-Wert gebunden (pH für *potentia hydrogenii* heißt »Stärke des Wasserstoffs«; gemessen als negativer Zehnerlogarithmus der Wasserstoffionen ($-\log H^+$)).

Alles, was einen pH-Wert unter 7 hat, bezeichnen wir in der Chemie als Säure, alles mit einem pH-Wert über 7 als Base oder alkalisch.

Alle Moleküle haben bei den üblichen Temperaturen des menschlichen Körpers eine Eigenbewegung als Rotation, Vibration oder auch Zitterbewegung. In der Luft hatten wir bereits die spezielle Geschwindigkeit der Moleküle mit einer bestimmten Temperaturgröße gleichgesetzt. Wenn Moleküle so dicht gepackt sind wie im Körper, gibt es nicht genug Raum für eine Ausbreitung in einer Geschwindigkeit. Deshalb ist Temperatur hier mit Vibration des Moleküls gleichzusetzen.

Ionen heißen Ionen, weil diese eine elektrische Ladung nach außen zeigen, also ein elektrisches Feld aufbauen. Jede Bewegung dieser geladenen Ionen, auch die Rotation oder Vibration, bedeutet Beschleunigung und Abbremsung von Elektronen innerhalb des Moleküls. Die Beschleunigung und Abbremsung von Elektronen ist immer mit der Aussendung von elektromagnetischen Schwingungen in die Umgebung verbunden. Und nun können wir erklären, was hinter dem Begriff Säure steht. Was wir als Säure bezeichnen, ist in Wirklichkeit die kollektive Aussendung elektromagnetischer Schwingungen von Wasserstoffionen mit einer bestimmten Frequenz und damit einer bestimmten Quantenenergie. Je mehr Ionen sich zusammenballen und gemeinsam schwingen, desto höher ist die Amplitude der aufsummierten Schwingung. Die Amplitude einer elektromagnetischen Schwingung entspricht der Leistungsdichte dieser Schwingung. Damit ist eine Kraft verbunden, die Molekülbindungen im Einflussbereich verändern kann. Die Form eines Proteins kann beispielsweise so »verbogen« werden, dass es nicht mehr als Enzym arbeiten kann.

Eines der wichtigsten Wasserstoffmolekülionen ist das Hydronium-Ion H_3O^+ (auch Oxonium-Ion genannt), das meistens nur als H^+ bezeichnet wird, aber isolierte H^+-Ionen verbinden sich in wässriger Lösung sofort mit Wassermolekülen zu H_3O^+-Ionen. Dieses Ion ist verantwortlich für die sauren Eigenschaften, denn die Konzentration dieses Ions bestimmt die Säurestärke (Azidität) des Milieus. Die Konzentration von H_3O^+ (H^+) Ionen muss streng kontrolliert werden, weil sie Molekülbindungen und damit die dreidimensionale Struktur etwa von Proteinen stark beeinflusst. Und diese Dreidimensionalität ist für deren Wirkung entscheidend.

Die Kontrolle bezieht sich auf das Blutmilieu größerer Blutgefäße, bei denen der pH-Wert in dem engen Bereich von 7,35 bis 7,45 einreguliert ist. Insgesamt vier Puffersysteme des Blutes arbeiten dafür, wobei mit knapp 75 Prozent der gesamten Pufferkapazität das Kohlensäure-Bikarbonat-System an erster Stelle steht. Dagegen ist der pH-Wert in den Kapillaren und extrazellulären Flüssigkeiten abhängig vom Anfallen von Säuren aus dem Stoffwechsel.

Wie stark der pH-Wert des Blutes unser Wohlbefinden beeinflusst, merkt man nach einer Mahlzeit. Viele Menschen sind nach dem Essen plötzlich sehr müde. Was ist passiert? Wenn die Nahrung in den Magen gelangt, wird Salzsäure in das Magenlumen sezerniert. Das bedeutet, dass gleichzeitig alkalisches Natriumbicarbonat in den Blutkreislauf abgegeben wird. Sobald aber die Nahrung aus dem Magen weiter in den Dünndarm geschoben wird, besitzt sie zu viel Säure für den Dünndarm, und die umgekehrte Reaktion findet mit Hilfe von Sekreten der Bauchspeicheldrüse statt. Natriumbicarbonat wird in den Dünndarm sezerniert und gleichzeitig Salzsäure ins Blut gegeben. Das ist der Moment, in dem wir müde werden, denn die Neutralisierung der zusätzlichen Säure durch basische Bicarbonate erzeugt zusätzliche Kohlensäure im Blut, was uns vorübergehend ziemlich lethargisch macht. Die chemische Formel dafür sieht so aus: $HCl + NaHCO_3 \Rightarrow NaCl + H_2CO_3$.

Da durch die Verstoffwechslung der Nahrung immer ein saures Milieu entsteht, sind Übersäuerungen häufiger als der Mangel an Wasserstoffionen, also die Basizität. Die altersbedingte Abnahme des pH-Wertes (Übersäuerung) wird durch ungeeignete Ernährung begünstigt. Ein Beispiel, damit man sich die Verhältnisse besser vorstellen kann: Um die Säure von 350 ml Softdrink mit einem pH-Wert von 2,3 (stark sauer) zu neutralisieren, sind 32 Gläser Wasser mit einem pH-Wert von 9 (stark basisch) erforderlich. Wenn aber keine Neutralisierung stattfindet und im Gewebe eines Organs, das ansonsten einen neutralen pH-Wert von 7 hat, eine Verlagerung zur sauren Seite hin erfolgt, verändern sich die biochemischen Prozesse, was zu Krankheit führen kann.

Funktionen, die auf ein bestimmtes pH-Fenster angewiesen sind

- Struktur und Funktion von Proteinen, insbesondere die Enzymfunktion
- Ausschüttung bzw. Blockierung von Hormonen
- Durchlässigkeit der Zellmembran

- die Verteilung von Elektrolyten innerhalb und außerhalb der Zelle (besonders Kalium)
- die Funktion des Bindegewebes
- Erzeugung von Reservezucker (Gluconeogenese)
- Flexibilität der Blutzellen und Blutfluss

Alle aufgezählten Funktionen verlaufen umso schlechter, je niedriger (saurer) der pH-Wert ist. Langfristige Störungen des pH-Gleichgewichts sind ein Risikofaktor für die Entstehung chronischer Erkrankungen und schnelle Alterung.

Ein zu saurer pH-Wert bewirkt zunächst

- chronische Antriebsschwäche
- rasche Ermüdung
- Infektanfälligkeit
- depressive Verstimmungen
- Ruhelosigkeit
- Muskelkrämpfe und -Verhärtungen, Muskelverspannungen
- Gelenkbeschwerden
- Ekzeme
- Haarausfall
- Nacken- und Gelenkschmerzen
- Schlafstörungen,

dann aber auch Entzündungen und

- Gichtanfälle
- Arteriosklerose
- rheumatische Erkrankungen
- Herzprobleme
- Diabetes
- Allergien
- Magen-Darm-Probleme
- Migräne
- Osteoporose. Weil die Nieren im Alter weniger Säure ausscheiden, kommt es zwecks Neutralisierung überschüssiger Säure durch Kalzium zum schleichenden Knochenverlust.

Säuren, die sich im Körper bilden/ansammeln und langfristig für Übersäuerung sorgen

- Harnsäure aus zu viel purinhaltigem Eiweiß (Innereien wie Leber, Niere, Kalbsbries oder allgemeines Gänse- und Schweinefleisch oder Sprotten)
- Schwefelsäure, etwa aus Schweinefleisch
- Essigsäure, etwa aus Stärke und Zucker
- Keto(n)säure, etwa aus unvollständiger Fettverbrennung, wenn Kohlenhydratmangel vorliegt
- Ameisensäure, etwa aus Alkohol und Süßstoffen
- Salpetersäure. Die Salze dieser Säure (Nitrate) werden von der Lebensmittelindustrie als Konservierungsstoff (Natriumnitrat E 251) eingesetzt.
- Gerbsäure, etwa aus Wein, Kaffee und Tee
- Oxalsäure, etwa aus Kakao und Schokolade
- Phosphorsäure, etwa aus Energydrinks
- Salzsäure, durch Stress erzeugt
- Milchsäure, durch körperliche Anstrengung erzeugt

Auch Darmgase (bemerkbar als Blähungsdruck) ergeben Säuren

- *Gärungsgase:* Methan, Indol, Skatol, Kohlendioxyd
- *Fäulnisgase:* Schwefelwasserstoff, Phosphorwasserstoff, Kohlenwasserstoff, Chlorwasserstoff, Stickwasserstoff (Ammoniak)

Weitere Ursachen für Übersäuerung

- Starke Stoffwechselsteigerung (auch bei Schilddrüsenüberfunktion) und Zunahme des Fettsäureumsatzes durch Distress, der Adrenalin und Noradrenalin freisetzt.
- Methylalkohol aus der Vergärung von Pektinen aus Stängeln, Blättern oder Kartoffeln (Wodka) wird zu Ameisensäure abgebaut und entzieht dem Körper Wasser, was letztlich zu weiterer Säurebildung führt. Alkoholische Getränke wie Bier, Wein und Schnaps enthalten immer auch kleine Mengen

Methanol. Gleichzeitig werden durch jeden Alkoholkonsum basenbildende Minerale wie Kalium, Magnesium und Kalzium vermehrt über die Niere ausgeschwemmt. Wenn diese Minerale dem Körper nicht in ausreichender Menge zur Verfügung stehen, kann die verbleibende Säure immer schlechter neutralisiert werden und sammelt sich an.

- Koffeinhaltige Getränke (Kaffee, schwarzer Tee, Cola) erhöhen die Bildung biogener Amine, die zu Säuren abgebaut werden. Röststoffe sind zusätzliche Säurelieferanten.
- Phosphate (enthalten etwa in Emulgatoren, Stabilisatoren, Konservierungsmitteln, Gerinnungshemmern) werden zu Säuren abgebaut.
- Große Mengen Natriumchlorid (NaCl). Natrium Na^+ wird zur Neutralisierung saurer Schlacken verwendet, aber das übrig bleibende negativ geladene Chlorid (Cl^-) nimmt dafür das positiv geladene H^+ auf und wird dann zur neuen Säure HCl.
- Schnarchen mit Apnoe und folgendem Sauerstoffmangel erhöht den Milchsäurepegel aus der Glykolyse.
- 1000 Milligramm Acetylsalicylsäure (bekannt unter dem Handelsnamen *Aspirin*) pro Tag setzen im Körper 200 Millimol H^+-Ionen frei. Bei einem Gramm Ascorbinsäure (Vitamin C) sind es 100 Millimol H^+-Ionen. Bei einer Ausscheidungskapazität der Niere von maximal 1000 Millimol/Tag ist das bereits eine belastende Menge, denn alle anderen genannten Säuren müssen ja entweder neutralisiert oder ausgeschieden werden.

Wir müssen unterscheiden zwischen intrazellulärer und extrazellulärer Übersäuerung. Intrazelluläre Übersäuerung entsteht hauptsächlich bei Mitochondrienschäden und Glykolyse mit Milchsäurebildung. Extrazelluläre Übersäuerung entsteht durch die oben aufgezählten Säurefaktoren.

Beide Fraktionen haben unterschiedliche Folgen für die Gesundheit, können aber ineinander übergehen.

Intrazelluläre Übersäuerung (Übersäuerung in den Körperzellen) entsteht oft dadurch, dass Mitochondrien nicht mehr leistungsfähig sind. Diese Übersäuerung kann mit einfachen Methoden nicht gemessen werden. Auch die Zelle selbst ist nicht in der Lage, sie zu erkennen. Noch nicht einmal die Nierenzellen schaffen das.

Die intrazellulare Übersäuerung hat folgende Auswirkungen:

- Der Transport von Zucker in die betroffenen Zellen wird gestoppt. Dies hat eine »Unterzuckerung« in der Zelle zur Folge und, bedingt durch den Stau, einen erhöhten Blutzuckerspiegel (Hyperglykämie). Hyperglykämie ist eine eigenständige Funktionsstörung und zieht ein Zuviel an Insulin nach sich (Hyperinsulinismus). Hyperinsulinismus ist ebenfalls als eigenständige Funktionsstörung anerkannt.
- Übersäuerung in der Zelle bedeutet, dass keine Regeneration mehr stattfindet, da die RNA-Synthese gestört ist.
- Kalziumüberschwemmung der Zelle hat folgende Ursache: Die ATP-abhängige Ca^{2+}/Mg^{2+}- Pumpe, ein Enzym, wird durch Übersäuerung gehemmt und kann das Kalzium nicht aus der Zelle und Magnesium nicht in die Zelle pumpen. Folge dieser Kalziumüberschwemmung ist die Freisetzung von Lysozymen, Enzymen aus Lysosomen, die Zellkompartimente auflösen und die Zelle schwer schädigen (siehe auch Autophagie).
- Versagen der Kontrollmechanismen, die für die Zellteilung zuständig sind (Krebsgefahr).
- Bakterien, Pilze und Schmarotzer gedeihen bestens.

Extrazelluläre Übersäuerung (Übersäuerung außerhalb der Körperzellen) hat diese Folgen:

- Reaktive Sauerstoffspezies (ROS) wie Wasserstoffperoxid (H_2O_2) werden vermehrt gebildet.
- Schlimm für die betroffenen Personen ist eine Schwellensenkung zur Auslösung der Depolarisation von Nerven- und Muskelzellen. Sie führt zu hoher Reizbarkeit, Unruhe, evtl. sogar Angst und Panik und einem starken Energieverschleiß. Daraus folgen die nächsten beiden Punkte:

- Herzrhythmusstörungen treten auf, im schlimmsten Fall Herzstillstand.
- Die Kontraktionskraft des Herzens ist geschwächt. Schwächegefühle nehmen überhand.
- Ursache dieser Misere ist ein allgemeiner Kaliummangel im Körper. Wie kommt es zu diesem allgemeinen Kaliummangel, und was hat er mit Übersäuerung zu tun? Kaliummangel in der Zelle und Kaliumüberschuss außerhalb der Zelle gehen Hand in Hand, denn die H^+/K^+- Pumpe läuft bei hoher extrazellulärer Übersäuerung im Antiportmodus. Ohne den hohen Wasserstoffionendruck von außen bringt diese Pumpe Wasserstoff aus der Zelle und Kalium in die Zelle. Im Antiport wird aber für jedes eindringende Wasserstoffion ein Kaliumion aus der Zelle getrieben, damit das elektrische Gleichgewicht stimmt. Der dadurch entstehende Kaliummangel in der Zelle lässt viele Wasserstoffionen eindringen und verstärkt die intrazelluläre Übersäuerung. Gleichzeitig kommt es zu einem Kaliumüberschuss außerhalb der Zelle. Ein extrazellulärer Kaliumüberschuss zieht eine erhöhte Produktion des manchmal auch als »Salzhormon« bezeichneten Aldosterons nach sich. Aldosteron wirkt in den Nieren. Es hemmt die Ausscheidung von Natrium und steigert die von Kalium. Dadurch sinkt der allgemeine Kaliumspiegel des Blutes, während sich Natrium ansammelt. Natrium umgibt sich immer mit Wasser. So nimmt das Volumen zu, was unweigerlich zu Bluthochdruck und Kopfschmerzen führt.[1]

Als Ausweg aus dieser gesundheitsschädigenden Kaskade wird von medizinischer Seite eine hohe Kaliumsubstitution empfohlen. Ausreichende Kaliumzufuhr bewirkt, dass die H^+/K^+- Pumpe wieder im normalen Modus (nicht im Antiportmodus) läuft. Dann gelangt Kalium in die Zelle, und Wasserstoffionen können aus der Zelle heraus. Das entspricht einer intrazellulären Entsäuerung. Dies funktioniert am besten, wenn Kalium und Magnesium gleichzeitig zugeführt werden, denn Magnesium ist Bestandteil der Pumpenenzyme (ATPasen). Natriumionen können das nicht leisten.

Das *Food and Nutrition Board* der USA empfiehlt für alle Erwachsenen eine tägliche Kaliumaufnahme von 4700 Milligramm, was kaum über Obst und Gemüse zu erreichen ist. Schuld an dieser unschönen Situation des weit verbreiteten Kaliummangels ist eindeutig unsere Lebensweise, die sehr häufig in eine Übersäuerung führt.

Viel Kalium ist in folgenden Lebensmitteln enthalten: Sojabohnen, Möhren, Kartoffeln, Aprikosen, Avocados, Bananen, Datteln, Wassermelonen, Orangen. Mit ausreichend Kalium werden folgende pathologische Funktionen verhindert: erhöhter Blutdruck, Schlaganfall, Nierensteine, Osteoporose u. v. m. Die Kaliumzufuhr muss allerdings kontrolliert werden, denn Kalium in einer Überdosis (Hyperkaliämie) ist gefährlich, auch für das elektrische Herzschlagsystem.

Folgen einer latent chronischen Übersäuerung

Latente Übersäuerung bedeutet eine täglich etwas zu hohe Säurelast über eine lange Dauer. Dies bewirkt eine »Verschlackung« (Säuren werden durch Mineralmangel nicht ausreichend zu Salzen umgewandelt) und eine Beschädigung der extrazellulären Matrix.

Da Nahrung zu 97 Prozent aus Kohlenstoff, Stickstoff, Wasserstoff und Sauerstoff besteht und nur zu drei Prozent aus basischen Mineralen, sind fast unabhängig davon, was gegessen wird, alle entstehenden »Schlacken« zunächst sauer. Wenn nicht ausreichend basische Minerale vorhanden sind, um aus Säuren Salze zu machen, lagern sich die Säuren ab, und zwar hauptsächlich im Bindegewebe. Das Bindegewebe wird sozusagen zur Müllhalde. Der Körper versucht nun zu reparieren, was nur mit Hilfe von Entzündungen möglich ist. Allein daraus ergibt sich eine fehlgeleitete Immunreaktion und oxidativer Stress mit Stimulierung der entzündungsfördernden Faktoren NF-kappaB, TNF-alpha und COX-2. Chronisch entzündliche Erkrankungen (rheumatischer Formenkreis), Autoimmunerkrankungen und Allergien sind die Folgen. Bei Entzündungsreaktionen werden aber zusätzlich Wasserstoffionen freigesetzt, die dann für die Schmerzentwicklung verantwortlich sind. Gelenkschmerzen beispielsweise sind umso intensiver, je saurer die Gelenkflüssigkeit ist.

Das Bindegewebe ist aber auch die wichtigste Transitstrecke, über die Kapillare und Organzellen einerseits mit Nährstoffen und Sauerstoff versorgt und andererseits von Abfallstoffen befreit werden. Durch die eingelagerten Schlacken und die Entzündungen wird die Versorgung der Körperzellen stark behindert. Die Aufgabe besteht nun darin, die Ablagerungen zu lösen und sie zu zerlegen, zu verstoffwechseln oder auszuscheiden. Auf jeden Fall müssen die Transitstrecken wieder geräumt werden.

Die meisten pflanzlichen Nahrungsmittel, besonders Gemüse und Obst, weisen einen hohen Gehalt an Salzen organischer Säuren auf, weshalb sie als stark basenbildend gelten. Die Nahrung unserer archaischen Vorfahren bestand sicherlich aus sehr viel mehr Obst, Gemüse und Wurzeln als die heutige Nahrung und war eher so, wie es von der Evolution vorgesehen war.

Bei einer üblichen Ernährung mit Mischkost (Kohlenhydrate, Aminosäuren und Fettsäuren) bilden sich pro Tag etwa 50 Millimol (mmol) Hydroniumionen H_3O^+, die normalerweise problemlos über die Nieren ausgeschieden werden. Die Ausscheidungskapazität der gesunden Niere ist so groß (1000 mmol/Tag), dass sie selbst bei einer extrem einseitigen, proteinbetonten Ernährung nicht ausgeschöpft werden kann. Eine rein ernährungsbedingte Störung des Säure-Basen-Gleichgewichts mit klinisch manifester Übersäuerung (Azidose) durch Proteine ist deshalb auszuschließen. Proteine sind gerade im Alter viel zu wichtig. Ihr Verzehr darf keinesfalls eingeschränkt werden.

Wie aussagekräftig ist der pH-Wert des Urins?

Zur Überprüfung des Urins mit pH-Indikatorstreifen wird zwar immer wieder geraten, aber diese Methode ist höchst unsicher und sorgt eher für Verwirrung als für Klarheit. Wenn nämlich eine intrazelluläre Übersäuerung vorliegt, kann der Urin durchaus alkalisch sein. Und wenn wir dem Körper das dringend notwendige Kalium zuführen, indem wir beispielsweise Getreide oder andere Pflanzen mit hohem Kaliumgehalt zu uns nehmen, sinkt der pH-Wert des Urins tief in den sauren Bereich. Der Indikatorstreifen zeigt also eine Übersäuerung an. In Wahrheit steigt die Säureexkretion jetzt stark an, was gut für den Körper ist, weil die sauren Valenzen, die vorher in der Zelle versteckt waren, jetzt durch das Kalium aus ihrem Versteck geholt werden.

Wenn wir uns mal etwas genauer informieren, merken wir, dass Urinkontrollen eigentlich überhaupt nichts bringen. Mit 1,5 Liter Urin/Tag, der beispielsweise einen hoch sauren pH-Wert von 4 hat, werden insgesamt nur 0,15 mmol H^+-Ionen ausgeschieden. Tatsächlich werden über die Nieren aber mindestens 80 mmol Säure pro Tag aus dem Blut geholt, allerdings als NH_4^+ oder eingebunden in puffernde Moleküle, die sich nicht als pH-Wert messen lassen. Es ist also nicht möglich, aus einer pH-Wertbestimmung des Urins Angaben über den augenblicklichen Säuren-Basen-Haushalt zu machen.

Entsäuerung über die Leber

Die Leber spielt für den Energiehaushalt eine ebenso zentrale Rolle wie für den Säure-Basen-Haushalt. Sie kann 40 Prozent mehr entsäuern als die Niere. Das liegt an der hohen Dichte der Mitochondrien in den Leberzellen, also an der Art, wie die Energie der Nahrungsmittel in Zell- und Körperenergie umgesetzt wird. Daran beteiligt ist der Citratzyklus, der die Aufbereitung von Kohlenhydraten, Eiweißen und Fetten für ihre Verbrennung bewirkt und dabei auch für den Abbau organischer Stoffwechselsäuren sorgt. Der Citratzyklus wird durch Ansammlung von Ammoniak gestört. Ein gestörter Citratzyklus bedeutet ein gestörtes Herausziehen von Elektronen aus der Nahrung. Fließen zu wenige Elektronen in die Mitochondrien, wird vermehrt Glykolyse zur Energiegewinnung durchgeführt. Die Säurelast in der Leber nimmt dann zu. Die Folgen sind Müdigkeit, die Unfähigkeit zu entspannen und

Antriebsschwäche. Ammoniak entsteht im Rahmen des Aminosäureabbaus. Im sogenannten Harnstoffzyklus wird freies Ammoniak zu Harnstoff umgebildet. Der ungiftige Harnstoff wird wiederum über den Urin ausgeschieden. Eine Störung tritt auf, wenn die Enzyme zur Umbildung nicht optimal arbeiten. Das kann durch erbliche Veranlagung oder Lebererkrankungen vorkommen oder durch die beschriebene Übersäuerung. In diesem speziellen Fall sollte man aber nicht durch vermehrte Einnahme von Natriumhydrogenkarbonat versuchen, die Übersäuerung zu neutralisieren, denn das würde auch das gesamte Darmmilieu alkalisieren, was den Darmbakterien schadet. Damit würde sich eine Ammoniakvergiftung eher verschlimmern, denn nur ein saures Darmmilieu sorgt für die Bildung von ungiftigen Ammoniumsalzen aus giftigem Ammoniak. Deshalb besteht die beste Maßnahme in der Einnahme von Citrat (Salz der Zitronensäure) aus Beeren, Kiwis, Tomaten und natürlich Zitrusfrüchten, die den Citratzyklus auffüllen, zusammen mit fermentierter, milchsäurehaltiger Nahrung (Laktobazillus) wie Sauerkraut, was eine Ammoniakausleitung fördert und die Blockade des Citratzyklus verhindert.

Das Bicarbonatmangelsyndrom

Laut K.F. Kopp vom Klinikum rechts der Isar in München haben viele ältere Menschen einen pathologischen niedrigen Bicarbonatspiegel (HCO_3^-). Bicarbonate sind die Salze der Kohlensäure, die sich chemisch je nach Bedarf einer mehr alkalischen oder mehr sauren Gegenregulation ineinander umwandeln. Bicarbonate haben deshalb zusammen mit Kohlensäure eine äußerst wichtige Funktion als Blutpuffer zum Ausgleichen von pH-Schwankungen. Obwohl viele Menschen im Alter anfangs noch gesund erscheinen, brauchen sie längerfristig dringend Bicarbonat. Oft wird Natriumhydrogencarbonat $NaHCO_3$ zugeführt. Warum?

Der natürliche Alterungsprozess bringt eine Verminderung der Nierenleistung mit sich. Die Rückresorption von Bikarbonat aus dem Primärharn wird mit zunehmendem Alter geringer. Bereits nach dem 25. Lebensjahr nimmt die Leistung der Nieren allmählich ab und beträgt zwischen dem 60. und 70. Lebensjahr nur noch maximal 50 Prozent der jugendlichen Nierenleistung.

Würde man sich nun nur noch vegetarisch ernähren, wäre die notwendige Alkalisierung des Organismus möglich, unter anderem durch Citrate, die im Körper zu Bikarbonat verstoffwechselt werden. Aber dann droht ein Mangel an Eisen und Vitamin B_{12}.

Ob genug Bicarbonat vorhanden ist, kann tatsächlich mit dem Urintest geprüft werden. Wenn der Urin sauer ist, heißt das aber nicht, dass auch das Blut sauer ist, sondern nur, dass die Sättigung mit Bikarbonat, das in den Urin gelangen könnte, nicht ausreicht. Bei älteren Menschen und eingeschränkter Nierentätigkeit liegt der maximale pH-Wert des Urins nicht mehr bei 4,5, sondern nur noch bei 6,5. Daraus kann man leicht schließen, es wäre keine Übersäuerung vorhanden, was aber durchaus der Fall sein kann. Und wenn dem so ist, sollte Bikarbonat oral zugeführt werden. Laut Kopp sind bei einem 70 Kilo schweren Menschen je nach Alter 6 bis 10 Gramm Natriumbicarbonat (die geläufigste Form ist Natriumhydrogencarbonat; $NaHCO_3$) pro Tag angemessen. Eine Überdosierung von Bicarbonat ist eher nicht möglich, weil ein Zuviel die Blutgefäße erweitert und die Nierenaktivität anregt. Überschüssiges Bicarbonat wird also sofort ausgeschieden. Die Beachtung einer zu starken Darmalkalisierung hatten wir oben bereits erwähnt. Der Urin sollte einen pH-Wert von 7,5 bis 8 haben. Damit ist gewährleistet, dass durch ausreichende Bicarbonatkapazität etwa Alkohol oder Milchsäure bei Mitochondrienschäden oder nach körperlicher Anstrengung vom Blut abgepuffert werden können.

Nach Einnahme von Bicarbonat in Tabletten- oder Pulverform bildet sich Kohlensäuregas im Magen, und es kann vorübergehend zu Blähungen, Aufstoßen und Sodbrennen kommen. Bei nierenkranken Patienten muss die Einnahme unter ärztliche Kontrolle stattfinden.

Die Erfahrungen in der Klinik zeigen, dass ein Bicarbonatmangelsyndrom identisch mit Übersäuerung ist und mit Osteoporose,

Diabetes, Bluthochdruck, Malignomen und fortschreitenden Nierenschäden einhergeht.

Die bei Bluthochdruck zugrundeliegende allgemeine Blutgefäßverengung ist die direkte Folge des $NaHCO_3$-Mangels und wird durch eine Ausschüttung vasokonstriktiv wirkender Hormone (Renin-Aldosteron-Angiotension-Kaskade, die bereits in einem früheren Kapitel angesprochen wurde) bewirkt.

Elektronen einfangen

Wasserstoff ist das einzige Element, bei dem Säurestatus und Elektronenstatus zusammenhängen. Nehmen wir das Wasserstoffion H^+, das wir bisher in Zusammenhang mit der Säurewirkung besprochen haben, und geben ein Elektron dazu, dann erhalten wir ein Wasserstoffatom H. Damit ist der Säurecharakter gelöscht. Dieses nun elektrisch neutrale Wasserstoffatom kann aber noch zusätzlich ein Elektron binden, und zwar mit geringer Bindungsenergie. Aus dem Wasserstoffatom wird nun erneut ein Wasserstoffion, aber diesmal nicht mit positiver Ladung wie im Säurefall, sondern mit negativer Ladung: ein Wasserstoffanion, auch Hydrid genannt. Wasserstoff wird in diesen Fällen also zu einem Elektronentransporter. Während die Bindungsenergie des ersten Elektrons starke 13 Elektronenvolt hat, ist das zweite Elektron nur mit rund 0,8 Elektronenvolt gebunden. Diese geringe Bindungsenergie ermöglicht es dem Elektron, sich leicht wieder abzukoppeln und seine Energie dort zu investieren, wo es notwendig ist. Und tatsächlich verwendet der Organismus dieses Prinzip hauptsächlich, um Elektronen von A nach B zu bringen. Wir werden noch einmal auf dieses Hydrid zurückkommen, wenn es um die Wirkung des Wassers im Organismus geht.

Elektronen sind neben Wasserstoff die wichtigsten Akteure des Lebens. Sie sind verantwortlich für die Bindungen der Atome zu Molekülen, haben aber als sogenanntes Redoxsystem auch andere Funktionen. Das Wort verrät bereits die Aufgabe des Systems. Es schaltet zwischen *reduziert* gleich elektronenreich und *oxidiert* gleich elektronenarm.

Der Körper eines gesunden Menschen enthält etwa 20 Gramm Elektronen. Das entspricht etwa 10^{23} Elektronen pro cm^3. Je mehr Elektronen in jeder Zelle sind, desto leistungsfähiger ist der Organismus. Haben wir in der Zelle eine große Elektronenanzahl, messbar als elektrisches Potential von minus 300 mV, dann gilt diese Zelle als voll leistungsfähig. Sinkt das elektrische Potential nur gering ab auf minus 270 mV, ist die Leistungsfähigkeit bereits eingeschränkt. Jeder geringere Potentialwert ist ein Zeichen für schlechtere Zellleistung. Bei minus 190 mV ist die Zelle unfähig, noch irgendwelche Arbeit durchzuführen. Die Leistungsfähigkeit ist aufgehoben, weil zu wenige Elektronen in der Zelle verblieben sind, denn jede Zellarbeit ist auf Elektronen angewiesen.

Nun schwirren auch in der Zelle die Elektronen niemals frei herum, sondern sind immer an Moleküle gebunden. Das wichtigste Molekül für die Ansammlung und Abgabe von Elektronen ist das bereits mehrfach erwähnte Gluthation. Im elektronenreichen (reduzierten) Zustand wird es mit GSH abgekürzt. Für den elektronenarmen (oxidierten) Zustand wird das Kürzel GSSG verwendet. Die Gluthationmoleküle liegen in der Zelle immer in beiden Zuständen (GSH *und* GSSG) gleichzeitig vor. Das Verhältnis wird als Redoxpotential bezeichnet, weil damit der oben genannte elektrische Spannungswert verbunden ist. Wenn die Zelle voll leistungsfähig sein soll, haben wir ein gutes GSH-zu-GSSG-Verhältnis von 99:1. Ist dagegen das Verhältnis 50:50, schrillen bereits sämtliche Alarmglocken. Bei einem Verhältnis von 1:99 ist die Zelle am Ende, obwohl das elektrische Potential bei minus 190 mV liegt und noch Elektronen anzeigt.

Nun verstehen wir, warum die Alterungsvorsorge erstens auf ausreichende Elektronenzufuhr und zweitens auf einen ausreichenden Gluthationpegel angewiesen ist. Es nutzt überhaupt nichts, dem Körper in Mengen Anti-Aging-Substanzen zuzuführen, wenn die Zelle wegen Elektronenmangel nichts davon verarbeiten kann.

Woher kommen die Elektronen, die notwendig sind, um beim

Menschen Zellenergie aufzubauen und adäquate Redoxpotentiale zu gewährleisten?

Sie kommen hauptsächlich aus der Nahrung. Wie kommen Elektronen in die Nahrung? Sie stammen aus Pflanzen und dann aus den Tieren, die diese Pflanzen gefressen und sich damit die Elektronen der Pflanze einverleibt haben.

Wie kommen die Elektronen in die Pflanze? Letztlich durch Sonnenlicht, denn es ist die Energiequelle zum Aufbau der Pflanzenmaterie. Woher kommen die Elektronen ursächlich? Von der Radioaktivität der Erde und der Höhenstrahlung.

Wie also müssen wir unsere Nahrung gestalten, um möglichst viele Elektronen zu erhalten? Die maximale Anzahl an Elektronen befindet sich in den Wurzeln, Blättern, Stängeln, Blüten, Früchten und Samen frisch geernteter Pflanzen. Je länger eine frisch geerntete Pflanze liegen bleibt, desto mehr oxidiert sie. Oxidation heißt nicht nur »freiwillige« Abgabe, sondern oft auch Raub von Elektronen. Freie Radikale, reaktive oxigene Spezies (ROS) sind deshalb gefährlich, weil sie Elektronen rauben, also die Substanz oxidieren. Fast alle Enzyme und Hormone brauchen ein reduziertes Milieu mit Ausnahme von Insulin, das den oxidierten Zustand für seine Aktivität bevorzugen muss, denn es soll ja gerade in einem erschöpften »oxidierten« Organismus, der seine Vorräte bereits »verbrannt« hat, Zucker in die Zelle treiben, um aus dessen Elektronen neue Energie aufzubauen.

Ungesättigte Fette als Elektronenspeicher

Das Besondere an den mehrfach ungesättigten Fettsäuren wie Linolsäure und der essentiellen Alpha-Linolensäure (ALA) ist ihr enormes Elektronenpotential, das in den Doppelbindungen steckt. Diese Doppelbindungen stellen durch ihr Paar zusätzlicher Elektronen eine leicht negative Ladung her. Diese negativ geladenen Fettsäuren binden dann die positiv geladenen, schwefelhaltigen Aminosäuren wie Cystein und Methionin und werden zu wichtigen Lipoproteinen. In diesem Verbund von ungesättigter Fettsäure und Cystein/Methionin ist beispielsweise die Sauerstoffaufnahme der Zelle über die Zellmembran einzigartig optimiert. Gemeinsam bilden sie sozusagen die Batterie unserer Zellen und steuern deren Energiepotential.

Die positiv geladenen schwefelhaltigen Aminosäuren Methionin und Cystein können wir mit Kuh-, Schaf- und Ziegenmilch und den daraus hergestellten Produkten, Quark und Käse aufnehmen. Sie sind aber auch in vielen anderen Lebensmitteln, beispielsweise in Buchweizen, Hirse, Quinoa, Amaranth, oder in schwefelhaltigem Gemüse wie Zwiebeln, Porree, Knoblauch, Bärlauch, Schnittlauch, Paprika sowie in Kräutern und Gewürzen enthalten.

Wasser – Quelle des Lebens und Jungbrunnen für den Körper

Wenn sich die Gase Wasserstoff (H) und Sauerstoff (O) verbinden, entsteht flüssiges Wasser (H_2O) unter Freisetzung von Energie. Dabei wird der Wasserstoff oxidiert. Er gibt zwei (2 x 1) Elektronen an den Sauerstoff ab, der also reduziert wird. Der Zusammenschluss lässt das entstandene Wassermolekül einen Winzling von etwa Zehnmillonstelmillimetern bleiben. Zehn Milliarden davon würden in einen Stecknadelkopf passen.

Ein sieben Wochen alter Embryo besteht zu 95 Prozent aus Wasser, ein sieben Wochen altes Baby zu 75 bis 80 Prozent. Ein Erwachsener hat 65 bis 70 Prozent Wasser in sich, ein gealterter Mensch immerhin noch 50 Prozent. Am meisten Wasser enthält die Zelle. Die intrazelluläre Flüssigkeit macht bei einem durchschnittlichen Erwachsenen ca. 40 Liter aus. Das sind 69 Prozent des Gesamtwassers. Zwischen den Zellen (Zwischenzellflüssigkeit) sind es nur ca. 10 Liter (22 Prozent). Die Blutflüssigkeit (Blutplasma) enthält noch ca. 3,5 Liter (9 Prozent).

Ohne Wasser funktioniert nichts im Organismus. Wasser ist

- Lösungsmittel

- Eiweißfunktionssteuerungsmotor (Proteine sind mit drei Schichten Wassermolekülen umgeben, die für die Proteinfunktion entscheidend sind).
- elektromagnetische Antenne (Sender und Empfänger)
- Kohärenzbildner (Wassermoleküle setzen sich zu Clustern zusammen und koordinieren damit ihre Schwingungsenergien)
- Verteiler von Informationen.

Innerhalb von 24 Stunden fließen 1500 Liter Wasser durch das Gehirn. Die Milz, die Leber, die Nieren und sogar die Nerven bestehen hauptsächlich aus Flüssigkeit und müssen jede Sekunde von ausreichenden Mengen Wasser durchströmt werden. Schon 5 Prozent Wassermangel führen dazu, dass der Körper aufgrund diverser Funktionseinbußen krank wird. Ähnlich krankmachende Funktionseinbußen zeigen sich erst bei 100 Prozent Kohlehydratmangel oder 50 Prozent Eiweißmangel.

10 Prozent Wasserverlust stellt ein hohes Herzinfarkt- und Schlaganfallrisiko dar und bei 20 Prozent Wasserverlust ist der Mensch nicht mehr lebensfähig.

Wassermangel

Wenn es den Körperzellen an Wasser fehlt, melden die sogenannten *Stringent Factors* dies an die Gene, woraufhin sämtliche Zelltätigkeiten von 100 auf 65 Prozent und noch tiefer gedrosselt werden. Der betroffene Mensch wird müde, unruhig und unkonzentriert.

Es gibt weit mehr Gründe für Wassermangel, als dass man zu wenig trinkt.

Zucker verschärft den Wassermangel, da pro Glukosemolekül drei Wassermoleküle gebunden werden, die dann für andere Aufgaben nicht mehr zur Verfügung stehen. Fleischkonsum erfordert einen hohen Wasserumsatz, da nicht abgebaute Purine (sie werden normalerweise zu Harnsäure abgebaut) über die Nieren ausgeschieden werden müssen.

Stress entzieht dem Bindegewebe Eiweiß. Bei Eiweißmangel sinkt der Wasseranteil (Kolloidosmose), obwohl man viel trinkt, und die Haut wird dünn, welk und alt. Haut mit Kollagenen, aufgebaut aus Glycin, Prolin, Lysin, Vitamin C und Glykosaminoglykanen, funktioniert wie eine Art Wassertank. Kollagen erneuert sich nur im Ruhezustand, besonders nachts. Wenn nachts Wasser fehlt, kann nur wenig Kollagen aufgebaut werden. Das hängt damit zusammen, dass sich alle funktionellen Eiweiße, auch die Enzyme, mit drei Schichten von Wassermolekülen umgeben. Die mittlere Schicht ist die Y-Schicht und mitverantwortlich für die Funktion des Eiweißmoleküls. Ist die Y-Schicht unvollständig, wird das Enzym seine Aufgabe vernachlässigen. Wir werden dieses interessante Thema weiter unten im Abschnitt »Exclusion Zone (EZ)« nochmals aufgreifen.

Je weniger wir essen, desto mehr müssen wir trinken, weil das in Lebensmitteln enthaltene Wasser fehlt. Bei einer zellulären Dehydratation können die Schlackenstoffe nicht mehr abgeführt werden. Die anfallenden Säuren und Toxine müssen dann durch extrazelluläres Wasser neutralisiert werden, was den Wassermangel verstärkt.

Der regelmäßige Genuss folgender Getränke ohne zusätzliches Trinkwasser führt zu einer chronischen Dehydratation des Organismus:

- Tee, Kaffee
- kohlensäurehaltige süße Getränke wie Limonaden und Softdrinks
- alkoholische Getränke

Zu diesen Getränken sollte immer auch Wasser getrunken werden. Dabei ist Wasser aus Früchten isotonisch und gelangt eher in die Zellen als reines Wasser. Der erhöhte Zuckergehalt verlangt allerdings mehr Wasser. Folgeerkrankung der zellulären Dehydration sind Diabetes, Magengeschwüre, Herzerkrankungen und Bluthochdruck.

Wasserstoff für die Gesundheit

Wo Materieberührung stattfindet, beispielsweise in unserem Körper ist Wasser ein Zwei-Phasen-System, bestehend aus

1. einem Anteil ungeordneter Wassermoleküle (die sogenannte normal flüssige Phase) und
2. einem anderen Anteil geordneter Wassermoleküle (die sogenannte kristalline Phase).

Beide Phasen haben vollkommen unterschiedliche Wirkungen, mit denen wir uns später auseinandersetzen müssen.

Es gibt vier gesundheitsrelevante Wasserstoffstrukturen:

1. Wasserstoffanion (Hydrid)
2. aktives Wasserstoffatom (H^{+}+ e^{-}). Die Aktivierung geschieht durch ein angeregtes Elektron, beispielsweise durch UV-Licht.
3. Wasserstoffmolekül H_2
4. Hexagonale Struktur der Wassercluster.

1. Das Wasserstoffanion als Elektronentransporter und Elektronenquelle

Der Medizinnobelpreisträger Albert von Szent-Györgyi hat unter anderem herausgefunden, dass Wasserstoff die Elektronen in unserem Körper transportiert. Er sagte immer wieder: »Dies ist die einzige Art und Weise, wie Elektronen transportiert werden können.«

Beim Vorgang der Elektronenanlagerung an Wasserstoff wird ein Photon emittiert. Das nun entstandene Wasserstoffanion (H^{-}), auch Hydrid oder Hydrogenanion genannt, besitzt also gegenüber einem Wasserstoffatom ein zweites, also zusätzliches Elektron, das nur lose angekoppelt ist und im Körper relativ leicht abgelöst werden kann. Durch Photonenabsorption im Bereich des Nahen Infrarotlichts können die H^{-}-Ionen wieder in Wasserstoffatome und freie Elektronen zerlegt werden. Szent-Györgyi stellte fest, dass H^{-}-Ionen in einigen Organen in höherer Konzentration auftreten. Sie werden hier in absteigender Ordnung aufgelistet: Leber, Magen, Darm, Niere, Herz, Lunge, Milz, Muskeln.

Woher kommen »elektronenreiche« H^--Ionen im Körper?

Mit Hilfe des Enzyms Isocitrat-Dehydrogenase werden zwei Wasserstoffatome aus Isocitrat, einem Stoffwechselprodukt, abgespalten. Der Elektronencarrier NAD^+ nimmt nur eines der abgespaltenen H-Atome, aber beide Elektronen auf und wird dann zu $NADH^-$. Wichtig ist das Minus, das selbst in Lehrbüchern immer wieder übersehen wird. Denn $NADH^-$ ist das Ausgangssubstrat in allen Mitochondrien, und das Minus kennzeichnet den Elektronenreichtum. Übrig bleibt bei der Abspaltung ein Proton (H^+), das frei in Lösung schwimmt.[2]

Das Hydrogenanion nimmt als Antioxidans eine Sonderstellung ein. Es kann ein Elektron abgeben, ohne sich während dieses Vorgangs selbst in ein freies Radikal zu verwandeln. Das ist einmalig, denn alle anderen Antioxidantien werden nach Abgabe des Elektrons selbst zu Radikalen.

Kann man den H^--Effekt im Körper von außen unterstützen?

Hydrogenanionen befinden sich, wie bereits betont, in allen frisch geernteten Pflanzen, aber auch in Gletscherwasser auf hohen Bergen. Die dort sehr intensive UV-Strahlung spaltet das Wassermolekül in seine Bestandteile H und O_2, wobei durch den gleichzeitigen Reichtum an negativ geladenen Luftionen in der Höhe und die Reibung des Wassers an Felsen bevorzugt H^--Ionen entstehen.

Das Ion ist normalerweise so instabil, dass sich negativ geladener Wasserstoff leicht verflüchtigt, also sein überzähliges Elektron abgibt und dadurch seine antioxidative Wirkung verliert. Dennoch zeigen die Flüsse, die Gletscherwasser führen, reichlich Hydrogenanionen (H^--Wasser). Wie kann das geschehen?

Hydrogenanionen können eingekapselt bzw. stabilisiert werden, etwa durch Siliziumverbindungen wie Zeolithe und andere kolloidale Kieselsäuren. Dies geschieht auf natürliche Weise beispielsweise in Gletscherwasser durch Sedimentstaub, im Wasser tibetischer Flüsse, in den Flüssen und Bächen des Hunza-Tals sowie im

Wasser von Nordenau und Lourdes, also an all den Orten, die für sogenanntes Heilwasser bekannt sind.

Man kann Wasser mit stabilisierten Hydrogenanionen aber auch durch Elektrolyse herstellen. Dabei lässt sich folgendes Geschehen an der Minuspolelektrode beobachten:

1. Ansammlung von positiv geladenen Ionen des Wassers: K^+, Na^+, Ca^{2+}, Mg^{2+}.
2. H^+ wird durch das angelegte elektrische Feld aus der Verbindung H_2O gerissen (H^+ und OH^-).
3. Eines der positiv geladenen Mineralionen (aus Schritt 1) bindet sich teilweise an den Rest des Wassermoleküls (OH^-). Beispielsweise entsteht aus Ca^{2+} und OH^- Calciumhydroxid ($Ca(OH)_2$).
4. $Ca(OH)_2$ ist alkalisch (basisch).
5. Das H^+ (aus Schritt 2) holt sich Elektronen von der negativ geladenen Metallelektrode oder aus solvatierten Elektronendomänen des Wassers und wird zu Wasserstoffgas H^+ plus e^- = H.
6. An das Wasserstoffgas H wird ein weiteres Elektron angelagert (H plus e^-). Es entsteht H^-.
7. H^- ist äußerst kurzlebig und verbindet sich mit H^+ zu H_2.

An der Plus-Elektrode sammeln sich die Ionen Cl^-, SO_4^-, P^- und O^-. Dieses Wasser ist allein schon wegen seines eventuell hohen Chlor- und Phosphatgehalts nicht zum Trinken geeignet und kann zum Blumengießen verwendet werden. Je intensiver Trinkwasser gechlort ist, desto schädlicher wird es beim Erhitzen. Wenn gechlortes Wasser aus der Leitung gekocht wird, wird Chlor zu Trihalomethan umgebaut, einer krebserregenden Substanz (Banik 1990).

Die THM (Trihalomethane) – dazu gehören auch Chloroform, Bromdichlormethan und Chlordibrommethan – entstehen durch die Reaktion von freiem Chlor mit organischem Material (etwa Huminsäuren), die bei Tieren eindeutig Krebs verursacht. Beim Menschen wirken THM toxisch auf Leber und Nieren. Bei in Deutschland gechlortem Wasser liegt die mittlere Konzentration an THM in der Größenordnung von ein bis vier µg/L am Wasserwerksausgang. Dieser Wert ist zehn bis 20-mal niedriger als Mittelwerte in den USA.[3]

Das an der Negativ-Elektrode entstandene »reduzierte« oder »aktivierte« Wasser ist chlorfrei und hat einen basischen (alkalinen) pH-Wert von hohen 8 bis 11 und langfristig ein ebenso hohes negativ-elektrisches Potential von -400 bis -800 mV. Das heißt, dieses Wasser ist sehr elektronenreich.

In Asien (Japan, China, Korea) werden Forschungen zu elektrolytisch aufbereitetem Wasser und dessen Anwendung von den Gesundheitsministerien unterstützt. In entsprechenden wissenschaftlichen Versuchsreihen wurden folgende Pathologien signifikant verbessert, teilweise sogar geheilt:

- Allergien
- Arteriosklerose (Cholesterin- und Ca^{2+}-Ablagerungen werden teilweise aufgelöst)
- Arthritis
- Asthma
- Bluthochdruck (alle Patienten waren übersäuert)
- Chronische Diarrhöe und »Verstopfung«
- Diabetes
- Hämorrhoiden
- Herzkrankheiten
- Heuschnupfen
- Kopfschmerzen
- Krebs (Prävention und Krebszellenuntergang)
- Neuralgien
- Nierenerkrankungen
- Psoriasis und Ekzeme
- Übergewicht
- Zahnfleischerkrankungen.

Es ist völlig unbekannt, wie oral zugeführtes H^--Wasser seine Elektronen bis in die Zelle bringen kann. Eigentlich sollte H^- beim ersten Körperkontakt sofort elektrisch neutralisiert werden bzw. das

Elektron sollte in eine weitere Verbindung wechseln. Doch vermutlich steckt hinter H^- ein völlig anderer Wirkmechanismus, denn es erzeugt bereits im externen Wasser H_2-Moleküle.

Und was bewirkt H_2 im Organismus?

2. Bildung des aktivierten Wasserstoffatoms

Der Wasserstoff in diversen Organismen stammt teilweise aus Wasser, das dafür aber mit Hilfe von Energie zerlegt werden muss. In der Pflanze gelingt dies mit Chlorophyll. Dieser Wasserstoff wird durch die Lichtabsorption auf ein hohes Energieniveau gebracht, damit er seine Aufgabe im Stoffwechsel erfüllen kann.

Im reinen Wasser mit neutralem pH zerfällt etwa eines von zehn Millionen H_2O-Molekülen spontan in Wasserstoffionen (H^+) und Hydroxylionen (OH^-). Hochgerechnet bedeutet dies, dass ein Teelöffel Wasser immerhin mehr als 10^{15} Protonen und Hydroxylionen enthalten kann. Man kann nur dann Wasserstoff aus Wasser gewinnen, wenn man Elektronen liefert. Elektronen binden sich an die positiv geladenen Wasserstoffionen, und es entsteht ein Wasserstoffatom (H^+ plus $e^- = H$).

Auch eisenhaltige wässrige Lösungen ermöglichen die Wasserstoffbildung. Im Zentrum stehen Eisenatome in zweiwertiger Ionenform (Fe^{2+}), also mit zwei positiven Ladungen. Wenn dieses Ion von einem Photon mit UV-Lichtenergie angeregt wird, gibt es ein Elektron ab und geht in die dreiwertige Form (Fe^{3+}) über. Das frei gewordene Elektron verbindet sich mit einem positiven Wasserstoffion (H^+) und bildet Wasserstoff. Voraussetzung für diese »Bergauf-Reaktion« ist, dass die Elektronen durch das UV-Licht vorher auf ein hohes Energieniveau gebracht werden.

Schwefelwasserstoff spielt für die Bildung von Wasserstoff ebenfalls eine Rolle. Sulfidionen (SH^-) bilden im Wasser Schwefelwasserstoff (H_2S). Und in Gegenwart von zweiwertigem Eisen bilden sie Disulfidionen (SH_2^-), und zwar unter Freisetzung von Wasserstoff. Der eigentlich toxische Schwefelwasserstoff ist in adäquater Dosis also gesundheitsfördernd.

Auch aus Magnesium und Säure kann Wasserstoff erzeugt werden. Wenn wir reines Magnesium schlucken, bildet sich in der Magensäure Wasserstoff. Man kann auch Vitamin C (Ascorbinsäure) mit Magnesium mischen und schlucken. Auch dabei entsteht Wasserstoff (Mg plus $2H^+ \rightarrow Mg^{2+}$ plus H_2).

Wasserstoff wird auch freigesetzt nach oraler Zufuhr von

- Zucker als Acarbose (Alpha-Glukosidase-Inhibitor als orales Antidiabetikum, führt zu einer Verminderung der Resorption von Kohlenhydraten, die mit der Nahrung zugeführt werden)
- Curcumin
- Korallen-Kalziumhydride
- Milch

oder über endogene Bakterien beim Konsumieren von Chitosan (aus Chitin, beispielsweise der Krabbenschale), Laktose, Mannitol (in Salzpflanzen, Pilzen, Algen), Sorbitol (Kernobst), Zucker.

3. Heilungspotential des Wasserstoffmoleküls

Das heilende Potenzial des Wasserstoffmoleküls besteht höchstwahrscheinlich darin, dass er oxidative Schädigungen minimiert und genetische Pfade ansteuert.

Inzwischen gibt es eine sehr effektive Wasserstoffmedizin. Der Wasserstoff wird dabei mit wasserstoffreichem Wasser zugeführt. Bereits 3 Milliliter davon lassen beim Versuchstier Ratte den Wasserstoffspiegel in Blut und Niere ansteigen.

Im Tierversuch führt die Anreicherung von Trinkwasser mit molekularem Wasserstoff nach einer Nierentransplantation

- zu einem besseren Überleben des Transplantates,
- zu einem verminderten Auftreten einer chronischen Schädigung des Transplantates,
- zu einer Verminderung der Konzentration an reaktiven Sauerstoffspezies und
- zu einer Hemmung von Entzündungen (proinflammatorische Signalwege).[4]

4. Wasser bildet offenbar lebenswichtige Strukturen

Durch Änderung des Bindungswinkels innerhalb des Moleküls H_2O von 104,5 Grad auf mehr als 109 Grad ergeben sich Hexagonalcluster. Die Änderung des Bindungswinkels geschieht durch Energiezufuhr, auf den Bergen durch UV-Strahlung. Schmelzendes Eis (Gebirgswasser) bekommt dadurch eine hexagonale Wasserstruktur und wird damit zum optimalen Wasser für lebende Organismen. Zum einen haben hexagonale Strukturen eine elektrisch negative Ladung (Pollack, 2014), zum anderen neutralisieren sie die für den Körper schädliche Säure Hydronium (syn. Oxonium) (H_3O^+) zu Wasser.

Die hexagonale Schneewasserstruktur aktiviert im Versuch Dehydrogenaseenzyme und die wiederum aktivieren das oben erwähnte Hydrogenanion H^- in unserem Organismus (Mu Shik Jhon, MJ Pangman 2015).

Auch an hydrophilen Oberflächen bildet sich bevorzugt eine Hexagonalstruktur (Kristallwasser, Clathratwasser). Wasser an hydrophilen Materialien wird zu negativ geladenem Exklusionszonenwasser (EZ) und bildet sogar eine belastbare elektrische Batterie, d. h. der Organismus kann Elektronen daraus gewinnen (Pollack, 2014). Die bisherigen Untersuchungen zu diesem besonderen Wasserzustand zeigen, dass alle Zellen und Gewebe mit EZ-Wasser gefüllt sind.

Was ist das Besondere an Exklusionszonenwasser?

- Die Exklusionszone (eng. *exclusion zone*) ist etwa ¼ Millimeter dick.
- Das Wasser in dieser Zone ist hochgradig geordnet,
- Die Exklusionszone enthält die reinste Form von Wasser ohne gelöste Stoffe.
- Exklusionszonenwasser hat neue Eigenschaften, etwa einen veränderten elektrischen Widerstand, eine höhere, fast gelartige Viskosität, eine starke Absorptionsfähigkeit für Infrarotlicht,

einen veränderten pH-Wert und eine deutliche negative Ladung.
- Das Verhältnis von Sauerstoff zu Wasserstoff beträgt nicht 1:2 (H_2O), wie in normalem Wasser, sondern 2:3 (H_3O_2). Damit ist das EZ-Wasser auch chemisch eine völlig andere Form von Wasser.
- Exklusionszonenwasser ist eine Zwischenform zwischen flüssigem und gefrorenem Wasser. Wasser passiert diesen Exklusionszonenzustand also immer dann, wenn es friert oder wenn Eis schmilzt.
- Frisches Gletscherwasser hat daher einen extrem hohen Anteil an Exklusionszonenwasser und ist für Menschen besonders gesundheitsfördernd.
- Gletscherwasser hat ein zusätzliches Elektron, das die Bildung der Hexagonalstruktur (siehe unten) steigert.

Einen hohen Anteil an Exklusionszonenwasser findet man außer in Gletscherwasser in
- Wasser aus tiefen Quellen
- Wasser aus Verwirblern (nur ein kleiner Effekt)
- ausgepressten Obst- und Gemüsesäften
- Wasser aus Lichtexposition,
- Wasser, das in Keramikgefäßen und mit Steinen gelagert wird (Flächeneffekt).

Die Struktur des Exklusionszonenwassers (hexagonale Clusterbildung) bleibt in Modellversuchen selbst bei den pH-Werten der Magensäure intakt, vermutlich auch in vivo. Exklusionszonenwasser hydriert die Zellen aufgrund seiner Ladung sehr viel effektiver als jedes gewöhnliche Wasser.

Licht ist ein wirksamer Verstärker von Exklusionszonenwasser. Nicht nur sichtbares Licht, besonders rotes (Sonnenlicht durch Hautgewebe), ist wirksam, sondern auch fernes Infrarot (Pollack, 2014). Das lässt sich auch ganz praktisch einsetzen, beispielsweise in der Sauna, wo das Exklusionszonenwasser in den Zellen und Geweben offensichtlich durch Infrarotstrahlung geradezu aufgeladen wird.

Auch jedes Eiweißmolekül ist von einer Art Beschichtung aus Exklusionszonenwasser umgeben. Ein Eiweißmolekül bindet etwa 15 000 bis 70 000 Wassermoleküle in drei Schichten an sich. Die innere Z-Schicht ist durch Ionenbindung fest an das Proteinmolekül gebunden. Die Y-Schicht ist wichtig für Enzymaktivitäten und den Gesundheitsstatus im Organismus. Im Fall der Wasserschichten um ein Dipeptidmolekül hat die Y-Schicht 62 Prozent hexagonale, 24 Prozent pentagonale und 14 Prozent andere Strukturen.

Wenn eine Zelle übersäuert, verliert die Y-Schicht ihre hexagonalen Strukturen. Dadurch können Zucker und ähnliche Stoffe oder Bakterien in direkten Kontakt mit dem Protein kommen und seine Struktur zerstören. Das Protein »klumpt« dann und ist Abfall.[5]

Wasser, das einen bösartigen Tumor umschließt, besitzt in der Y-Schicht nur sehr wenige Strukturen (Chun 1989).

Moleküle, die von Wasserclustern umhüllt werden, verändern die Geometrie sowohl der Cluster als auch der Moleküle. Durch die neue Konfiguration ergeben sich nachweislich veränderte elektromagnetische Eigenfrequenzen, die sich offenbar sowohl auf anderes Wasser als auch auf Lebewesen übertragen lassen. Das Thema Wasserfrequenzen und ihre Auswirkungen wird zum Teil haarsträubend interpretiert, oft von Laien, die ihre Eigeninteressen durchsetzen wollen. Dennoch ist es ein hochspannendes Forschungsgebiet. Die »Kommunikation« von Molekülaggregaten durch Resonanz mit der Clusterummantelung wurde bereits nachgewiesen.[6]

Wasserstoff ist auch die einzige Substanz, die in hohem Maße mit der sogenannten Dunklen Materie in Wechselwirkung tritt. Die Dunkle Materie spielt eine enorme Rolle im gravitatorischen Geschehen, ohne dass sie ihre wahre Natur offenbart. Einige chemische Reaktionen, insbesondere das Wachstum von Kristallen in wässriger Umgebung, werden durch Signale von anderen chemischen Reaktionen beeinflusst, die in bis zu 30 Metern Entfernung ablaufen. Das funktioniert auch durch Mauern und Türen hindurch. Die gleiche Wirkung hat ein Massekörper von 12 Kilogramm Gewicht in 10 Meter Entfernung. Erklärt wird dieser Effekt mit einer Memoryfunktion von Wasser und Atmosphäre.[7]

Die einzelnen Ergebnisse zeigen bereits, dass sich hier ein neues, sehr wichtiges Forschungsfeld auftut.

FAZIT: Wasserstoff als häufigstes Element ist wichtiger Funktionsträger in unserem Organismus. Wasserstoff bestimmt viele Proteinfunktionen, hauptsächlich die Aktivität der Enzyme. Er ist gleichzeitig Elektronentransporter und Baustein unseres Körperwassers. Durch unseren Stoffwechsel und unsere Nahrung einschließlich der Getränke können wir tiefgreifende Veränderungen im Wasserstoffverhalten hervorrufen, meistens zu Lasten unserer Gesundheit.

14. Entzündungen – nützlich und schädlich

Eine akute Entzündung ist eigentlich eine wunderbare Methode zur Einleitung der Heilung. Entzündetes Gewebe enthält einen Mix aus

- immunkompetenten Zellen wie Monozyten, Makrophagen, Granulozyten und Lymphozyten
- Kommunikationsstoffen wie Zytokinen und Chemokinen
- Wachstumsfaktoren
- Proteasen
- radikalen Sauerstoff- und Stickstoffverbindungen.

Die Ursache eines Defekts wird also mit Immunfaktoren bekämpft, Wachstumsfaktoren zur Reparatur werden herangeschafft, Enzyme zur Auflösung des Zellmülls zur Verfügung gestellt, und wenn alles gut geht, ist innerhalb von Tagen bis Wochen alles fast so, wie es vorher war.

Inzwischen hat sich allerdings viel an diesem Prinzip geändert. In den Industrienationen sind Herz-Kreislauf-Erkrankungen (Infarkte, Arteriosklerose und andere) als Folge von Entzündungen Todesursache Nummer eins, dicht gefolgt von Tumorerkrankungen, die oft genug mit Entzündungen beginnen. Auch Alzheimer, Parkinson, Diabetes, Amyotrophische Lateralsklerose und andere Erkrankungen sind Entzündungskrankheiten mit wachsender Tendenz.

Seit Jahrzehnten steigt die Zahl der Herz-Kreislauf-Erkrankungen weltweit an. In Europa sterben jährlich mehr als vier Millionen Menschen an einem Herzinfarkt oder Schlaganfall. Alle 90 Sekunden stirbt in Deutschland ein Mensch an den Folgen einer Herz-Kreislauf-Erkrankung, allein im Jahr 2010 waren es mehr als 350 000 Menschen. Durch Entzündungskrankheiten werden pro Jahr Kosten von ca. 196 Milliarden Euro verursacht.[1]

Entzündungen als Heilungsmechanismus? Was ist so anders geworden, als die Evolution es vorgesehen hatte?

Die Natur rechnet damit, dass Entzündungsursachen schnellstens beseitigt werden. Dies gelingt aber nicht bei einer Dauereinwirkung von Reizen, die Gewebe zerstören bzw. Proteine umformen, etwa Mobilfunkstrahlung, Schwermetalle oder Feinstaub. Auch die Folgen von Mangelernährung, etwa ein Enzymmangel durch fehlende essentielle Aminosäuren, Minerale und Vitamine, können zum Problem werden. Wir nehmen heute überwiegend Nahrungsmittel zu uns, denen es an Entzündungshemmern für eine überschießende Entzündung fehlt.

Wir müssen unbedingt zwischen akuten und chronischen Entzündungen unterscheiden. Chronische Entzündungen werden nicht nur durch Mängel und die oben erwähnten Noxen aufrechterhalten, sondern etwa 20 Prozent entstehen aus übermäßiger Fettablagerung. Denn Fettgewebe, insbesondere des Bauchraums ist die Quelle diverser Entzündungssignale. Solange das Fett da ist, bestehen auch die Entzündungssignale. Die Signale werden von Zytokinen, ROS oder RNS ausgesandt und treffen auf sogenannte Toll-like Rezeptoren (TLR), die krankmachende Substanzen erkennen. Sie werden dann aktiviert und leiten die Entzündungskaskade ein. Hier können Phytonutrienten gegensteuern, die wir weiter unten vorstellen werden.

Entzündungen können ohne NF-kappaB (Mastersubstanz Nr.9) nicht aufrechterhalten werden. Das Fatale an dieser Substanz ist aus heutiger Sicht, dass sie sich durch sehr viele Signale angesprochen fühlt und bei jedem ungewohnten Zustand des Organgewebes aktiviert wird. Das passiert schon, wenn sich bei Stressattacken zu viele Fettsäuren mit Proteinen zu Lipopeptiden und Lipoproteinen verbinden, wenn Abbauprodukte der Hyaluronsäure oder Endotoxine als »Schlacken« und Beta-Amyloid-Plaques entstehen. Und natürlich auch, wenn eine Fremdsubstanz erscheint, etwa falsche RNA, Flagellin aus bakteriellen Geißeln, bakterielle und virale »CpG-Motive« beispielsweise bei Impfungen oder auch das Malariapigment Hämozoin. Dann wandert NF-kappaB zum Zellkern und bindet sich an Genpromotoren, die eine Entzündung erst richtig aufflammen lassen. Teil davon ist das NAMPT-Gen (Nicotinamid-Phosphoribosyltransferase), das ein essentielles Enzym aufbaut, damit der NAD^+-Spiegel in der akuten Entzündungsphase erhöht wird. Damit sind wir wieder auf unserem längst bekannten Weg: NAD^+ stimuliert die Deacetylase SIRT1 (Mastersubstanz Nr. 4), die wiederum Gene neu programmieren kann.[2]

Eine *akute* Entzündung sorgt für diese Reprogrammierung, um eine verschüttete Ordnung wiederherzustellen. Dieser Vorgang leitet bereits das Ende der Entzündung ein. Der Erfolg ist durchschlagend. Entzündung und Immunantwort werden gedämpft, Glykolyse und Apoptose unterbunden, freie Radikale bekämpft, die Autophagie läuft auf Hochtouren, Lipolyse findet statt, und die Fettsäuren werden den Mitochondrien zur Energiebildung zugeführt. Die Mitochondrien vermehren sich. Akute Entzündungen sind eine feine Sache. Nur durch sie kann ein defektes Zellsystem wieder heilen.

Anders sieht es bei einer *chronischen* Entzündung aus, die sich meistens im Alter und auch bei Übergewicht einstellt. NAD^+ und SIRT1 sind bei einer chronischen Entzündung nur noch reduziert vorhanden. Der Reaktion fehlt die Bremse. Daraus resultiert eine Hyperacethylierung von NF-kappaB, wodurch weitere Entzündungsstoffe ausgeschüttet werden. Durch NF-kappaB werden diejenigen Gene aktiviert, die inflammatorische Zytokine freisetzen wie Interleukine IL-1, IL-6 und Tumornekrosefaktor TNF-alpha. Als eine Art Gegenreaktion steigen Adiponektin und Insulin (Regulatoren des Zucker- und Fettstoffwechsels) übermäßig an und versuchen die Entzündung abzubremsen. Gleichzeitig werden weitere Fette in die Fettzellen eingelagert, der Mensch nimmt immer mehr an Gewicht zu. Andere Genaktivitäten wie das FOXO (Forkhead-Box-Protein O, das Stammzellen erhält und alterndes Gewebe verjüngt) sinken. Zusätzlich aktiviert NF-kappaB Onkogene. Bei Selenmangel ergibt sich eine um 80 Prozent gesteigerte Aktivierung von NF-kappaB.[3]

Adipöse Menschen mit vielen Fettzellen (Adipozyten) haben ein besonders hohes Entzündungsrisiko, denn die Gene in den Adipozyten exprimieren Signalstoffe (Zytokine), die in Zivilisationserkrankungen wie Herz-Kreislauf-Schäden und Diabetes Typ 2 involviert sind. Je länger eine chronische Entzündung andauert, desto höher ist das Risiko, einen altersbedingten Krebs in Darm, Magen, Prostata und vielen anderen Organen zu entwickeln.

Die Rolle des Stickstoffmonoxids (NO)

Davon, dass das Gas Stickstoffmonoxid (NO) auf natürliche Weise in unserem Körper erzeugt wird und dort wichtige Funktionen erfüllt, war weiter vorn bereits die Rede. Hier seien die wichtigsten Informationen zum körpereigenen Stickstoffmonoxid noch einmal zusammengefasst:

- Stickstoffmonoxid entsteht durch Oxidation der semiessentiellen Aminosäure L-Arginin: L-Arginin + O_2 → NO + Citrullin, ebenfalls eine semiessentielle Aminosäure.
- Der richtige Stickstoffmonoxidspiegel ist für viele vitale Funktionen verantwortlich.
- Stickstoffmonoxid ist der wichtigste Regulator von Redoxreaktionen.
- Stickstoffmonoxid zeichnet sich dadurch aus, dass es als ungeladenes sehr kleines Gasmolekül sämtliche Barrieren und Gewebe im Organismus durchdringen kann. So können auf dem schnellsten Weg Informationsmuster und Energieflüsse aufgebaut und variiert werden.
- Stickstoffmonoxid bindet sich nicht an spezifische Rezeptoren, sondern mit hoher Affinität an intrazelluläre Enzyme.
- Stickstoffmonoxid ist außerordentlich wichtig für Atmung, Herzfunktion, Kreislauffunktion, Sauerstoffspeicherung und Immunsystem sowie zur Krebsbekämpfung.
- Stickstoffmonoxid bewirkt eine Öffnung der Blutgefäße. Es verhindert die Verklumpung von Blutplättchen und dass Entzündungszellen durch die Gefäßwand eindringen.

- Andererseits ist Stickstoffmonoxid als freies Radikal gefährlich, sowohl als Blocker als auch als Aktivator von Enzymen, und muss ständig gegenreguliert werden, damit die bioenergetische Selbstorganisation gewährleistet ist.
- Stickstoffmonoxid ist langlebiger als andere Radikale, aber nicht sehr aggressiv. Seine Folgeprodukte (NOx als Peroxinitrit, Nitrotyrosin, Nitrophenylessigsäure) sind jedoch sehr aggressiv.

Der Stickstoffmonoxidspiegel im menschlichen Organismus darf nicht aus dem Gleichgewicht kommen. Ein Mangel an Stickstoffmonoxid führt zu Störungen fast aller Vitalfunktionen, während zu viel Stickstoffmonoxid die Zellmembranen schädigt.

Die Ausschüttung von Stickstoffmonoxid kann durch technische elektromagnetische Signale und viele andere Stressoren stimuliert werden (zu viel NO). Und schließlich, wenn andauernd zu viel NO produziert wird, versiegt die Produktion irgendwann aufgrund von Substrat (Arginin)- und Enzymmangel (zu wenig NO-Synthase (NOS)). Die Schädigung ist unter anderem abhängig davon, welche Antioxidantien und Aminosäuren (aus der Nahrung) vorhanden sind.

Wohl am schlimmsten ist die Überproduktion von NO-Radikalen (RNS) neben der Produktion von ROS durch einen entkoppelten mitochondrialen Elektronentransport und spezielle Enzyme (NADH-Oxidase, Xanthinoxidase, entkoppelte NO-Synthase), die nicht ausreichend durch die Enzyme Superoxiddismutase SOD oder Katalase neutralisiert werden können. Eine chronische Überproduktion von NO bei mangelnder Kontrolle und der plötzliche Abfall von NO im dauernden Wechsel führt zu Herzerkrankungen, Arteriosklerose, Bluthochdruck, Diabetes u. v. m.

Welche Möglichkeiten der Gegenregulation stehen uns zur Verfügung?

Vitamin B_{12} (Cobalamin) gegen toxisches NO

Das Molekül Vitamin B_{12} ist ein Koloss mit der ungewöhnlich aufwändigen Formel $C_{72}H_{100}CoN_{18}O_{17}P$ (Adenosylcobalamin), woran man die vielatomige Zusammensetzung sieht.

Nur Hydroxycobalamin (es gibt auch andere Formen wie Methyl-, Adenosyl- oder synthetisches Cyanocobalamin) kann NO »entgiften«, indem es NO einfängt und fest an sich bindet. Wichtig: Das weit verbreitete, preislich günstige, weil synthetisch hergestellte Cyanocobalamin kann diese NO-Neutralisierung nicht bewerkstelligen.

Das Hydroxycobalamin ist unsere Depotform von B_{12} und macht etwa die Hälfte des Vitamin B_{12} im Blut aus, weil es sich leicht auch an Transportmoleküle bindet. Es hat deshalb eine lange Halbwertzeit im Körper. Cyanocobalamin dagegen wird relativ schnell ausgeschieden.

Wenn Vitamin B_{12} als Hydroxycobalamin der natürliche Gegenspieler von NO ist, woher bekommen wir dann ausreichend davon? Die Antwort ist sehr einfach: aus allen tierischen Nahrungsmitteln.

Vegetarier haben ein Problem, denn Pflanzen können selbst kein Vitamin B_{12} herstellen. Dennoch fand man früher ausreichend Vitamin B_{12} in einigen Pflanzenarten, in jüngerer Zeit aber immer weniger. Vitamin-B_{12}-Verluste in Pflanzen wie Sanddornfrüchten sind seit etwa 1999 messbar. Wahrscheinliche Ursache: Eine Veränderung der Böden infolge übermäßiger Stickstoffdüngung hat in Europa dazu geführt, dass Bodenbakterien der Gattung Frankia (Knöllchenbakterien, die Stickstoff aus der Luft binden) nicht mehr vorhanden sind. Man kann jetzt zwar mehr Früchte ernten, aber die enthalten kein Vitamin B_{12} mehr, denn Mikroorganismen sind die einzigen Lebewesen, die Vitamin B_{12} synthetisieren können.

Kalbsleber enthält deshalb so viel Vitamin B_{12}, weil die Darmbakterien der Rinder viel davon produzieren und es über die Dünndarmwand ins Blut abgeben. Menschen haben ihre Bakterienkultur nur im Dickdarm und dessen Inhalte gelangen kaum ins Blut. Deshalb ist die Zufuhr von außen immer wieder notwendig.

Aus dem aufgenommenen Hydroxycobalamin entsteht durch Umwandlung Methylcobolamin (auch reichlich in Milch und Käse vorhanden). Methylcobalamin hat die beste Bioverfügbarkeit. Es wirkt direkt in der Zelle und aktiviert dort Folsäure (Folat). Ohne Methylcobalamin ist Folsäure unbrauchbar! Wenn Vitamin B_{12} über Präparate zugeführt wird, sollte man unbedingt darauf achten, dass diese eine Mischung aus Hydroxy-, Methyl- und Adenosylcobalamin enthalten und kein Cyanocobalamin.

Chronische Entzündungen als Alters- und Krankheitsverstärker

Zelluläre Seneszenz: Dabei handelt es sich, wie bereits vorher beschrieben, um einen Zustand des Stillstands, in den Zellen gewechselt sind, ohne durch Apoptose aussortiert zu werden oder abzusterben. Das wäre ja noch erträglich, wenn diese Zellen nicht auch noch ein Übermaß an schädlichen Zytokinen produzieren würden mit der Folge, dass sich weitere Entzündungen bilden und die Epithel-mesenchymale Transition (EMT) stattfindet, was Voraussetzung für die Umwandlung in Krebszellen ist.

Überstimulation der Wachstumsfaktoren: Im Normalfall sollen Entzündungen die Reparatur einleiten, und dazu brauchen sie Wachstumsfaktoren. Bei chronischen Entzündungen kommt es zu übermäßiger Proliferationsfolge, weil diverse Wachstumsfaktoren daueraktiviert sind: EGF (epidermaler Wachstumsfaktor), VEGF (vaskulärer endothelialer Wachstumsfaktor), HGF (Hepatozytenwachstumsfaktor), Beta-Catenin (onkogener Wachstumsfaktor von Stammzellen), ERK (extrazellulär regulierte Kinase), MAPK (mitogen aktivierte Proteinkinase), JNK (c-Jun-terminale Kinase) und andere. So entsteht Krebsgewebe. Was bei einer Wunde zur Erneuerung des Gewebes unerlässlich ist, wird bei einem Tumor zur Überlebensstrategie.

Erhöhte Blutgefäßbildung: Sie wird durch Gefäßwachstumsfaktoren und ihre Rezeptoren wie VEGF, HGF, TGF-alpha und -beta (transformierende Wachstumsfaktoren), PDGF (*Platelet-derived growth factor*), TNF-alpha (Tumornekrosefaktor) und die FGF-Familie der Fibroblastenwachstumsfaktoren aktiviert.

SASP induzierte EMT (Epithel-mesenchymale Transition): SASP ist das Kürzel für *senescent-associated secretory phenotype* und bezeichnet seneszente Fibroblasten, die EMT aktivieren. Damit werden aus präkanzerösen wie aus seneszenten Zellen voll ausgebildete Krebszellen.

Kappenzerstörung der Telomere: Damit werden die Telomere kürzer und das Genom instabiler.

Aktivierung der Telomerase oder ALT-Aktivierung: ALT heißt Alternative Verlängerung von Telomeren. In Krebszellen wird damit verhindert, dass ein p53- und p16-induzierter Stopp im Zellzyklus stattfinden kann. Die Zellen vermehren sich nun unkontrolliert.

Verlust der sogenannten Kontaktinhibition: Der Begriff beruht darauf, dass Zellen, die miteinander Kontakt haben, sich darauf verständigen, die Vermehrung zu unterlassen, wenn nicht unbedingt notwendig (Inhibition). Der Verlust des Kontakts von Zelle zu Zelle im Fall einer Entzündung erlaubt den Zellen eine Dauervermehrung, letztlich wie beim Krebswachstum.

Degradierung der extrazellulären Matrix (ECM): Das bedeutet eine ansteigende Produktion extrazellulärer Matrix-Metalloproteinasen (MMP), wodurch die Krebszellen in das umgebende Nachbargewebe eindringen können.

Verlust der Kontrolle über die Zellzyklen: Die sogenannten Checkpoints zur vorübergehenden Stilllegung von Zellaktivitäten geraten außer Kontrolle.

Zytokin-Vermittlung der Metastasen- und Tumorinvasion: Spezifische Zytokine und/oder ihre Rezeptoren wie IL-13, IL-13R-alpha-2 werden hochreguliert, um die Tumorinvasion an entfernten Orten zu ermöglichen.

Aktivierung anaboler Hormonrezeptoren: Durch Metaboliten des Entzündungsstoffwechsels werden Androgen/Östrogen-Rezeptoren stimuliert, um Reparaturen zu induzieren.

Defekte in der DNA-Reparatur: Sie werden ausgelöst durch entzündungsbedingte Mutationen oder epigenetische Stilllegung der Reparaturproteine.

Mitochondrienmutationen: Sie entstehen durch besonders starke ROS-/RNS-Produktion und Mutationen der Zellkern- und Mitochondrien-DNA.

Einstellung der mitochondrialen ATP-Produktion: Wenn keine Oxidation von Fettsäuren zum Zweck der ATP-Zellenergiebildung mehr stattfindet, beginnt der Tumorstoffwechsel, in dem Glukose außerhalb der Mitochondrien zur ATP-Produktion eingesetzt wird (Glykolyse).

Warburg-Effekt: Die Induktion der aeroben Glykolyse (Sauerstoff ist genug vorhanden, kann aber nicht mehr verwendet werden, deshalb kommt es zur Gärung) führt zu hohen Laktatdehydrogenase (LDH)-Werten, was die Metastasierung der Tumore erleichtert.

Widerstand gegen ROS und Apoptose in Krebszellen: Dieser Widerstand wird mit Hilfe der Expression und Hochregulation von Pfaden aufgebaut, die eine Krebszelle vor ROS-induzierter Selbstvernichtung schützen. Ohne Entzündung läuft die Vernichtung sehr zuverlässig über den Nrf2/ARE- und FOXO-Pfad ab.

Immundysfunktion: Ein Defekt im Antitumorimmunsystem ist eine Katastrophe für das Weiterleben. Betroffen sind folgende Komponenten: cTGF (*connective tissue growth factor*), Toll-ähnliche Rezeptoren (TLR), die Immunzellen NK (natürliche Killerzellen), TIL (Tumor infiltrierende Leukozyten), T- und B-Zellen, die tumorabgeleiteten Mikrovesikel und andere. Zusammengefasst heißt das: Eine lokale chronische Entzündung wirkt sich über die Signale im gesamten Organismus so aus, dass Tumorzellen freie Ausbreitungsmöglichkeiten haben.

Überleben der Krebsstammzellen: Diese Zellen überleben auch eine Chemotherapie oder Strahlungstherapie, weil sie nicht durch Apoptose ausgesondert werden. Sie sind vollkommen resistent.

Herunterregulierung des FOXO-Pfads: Auf Stress reagiert eine Zelle normalerweise mit der genetisch gesteuerten Bildung von Antioxidantien. Nicht so bei Entzündungen und im Alter. Alle Elemente der Stressantwort, etwa der Nrf1/Keap1-Pfad und die FOXO-Gene, werden ausgebremst. In der Folge wird die Entzündung verstärkt.

Störende Proteinaggregate: Sie sammeln sich nur deshalb an, weil die Autophagie nicht mehr funktioniert. Normalerweise werden alle durch Stress falsch gefalteten oder beschädigten Proteine regelmäßig aussortiert. Bleiben sie dagegen präsent, stören sie die Kommunikation und behindern die Ordnung.

Unzureichende Mitophagie: Schlecht funktionierende Mitochondrien werden nicht vollständig abgebaut und sammeln sich als Müll an (Mitochondriopathie).

Schädigung von Stammzellen: Defekte Stammzellen können keinen Regenerationsprozess mehr in Gang bringen. Bei Entzündungen und im Alter werden gesunde Stammzellen immer weniger.

Diese Aufzählung führt uns eindrucksvoll vor Augen, warum chronische Entzündungen die Alterung beschleunigen und die häufigste Todesursache in unserer Gesellschaft sind. Andererseits wird auch deutlich: Wenn wir chronische Entzündungen stoppen, verlängern wir das Leben. Natürlich ist es wichtig, die Ursachen einer Entzündung zu bekämpfen, aber genauso wichtig ist es, sich selbst aufrechterhaltende und überbordende Entzündungen auf Normalaktivität zurückzuführen. Das gelingt mit Phytonutrienten.

Phytonutrienten und weitere Substanzen zur Prävention chronischer Entzündungen

Prävention von Entzündungen und degenerativen Erkrankungen ist, wie oben dargestellt, das beste Mittel gegen frühzeitige Alterung. Auch hier helfen Phytonutrienten oft besser als Medikamente, nicht zuletzt weil sie in der eingesetzten Dosis so gut wie keine Nebenwirkungen haben.

Die wohl bekanntesten Antientzündungssubstanzen sind Ascorbinsäure (Vitamin C) und Salicylsäure, bekannt als *Aspirin*, dessen Name sich von der Spirsäure der Spierstaude, auch Mädesüß (*Filipendula*) genannt, ableitet. Salicylsäure ist eigentlich eine xenohormetische Phytosubstanz, die als ätherisches Öl in den Blättern, Blüten und Wurzeln verschiedener Pflanzen vorkommt und als Salicin in der Rinde von Weiden (*Salix spec.*). Salicin wird von der Darmflora in Salicylsäure ungewandelt.[4]

Damit nun kein Missverständnis entsteht, wir hatten in früheren Kapitel beide Substanzen – Vitamin C und Aspirin – als nicht unbedingt empfehlenswert bezeichnet. Aber man muss dabei sowohl die Dosis als auch die Umstände der Anwendung im Auge behalten. Aspirin darf nicht in zu hoher Dosis und nicht zu oft eingenommen werden, weil die Zellen der Magenwände Schaden nehmen. Und Vitamin C (Ascorbinsäure) wurde als Antioxidans zur Prävention abgelehnt, weil es den genetischen Nrf2-Produktionsweg für endogene Antioxidantien stoppt. Hier geht es aber nicht um Antioxidantien (die besprechen wir gleich im nächsten Abschnitt), sondern vordergründig um etablierte Entzündungen. Ascorbinsäure (Vitamin C) ist bei Entzündungen durchaus nützlich, weil sie Histamine aufbricht. Histamine sind entzündungsfördernde Mediatoren, die bei vielen allergischen Reaktionen vermehrt ausgeschüttet werden und die Gewebe anschwellen lassen. Eigentlich dienen sie der Abwehr körperfremder Stoffe durch verstärkte Durchblutung, erhöhte Membranpermeabilität und die Kontraktion glatter Muskulatur, aber auch durch Aktivierung von NF-kappaB.

Auch Vitamin D_3 (Cholecalciferol oder Calcitriol) verhindert überschießende Entzündungen, indem es die Produktion von Zytokinen, die Entzündungsprozesse anheizen, unterdrückt.

Nun zu den Phytonutrienten, deren Wirksamkeit durch bisher vorliegende Untersuchungen bestätigt wurde. Viele der folgenden Substanzen liegen bereits als standardisierte Extrakte für Heilungsanwendungen vor.

- Curcumin und Resveratrol hemmen das Zytokin TNF-alpha (Tumor-Nekrose-Faktor-alpha). Dieses Zytokin stimuliert normalerweise NF-kappaB, unseren wichtigsten Entzündungsmacher. Curcuma enthält bis zu 95 Prozent entzündungshemmende Curcuminoide, wobei nachweislich Cyclooxygenase COX-2 gehemmt wird.
- Luteolin unterdrückt die Entzündungsantwort auf Allergene, indem es die entzündungsfördernde Lipoxygenase hemmt.
- Quercetin ist hilfreich bei Allergien der Atemwege.
- Rutin (etwa in der Weinraute *Ruta graveolens*) hat eine entzündungshemmende Wirkung, schützt die Blutgefäße und wirkt gegen Thrombose.
- Inhaltsstoffe von Brennnessel und Katzenkralle (*Uncaria tomentosa*) wirken gegen Schmerzen und Entzündungen.
- Carboxy Alkyl Esters (CAE) aus der Rinde von *Uncaria tomentosa* normalisiert NF-kappaB in den Zellen, wodurch Entzündungen eingeschränkt werden. Studien schreiben CAE eine regenerierende Wirkung und die Fähigkeit zu, die DNA zu reparieren. DNA-Schutz ist ein Schlüsselmechanismus zur

Verlangsamung der Alterung. CAE erhöht auch die Lebensdauer von Lymphozyten.

- Das indische Basilikum Tulsi ist ein Klassiker der traditionellen Medizin bei akuten Stresszuständen, Depressionen und Entzündungen. (Neben *Ocimum tenuiflorum* gibt es viele weitere Arten von Tulsi wie *Ocimum canum, Ocimum gratissimum L.* und *Ocimum basilicum L.*, die traditionell bei unterschiedlichen Beschwerden eingesetzt werden).
- Bromelain, ein Enzym aus der Ananas wirkt bei Entzündungen, Ödemen und verhindert Blutgerinnsel.
- Ingwerwurzelextrakt mit Gingerolen und Shogaolen hemmt die entzündungsverstärkenden Enzyme Cyclooxygenase (COX-1, COX-2) und Lipoxygenase.
- Rosmarinsäure aus Rosmarin hat wirkungsvolle entzündungshemmende und antiallergische Eigenschaften.
- Piperin aus Schwarzpfeffer besitzt deutliche entzündungshemmende Eigenschaften. Es fördert auch die Absorption und Verfügbarkeit aller Nahrungssubstanzen.
- Der Extrakt aus dem indischen Weihrauch (*Boswellia serrata*) ist ein häufig getesteter Entzündungshemmer. Entzündungen werden durch Leukotriene und Prostaglandine verstärkt, zu deren Bildung Enzyme als Biokatalysatoren notwendig sind. Boswellinsäuren (Weihrauchharze) hemmen die Entzündung, indem sie die Bildung von Leukotrienen hemmen.
- Schlafbeere (Ashwagandha), Weihrauch (Boswellia) und Extrakt aus grünem Tee wirken alle sehr ähnlich, indem sie die Cyclooxygenase-2 (COX-2) hemmen. Und diese Substanzen haben in der gebräuchlichen Dosis keine Nebenwirkungen.

Bei allen Antientzündungsmaßnahmen sollte man auch auf eine ausreichende Aufnahme von Kalium und Vitamin B_6 (Pyridoxin) achten.

Kräuter zur Ausleitung von Toxinen und gegen Entzündungen

- Alfalfa-Luzerne (viel Beta-Carotin und Kalium, Saponine, Cumarinderivate)

- Ackerschachtelhalm (Hauptwirkstoffe Equisetonin und Kieselsäure)
- Blasentang, eine Braunalge (viel Jod, Brom, Beta-Carotin, Alginsäure, Xanthophyll Fucoxanthin, Pektin Flucoidan)
- Brennnessel (Gerbstoffe, Kieselsäure, Lecithin)
- Brunnenkresse (Senföle, Gerb- und Bitterstoffe)
- Carageen aus Rotalgen (anionische Hydrokolloide)
- Cayenne (Capsaicin)
- Fenchel (sehr viele ätherische Öle, welche die Flimmerhärchenaktivität in der Lunge anregen)
- Goldrute (ätherische Öle)
- Hirtentäschelkraut (Cholin, Gerbsäure)
- Hopfenzapfen (Bitterstoffe Lupulin und Humulon)
- Ingwer (Zingiberon, Gingerole, Shogaole, ätherische Öle)
- Klettenwurzel (Inulin, Gerbstoffe, Bitterstoffe, ätherische Öle)
- Löwenzahn (Triterpene, Bitterstoff Taraxin, Pektin, Glykoside, Cholin, Phenolsäuren)
- Malve (Schleimstoffe, ätherische Öle)
- Meerrettich (Senföl)
- Pfefferminze (Menthol, Bitterstoffe, Gerbstoffe)
- Rhabarber (Emodin und Rhein als Abführmittel und Entzündungshemmer sowie Oxalsäure, hemmt die Schadstoffaufnahme)
- Süssholzwurzel (Cumarine, Öle, Saponine)
- Wacholderbeeren (Harze, Öle, organische Säuren)

Phytonutrienten gegen oxidativen Stress und zur Neutralisation freier Radikale

Man kann Entzündungen auch direkt bei ihrer Entstehung verhindern, indem man die zahlreichen krankmachenden Oxidationen hemmt. Oxidativen und nitrosativen Stress gibt es in allen Abstufungen, von massiv bis verhalten, von akut bis chronisch. Die hormetisch wirksame nützliche Dosis des impulsartig akuten oxidativen Stresses hatten wir in früheren Kapiteln bereits ausführlicher besprochen. Wenn oxidativer Stress aber chronisch und gleichzeitig massiv ist, ruft er schwere Schäden an den Geweben hervor, die immer wieder mit Hilfe von Entzündungen repariert werden müssen. Und wenn dieser Zustand nicht nachlässt, wird er Ursache zahlreicher Zivilisationskrankheiten (Diabetes, Bluthochdruck, Arteriosklerose, Krebs). Reaktive oxidative und nitrosative Spezies (ROS und RNS) sind ganz wesentlich an der Tumorgenese beteiligt. Zusätzlich gefördert wird die Tumorgenese von einer Immunsuppression durch freie Radikale, was dann wiederum eine Beseitigung entarteter Zellen verhindert.[5]

Wir hatten bereits deutlich gemacht, dass ROS und RNS eine Aktivierung von NF-kappaB hervorrufen und dass dieser Vorgang dann auch ein Verursacher der häufigsten degenerativen Erkrankungen ist: Atherosklerose, Rheumatoide Arthritis, Diabetes Typ 2, Colitis ulzerosa, Amyotrophische Lateralsklerose (ALS), Multiple Sklerose, Morbus Alzheimer, Morbus Parkinson etc. Sie alle können ausbrechen, je nachdem, welche Organe und Gewebe besonders betroffen sind.

Nehmen wir das Beispiel Morbus Parkinson. Diese degenerative Erkrankung zeichnet sich durch den Untergang von Zellen in der Substantia nigra des Gehirns aus, die den Neurotransmitter Dopamin bilden. Ohne ausreichend Dopamin fällt die Feinmotorik des Körpers aus. Die Patienten können immer schlechter fein abgestimmte Hand-, Arm- oder Beinbewegungen ausführen. Der Untergang der dopaminergenen Zellen konnte nur stattfinden, weil sie nicht vor oxidativem Stress geschützt wurden (stark erniedrigter Glutathiontiter).

Die Zuführung von Antioxidantien durch Nahrungsergänzungsmittel ist, wie hier immer wieder betont wurde, nicht das probate Mittel, weil sie die genetische Eigenproduktion von Antioxidantien genau da verhindert, wo sie eigentlich stattfinden sollen, nämlich in der Zelle.

Es gibt zwei Möglichkeiten, ROS und RNS zu bekämpfen und die Folgen der Schäden, die sie in der Zelle angerichtet haben, abzumildern:

1. Wir unterstützen die zelleigenen Elektronenspeicher, die oxidierte Moleküle wieder reduzieren können. Als Beispiel dafür hatten wir L-Glutathion genannt und beschrieben.
2. Wir sehen uns nach Phytonutrienten um, die den Keap1-Nrf2-Weg zur körpereigenen Produktion von Antioxidantien einleiten.

L-Ergothionein (EGT)

L-Ergothionein, kurz ERGO, ist als intrazelluläre Substanz genauso wichtig wie das L-Glutathion. Es handelt sich dabei um eine Aminosäure, die aus Histidin gewonnen wird und ein Schwefelatom enthält. Sie wurde erstmals im Jahr 1909 in dem Mutterkornpilz *(Claviceps purpurea)* isoliert. Mehr als ein Jahrhundert später wurde EGT von der amerikanischen *Food and Drug Administration* (FDA) als *generally recognized as safe* (GRAS), also nicht toxisch, klassifiziert.

Heute weiß man, dass Ergothionein von Tieren und Menschen über die Nahrung aufgenommen wird und dass es in verschiedenen Pilzen und Pflanzen, die Mykobakterien enthalten, vorkommt. Zu den entsprechenden Nahrungsmitteln gehören essbare Pilze, schwarze und rote Bohnen, Haferkleie und Knoblauch, aber auch bestimmte Fleischprodukte (etwa Leber und Nieren). Durch die verstärkte Aufnahme dieser Nahrungsmittel kann der EGT-Spiegel im Körper erhöht werden.

In menschlichen und tierischen Geweben konzentriert sich EGT in den Organen, die infolge eines hohen Stoffwechsels auch einen hohen Grad an oxidativem Stress erfahren: Leber, Nieren, Herz, Lunge, Milz, Dünndarm, Erythrozyten im Blut, Augengewebe und Samenflüssigkeit. EGT kommt auch in den Hautzellen vor und kann photooxidative Schäden ausgleichen, die ansonsten eine Hautalterung bewirken.

EGT ist das einzige Antioxidans, das mit einem spezifischen Transportsystem ausgestattet und deshalb sehr effektiv ist. Ein Gen kodiert dieses Transportprotein und bewirkt damit, dass EGT direkt in die Zellen transportiert wird. Da sich EGT vermehrt in den gestressten Zellen befindet, liegt es nahe, dass der Transporter bevorzugt in diesen Zellen ausgebildet wird. EGT ist das einzige Antioxidans mit einer Halbwertszeit von 30 Tagen.

Weitere Eigenschaften von EGT sind:

- Es deaktiviert die reaktiven Sauerstoffmoleküle (ROS).
- Es verringert die mitochondrialen Schäden der DNA, die Oxidation der Proteine und die Lipidperoxidation.
- Als chelatierende Substanz kann es toxische Schwermetalle binden.
- Es aktiviert antioxidative Enzyme wie die Glutathionperoxidase oder die SOD und hemmt gleichzeitig die Enzyme, die das Superoxid-Radikal erzeugen.
- Es verringert die Oxidation verschiedener Hämoproteine wie Hämoglobin und Myoglobin.
- Es schützt das Gehirn vor Neurotoxinen.
- Es begünstigt die Zellatmung und die Lipolyse.

Astragalus

Astragalus (*Astragalus membranaceus*), ein Phytonährstoff aus China, induziert über den Nrf2-Weg stark antioxidative Effekte und kann in vitro die Lipidperoxidation im Herzmuskel um 40 Prozent hemmen. Studien zufolge kann Astragalus außerdem Entzündungen abmildern und die Leber schützen.

Phytosome aus Curcuma

Die Bioverfügbarkeit von Curcumin (aus *Curcuma longa*) ist, wenn es zusammen mit Phosphatidylcholin aus Soja eingenommen wird, 29-mal höher als die von Curcumin allein.

Curcumin und verwandte Curcuminoide

- stimulieren die Klotho-Expression,
- verhindern über den Nrf2-Weg die Lipidperoxidation und oxidative Schäden der DNA,

- unterstützen die Entgiftung der Leber durch Induktion der Glutathion-S-Transferase und Hemmung des Cytochroms P450.
- haben eine entzündungshemmende Wirkung im Gastrointestinaltrakt und in der Leber sowie in allen Knochen und Gelenken.
- sind natürliche Inhibitoren von mTOR (Mastersubstanz Nr.7) und weisen antitumorale Eigenschaften bei einer Reihe von Krebszellen auf.

Polyphenole aus Äpfeln

Polyphenole, die wichtigsten sekundären Pflanzenstoffe des Apfels, konnten in Tierversuchen die Lebensdauer der Versuchstiere um 12 Prozent verlängern.

Sie aktivieren die Gene, die antioxidative Abwehrkräfte stimulieren, und hemmen auf der anderen Seite jene Gene, die dafür bekannt sind, das Leben zu verkürzen. Als endogenes Antioxidans steigern diese Polyphenole die Aktivität der Paraoxanase, eines im Fettstoffwechsel wirkenden Enzyms, um mehr als 20 Prozent.

In der Schale des Apfels befindet sich das Phloridzin, ein Flavonoid aus der Gruppe der Chalkone, das die Resistenz gegenüber Insulin verringert und die Glykolysierung wirksam bekämpft.

Je weniger Äpfel durch Züchtung verändert sind, desto reicher sind sie an Chlorogensäure, Catechinen, Epicatechinen und verschiedenen Tanninen, alles gesundheitsfördernde Phytonährstoffe.

Die Polyphenole des Apfels werden auch als vorbeugende Agenzien gegen Krebs verwendet.

Betanin /Betalain aus Roter Bete

Betanin gibt der Roten Bete nicht nur ihren erdigsüßen Geschmack und die charakteristische tiefrote Farbe, sondern macht sie auch besonders gesund. Betanin schützt die Gefäße und unterstützt die Abwehr von Krebszellen. Abgesehen davon sind die roten Rüben reich an Eiweiß, Vitamin C, B, Kalium und Ballaststoffen. Rote-Bete-Saft wirkt nachweislich gegen Bluthochdruck[6], verhindert Herzinfarkt wahrscheinlich in Verbindung mit Schwefelwasserstoff[7] und unterstützt die Heilung von Gelenkbeschwerden[8].

Luteolin

Luteolin ist ein gelber Pflanzenfarbstoff aus der Familie der Flavone, den man beispielsweise in Thymian, Sellerie, Artischocke, Petersilie, aber auch in Propolis (Bienenharz) findet. Dieses Flavonoid hat zahlreiche positive Auswirkungen auf Gesundheit und Langlebigkeit.

Beispielsweise ist Luteolin doppelt so wirksam wie die Vitamine C und E und sieben weitere Flavonoide, wenn es darum geht, oxidative Schäden an der DNA abzuwenden. Luteolin hat außerdem krebshemmende Eigenschaften. Es kann die Apoptose menschlicher Kolonkarzinom- und Gebärmutterhalskrebszellen aktivieren und sensibilisiert den Tumorsuppressor p53.

Natürliche Tocotrienole

Die Vitamin-E-Gruppe setzt sich aus vier Tocopherolen und vier Tocotrienolen zusammen, hat also acht Mitglieder. Es gibt Hinweise darauf, dass alle acht Mitglieder dieser Gruppe für die Gesundheit notwendig sind. Die gewöhnlichen Nahrungsergänzungsmittel, die wir als Vitamin E im Handel erhalten, bestehen aus synthetischem Alpha-Tocopherol, das aus Erdölprodukten gewonnen wurde, und unterscheiden sich in der Isomeren-Zusammensetzung vom natürlich vorkommenden Vitamin E.

Tocotrienole wurden erst in letzter Zeit als besonders wichtig erkannt.

Sie unterscheiden sich durch eine größere Zahl an ungesättigten Verbindungen, die es ihnen möglich macht, die Zellmembran leichter zu durchdringen. Deshalb ist ihre Aktivität 40- bis 200-mal höher als die von Tocopherolen. Daneben senken sie zu hohe Cholesterinspiegel, wirken antithrombotisch und antimutagen. Tocotrienole sind, stärker als Tocopherole neuroprotektiv.[9]

Natürliche Tocotrienole befinden sich in sehr geringen Mengen in Pflanzenölen, Weizenkeimen, Gerste und bestimmte Arten von Nüssen und Getreide. Palmöl ist mit 90 Prozent Delta-Tocotrienolen die Vitamin-E-Form mit der größten biologischen Aktivität.

FAZIT: Chronische Entzündungen beschleunigen die Alterung und sind die häufigste Todesursache in unserer Gesellschaft. Wenn wir chronische Entzündungen stoppen, verlängern wir das Leben. Natürlich ist es wichtig, die Ursachen einer Entzündung zu bekämpfen, aber genauso wichtig ist es, sich selbst aufrechterhaltende und überbordende Entzündungen auf Normalaktivität zurückzuführen. Das gelingt mit diversen Phytonutrienten.

15. Beseitigung von Müll und Abfall

Das Problem der Müll- und Abfallentsorgung zieht sich wie ein roter Faden durch alle Kapitel dieses Buches. Wird a) zu viel Müll und Abfall produziert und sind b) die Beseitigungsfunktionen nicht ausreichend oder sogar stillgelegt, kann kein Gewebe mehr uneingeschränkt arbeiten. Die Situation wird zunehmend kritischer, und die Alterung des Organismus schreitet immer schneller voran. Auch schwer kranke und nicht mehr reparable Zellen sind Müll. Dabei hat die Natur durchaus kluge Mechanismen zur Entsorgung vorgesehen. Sie müssen nur richtig funktionieren. Die regelmäßige Durchspülung des Gehirns im Schlaf gehört genauso dazu wie Apoptose, Mitophagie und Autophagie, unsere wichtigsten Strategien zur Beseitigung von unbrauchbaren Zellen und unbrauchbarem Material. Alle diese Mechanismen wurden bereits mehrfach in den früheren Kapiteln erwähnt. Hier geht es darum zu erkennen, welchen Müll wir hauptsächlich produzieren und wie wir diese Produktion einschränken können. Dann beschreiben wir die Maßnahmen, die wir zur Unterstützung von Apoptose und Autophagie vornehmen können.

Gewebeverzuckerung und degenerative Erkrankungen

Viele der altersbedingten degenerativen Erkrankungen, etwa Durchblutungsstörungen, neurologische Ausfälle oder Probleme mit dem Sehvermögen, haben ihren Ursprung in Prozessen, in deren Verlauf sich Glukosemoleküle an Proteine und Lipide binden, sie in gewisser Weise »karamellisieren« und damit funktionsunfähig machen. Das bezeichnet man als Glykosylierung. So gebundene Proteine können normalerweise weder zerstört noch freigesetzt werden. Die Folgen sind Gewebe-, Zell- und Gefäßschäden, alle selektive Marker des Alterns.

Was passiert bei der Glykosylierung genau, und was können wir dem entgegensetzen?

Ein Fruktose- oder Glukosemolekül vernetzt sich ohne Beteiligung eines Enzyms mit einem Protein oder Lipidmolekül. Das ist als Maillard-Reaktion bekannt. Aus den Glykosylierungprodukten werden Ketoamine gebildet, sogenannte Amadoriprodukte, die so fest sind, dass man sie mechanisch kaum zerstören kann. Spontane Modifikationen der Amadoriprodukte führen zu fest (kovalent) verbundenen und gefärbten Endprodukten, kurz AGE genannt (*advanced glycation end-products*).

Beispielsweise reagiert Arabinose, ein Einfachzucker wie er in kleinen Mengen auch in Äpfeln vorkommt, aber auch durch die Hefe *Candida albicans* in uns entsteht, mit den Aminosäuren Lysin und Arginin. Diese Verbindung von Aarabinose, Lysin und Arginin wird Pentosidin genannt. Pentosidine sind letztlich zusammengefügte Proteingerüste, die unnatürlich sind. Die Menge und Konzentration von Pentosidinen in den Geweben unseres Körpers ist fast linear mit dem Alter korreliert. Die Folgen sind Quervernetzungen von Proteinen in Augenlinsen, Gelenken und Bindegeweben. Kollagen, das in allen Bindegeweben (extrazelluläre Matrix), also in Knochen, Zähnen, Knorpelgewebe, Sehnen, Bändern und natürlich in der Haut eine wichtige Rolle spielt, verliert dadurch an Elastizität und Gefäße verengen sich.

Glykosylierung findet auch in Lebensmitteln statt. Wir sehen dies an der Bräunung bei Fleisch, Backwaren oder Pommes frites, sobald sie gebacken oder gebraten werden. Auch der braune Toast und verbrannte Krusten auf gebratenem Fleisch sind Beispiele. Diese Verbindungen bleiben extrem stabil und können auch nach Aufnahme in unseren Körper nur schwer gelöst werden. Zusätzlich zu diesen mit der Nahrung aufgenommenen AGEs bilden sich im Körper täglich neue Zucker-Protein-Fett-Vernetzungen, die sich alle auch außerhalb des Verdauungssystems in den Zellen unseres Körpers ansammeln und entsorgt werden müssen.

AGEs werden durch die Bildung entsprechender Rezeptoren (*receptors for advanced glycation end-products,* RAGE) in Zellen erkannt. Diese sozusagen kontaminierten Zelle produzieren dann für die Gesundheit ungünstige Entzündungszytokine. Der Körper versucht so, die unnützen AGEs zu zerlegen und zu entfernen. Messbare Folgen sind sich fortpflanzende systemische oder »stille« Gewebeentzündungen. Dadurch kommt es in den Blutgefäßen zu der gefürchteten Mikroangiopathie und in allen betroffenen Zellen zu einem funktionellen Vitaminmangel, selbst wenn Vitamine in ausreichender Menge von außen zugeführt werden. Schädigungen der verschiedensten Gewebe, etwa der Nerven (Neuropathie und Alzheimer), der Nieren und der Leber, wurden mit zu starken AGE-Ansammlungen in Verbindung gebracht. Natürlich ist Diabetes direkt damit korreliert. Arteriosklerose kann ebenfalls auf AGEs zurückgeführt werden. Sogar das Immunsystem ist betroffen.

Es ist also durchaus wichtig und sinnvoll, rechtzeitig etwas gegen Gewebeverzuckerung (Glykosylierung) zu unternehmen, und auch hier sind Phytonutrienten das Mittel der Wahl.

Phytonutrienten zur Verhinderung der Glykolysierung

Aminoguanidin wird aus Banaba (Bittermelonen)-Extrakt mit einprozentiger Korosolsäure hergestellt. Es verhindert die Bildung von Glykolysierungsprodukten und kann Überkreuzbindungen, die sich bei diesen Produkten ergeben, möglicherweise sogar wieder zerstören. Es schützt vor allem die empfindlichen Proteine der Haut (Kollagen und Elastin), des Auges, der Nerven und der Nieren. Klinische Studien zeigen, dass Aminoguanidin die Kollagendichte in den Arterienwänden erhöhen kann. Eine Studie der Universität Mailand ergab bei Arteriosklerosepatienten durch die Einnahme von Aminoguanidin eine Erhöhung der körperlichen Leistungsfähigkeit um mehr als 50 Prozent. Zudem senkt es das LDL-Cholesterin ab und verbessert die Funktion der Nieren. Aminoguanidin erhöht die Sensibilität gegenüber Insulin und kann den Blutzuckerspiegel sowohl bei gesunden Menschen als auch bei Diabetikern senken. Im Tiermodell erhöht es die Langlebigkeit.

Da die Halbwertszeit von Aminoguanidin im Organismus nur einige Stunden beträgt, empfiehlt es sich, die Einnahmedosis über den ganzen Tag zu verteilen.

Als weitere Pflanzen mit Anti-Glykolysierung wirken Blätter aus Echter Guave (*Psidium guajava*). Sie hemmen die Bildung von AGE, LDL und Cholesterin.

Auch der Extrakt aus Mateblättern hemmt aufgrund seines Koffeinsäuregehalts bis zu 95 Prozent der AGE-Bildung.

Körpereigene Substanzen gegen Glykolysierung

Die im Folgenden beschriebenen körpereigenen Substanzen L-Carnosin, Benfotiamin und Pyridoxamin widersetzen sich nicht nur selbst der Glykolysierung, sondern können auch den gesamten Prozess der AGE-Erzeugung stoppen.

L-Carnosin

Die Aminosäure L-Carnosin ist das wirksamste natürliche Mittel, um eine Glykolysierung zu unterbinden. Sie schützt vor allem das Kollagen als Hauptprotein der Hautgewebe vor Verzuckerung, was die Hautalterung allein schon reduziert. Über diese Aminosäure gibt es besonders viele wissenschaftliche Publikationen, in denen einige höchst interessante Eigenschaften beschrieben wurden, die weit über die Verhinderung von AGE hinausgehen. Da L-Carnosin auch für weitere Maßnahmen zur Alterungsvorbeugung und Alterungsverhinderung eine wichtige Rolle spielt, soll hier die Gelegenheit wahrgenommen werden, sie ausführlicher darzustellen.

L-Carnosin kommt im Gehirn, in den Muskeln und in anderen menschlichen Geweben vor, und zwar in relativ hoher Konzentration. Das liegt auch daran, dass sie durch das Enzym L-Carnosinase laufend abgebaut wird und deshalb ständig für Ersatz gesorgt werden muss. Dieser Umsatz wird mit zunehmendem Alter jedoch immer geringer, was man bei den meisten Aminosäuren beobachten kann. Der Rückgang im Muskelgewebe beträgt zwischen dem 10. und dem 70. Lebensjahr etwa 63 Prozent.

L-Carnosin ist ein Dipeptid aus den beiden Aminosäuren Beta-Alanin und L-Histidin. Als eigenständig wirksame Aminosäure ermöglicht L-Histidin eine verstärkte Absorption von L-Carnosin. Gleichzeitig bietet sie einen gewissen Schutz vor der Wirkung der L-Carnosinase.

L-Carnosin schützt vor Querverbindungen der Proteine, einem weiteren Alterungsmechanismus, und verhindert Carbonylation, eine besondere Form der Proteinoxidation und ebenfalls ein Alterungsmechanismus.

L-Carnosin unterdrückt die Aktivität der Hydroxyl- und Peroxylionen, der Superoxide und des Singulettsauerstoffs als Hauptfeind der Proteine. Außerdem verhindert es die Lipidperoxidation und schützt so die Blutgefäße. Die Peroxidation von Gehirnlipiden wird – verglichen mit einem Mangel an L-Carnosin – durchschnittlich um 85 Prozent reduziert und die antioxidative und schützende Aktivität der Superoxid-Dismutase (SOD) im Gehirn um das Sechsfache erhöht. Auf diese Weise schützt L-Carnosin vor Diabeteskomplikationen, Makuladegeneration und Katerakten, vor Herz-Kreislauf-Erkrankungen und Schlaganfall. Es normalisiert den Blutdruck, optimiert die Blutgerinnungswerte, stärkt die Muskulatur und verhindert Ermüdung.

Weiterhin schützt es vor Malondialdehyd und vor dem Einfluss der Monoaminooxidase, die alle unsere Motivationshormone (Dopamin, Serotonin, Norandrenalin) zerlegt.

L-Carnosin forciert auch die Entstehung von Stickoxidsynthasen (NOS), die mit ihrem Produkt NO beispielsweise eine Erweiterung der Blutgefäße bewirken, schützt dann aber vor dessen Folgeprodukten NOx. Es stabilisiert den pH-Wert der Intrazellularflüssigkeit und ist damit wichtiger als ein extrazellularer Puffer wie Bicarbonat. Außerdem unterstützt es die Gewichtsabnahme, zeigt antitumorale Aktivitäten, stärkt die körpereigene Abwehrkraft, verbessert Potenz und Libido. Es verjüngt seneszente Zellen, beschleunigt den Prozess der Regeneration von geschädigten Proteinen sowie von Bindegewebs- und Hautzellen.

Im Tiermodell verändert L-Carnosin das Verhalten und Erscheinungsbild alter Mäuse und verlängert deren Leben um 20 Prozent. Auch die Lebenserwartung der alternden Zellen (hier Fibroblasten im In-vitro-Versuch) wird durchschnittlich um etwa 67 Prozent erhöht. Menschliche Fibroblasten erleben in Anwesenheit von L-Carnosin acht- bis zehnmal mehr Zellteilungen, bevor sie altern, was eine wesentliche Verlängerung ihrer Lebensdauer zur Folge hat. Das macht sich auch an der Hautalterung bemerkbar, dem sichtbaren Zeichen der Proteindegradation. Sogar Zellen an der Hayflick-Grenze erfahren weitere Teilungen. Entsprechend beschleunigt laufen Zellerneuerung und Wundheilung ab.

L-Carnosin schützt vor toxischen Metallen und hilft bei deren Ausleitung.

In Verbindung mit Glucosamin schützt es die Gelenke.

L-Carnosin ist als Nahrungsergänzungsmittel verfügbar, aber relativ teuer. Ebenso wirksam ist das preisgünstigere Beta-Alanin (neben L-Histidin ein Bestandteil von L-Carnosin). Beta-Alanin ist das Analogon von Anserin, das vor allem im Muskelfleisch von Vögeln vorkommt. Hähnchenfleisch enthält ein Gramm Anserin pro Kilo, bei Putenfleisch ist es sogar 1 Gramm pro 330 Gramm.

Die allgemeine Wirkung von L-Carnosin in Stichworten

- harmonisiert das Immunsystem
- schützt die Zellen
- verjüngt die Zellen
- verlängert Telomere und mindert damit Schäden an der DNA
- leitet Schwermetalle aus
- beschleunigt die Wundheilung
- senkt den Blutdruck
- wirkt der Entstehung von Krebs entgegen
- schützt das Herz-Kreislauf-System
- schützt das Gehirn
- wirkt Magengeschwüren entgegen

- senkt den Körperfettanteil
- steigert die Leistung bei allen Sportarten

Benfotiamin

Benfotiamin ist ein *fettlösliches* Derivat bzw. eine Vorstufe von Vitamin B_1 (Thiamin). Zusammen mit dem *wasserlöslichen* Thiamin beugt es der Glykosylierung vor, indem es ein zentrales Enzym, die Transketolase aktiviert, wodurch überschüssige Glukose der pathogenen Glykosylierung entzogen wird. Auch die Glykosylierung bei Alkoholkonsum durch Acetaldehyd wird durch Benfotiamin gemindert.

Pyridoxamin

Pyridoxamin ist lebensnotwendig, also essentiell. Zusammen mit den Derivaten Pyridoxin und Pyridoxal, die im Körper leicht ineinander umgewandelt werden, bildet es die Vitamin-B_6-Gruppe, deren biologisch aktive Form Pyridoxalphosphat heißt. Zusammen blockieren sie die Arabinosebildung des Candidastoffwechsels.

Lipofuszin bewirkt mehr als Altersflecken

Lipofuszin ist ein Nebenprodukt der lysosomalen Säuberung, ein gelb-braunes Granulat, das sich zur eventuellen Weiterverarbeitung in der Zelle ansammelt. Im Alter ist diese Weiterverarbeitung wegen der bekannten Störfaktoren (mangelnde Proteinbildung, geringerer Stoffwechsel) vermindert, und Lipofuszin sammelt sich in größeren Plaques an. Diese gut sichtbaren sogenannten »Altersflecken« tauchen vor allem an den Händen und im Gesicht auf.

Lipofuszin selbst ist nicht toxisch, aber diese Ansammlungen können die normale Zellfunktion beeinträchtigen. Zellen werden daran gehindert, korrekt zu kommunizieren und zu funktionieren. Die Akkumulation von Lipofuszin wird vor allem in Nervenzellen und Herzmuskelzellen zum Problem.

Krankheiten wie Makuladegeneration und Verlust der Sehkraft,

Alzheimer und Parkinson, Melanosis coli, Denervation, Atrophie und chronisch obstruktive Lungenerkrankungen werden alle mit Lipofuszin in Verbindung gebracht, allerdings immer mit der berechtigten Frage: Huhn oder Ei, Folge oder Ursache? Patienten, die unter Alzheimer leiden, weisen anormal hohe Lipofuszinwerte im Gehirn auf.

Diese Akkumulation kann hauptsächlich durch zwei Substanzen eingeschränkt werden, nämlich durch Kreatin (eigentlich für die Versorgung der Muskeln mit Energie notwendig) und DMAE (Dimethylaminoethanol).

DMAE ist die Vorstufe von Acetylcholin, (einem Neurotransmitter für das Gedächtnis, den Parasympathikus und die Muskelfunktion beim Menschen), der in Fischen wie Sardinen oder Sardellen (Anchovis) vorkommt. Die Einnahme von DMAE erhöht die Cholinwerte im Gehirn und die Produktion von Acetylcholin. Beides führt zu einer Verbesserung der Gedächtnisleistung. Acetylcholin ist aber nicht nur der Neurotransmitter des Gedächtnisses, sondern auch des beruhigenden Parasympathicus im vegetativen Nervensystem und zusätzlich der Transmitter der Muskeln. In Studien mit Kindern, die unter der Aufmerksamkeitsdefizit-/Hyperaktivitätsstörung (ADHS) leiden, ließen sich mit DMAE positive Effekte erzielen, vergleichbar mit denen von Ritalin. Aufmerksamkeit, Kurzzeitgedächtnis und Lernfähigkeit wurden erhöht.

Centrophenoxin ist ein Derivat des Dimethylaminoethanols (DMAE). Die Substanz wird bereits seit mehr als 30 Jahren angewandt. Sie reduziert die Akkumulierung von Lipofuszin in den Zellen des Gehirns, des Herzens, der Lunge und der Haut. Außerdem verbessert Centrophenoxin den Metabolismus von Glukose im Gehirn und bewirkt eine bessere Konzentrationsfähigkeit und hohe Aufmerksamkeit bei gleichzeitigem Wohlbefinden.

Beta-Amyloid und Alzheimer

Ein Kennzeichen der Alzheimer-Krankheit ist die Anhaufung fehlgefalteter Proteinaggregate, die wir bereits erwähnt haben, und von kontinuierlich erzeugten Beta-Amyloiden. Beta-Amyloid ist in kleinen Mengen durchaus wertvoll für die Physiologie, denn es ist ein Signalstoff, der für die Funktion der Nervenzellen notwendig ist, antimikrobielle Funktion hat und einzelne Stoffwechselprozesse reguliert. Aber seiner Ablagerung und Anhäufung in einigen Gehirnregionen (Striatum) muss etwas entgegengesetzt werden, beispielsweise Homotaurin.

Homotaurin oder 3-Amino-1-Propan-Sulfonsäure ist eine organische Verbindung natürlichen Ursprungs, die in bestimmten Algen vorkommt. Nur ein zusätzliches Kohlenstoffatom trennt es von Taurin, wodurch es schützende Effekte entwickelt, die Taurin nicht hat. Taurin (2-Aminoethansulfonsäure) entsteht aus den Aminosäuren Cystein und Methionin und ist nützlich, weil beim Abbau wieder Cystein und Methionin hergestellt werden. Aber nur Homotaurin kann sich mit den löslichen Beta-Amyloid-Proteinen verbinden und Beta-Amyloid-Plaques verhindern. Klinische Versuche zeigen, dass Homotaurin den Hippocampus und damit das Gedächtnis und die Lernfähigkeit schützt.

Zwei weitere natürliche Substanzen können Beta-Amyloid-Plaques ebenfalls verringern, nämlich die Polyphenole Catechin, beispielsweise aus Ashwagandha (*Withania somnifera,* Schlafbeere) und Curcumin (aus Kurkuma). Empfohlene tägliche Dosis: 500 mg Ashwagandha und 400 mg Curcumin.

Wir haben bereits mehrfach darauf hingewiesen, dass Curcumin schlecht bioverfügbar ist. Das ändert sich in Verbindung mit bestimmten Ölen wie Kokos- oder Olivenöl. Am besten funktioniert die Absorption in Verbindung mit Cholin aus Lecithin oder als Phosphatylcholin. Damit durchdringt Curcumin leicht die Blut-Hirn-Schranke. Ashwagandha wird dagegen viel leichter aufgenommen. Es kann sowohl als dosiertes Nahrungsergänzungsmittel oder auch als Tee eingenommen werden.

Auch andere Polyphenole wie Resveratrol sind für ihre Effektivität bei der Auflösung von Beta-Amyloid bekannt.

Aber wir sind nicht auf Curcumin, Resveratrol und Ashwagandha beschränkt. Schließlich können weitere Substanzen Beta-Amyloid angreifen. Mehrere der hier aufgezählten Phytonutrienten wurden in den vorherigen Kapiteln bereits als gesundheitsfördernd und alterungshemmend erwähnt. Viele sind als Präparat mit standardisierten Extrakten zu erwerben. Dort ist dann auch die Einnahmedosis beschrieben. Es kommt aber weniger auf eine genaue Dosierung pro Tageszeit an, sondern mehr auf die Regelmäßigkeit, mit der man eine oder mehrere der folgenden Substanzen konsumiert:

- Olivenöl und Olivenbaumrinde
- Knoblauchextrakt
- fermentierte Papaya
- Tetrahydrocurcumin (Derivat von Curcumin durch Hydrierung)
- L-3-n-Butylphthalid aus Sellerie und Liebstöckel (Apiaceae, Umbelliferae)
- Silymarin und Silibinin aus Früchten der Mariendistel *Silybum Marianum*
- Extrakt aus grünem Tee
- Zimtextrakt
- der Baumpilz Igelstachelbart (Yamabushitake, *Hericium erinaceus*)
- Piperin aus Pfeffer
- lila Reisbeere
- Oroxylin A aus dem Baikal-Helmkraut (*Scutellaria baicalensis*) oder dem Indischen Trompetenbaum (*Oroxylum indicum*)
- Kleines Fettblatt (*Bacopa monnieri*).

Das kleine Fettblatt ist auch unter Vulgärnamen wie Wasserysop, Kraut der Gnade oder Brahmi bekannt. Sein Wirkmechanismus besteht in der induzierten Erhöhung der sogenannten LDL-Rezeptor-verwandten Proteine. Diese Proteine spielen eine wichtige

Rolle, denn sie sind dafür verantwortlich, Beta-Amyloid aus dem Gehirn hinauszubefördern.

In Tierversuchen wurde ein standardisierter Extrakt aus Bacopa monnieri eingesetzt. Die Ratten waren vorher mit Okadainsäure in einen definierten oxidativen Stress versetzt worden, der mit Nervenentzündungen, Neuronenverlust und Gedächtnisverlust einherging. Diese Funktionseinbußen entsprechen denen im Gehirn von Demenzkranken. Die Behandlung mit *Bacopa monnieri* konnte deutliche Verbesserungen der Gehirnfunktion bewirken. Der Mechanismus verlief wieder einmal über die Stimulierung von Nrf2, wie wir das bei fast allen positiven Wirkungen von Polyphenolen bereits kennengelernt haben.[1]

Die empfohlene Dosis für den Extrakt von *Bacopa monnieri* liegt bei 250 bis 450 mg/Tag.

Apoptose – der programmierte Zelltod

Neben AGE, Lipofuszin und Beta-Amyloid entsteht weiterer Abfall dadurch, dass die Fähigkeit zur Selbstheilung mit zunehmendem Alter immer geringer wird. Die Zellen vermehren sich dann in geschädigter Form und teilen sich schließlich nicht mehr. Ein Ergebnis davon ist, dass immer weniger Kollagen gebildet wird. Die Haut wird faltig, Gelenke und Knochen werden immer schwächer.

Wenn die Lymphozyten, die Grundlage des Immunsystems, von der mangelnden Selbstheilung betroffen sind, treten weitere chronische und degenerative Krankheiten auf.

Eine Rettung vor diesem sich immer stärker ansammelnden Müll aus nichtfunktionierenden Zellen ist der programmierte Zelluntergang (Apoptose). Immerhin werden bei einem gesunden Menschen mittleren Alters täglich 50 bis 70 Milliarden Zellen durch Apoptose beseitigt, ohne dass Entzündungen dafür eingesetzt werden. Aber im Alter findet der programmierte Zelltod immer seltener statt. Dazu kommt noch, dass eine entartete Zelle, eben auch die Krebszelle, viele Mechanismen hat, um die Apoptose aktiv auszuschalten. Indem wir die Fähigkeit zur Apoptose wiederherstellen, sorgen wir nicht nur für die Entsorgung kranker Zellen, sondern schaffen auch jugendlichere Verhältnisse.

Wiederherstellung der Apoptosefähigkeit

Schon früh in der Menschheitsgeschichte wurden heilende Pflanzen entdeckt, deren Wirkung, wie man heute weiß, auf bestimmten Substanzen beruht, die auch an der Aktivierung der Apoptose beteiligt sind. Dazu gehören folgende Phytonutrienten, die wir alle bereits kennen: Curcumin, ECGC, Fisetin, Genistein, Lupeol, Luteol, Lycopen, Resveratrol.

Einige natürliche Substanzen können bereits in kleinsten Konzentrationen die Apoptose sogar bei Krebszellen auslösen, obwohl Krebszellen Strategien entwickelt haben, um genau das zu verhindern. Dazu gehören Gossypol (aus Baumwollsamen, schwach giftig für Menschen durch die Hemmung des Enzyms Lactatdehydrogenase), Chelerythrin (aus Schöllkraut oder tropischen Pflanzen) und Antimycin A (von Bakterien). Sie binden Bcl-2 und Bcl-XI bereits in kleinsten Konzentrationen (0,1 bis 10 μM). Auch die bereits besprochene essentielle Substanz PQQ bindet Bcl-2.[2]

Wegen schlechter Resorption und schlechter Bioverfügbarkeit brauchen andere Phytonutrienten aber weit höhere Dosen (2 bis 12 mg/Tag), wenn sie im menschlichen Organismus wirken sollen. Gerade die bekanntesten Mittel, das Curcumin und Resveratrol gehören in diese Gruppe. Auch EGCG (aus grünem Tee) und Theaflavine (aus fermentiertem grünen und schwarzen Tees) sind im Versuch erst in Mengen von 1 bis 50 mg/Tag wirksam. Aber – und das spielt hier eine wichtige Rolle – in der Natur wurden Curcumin, Resveratrol und Co. nie isoliert aufgenommen, sondern immer zusammen mit anderen Polyphenolen. Und so zeigt sich, dass beispielsweise der Inhaltsstoff von Pfeffer, das Peperin, die Bioverfügbarkeit tausendfach erhöht und deshalb weit niedrigere Dosen anderer Polyphenole zulässt.

Alle hier genannten Substanzen werden in der Yale School of

Medicine in Phase-I- und teilweise schon in Phase-III-Studien getestet, sind also bereits in klinischer Verwendung. Aber wie können Phytonutrienten die Apoptose auslosen?

Der Tumornekrosefaktor (TNF) heißt so, weil er Tumore in die Nekrose führen kann. Der Faktor hat 19 Familienmitglieder. Alle induzieren die Apoptose über den vorher beschriebenen Mitochondrienweg. Am bekanntesten ist wohl TNF-alpha, das den Pfad NF-kappaB stimuliert und dadurch die Apoptose einleitet. Das ist eigentlich gut und vielversprechend zur Bekämpfung von Tumoren. Aber leider kann TNF-alpha nicht beliebig gegen Krebs eingesetzt werden, da es nicht kontrollierbare Entzündungen hervorruft, die letztlich stark pathologisch werden.

Eine Alternative ohne jede Entzündung ist das Familienmitglied *TNF-related apoptosis-inducing ligand* (TRAIL). Damit TRAIL gut gegen Krebszellen arbeiten kann, müssen die Verhinderer von TRAIL, die nun von den Krebszellen hochgefahren werden, vernichtet werden. Und genau das können die genannten Phytonutrienten. Inzwischen werden ausgewählte Stoffe verwendet, welche die TRAIL-induzierte Apoptose zuverlässig gewährleisten, etwa das synthetische Flavopiridol oder auch Rohitukine (Alkaloid als Vorstufe von Flavopiridol), das man unter anderem in der Borke eines indischen Baumes fand. Eine weitere natürliche Komponente wurde in der Vanille gefunden, das längst bekannte Vanillin.[3] Vanillin tötet Krebszellen, lässt gesunde Zellen aber vollkommen unbeeinflusst.

Vorsicht! Künstlich hergestelltes Vanillin gilt laut Beratergremium für umweltrelevante Altstoffe (BUA) der Gesellschaft Deutscher Chemiker als Stoff mit der höchsten Gefährdungsstufe +3 und als krebserzeugend, mutagen, DNS-Schäden verursachend und Chromosomen verändernd.

Krebszellen und alternde Zellen haben viel gemeinsam, unterscheiden sich aber auch. In etwa 50 Prozent der menschlichen Tumore ist p53 (Mastersubstanz Nr. 10) mutiert oder zur Inaktivität gezwungen. Daraufhin ist die Zelle nicht mehr in der Lage, die Zellzyklen zu kontrollieren und verliert die Fähigkeit zur Apoptose. Die Folgen sehen wir in einer ungezügelten Zellvermehrung.

In seneszenten Zellen ist die Apoptose ebenfalls abgeschaltet. Dagegen arbeitet p53 (Mastersubstanz Nr. 6) durchaus normal und wird sogar hochgeregelt. Aber gerade diese starke Zunahme von p53 führt schließlich zum irreversiblen Stopp der Zellzyklentätigkeit über die Hemmung von PGC-1. Die Gentranskription ist damit gestoppt. Mitochondrienproteine werden nicht mehr hergestellt. Die Zellen vermehren sich nicht mehr. Krebszellen und seneszente Zellen haben in diesem Punkt also ein entgegengesetztes Schicksal.

Weitere Apoptoseauslöser
- Allylmercaptan – *Knoblauch*
- Boswelliasäure – *Weihrauch*
- Charantin (Beta-Stiosteryl) – *Bittere Melone*
- Diosgenin – *Süßkartoffel*
- Ikarizide – *Epimedium grandiflorum, E. sagittatum, E. thunbergiana usw.*
- Mormodin – *Bittere Melone*
- Pterostilbene – *Sandelholzöl*
- Ursolsäure – *Apfelschalen*
- Vitex – *Mönchspfeffer*

Autophagie – Großputz in den Zellen

Das Wort Autophagie (griech. sich selbst verspeisen) bezeichnet eine Möglichkeit, zelleigene Bestandteile abzubauen und wiederzuverwerten, die allen Zellen gegeben ist. Während Apoptose die Zelle in den Untergang führt, versucht Autophagie, das Lebende zu retten. Auf niedrigem Niveau findet Autophagie permanent statt, um langlebige Proteine oder ganze Organellen aus der Zelle zu beseitigen.

Als Antwort auf verschiedene intra- oder extrazelluläre Stressstimuli, etwa Schäden an den Organellen oder Nährstoffmangel, findet Autophagie verstärkt statt, um das Überleben der Zelle bis zur Wiederherstellung günstigerer Bedingungen zu ermöglichen.

Überschreitet die Autophagie jedoch ein bestimmtes Maß, tritt eine Form des programmierten (nicht apoptotischen) Zelltods ein.

Damit ist eine Art Hausputz verbunden. Was zwecks Säuberung abgebaut wird, kann recycelt und wiederverwendet werden. Die regelmäßige Säuberung ist notwendig, weil sich sonst falsch gefaltete Proteine in der Zelle anhäufen würden. Darüber hinaus werden aber auch Viren, Bakterien, beschädigte Organelle und Proteine abgebaut und auf eine mögliche Wiederverwendung geprüft. Funktionierende Autophagie stellt deshalb einen Schutz vor Krankheiten wie Krebs, Neurodegeneration, bakteriellem Befall und Herzkrankheiten dar.

Es gibt für alle Zwecke drei Arten von Autophagie: Makroautophagie, Mikroautophagie und die Autophagie, die durch Chaperone vermittelt wird. Diese Autophagie braucht Chaperone, um Proteine zu entfalten, bevor sie tätig wird. Alle drei sind ununterbrochen tätig, wenn entsprechende Bedingungen vorliegen.

Als Recyclingcenter, in dem Abfall zerlegt und zerlegtes Material wieder zur Verfügung gestellt wird, fungieren die Lysosomen, bläschenartige Zellorganelle, gefüllt mit Enzymen zur »Verdauung«. Für die Entdeckung der Lysosome wurde im Jahr 1974 der Nobelpreis für Physiologie oder Medizin an Christian de Duve vergeben. Der Name Autophagie kommt ebenfalls von de Duve. Er beobachtete im Mikroskop, wie die Zelle Bläschen aus dem endoplasmatischen Retikulum absondert, die jeden Müll in sich aufnehmen, ohne dass dieser durch Enzyme aufgelöst wird. Diese Membranbläschen sind reine Müllsammelstellen und Mülltransportsysteme, genannt Autophagosomen. Diese Autophagosomen existieren mit ihrem Müllinhalt nur maximal 15 Minuten, dann kommt ein Lysosom zu Hilfe, verschmilzt mit dem Autophagosom und die Lysosomenzyme machen sich an die Arbeit, lösen auf und sortieren aus, was noch brauchbar ist. Für den genauen Ablauf dieses Vorgangs und für die Erkenntnis, dass Zellen vorzeitig altern, wenn der Vorgang gestört ist, wurde 2016 ein weiterer Nobelpreis für Physiologie oder Medizin ausgelobt. Er ging an den Zellbiologen Yoshinori Ohsumi von der Universität Tokio.

Wenn die Autophagie nicht klappt, zeigen sich immer mehr Dysfunktionen in den Zellen. Damit ist der Organismus einem starken Alterungsstress ausgesetzt und einem erhöhten Risiko, beispielsweise an Alzheimer, Parkinson, Diabetes und Krebs zu erkranken. Es gelang der Arbeitsgruppe um Beth Levine von der University of Texas, Southwestern Medical Center, Dallas USA, sogar nachzuweisen, dass die gesteigerte Expression eines Autophagiegens bei Säugern das Tumorwachstum unterdrücken kann.

Mit zunehmendem Alter lässt die Autophagie nach. Dafür gibt es mehrere Gründe:

1. AMPK ist ungenügend stimuliert, und mTor ist überaktiviert.
2. Zwischen dem Autophagosom und den Lysosomen sind Fusionsprobleme aufgetreten.
3. Dem Körper fehlt Glukagon und der Makroautophagie damit ein Antrieb.
4. Der Insulinspiegel ist zu hoch, weil leicht resorbierbare Kohlenhydrate und Zucker im Übermaß konsumiert werden. Dies stimuliert den Insulin/IGF-1 Pfad, wodurch mTOR aktiviert wird. Dadurch wiederum ist die Autophagie gehemmt. Aber auch ohne Insulin kann der Insulin/IGF-1- Pfad aktiviert werden, und zwar durch Tyrosinkinase.
5. Defekte Mitochondrien werden durch Mitophagie – eine spezielle Mikroautophagie – nicht ausreichend beseitigt. Dadurch entstehen vermehrt ROS, die diverse funktionelle Proteine sowie die DNA und die Zellkerne beschädigen. Auch die Makroautophagie ist davon betroffen.
6. Mit zunehmendem Alter wird die Energieproduktion geringer, und diese Energie fehlt dann auch im Autophagieprozess.

Diese sechs Faktoren mangelnder Autophagie sind immer gleichzeitig Alterungsfaktoren, die bekämpft werden können. Die Maßnahmen, die dafür notwendig werden, sind die gleichen, die wir früher bereits aufgeführt haben: Herunterregulierung von Insulin/IGF-1 durch Kalorienrestriktion, mTOR-Hemmung, Klotho-Aktivierung, AMPK-Aktivierung, Sirtuin-abhängige Protein-Deacetylierung und Histon-Acetyltransferase-Hemmung.

Kalorienrestriktion hat sich in Untersuchungen als sehr starker Aktivator der Autophagie erwiesen. Dafür muss gar nicht über längere Zeit gefastet werden. Öfter mal von 16.00 Uhr nachmittags bis 7.00 Uhr morgens, also etwa 15 Stunden lang zu fasten, hat bereits einen hervorragenden Effekt. Und selbst dadurch, dass man drei Stunden vor dem Schlafengehen nichts mehr isst, wird die Autophagie messbar aktiviert.

Alles, was den AMPK-Signalweg stimuliert, aktiviert die Autophagie. Dazu gehören Bewegung, Fasten und Kalorienrestriktionsmimetika. AMPK ist deshalb so wichtig, weil es zwei negative Mastersubstanzen hemmen kann, nämlich mTOR und Insulin/IGF-1. Wir wissen mittlerweile, dass diese beiden Faktoren auch Positives im Organismus bewirken können. Aber meistens müssen sie in ihre Schranken verwiesen werden, was über die AMPK-Aktivierung hervorragend gelingt.

Die besten AMPK-Aktivatoren für den Hausgebrauch sind folgende natürliche Pflanzenstoffe:

- Resveratrol und Pterostilben (aus roten Beeren und Trauben)
- Curcumin (aus Kurkuma)
- EGCG (aus grünem Tee)
- Betulinsäure (aus Birkenrinde)
- *Gynostemma pentaphyllum* (Jiaogulan, Rankende Indigopflanze, das »Kraut der Unsterblichkeit«)
- Trans-Tiliroside (aus Hagebutten *Rosa canina*)

Auch 3-Phosphoglycerat aus dem Stoffwechsel der Gluconeogenese und Glycolyse wurde als AMPK-Aktivator bekannt.

Aber der stärkste AMPK-Aktivator ist die Muskeltätigkeit bei Bewegung. Nach Untersuchungen von Beth Levine (University of Texas, Southwestern Medical Center, Dallas USA) ist Sport auch deshalb so gesund, weil er über die AMPK-Aktivierung die Autophagiemaschinerie anwirft.

Auch die direkte Hemmung des mTOR-Signalwegs kann die

Autophagie stimulieren. Wenn der mTOR-Weg aktiv ist, findet zwar eine gesteigerte Proteinsynthese statt, aber die Autophagie ist dann vollkommen unterbunden. Genau hier liegt die Gefahr bei zu viel Fleischkonsum, denn dadurch wird der mTOR-Signalweg stimuliert und Autophagie weitgehend verhindert. Und weil die Proteinsynthese über mTOR-Aktivierung auch ihre notwendige Funktion hat, sollte man den mTOR-Weg nicht ununterbrochen hemmen. Die intermittierende Hemmung dagegen ist sehr gut für eine effektive Säuberung durch Autophagie.

Daneben wirken Hormone als Aktivatoren, nämlich das Schilddrüsenhormon und die beiden Hormone des Fettgewebes Leptin und Adiponektin in normaler, also nicht übermäßiger Ausschüttung.

Es gibt eine weitere, sehr effektive Methode zur Stimulierung der Autophagie. Man kann die Sirtuine 1 bis 7 extra aktivieren. Diese Enzyme entfernen die Acetylgruppen von Proteinen und bewirken damit viel Gutes für die Gesundheit. Auch Rückenschmerzen, an denen immer mehr Menschen leiden, können gebessert werden, weil SIRT1 die Zwischenknorpelscheiben in der Wirbelsäule durch Autophagie regenerieren kann. Vorübergehendes Fasten hat schon vielen bei der Lösung dieses Problems geholfen.

Der bekannteste SIRT1-Aktivator ist Resveratrol, das immer wieder mit Rotwein in Verbindung gebracht wird, obwohl es nicht nur in Trauben, sondern auch in anderen Früchten zu finden ist, wie in diesem Buch immer wieder betont wurde. Und sogar die Phytostoffe des Weißweins können Sirtuine aktivieren. Dies ist natürlich keine Aufforderung, jede Menge Wein zu trinken, denn die schädliche Wirkung einer Überdosis Alkohol kann die Wirkung aller gesundheitsfördernden Phytonutrienten zunichtemachen.

Übersicht der Faktoren, die eine Autophagie stimulieren

- Kalorienrestriktion mit fünf molekularen Signalwegen
- Sonnenlicht, Vitamin D_3 und Klotho – über die Hemmung des Insulin/IGF-1-Pfads
- Spermidin – über Histon-Deacetylierung

- Kaffeesäure (koffeinierter und auch dekoffeinierter Kaffee ohne Milch) und alle weiteren Phytostoffe, die über einen mTOR-hemmenden Mechanismus wirken, grüner Tee, ECGC und das Rapamycin (Medikament)
- Metformin (Medikament) über AMPK-Aktivierung, mTOR-abhängig und mTOR-unabhängig
- Resveratrol – mit mTOR-abhängigen und mTOR-unabhängigen Mechanismen
- Phytostoffe, die den Nrf2-Signalweg aktivieren, wie Sojaprodukte, Apigenine (aus Petersilie), Naringenin (aus Grapefruitschale), Resveratrol (aus japanischem Knöterich und Traubenschalen), Capsaicin (aus Chili)
- Lithium – durch Hemmung von Inositolmonophosphat
- Hypoxie – über den Transkriptionsfaktor »Hypoxie-induzierter Faktor-1-alpha« (HIF-1-alpha), der die Sauerstoffversorgung der Zelle reguliert
- Trehalose (Disaccharid), Saccharose (Disaccharid, Zuckerrübe), Raffinose (in Pflanzen als Dreifachzucker aus Galaktose, Glukose, Fruktose) mit mTOR-unabhängigem Mechanismus, Aktivierung der Chaperone

Erwähnt werden muss noch ein weiteres Detail zur Abfallwirtschaft einer Zelle. Sie wird durch Ubiquitin vermittelt. Dies ist ein besonderes Protein, das in allen Zellen vorkommt und die Proteinqualitätskontrolle vornimmt sowie die Halbwertszeit der übrigen Proteine bestimmt, wobei defekte Proteine in den sogenannten Proteasomen entsorgt werden. Auch die Erforschung dieses Vorgangs wurde mit dem Nobelpreis belohnt, nämlich mit dem für Chemie im Jahr 2004. Er ging an Aaron Ciechanover, Avram Hershko und Irwin Rose.

Insgesamt wurden für die Erforschung des Vorgangs »Großputz in der Zelle« also fünf Nobelpreise vergeben. Damit wird dessen Bedeutung in einmaliger Weise hervorgehoben.

FAZIT: Im Alter sammelt sich im Organismus immer mehr Müll aus nichtfunktionierenden Zellen und Molekül-, besonders Proteinresten an. Der programmierte Zelluntergang (Apoptose) sollte diesen Müll beseitigen. Immerhin werden bei einem gesunden Menschen mittleren Alters täglich 50 bis 70 Milliarden Zellen durch Apoptose beseitigt, ohne dass Entzündungen dafür eingesetzt werden. Aber im Alter findet der programmierte Zelltod immer seltener statt. Dazu kommt noch, dass eine entartete Zelle, eben auch die Krebszelle, viele Mechanismen hat, um die Apoptose aktiv auszuschalten. Indem wir die Fähigkeit zur Apoptose wiederherstellen, sorgen wir nicht nur für die Entsorgung kranker Zellen, sondern schaffen auch jugendlichere Verhältnisse. Eine weitere Methode zur Entsorgung auch kranker Zellen ist die Autophagie. Bewegung, Kalorienrestriktion und wieder die Phytonutrienten sind starke Aktivatoren der Autophagie.

16. Alkohol und seine Entgiftung

Alkohol ist kein Jungbrunnen. Im Gegenteil, zu viel Alkohol ist pures Gift und einer der stärksten Alterungsfaktoren. Die Betonung liegt auf *zu viel.* Und was zu viel ist, ist bei jedem Menschen unterschiedlich. Auch die Tagesform ist mit entscheidend. Da gibt es Menschen, für die wird alles gemacht, fast jeder Stress wird von ihnen ferngehalten, die Leber funktioniert zwecks Entgiftung mit der Ausstattung bester Enzyme, die wiederum von besten Genen erzeugt werden. Ein prominentes Beispiel war Queen Mum, die 102 Jahre alt geworden ist und regelmäßig Gin Tonic getrunken hat. Ist dagegen das Leben voller Stress, die Leber bereits überfordert und hat man eine »schlechte« Genausstattung geerbt, kann schnell die Grenze der Alkoholverträglichkeit überschritten sein. Außerdem verteilt sich Alkohol in allen Geweben. Was für eine Person mit geringem Gewicht zu viel ist, kann für einen Schwergewichtigen durchaus noch bekömmlich sein.

Von der hormetischen Dosis Alkohol war in diesem Buch bereits die Rede. Und man muss auch davon ausgehen, dass die Evolution den Alkohol durchaus einkalkuliert hat. Sonst hätten wir keine Alkoholdehydrogenase, jenes Enzym, das Alkohol im Körper abbaut. Wir haben in meinem Institut früher Versuche mit Insekten gemacht. Wespen, Bienen, jede Menge Waldkäfer, sie alle liebten Alkohol. Hatten sie die Wahl zwischen verschiedenen kalorienhaltigen Getränken wie Limonaden, reinem Zuckerwasser, jeweils mit oder ohne Alkohol, steuerten sie regelmäßig die Quelle mit Alkohol an. Natürlich waren gegorene Früchte immer schon ein Teil der Natur und wurden von Lebewesen auch gern verspeist.

Ein Teil der Menschheit ist, was den Abbau von Alkohol angeht, genetisch benachteiligt, nämlich die Asiaten. Sie haben nur sehr geringe Mengen des Enzyms Alkoholdehydrogenase, was sie aber mehrheitlich nicht daran hindert, Alkohol zu konsumieren. Es gibt ja noch weitere Enzyme, die Alkohol zerlegen können, wie wir gleich erfahren werden.

Auch beim Alkohol macht die Dosis das Gift. Das wird in unserer Gesellschaft leider gern verschwiegen. Alkohol regelmäßig und in zu hohen Dosen zu sich genommen, ist ein Gift und stellt eine enorme Beeinträchtigung unserer Gesundheit dar. Jährlich sterben etwa 1,5 Millionen Menschen an Krankheiten, die allein durch Alkohol ausgelöst werden.[1]

An der Statistik der Jahre 2008 bis 2010 (dpa, AFP, Arbeitskreis Alkohol in der Alltagswelt e. V.) kann man Schaden und Nutzen ablesen. Alkoholische Getränke bringen dem deutschen Staat ca. 3,3 Milliarden Euro Steuereinnahmen pro Jahr. Der jährliche Werbeaufwand beträgt ca. 1 Milliarde Euro (Ausgaben für Werbeagenturen, TV-Werbung etc.). Jährlich werden ca. 1,8 Millionen Bundesbürger alkoholkrank und verursachen einen geschätzten volkswirtschaftlichen Schaden in Höhe von 8 bis 10 Milliarden Euro/Jahr (durch Unfälle, Arbeitsausfall etc.). Leider werden jährlich auch etwa 2000 Kinder durch Alkoholmissbrauch ihrer Mütter mit zum Teil schweren Schäden geboren.

Im Jahr 2014 konsumierte jeder Einwohner 9,6 Liter reinen Alkohol, 2013 waren es 106,6 Liter Bier, 21,1 Liter Wein und 5,5 Liter Spirituosen pro Einwohner.[2]

Da Alkohol sowohl in Fetten als auch in Wasser löslich ist, überwindet er jede Zellmembran, gelangt in alle Zellen und wird deshalb auch über die Mundschleimhaut aufgenommen. Das schon im Mund resorbierte Ethanol geht direkt ins Blut und wird so im ganzen Körper einschließlich des Gehirns verteilt. Etwa 20 Prozent werden im Magen resorbiert, der Rest im Dünndarm. Das in Magen und Darm aufgenommene Ethanol gelangt zunächst mit dem Blut in die Leber, wo es teilweise abgebaut wird.

Die Aufnahme von Ethanol wird durch Faktoren, welche die Durchblutung steigern, beschleunigt, beispielsweise Wärme (Irish Coffee, Grog), Zucker (Likör) und CO_2 (Sekt). Fett verlangsamt die

Aufnahme. Dies führt nicht zu einer geringeren Resorption des Alkohols insgesamt, sondern nur zu einer zeitlichen Streckung.

Nach ein bis zwei Stunden ist die maximale Blutalkoholkonzentration erreicht, und zwar abhängig von der Art des Alkohols, der aufgenommenen Menge, der Konzentration, der Trinkgeschwindigkeit, dem Füllungszustand des Magens, dem Tanningehalt zur »Gerbung« der resorbierenden Dünndarmwände sowie der Verfügbarkeit von Magnesium und Kalzium.

Der Abbau findet zu etwa 90 Prozent in der Leber statt und ansonsten in der Lunge, den Nieren, der Haut, in Schweiß, Speichel (2 bis 10 Prozent), Magen- und Gallensaft, aber auch in der Muttermilch. Der Teilabbau im Magen verläuft über die Sigma-Alkoholdehydrogenase. Sie ist 200-mal aktiver als die in der Leber lokalisierten Isoenzyme. Ihr Anteil am gesamten Ethanolabbau beträgt aber lediglich etwa 5 Prozent.

In der Leber wird der Hauptteil des Ethanols – wie andere wasserlösliche Gifte – durch das Enzym Alkoholdehydrogenase (ADH) und Katalase sowie das MEOS-System zu Ethanal (Acetaldehyd, H_3C-CHO) abgebaut, um weiter durch Acetaldehyddehydrogenase zu Essigsäure oxidiert zu werden. Die Essigsäure wird über den Citratzyklus und die Atmungskette in allen Zellen des Körpers unter Energiegewinnung zu CO_2 veratmet. Falls der Körper keinen Energiebedarf hat, wird die Essigsäure auch in die Lipogenese eingeschleust (d. h. als Fett eingelagert).

Die Abbaurate durch Alkoholdehydrogenase bleibt in gewissen Grenzen konstant. Sie beträgt bei Männern etwa 0,10 Gramm pro Stunde, bei Frauen 0,085 Gramm pro Stunde, jeweils pro Kilo Körpergewicht. Der Körper braucht bis zu zwei Stunden, um den getrunkenen Alkohol komplett aufzunehmen, und etwa sechs bis sieben Stunden, um ihn ganz abzubauen.

Die Enzymdichte der Alkoholdehydrogenase kann nicht beeinflusst werden. Eine Gewöhnung an große Alkoholmengen ist lediglich eine Gewöhnung des zentralen Nervensystems. Das bedeutet, dass der Alkoholiker, der zehnmal so viel trinken kann wie der Durchschnittstrinker, auch die zehnfache Giftdosis im Körper hat. Die Zusatzstoffe im Alkohol (Fuselöle) werden ebenfalls über die Alkoholdehydrogenase abgebaut, was die Alkoholentgiftung entsprechend verlangsamt.

Ab einer Aufnahme von etwa 50 Gramm Ethanol pro Tag oder bei chronischen Trinkern wird der Alkohol zusätzlich über das mikrosomale Ethanol-oxidierende System (MEOS) abgebaut. Dabei wird Ethanol in den Mikrosomen der Leberzellen durch Cytochrom P450 (CYP2E1) unter Sauerstoffverbrauch zu Ethanal oxidiert. Das Zwischenprodukt Ethanal ist auch für den sogenannten Kater mit Kopfschmerzen, Übelkeit und Erbrechen mitverantwortlich. Der Abbau des Ethanals wird durch Zucker gehemmt. Daher ist der Kater nach dem Genuss süßer alkoholischer Getränke wie Likör, Bowle und manchen Sektsorten besonders intensiv.

Ethanol bewirkt in Abhängigkeit von der gerade vorhandenen Stimmung (situativ) und der Geschwindigkeit der Aufnahme eine Betäubung, eine Stimulation oder einen Stimmungswandel. Es führt immer zu einer Erweiterung vor allem der peripheren Blutgefäße.

Psychische Effekte, die durch Alkohol in relativ geringer Dosis hervorgerufen werden:

- Innere Spannung wird abgebaut.
- Aggressionen werden zunächst abgeschwächt, dann aber verstärkt.
- Das Bedürfnis nach Nähe, Geborgenheit oder Zugehörigkeit wird kompensiert.
- Hemmungen werden überwunden.
- Das Gefühl, »der Größte« zu sein, steht im Vordergrund.

Das erste Ziel von Alkohol im Gehirn ist der $GABA_A$-Rezeptor. Dadurch wird die Wirkung des Neurotransmitter GABA (Gammaaminobuttersäure) vermehrt stimuliert. GABA bewirkt allgemeine Entspannung und Angstlösung durch Hemmung der meisten Nervenaktivitäten. Ganz ähnlich wirken Benzodiazepine als Beruhigungsmittel. Auch sie docken an GABA-Rezeptoren an und bewirken damit Beruhigung und Angstabbau.[3]

Je nach Besetzung von Subtypen des GABA-Rezeptors stehen verschieden psychische Reaktionen im Vordergrund. Subtyp a1 bewirkt eine gewisse Gleichgültigkeit gegenüber Problemen sowie motorische Unruhe, ungebremsten Redefluss und wildes Gestikulieren. Die Subtypen a2 und a3 führen zu Entspannung, Freundlichkeit und Zufriedenheit.

Ab einer Ethanolkonzentration von 0,5 bis 1 Promille im Blut kommt es zu den typischen Symptomen der akuten Trunkenheit, etwa Schwindel und Übelkeit, Orientierungslosigkeit, Redseligkeit und erhöhte Aggressivität. Die letale Dosis liegt etwa bei 3,0 bis 4,0 Promille. Es wurden jedoch schon Werte über 7 Promille gemessen.

Auswirkungen langfristig hohen Alkoholkonsums

Schäden durch Nebenprodukte des Alkoholstoffwechsels

Das Acetaldehyd, ein Nebenprodukt des Alkoholstoffwechsels in der Leber, ist sehr viel (bis zu 30-mal) giftiger als der Alkohol selbst und zerstört die Leber und andere Organe bei regelmäßigem Alkoholkonsum. Es begünstigt die Glykolysierung. Der Alkoholstoffwechsel verstärkt zudem die Produktion von freien Radikalen und sorgt so für oxidativen Stress.

Schädigung durch Begleitalkohole

Höhere Alkohole wie Butanol, Pentanol und Propanol, die in manchen Spirituosen enthalten sind, werden noch langsamer abgebaut als Ethanol, nämlich in bis zu 30 Stunden. In dieser Zeit findet in der Zelle eine schleichende, aber massive Schädigung statt, mit Folgen wie psychische Erregung, Schlaflosigkeit und Kopfschmerzen.

Weniger Mikronährstoffe, weniger Enzyme und weniger Glutathion

Alkoholkonsum führt zu einem zunehmenden Mangel an zahlreichen Mikronährstoffen wie Folat, die Vitamine B_1, B_6, PP, D und E, Magnesium und Kalium und sogar zu einem Mangel an antioxidativen Enzymen wie Superoxid-Dismutase, Katalase und Glutathionperoxidase. Auch der Glutathionpegel als Puffer freier Radikale in der Zelle nimmt rapide ab. Folgen sind vegetative Störungen und Erregungszustände.

Unruhe und Bluthochdruck

Rezeptoren, die normalerweise den Sympathikusnerv bremsen, werden auf Dauer zerstört. Folgen sind stark erhöhte Nervosität mit sehr unangenehmen Erregungssymptomen. Außerdem verengen sich die Blutgefäße, die vom Sympathikus gesteuert werden – was Bluthochdruck auslöst.

Und ein weiterer Mechanismus führt ebenfalls zu starker Unruhe und erklärt einen Teil des Suchtverhaltens: Alkohol löst Membranfette und verdünnt sie damit regelrecht. Um die notwendige Stabilität der Membrane zu gewährleisten, werden nun größere Mengen Cholesterin in die Membrane eingebaut. Das betrifft auch alle Nervenmembrane. Der zusätzliche Gehalt an Cholesterin bewirkt eine normale Funktion der Membrane unter Alkoholeinfluss. Ohne den fettlösenden Alkohol in Trinkpausen jedoch sind diese verfestigten Membranen zu rigide und können nicht richtig arbeiten. Als Gegenregulation werden aktivierende Faktoren hochgefahren. Es kommt zu Hyperaktivität und großer Nervosität. Diese legt sich erst wieder durch erneuten Alkoholkonsum.

Die verstärkte Verfestigung betrifft aber auch die Blutgefäßwände, wodurch diese ihre Elastizität verlieren. Die Folge ist Bluthochdruck. Erst durch Alkoholkonsum weiten sich die Blutgefäße erneut, und der Blutdruck sinkt für die Dauer der Alkoholwirkung.

Übererregung und Aggression durch Glutamat (aktivierender Botenstoff)

Alkohol hemmt die Ausschüttung von Glutamat, einem stark aktivierenden Botenstoff. Der Organismus versucht das Weniger an Glutamat immer wieder dadurch auszugleichen, dass er mehr und mehr Rezeptoren für Glutamat bildet. Darauf folgt der typische Sucht-, also Abhängigkeitsmechanismus. Denn in den Phasen mit niedrigem Alkoholpegel werden alle neuen Rezeptoren zusätzlich zu den vorher vorhandenen von einer nun ungehemmten Glutamatwelle bedient, was zu einer kompletten Übererregung und bei fehlenden Hemmungsfaktoren eventuell zu aggressivem Verhalten führt. Auch Krampfanfälle können vorkommen. Erst der erneute Alkoholkonsum bringt Linderung, da nun wieder Glutamat gehemmt wird. Aber die Dosis, die eine Linderung bewirkt, muss immer mehr erhöht werden.

Gewichtszunahme durch Alkohol

Alkohol enthält nach Fett die meisten Kalorien (1 Liter Bier hat ca. 470 kcal, 0,75 Liter Sekt ca. 600 kcal. Zum Vergleich: 1 Tafel Schokolade hat ca. 530 kcal). Jedes Gramm Alkohol liefert 7 Kilokalorien plus die Energiemenge der beispielsweise in Likör, Wein und Bier enthaltenen Kohlenhydrate. Die Alkoholenergie kann jedoch nicht gespeichert werden und wird von der Muskulatur nicht verwertet. Deshalb wird die Restenergie in Fett umgewandelt, das sich im Körper ablagert.

Verlangsamter Fettstoffwechsel

Da Alkohol in größeren Mengen Gift für den Körper ist, wird er vorrangig abgebaut. In dieser Zeit verbrennt der Körper weniger Fett und lagert mehr davon im Fettgewebe ein.

Halluzinationen

Der Neurotransmitter Dopamin spielt eine wichtige Rolle für unser Gefühlsleben und unsere Fantasie, verliert seine Wirksamkeit jedoch unter dauerndem Alkoholeinfluss. Und nun passiert das Gleiche, was wir oben zur Glutamatwirkung beschrieben haben. Bleibt der Alkohol aus (Entzug), überschlägt sich die Wirkung von Dopamin geradezu, und es kommt zu Halluzinationen.

Vergesslichkeit

Acetylcholin ist ein wichtiger Überträgerstoff im gesamten Körper und im Gehirn für das Lernen zuständig. Seine Rezeptoren im Gehirn nehmen unter ständigem Alkoholeinfluss ab. Dann kommt es zu kognitiven Defiziten, Fehleinschätzungen und Gedächtnisschwächen.

Hirnschrumpfung

Alkoholiker bekommen viel häufiger eine Hirnschrumpfung. Das heißt, die Nervenzellsubstanz sowohl des Großhirns als auch des Kleinhirns wird weniger. Selbst kleine Alkoholmengen, wie sie in einem Glas Wein enthalten sind, können bei täglicher Zufuhr das Gehirn schädigen. Diese geringen Mengen Alkohol treiben die toxischen Homocysteinwerte bereits in die Höhe. Zu diesem Ergebnis kam im Jahr 2003 ein Forscherteam der Universitätsklinik Erlangen unter der Leitung von Stefan Bleich.

Pankreatitis

Die Bauchspeicheldrüse reagiert sehr empfindlich auf Alkohol. Etwa 25 bis 50 Prozent aller an Pankreatitis leidenden Menschen sind krank durch Alkoholkonsum. Schübe der *akuten* Entzündung führen irgendwann zu einer *chronischen* Entzündung des Organs. Zerstörtes Gewebe wird durch Bindegewebe ersetzt. Die wichtigen

Verdauungsenzyme werden nicht mehr in ausreichender Menge produziert. Als Folge davon kommt es zu Durchfällen sowie einem Mangel an Aminosäuren und Vitaminen. Der potenziell ebenfalls auftretende Insulinmangel führt zu Diabetes.

Herzmuskelentzündungen (Kardiomyopathie)

Herzmuskelentzündungen, die ebenfalls durch Alkoholgenuss hervorgerufen werden können, werden meist erst spät entdeckt. Ihre Folgen sind Pumpschwäche (Herzinsuffizienz) und Herzrhythmusstörungen.

Erhöhtes Krebsrisiko

Die Entstehung bösartiger Tumore wird mit starkem Alkoholkonsum in Zusammenhang gebracht. Neben Kehlkopf-, Nasen-, Ohren-, Speiseröhren- und Leberkrebs hat die *International Agency for Research on Cancer* (IARC) im Jahr 2007 mit kolorektalem Karzinom und Mamakarzinom zwei weitere, sehr häufig auftretende Krebsarten auf die Liste derer gesetzt, bei denen ein kausaler Zusammenhang mit Alkohol gesichert scheint.

Die wichtigsten schädlichen Auswirkungen von Alkohol
Wenn Sie regelmäßig zu viel Alkohol trinken, gehen Sie folgende Risiken ein:

- Erhöhung des Blutdrucks
- erhöhtes Herzinfarktrisiko
- Leberschädigung
- erhöhtes Risiko für Mund-, Kehlkopf- und Speiseröhrenkrebs
- erhöhtes Risiko für Magenschleimhautentzündungen
- Übergewicht
- alternde Gesichtshaut
- Gefahr der Alkoholsucht

Entgiftung durch geeignete Zusatzstoffe

N-Acetylcystein gleicht den Glutathionspiegel wieder aus, da Glutathion neben Glycin und Glutamin auf Cystein angewiesen ist. Zusammen mit Vitamin C und Vitamin B_1 (Thiamin) bietet N-Acetylcystein einen Schutz gegen die Toxizität des Acetaldehyds.

Natrium R-Lipoat (Salz der Liponsäure) greift bei dem Recycling des Glutathions ein. Aus oxidiertem Glutathion (GSSG) wird wieder reduziertes Glutathion (GSH).

Benfotiamin, ein *fettlösliches* Derivat aus Thiamin, verlangsamt zusammen mit dem *wasserlöslichen* Thiamin die Glykolysierung, die durch Acetaldehyd induziert wird.

Silymarin, ein Extrakt aus der Mariendistel,

- stimuliert die Regeneration der Leberzellen und die Synthese der Leberproteine.
- ist ein wirkungsvolles Antioxidans und schützt die Leber vor dem oxidativen Stress, der durch Ethanol produziert wird.
- schützt die Hepatozyten vor Schäden, die durch den Alkohol induziert werden.
- blockiert die Fibrose, die zur Entwicklung von Leberzirrhose beiträgt.
- reduziert die Sterblichkeit von Patienten, die unter Leberzirrhose leiden.

Asparagin kommt gehäuft in Hülsenfrüchten und Spargel sowie in Fisch und Fleisch vor. Es verringert die Konzentration von Acetaldehyd im Blut um mehr als 30 Prozent und beugt so der Alkoholtoxizität vor.

Flavonoide wie Puerarin, Diazin oder Daidzein in der Hülsenfrucht Kudzu tragen dazu bei, die Folgeschäden von exzessivem Alkoholgenuss zu reduzieren. Sie scheinen zu wirken, indem sie die Aktivität der Alkoholdehydrogenase (ADH) induzieren und so die Alkoholkonzentration im Organismus senken.

Der Extrakt aus ***Picrorhiza kurroa*** **(Kutki)** stimuliert die Regeneration der Leber. Studien weisen darauf hin, dass er die

Leber wirksam vor biochemischen Veränderungen schützt, die durch zahlreiche toxische Agenzien hervorgerufen werden.

Immer wieder kursieren Gerüchte, dass auch **Fruktose** beim Alkoholabbau im Körper hilft. Das stimmt tatsächlich. Die hochdosierte Aufnahme von Fruktose kann bei manchen Menschen durch Unterstützung des Katalase-Ethanolabbaus zu einer schnelleren Metabolisierung führen. Aber auch diese Methode ist nicht praktikabel. Man müsste pro Kilogramm Körpergewicht 3 Gramm Fruktose zu sich nehmen, bei 80 kg also 240 g. Diese Menge können wir aber nicht vertragen, wir würden sie sofort wieder erbrechen.

Aus neuester Forschung kommt ein neuer, sehr vielversprechender Stoff gegen Alkoholvergiftung und Entzugserscheinungen: Dihydromyricetin oder Ampelopsin, ein Flavonoid aus dem Japanischen Rosinenbaum (*Hovenia dulcis*). Dihydromyricetin bindet sich an $GABA_A$-Rezeptoren und verdrängt die Alkoholbindung an dieselben Rezeptoren. Trunkenheit bei Ratten konnte damit bei einer Dosis von 1mg/kg Körpergewicht in fünf Minuten »geheilt« werden. Der Wirkungsmechanismus ist noch unklar. Extrakte des Japanischen Rosinenbaums sind in Korea von der dortigen Food & Drug Administration seit 2008 zur Regeneration der Leber von Patienten zugelassen. Die Wirkung ist schon seit über 500 Jahren bekannt. Der isolierte Extrakt ist auf dem Markt bisher sehr teuer.

Günstiger geht es mit dem Saft der ostasiatischen Nashibirne. Die Liste der gesundheitsfördernden Eigenschaften dieses Saftes ist lang. Von entzündungshemmend bis verdauungsfördernd ist alles dabei. Noch nicht so lange bekannt ist seine Wirkung bei Alkoholkonsum. Trinkt man den Saft der Nashibirne vor dem Alkohol, fallen bei einer Überdosis fast alle Symptome eines Katers aus.[4]

FAZIT: Alkohol zu häufig und zu viel konsumiert wird zu einem starken Gift, das unweigerlich dumm und krank macht. Hier wurden Fakten vorgestellt, warum man Alkohol nur in gesunden Dosen konsumieren soll und wie man Vergiftungen durch zu hohe Dosen entgegenwirken kann.

17. Die gesunde Bioflora – Symbiose mit Bakterien

Die Bakterien im menschlichen Darm sind das Paradebeispiel für symbiontische Mikroorganismen. Der Darm enthält eine Zehnerpotenz mehr Bakterien als der Mensch Körperzellen besitzt. Man spricht von einer Darmflora und einem Mikrobiom, das ein Eigenleben führt. Inzwischen sind über 10 000 Bakterienarten ausfindig gemacht worden. Sie bringen etwa acht Millionen unterschiedliche Gene mit. Das sind etwa 350-mal mehr Erbfaktoren, als wir mit unserem eigenen Körper besitzen.

Das Mikrobiom, also die Gesamtheit der Bakterien in einem menschlichen Organismus, kann als eigenständiges Organ aufgefasst werden – ein zwei Kilo schweres Netzwerk, das bei jedem Menschen einmalig ist. Selbst die Mikrobiome eineiiger Zwillinge sind verschieden.

Diese Bakterien haben viele Funktionen. Sie helfen beim Aufschluss von Nährstoffen, neutralisieren mit der Nahrung aufgenommene Toxine, bekämpfen Krankheitserreger, liefern Vitamine, steuern Hormone. So wird Ghrelin, der Signalstoff für das Sättigungsgefühl, nur dann vom Magen ausgesendet, wenn das Bakterium *Helicobacter pylori* vorhanden ist. Wenn dieses Bakterium bei Kindern durch Antibiotika vernichtet wird, was häufig geschieht, werden diese Kinder übergewichtig und fettleibig. Das passiert allerdings auch, wenn durch Antibiotika die Mitochondrien geschädigt werden.

Zwischen dem Mikrobiom und dem Immunsystem besteht eine besondere Beziehung. Einerseits hat das Immunsystem Einfluss auf die Zusammensetzung der Bakterien, andererseits bewirken die Bakterien die Reifung des Immunsystems. So ist von *Bacteroides fragilis* bekannt, dass es in 70 bis 80 Prozent der Menschen vorhanden ist und das antiinflammatorische Potential des Immunsystems steuert. Keimfrei aufgezogene Tiere entwickeln ohne ersichtlichen Grund jede Menge entzündliche Erkrankungen, und dies trotz eines voll präsenten Immunsystems. Nach Zufuhr von *Bacteroides fragilis* kam alles wieder ins Gleichgewicht.

Dies ist insofern von Bedeutung, als genau dieses Bakterium immer mehr aus unserem Darm verschwindet.

Eine besondere Aufgabe des Immunsystems besteht darin, den Bakterien den Übergang vom Darm ins Blut zu versperren. Dies besorgt ein bestimmter Typ von Lymphozyten in der Darmschleimhaut. Sie produzieren Lektine – Abwehrstoffe, die Bakterien abtöten. Eine Störung dieser Schutzfunktion könnte eine Ursache der entzündlichen Darmerkrankungen Morbus Crohn und Colitis ulzerosa sein.

Autoimmunerkrankungen treten in den letzten Jahren bis zu achtmal häufiger auf als früher. Es gibt Hinweise darauf, dass die Zunahme von Autoimmunerkrankungen etwas mit dem Aussterben bestimmter Bakterienarten in unserer Darmflora zu tun hat.

Der vordere Dünndarmbereich braucht basisches, der Dickdarm saures Milieu, damit Bakterien gedeihen. Deshalb ist eine gewisse Vorsicht bei alkalischen Tabletten geboten. Zu viele hochalkalische Basenpulver (Natron, Kalziumkarbonat, Natriumhydrogenkarbonat) zerstören die gesunde Darmflora, indem sie den Dickdarm alkalisieren. Während das Gewebe bei unserer heutigen Lebensweise häufig zu sauer ist, ist das Darmmilieu nicht sauer genug, pH 6-6,5 ist für probiotische Bifidobakterien und Laktobazillen lebenswichtig. Im basischen Darmmilieu verbreiten sich Fäulnisbakterien wie Clostridien und pathogene Pilze wie Candida. Dabei bilden sich zusätzlich giftige Fuselalkohole.

Viele Menschen haben durch den ständigen Einsatz von Antibiotika oder eine Vollnarkose oder auch durch hohen Zuckerkonsum eine ungesunde Darmflora. Dadurch stirbt unter anderen der Stamm Laktobacillus, der für unsere Gesundheit besonders wichtig ist.

Krankmachende Darmbewohner sind Klebsellia, Proteus, Pseudomonas, Sarcina und Citrobakter. Alle produzieren Endotoxine wie Ammoniak, Skatol, Amine, Indol, Phenol, Fuselalkohol und Schwefelwasserstoffverbindungen.

Die Anreicherung von Ammoniak ist ein ernstes Problem: Ammoniak blockiert den Citratzyklus in den Mitochondrien mit der Folge, dass die Energiegewinnung und der Säureabbau gestört sind. Wir hatten dieses Problem im vorherigen Kapitel bereits ausführlich angesprochen.

Die Bakterien, die unverdauliche Pflanzenfasern im Darm fermentieren, fehlen ebenfalls, wenn wir uns vorrangig von Fertiggerichten und Fastfood ernähren, denn damit nehmen wir nur noch maximal ein Zehntel der Ballaststoffe auf, die unsere Jäger- und Sammlervorfahren noch bekamen. Tierversuche zeigen, dass Bakterien, die in Folge einer ballaststoffarmen Ernährung verschwunden waren, selbst nach einer wochenlangen Kur mit faserreicher Ernährung nicht mehr auftauchen.

Diese verarmte Darmflora kann offensichtlich von der Mutter an die Kinder und weitere Generationen übertragen werden. Durch die Schwangerschaft und die Geburt kommt eine Art Prägung zustande. Ein ungesundes Leben der Vorfahren hat ihre Darmflora entsprechend geprägt, und diese Information wurde an Kinder und Kindeskinder weitergegeben. Wenn die Nachkommen mit der bereits ausgedünnten Darmflora ebenfalls vornehmlich faserarme Nahrung zu sich nehmen, können im Laufe der Zeit ganze Bakterienarten aussterben.[1]

Selbst Probiotika und Präbiotika können nicht immer bei der Wiederherstellung einer gesunden Darmbakterienflora helfen.[2]

Dennoch gibt es einen Ausweg. Eine artenreiche gesunde Darmflora kann mit Hilfe einer Fäkalienübertragung neu angesiedelt werden. Die Anwender dieser Methode sind begeistert von den Erfolgen.

Darmbakterien sind auch für unsere Stimmung mitverantwortlich. In Tierversuchen konnte das Bakterium *Lactobacillus rhamnosus* die Wirkung eines Antidepressivums hervorrufen. Die damit behandelten Tiere waren leistungsfähiger und mutiger. Wurden aus der Darmflora bestimmte Bakterien entfernt, entwickelten die

Tiere ein Verhalten, das an Autismus erinnerte. Französische Wissenschaftler machten 2010 den Test mit Menschen. Versuchspersonen, die 30 Tage lang bestimmte Milchsäurebakterien zu sich nahmen, waren weniger depressiv und ängstlich als die Vergleichsgruppe. 2012 fanden Forscher der University of California in Los Angeles heraus, dass regelmäßiger Konsum probiotischer Joghurts bei gesunden Frauen Veränderungen in den Teilen des Gehirns bewirkte, in denen Gefühle entstehen (Hippocampus). In weiteren Versuchen wurde deutlich, dass die Probiotika GABA-Rezeptoren verändern. GABA als Kürzel für Gammaaminobuttersäure ist ein Neurotransmitter für Ausgeglichenheit und Angstlösung. Andere Tests mit Babys zeigten, dass die Bakterienflora an der Entwicklung des Gehirns beteiligt ist.

Fatal ist die dramatische Zunahme der Kaiserschnittgeburten, die in den USA wie in Deutschland etwa 30 Prozent aller Geburten ausmachen. Wichtige bakterielle Kommensalen werden so nicht mehr über den natürlichen Geburtskanal weitergegeben, etwa wichtige Laktobakterien der Vagina, die dem Säugling helfen, die Muttermilch zu verdauen. Eine Untersuchung zeigt auch, dass per Kaiserschnitt geborene Kinder später schneller übergewichtig werden.

Extrakt aus dem Zuchtchampignon Agaricus bisporus

Dieser Extrakt bewirkt bei 80 Prozent der Versuchspersonen innerhalb von 30 Tagen eine deutliche Verbesserung der Bedingungen im Darm.

- Er erhöht die guten Bifidobakterien um 150 Prozent und reduziert die schlechten Clostridia um 50 Prozent.
- Er reinigt das Blut, indem es seinen Ammoniakgehalt innerhalb von 30 Tagen um die Hälfte reduziert.
- Er fördert die Aktivität der natürlichen Killerzellen, indem er die im Darm produzierten giftigen Verbindungen neutralisiert.

- Er reduziert die Proliferation von *Helicobacter pylori*.
- Er stoppt das Fortschreiten der Niereninsuffizienz, normalisiert die Kreatininwerte, reduziert die Harnsäurewerte und lindert die mit Gicht einhergehenden Schmerzen.
- Er senkt die Produktion von Leukotrienen (allergieauslösende Botenstoffe, die in Asthma- und Heuschnupfenkrisen impliziert sind).

Stärkung der Immunabwehr durch milchsaure Vergärungsprodukte

Es ist seit langem bekannt, dass fermentierte Getränke einen positiven Einfluss auf die Gesundheit haben. Die Wirksamkeit dieser Getränke ist vor allem auf ihre Fermentation mittels Milchsäurebakterien zurückzuführen. Diese Mikroorganismen, die auch im Darm vorkommen, spielen eine wichtige Rolle für unsere Gesundheit.

Die bekanntesten probiotischen Milchsäurekulturen, die sich durch Fermentation bilden, sind Laktobazillen und Bifidobakterien. Sie vermehren sich mit rasanter Geschwindigkeit, indem sie Kohlenhydrate aus Pflanzen oder einer Nährlösung abbauen und dabei vor allem rechtsdrehende Milchsäure bilden (L (+) Milchsäure).

Ein kleiner Exkurs zu Milchsäureeffekten:

Es gibt zwei Arten von Milchsäure: D (-)-Milchsäure wobei eine rechtständige OH-Gruppe einfallendes Licht nach links dreht (-) und L(+)-Milchsäure, wo das Licht nach rechts gedreht wird (+). Rechtsdrehende L(+)-Milchsäure ist die natürlich metabolisierte Form, die auch an der Zellregeneration beteiligt ist. Nur diese L(+)-Milchsäure fördert die Mitochondrientätigkeit bis zum 3,5 fachen gegenüber dem normalen Durchschnitt ohne Milchsäureneinfluss.[3]

Rechtsdrehende L(+)-Milchsäure hemmt die Tumor (Ascites)-Atmung um mehr als 50 Prozent und verhindert die Tumorvermehrung zwischen 24 und 28 Prozent.

Die linksdrehende Milchsäure D(-) stört dagegen den normalen

Metabolismus. Sie kann bei zu hoher Anhäufung zur Intoxikation mit neurologischen Symptomen und vor allem bei Kindern zu Verhaltensstörungen führen.

In Tumoren finden sich beide Formen der Milchsäure. Die linksdrehende Milchsäure D (-) wird durch einen besonderen Methylglyoxal-Weg (reduzierte Form der Brenztraubensäure) in Tumorstammzellen erzeugt. Diese Tumorzellen können sogar Milchsäure mit Hilfe von Proteinen (Glutaminolyse) bilden, wobei Ammoniak freigesetzt wird.

Tumorzellen mit diesen Reaktionen und gleichzeitiger Sauerstoffarmut verlieren das p53-Gen und damit das Apoptosesignal zur Vernichtung.[4] Tumorzellen können wieder abgetötet werden, wenn man den Milchsäurezyklus unterbricht, da sie auf Glukose angewiesen sind.

Streptococcus und Bifidobacterium erzeugen rechtsdrehende L(+)-Milchsäure, *Lactobacillus acidophilus* erzeugt beide Formen von Milchsäure und *Lactobacillus bulgaricus* bevorzugt die Produktion von linksdrehender D(-)-Milchsäure.

Probiotika mit wirksamen Mikroorganismen können die Darmflora wieder ins richtige Milieu bringen und Fäulnisbakterien, Pilze und Krankheitserreger auf natürliche Weise verdrängen. Wo keine schadhaften Bakterien sind, werden auch keine Gifte produziert.

Milchsaure Vergärungsprodukte aus Pflanzen sind durch die entsprechenden Zellwandkomponenten der entstehenden Bakterien in der Lage, die körpereigenen Abwehrkräfte zu steigern. Diese Zellwände enthalten Peptidoglycan, Teichonsäuren und Lipoteichonsäuren.

Der natürlich erworbene Immunstatus sorgt dafür, dass weniger entzündliche Reaktionen stattfinden können (Elstner, 2008).

Pathogene Bakterien und das Immunsystem

Wir waren uns immer sicher, dass nur die »guten« Bakterien hilfreich sein können. Neue Forschungen zeigen aber, dass alles in der Natur seinen Sinn hat, auch die Infektion mit Pathogenen.

Seit 150 Jahren ist bekannt, dass eine bakterielle Infektion bei Krebspatienten eine positive Wirkung zeigt. Man wusste bisher nur nicht, warum das funktioniert und wagte sich nicht an eine spezielle Bakterientherapie.

Salmonellen, die ja selber schwere Krankheitssymptome auslösen, entwickeln auch eine ausgeprägte Antitumoraktivität. Allerdings ist das offensichtlich nur eine Starthilfe. Die Infektion setzt den Botenstoff TNF-alpha frei, der im Tumor Blutgefäße zerstört. Daraufhin sterben Tumorzellen teilweise ab. Außerdem werden zusätzliche T-Zellen aktiviert, die den Rest des Tumors angreifen und auflösen. Danach kommt es zu einer Art Immunität gegen die Tumorzellen. Metastasen werden direkt angegriffen und beseitigt.[5]

Vitamin K_2

Mit dem Begriff Vitamin K werden verschiedene Substanzen bezeichnet. Manchmal spricht man auch von den K-Vitaminen, wobei das K für »Koagulation« (Blutgerinnung) steht. Wir müssen zwei natürliche K-Vitamine unterscheiden, die verschiedene Ziele haben.

1. Phyllochinon oder Phytomenadion (Vitamin K_1): Es wird von Pflanzen wie grünem Blattgemüse (Rosenkohl, Grünkohl, Kohlrabi, Brokkoli, Petersilie, Spinat, grüner Salat) synthetisiert. Es ist fettlöslich und wärmestabil, aber empfindlich gegenüber Licht und einer alkalischen Umgebung.

2. Menachinon (Vitamin K_2) wird von Bakterien des Darmtraktes synthetisiert, aber mehrheitlich ausgeschieden, statt in Gefäßen, Knochen und verschiedenen Geweben verteilt zu werden.[6]

Ob die aus dem Darm ins Blut resorbierte Menge ausreicht, wird bezweifelt, zumal die Darmflora vieler Menschen stark durch ungesunde Ernährung, Antibiotika und eine allzu sterile Umgebung gestört ist. Entsprechend häufig ergeben Untersuchungen, besonders älterer Menschen einen Mangel an Vitamin K_2.[7]

Woher bekommen wir es dann?

Der Mensch ist von der Zufuhr über Nahrungsmittel abhängig. Es gibt aber eindeutige Anzeichen dafür, dass die westliche Bevölkerung nicht genügend K_2-Vitamine zu sich nimmt.

Vitamin K_2 ist in geringen Mengen in den Innereien von Tieren enthalten, in Butter und Eigelb sowie in fermentierten Produkten wie bestimmten Käsesorten. Zugeführtes Vitamin K_2 hat eine außergewöhnlich hohe Bioverfügbarkeit und wird vom Körper optimal aufgenommen. Die beste Quelle für natürliches Vitamin K_2 ist das aus fermentierten Sojabohnen hergestellte japanische Nahrungsmittel Natto. Es enthält sehr viel natürliches K_2 in Form des langkettigen Menachinon-7 (MK-7). Natto wird in Japan seit Generationen oft täglich und bereits zum Frühstück mit Reis gegessen. Leider mindern der intensive Geruch und der gewöhnungsbedürftige Geschmack von Natto seine Attraktivität für die westliche Welt.

DER GEHALT AN K-VITAMINEN IN UNTERSCHIEDLICHEN LEBENSMITTELN

Lebensmittel	**Gehalt K_1 µg/100g**	**Gehalt K_2 µg/100g**
Natto	35	998 (MK7)
Gänseleber	11	365 (MK4)
Hartkäse	10	77 (MK4 bis MK10)
Weichkäse	3	57 (MK4 bis MK10)
Eigelb	1	31 (MK4)
Butter	15	15 (MK4)
Hühnerfleisch	–	9 (MK4)
Schweinefleisch	0,2	1,6 (MK8, MK7)

Was bewirkt Vitamin K_2?

Es gibt außer Vitamin K_2 keine Substanz, die das Matrix-GLA-Protein (MGP) aktiviert, das für die Regulierung von Kalzium in den Arterienwänden zuständig ist. GLA ist die Abkürzung für Gamma-Carboxylglutaminsäure. Bisher wurden 15 dieser Proteinarten gefunden. Ohne aktivierte GLA-Proteine wandert Kalzium unkontrolliert aus den Knochen in die Arterien und andere weiche Gewebe, was einer Verkalkung entspricht. Das bekannteste GLA-Protein heißt Osteocalcin. Es benötigt Vitamin K_2, um Kalzium in die Knochen einlagern zu können. Vitamin D_3 bewirkt zwar die Bildung von Osteocalcin durch Osteoblasten, aber nur Vitamin K_2 kann Osteocalcin für seine Aufgaben aktivieren. Bei einem Mangel an K_2 kann Osteocalcin Kalzium nicht regulieren, wodurch sich der Kalziumgehalt in den Zähnen und Knochen vermindert und diese porös werden. Gleichzeitig lagert sich Kalzium in den Arterien ein, und es kommt zu atherosklerotischen Plaques. In Studien hat sich gezeigt, dass Vitamin K_2 diesen Vorgang umkehren kann. Das erklärt auch, warum Patienten, die Blutgerinnungshemmer (etwa Cumarine) einnehmen, welche die Wirkung von Vitamin K insgesamt hemmen, unter beschleunigter Arteriosklerose leiden.

Die klinisch kontrollierte Rotterdam Herzstudie von 2004 wurde über einen Zeitraum von zehn Jahren mit 4807 Frauen und Männern über 55 durchgeführt und ergab, dass das Risiko der Probanden, an einer Herz-Kreislauf-Erkrankung zu sterben, um 50 Prozent geringer war, wenn sie mehr als 32 µg Vitamin K_2 pro Tag zu sich nahmen. Dies war nach Einnahme von viel Vitamin K_1 nicht der Fall.

Ein Mangel an Vitamin K_2 wird mit einem erhöhten Risiko für Osteoporose und Erkrankungen der Herzkranzgefäße in Zusammenhang gebracht. Es hat sich gezeigt, dass Vitamin K_2 den Abbau der Knochendichte bremsen kann.

Seit 1984 ist Stand des Wissens, dass Patienten mit osteoporosebedingten Frakturen 70 Prozent weniger Vitamin K im Serum aufweisen als eine Vergleichsgruppe gleichen Alters. Laut einer japanischen Studie, die ein Jahr lang mit Frauen über 65 und Parkinson durchgeführt wurde, haben Vitamin-K_2-Gaben (45 µg täglich) die Anzahl der Beckenfrakturen im Vergleich zur Placebogruppe deutlich reduziert. Sieben Doppelblindstudien, in denen Erwachsenen Vitamin K_2 als Nahrungsergänzung verabreicht wurde, haben ergeben, dass das Risiko von Wirbelbrüchen um 60 Prozent, von Beckenfrakturen um 77 Prozent und von allen Frakturen, die nicht den Wirbelapparat betreffen, um erstaunliche 81 Prozent gesenkt werden konnte.

Weil sich Vitamin K_2 im Gehirn ansammelt, wird vermutet, dass es dort eine besondere Schutzfunktion hat.

Erstaunlich sind auch die am 27. April 2010 in der Online-Ausgabe der Zeitschrift *Diabetes Care* veröffentlichten Ergebnisse einer weiteren Studie. Die Probanden nahmen durchschnittlich 200 µg Vitamin K_1 und 31 µg Vitamin K_2 pro Tag auf. Über einen Beobachtungszeitraum von 10,3 Jahren wurden 918 Fälle von Typ-2-Diabetes diagnostiziert. Die nähere Analyse der Daten zeigte, dass Männer und Frauen, die zu jenen 25 Prozent mit der höchsten Vitamin-K-Aufnahme gehörten, ein 19 Prozent geringeres Risiko hatten, an Diabetes zu erkranken, verglichen mit jenen, deren Vitamin K-Aufnahme im unteren Viertel lag. Für jede Erhöhung der Vitamin-K_2-Zufuhr um 10 µg wurde eine siebenprozentige Reduktion des Diabetesrisikos festgestellt.

Eine Steigerung der Vitamin-K_2-Zufuhr verbesserte auch die Blutfettwerte und reduzierte den Entzündungsindikator C-reaktives Protein. Damit ist Vitamin K_2 auch ein präventives Agens gegen die chronischen Entzündungen, die als Verursacher von Krebs, Fettleibigkeit und kardiovaskulären Erkrankungen in Frage kommen. Es hemmt die proinflammatorischen Botenstoffe, die von den Monozyten produziert werden, und schränkt dadurch sogar das Krebsrisiko ein. Das zeigte sich in einer spanischen Studie, die mit mehr als 7000 Teilnehmern über einen Zeitraum von 4,8 Jahren durchgeführt wurde. Die Personen, die mehr Vitamin K (Phyllochinon und Menachinon) zu sich nahmen als vorher, hatten ein niedrigeres Krebsrisiko, als diejenigen, die ihren Konsum verringert oder nicht verändert hatten.

Wie eine Arbeitsgruppe der Universität Maastricht festgestellt hat, leiden auch viele »gesunde« Menschen unter einem Vitamin-K-Mangel. Personen, die älter als 40 sind, sollten 90 µg/ Tag Vitamin K_2 (MK-7) zu sich nehmen (entspricht ca. 10 g Natto), zur besseren Assimilation zusammen mit einer fetthaltigen Mahlzeit. Neue Studien zeigen, dass die tägliche Einnahme von 45 µg Vitamin K_2 die Wirkung blutverdünnender Medikamente nicht beeinträchtigt und auch kein Risiko für die Bildung von Blutgerinnseln darstellt.

Die Halbwertszeit von Vitamin K_2 beträgt drei Tage, was bedeutet, dass alle Gewebe mit Vitamin K_2 versorgt werden.

FAZIT: Bakterien können für den Menschen in vielen Fällen sehr nützliche Helfer sein. Sie helfen beim Aufschluss von Nährstoffen, neutralisieren mit der Nahrung aufgenommene Toxine, bekämpfen Krankheitserreger, liefern Vitamine, erzeugen und steuern Hormone. Man kann dieses umfangreiche Mikrobiom als ein eigenständiges Organ auffassen. Wichtig ist die richtige Zusammensetzung der Bakterienarten, die von den Nahrungsinhalten und vom Stoffwechsel abhängt. Auch die Effektivität des Immunsystems ist direkt an eine adäquate Bioflora gebunden. Vitamin K_2, das ebenfalls von körpereigenen Bakterien gebildet wird, ist ein wichtiger Faktor der Antiarteriosklerose und der Prävention von Verkalkungen.

18. Regulation der Langlebigkeitsfaktoren

Hauptthema dieses Buches ist die Regeneration, insbesondere die bionische Regeneration, die bei uns die Alterung aufhalten soll. Immer wieder haben wir auf die Stimulierung der Gene durch Phytonutrienten hingewiesen, die in uns Stoffe aufbauen, die der Regeneration helfen. Diese Stoffe, die von Genen erzeugt werden, sind natürlich Proteine. Und Proteine bestehen aus Aminosäuren. Die notwendigen Aminosäuren als Bausteine der Proteine müssen zum Teil durch die Nahrung in unseren Körper gelangen. Quintessenz daraus: Die Anti-Aging-Mittel, die heute kommerziell angeboten werden, nutzen überhaupt nichts, wenn wir nicht vorher für die notwendige Ausstattung mit Aminosäuren sorgen, um Regeneration und genetische Aktivierung umzusetzen.

Auch das Immunsystem ist auf die Proteine angewiesen, etwa bei der Bildung von Antikörpern. Es gibt sogar für das Abschalten des Immunsystems einen Hauptregulator, das Stresshormon Cortisol, das über die Hemmung der Proteinsynthese entzündungshemmend wirkt, denn auch Entzündungen werden von Proteinen getragen. Umgekehrt kann das Immunsystem durch diverse Stoffe angeregt werden, auch durch Phytonutrienten, aber die brauchen, damit sie ihre Wirkung im Organismus entfalten können, wiederum ausreichend Proteine.

Verlust der Proteostase

Proteostase ist der Fachausdruck für die biologischen Prozesse, die zusammenwirken, um die Proteine in Raum und Zeit zu kontrollieren. Für diese Kontrolle braucht es aber selbst Proteine.

Die Bezeichnung Protein für Eiweiß geht auf Jöns Jakob Berzelius zurück, der sie 1838 von dem griechischen Wort *proteios* (grundlegend, vorrangig) abgeleitet hat. Damit hat er die Bedeutung von Eiweiß für den menschlichen Körper richtig erkannt und benannt. Der Bedarf an Eiweiß, das wir über die Nahrung aufnehmen, steht an erster Stelle vor den Kohlenhydraten und vor den Fetten. Etwa die Hälfte unserer Körpermasse, die nicht Wasser ist, besteht aus Proteinen. Sie sind also neben Wasser der wichtigste Baustein des Körpers. Proteine werden ununterbrochen umgebaut, abgebaut und erneuert. Alle verwendeten, abgenutzten und schließlich abgebauten Eiweiße müssen immerfort ersetzt werden.

Bausteine von Proteinen, die Aminosäuren, sind entsprechend an nahezu allen wichtigen Aufgaben des menschlichen Organismus beteiligt, besonders an der Zellerneuerung von Knochen, Knorpel, Haaren und Nägeln, Sehnen und Bändern. Proteine sind tätig als Gerüsteiweiße unserer Haut (Kollagen, Elastin, Keratin), als Struktureiweiße unserer Muskeln (Aktin, Myosin), als Transportproteine unseres Blutes (Hämoglobin, Albumine u. a. Plasmaproteine), als Gerinnungsfaktoren (Fibrin und Fibrinogen), als Antikörper, Immunglobuline, Peptid- und Proteohormone (Gastrin, Histamin u. v. m). Auch das gesamte Glutathionsystem als Elektronenspeicher ist ein Proteinsystem. Wir kennen zusätzlich Regulatorproteine (Rezeptoren, Bindeproteine, Kanalproteine, G-Proteine, Enzyme). Diese Regulatorproteine können durch die Magnesium-abhängige Phosphatase (Phosphorylierung) an- und abgeschaltet werden, je nachdem, ob sie momentan gebraucht werden oder nicht.

Rund 200 000 Ribosomen als Proteinproduktionsstätten sind in jeder unserer Körperzelle tätig, um zigtausende Proteine aufzubauen. Dafür werden pro Sekunde etwa 15 Aminosäuren zusammengeknüpft. In durchschnittlich zwei Minuten ist ein Protein fertig fabriziert. Bei 200 000 Ribosomen sind das pro Minute 100 000 Proteine pro Zelle. 75 Prozent der gesamten Körperenergie wird so in die Proteinsynthese investiert. Diese Zellenergie muss aber auch vorhanden sein, was im Kapitel »Das Energiekonzept« diskutiert wurde.

Nahezu alle Vitalsubstanzen, die unser Körper benötigt, werden aus verschiedenen Aminosäuren zu Peptiden oder Proteinen umgebaut.

- Prolin, Glycin, Cystein bauen das Bindegewebe auf.
- Leucin, Isoleucin, Valin sind für die Muskeln unentbehrlich.
- Methionin, Phenylalanin, Tryptophan sind die Grundstoffe für die Psyche (Seele).

Der körpereigene Aminosäurepool ist auf maximal zwei bis drei Stunden ausgelegt, sodass der Körper täglich mehrmals Nachschub in Form von eiweißhaltiger Nahrung benötigt. Wir geraten leicht in einen Eiweißmangel. Ab dem 20. Lebensjahr wird zunehmend weniger Eiweiß gebildet und verwertet. Weniger Aufbau einerseits und gleichzeitig Mehrbedarf sind heute für viele Menschen üblich geworden. Psychischer Stress, Erkrankungen, Infektionen, Verletzungen erhöhen stark den Bedarf an allen Aminosäuren. Bei den meisten Menschen sind die Cortisolspiegel, die eine Eiweißbildung blockieren, viel zu hoch. Der beste Weg, Cortisol zu reduzieren, besteht in der Reduktion von Stress durch tägliche Meditation und Schlafhygiene.

Mit dem Eiweiß schwinden auch die Vitaminvorräte, denn sie brauchen Eiweißvehikel. Für Vitamin B_6 hat dies besondere Konsequenzen. Da Vitamin B_6 beim Zusammenbau der Aminosäuren zu fertigen Proteinen eine entscheidende Hilfestellung gibt, kann der Eiweißstoffwechsel bei Vitamin-B_6-Mangel vorübergehend ganz zusammenbrechen. Wenn Eiweißträger fehlen, kommt es auch zu einem Mangel an Spurenelementen. Zwangsläufig einsetzende Befindlichkeitsstörungen wie Stresssymptome bedingen gleichzeitig einen Mehrbedarf an Eiweiß für Heilungsprozesse. Alle Immunkörper bestehen aus Eiweiß, und weil es bei anhaltendem Stress an Eiweiß mangelt, wird das Immunsystem immer schwächer. Auch die Fettaufnahme durch die Darmwand ist reduziert und damit die Verfügbarkeit von Vitamin E und Vitamin A. Vitamin D_3, Cholecalziferol und Vitamin K werden Mangelware. Diverse Krankheiten drohen.

Jeder Stoffwechselvorgang in unserem Körper hat ein für ihn zuständiges Gen und spezifisch stoffwechselbezogene Enzyme. Enzyme sind Eiweiße und werden auf Anordnung der Gene hergestellt, wie alle Eiweiße. Sie reagieren pro Sekunde zwischen 1000- und 10 000-mal.

Unser Körper braucht mehr als 50 000, möglicherweise sogar mehr als 120 000 verschiedene Enzyme; bisher sind nur einige Tausend klassifiziert. Täglich produziert der Organismus zwischen 80 000 und 120 000 unterschiedliche Enzymverbindungen, indem er verschiedene Aminosäuremoleküle aneinanderreiht und zu Molekülketten im Körpereiweiß umbaut. Zusatzmoleküleinheiten wie Apoenzym und Coenzym – die auf Bausteine aus der Nahrung angewiesen sind – ergeben eine wirksame Einheit, das Holoenzym. Die Bausteine für die Coenzyme sind Vitamine, Spurenelemente und Minerale. Coenzyme werden umgesetzt und müssen ständig neu generiert werden.

Ohne die verschiedenen Bausteine, also Aminosäure, Vitamin und Mineralstoff aus der Nahrung, funktioniert das Enzym nicht. Und wenn *ein* Enzym nicht funktioniert, funktionieren alle anderen innerhalb einer Funktionskaskade auch nicht. Der gesamte Enzymhaushalt ganz unterschiedlicher Zellen bricht nach einiger Zeit zusammen. Eine Störung, die sich zu einer Erkrankung entwickeln kann, ist unvermeidlich.

In jeder Minute sterben Millionen Körperzellen, werden mit Hilfe von Enzymen zerlegt und abtransportiert. Ebenso viele werden in jeder Minute neu produziert. Und alle Enzyme scheinen von der Aktivität aller anderen Enzyme zu »wissen«.

Symptome eines Enzymmangels

- brüchige Nägel
- depressive Verstimmung
- Haarausfall
- Konzentrationsmangel
- Kreislaufstörungen
- Lustlosigkeit

- Menstruationsstörungen
- Müdigkeit
- Nachtblindheit
- vegetative Störungen
- verzögerte Wundheilung
- Fettansatz
- Dehydration

Wir haben es bereits erwähnt: Mit zunehmendem Alter oder in Stress- und Krankheitsphasen sinkt die Aufnahmefähigkeit des Körpers, während der Bedarf an Aminosäuren zur Bewältigung von Krankheiten und zur Regeneration sogar ansteigen kann, bis er etwa dem eines Leistungssportlers entspricht.

Menschen mittleren Alters oder ältere Personen befinden sich in einer Phase verstärkter Abbauprozesse. Sinken beispielsweise die Ribosomen in einer Herzmuskelzelle, kann es zu Rhythmusstörungen kommen. Werden nun Stärkungsmittel für das Herz gegeben, weil ein Stärkungsmittel im Alter naheliegt, kann dies durchaus kontraindiziert sein, da das Herz mit weniger Proteinen zu noch größerer Mehrarbeit angeregt wird.

Ein weiterer Gesichtspunkt: Die Produktion von Magensäure verringert sich bei Personen mittleren Alters um etwa die Hälfte, was bedeutet, dass entsprechend weniger Pepsin für die erste Stufe der Proteinverdauung zur Verfügung steht. Abhilfe schafft hier Zitrone, die zu jeder eiweißreichen Mahlzeit, etwa zu Fisch eine Selbstverständlichkeit sein sollte.

Aber mit der Magenverdauung von Eiweiß haben wir noch keine Aminosäuren. Jedes Protein aus der Nahrung muss im Verdauungstrakt mit Hilfe des Enzyms Trypsin aus der Bauchspeicheldrüse aufgespaltet werden, damit seine Aminosäuren freigesetzt werden und ins Blut gelangen können. Ältere Menschen bilden oft zu wenig Trypsin. Die Verdauungsenzyme für Eiweiß, Pepsin und Trypsin brauchen für ihre Tätigkeit einen ganz bestimmten pH-Wert. Eine unvollständige Aufspaltung von Nahrungsproteinen hat auch etwas mit einer Übersäuerung im ersten Abschnitt des

Dünndarms zu tun, einer häufig übersehenen Ursache für Proteinmangel. Je saurer das Milieu im Zwölffingerdarm und oberen Dünndarm, desto schlechter ist die Eiweißendverdauung durch Trypsin.

Das gilt übrigens nicht nur für die Eiweißverdauung, sondern auch für die Kohlenhydrat- und Fettverdauung, denn nicht nur Trypsin, sondern auch alle anderen Pankreasenzyme und die Galle brauchen eine basische Reaktion, um ihre optimale Wirkung entfalten zu können. Aber schon bei jungen Menschen stimmt der pH-Wert des Milieus im Zwölffingerdarm und im vorderen Dünndarm oft nicht mehr. Das Milieu ist durch falsche Nahrung übersäuert. Wenn die Verdauungsenzyme für Eiweiß aber durch Mangel oder falsches Milieu nicht vollständig tätig sein können, werden Eiweiße nur bis zur Peptonstufe und nicht bis zu den Aminosäuren zerlegt. Ein Peptoneiweiß ist ohne Nutzen und wird durch Fäulnisbakterien im Restdarm weiter abgebaut. Passiert dies häufig, vermehren sich die Bakterien übermäßig, und es kommt zu massiven Verdauungs- und Verwertungsstörungen auch für andere Nährstoffe. Im Dickdarm ist die Darmflora dann ebenfalls verändert, und die Fehlbesiedlung führt zu starken Gärungsprozessen.

Ungenügende Eiweißverdauung bedeutet Aminosäurenmangel und einen verheerenden Mangel an Spurenelementen. Warum? Stehen im Blut zu wenig Aminosäuren zur Verfügung, warten nach jeder Mahlzeit Billiarden lebensnotwendiger Spurenelemente, etwa Eisen, Kupfer, Zink und Mangan, vergebens auf erforderliche Vehikel im Blut, und die Zellen erhalten nicht das, was sie dringend brauchen. Die Folgen machen sich als Befindlichkeitsstörungen bemerkbar. Der betreffende Mensch ist müde, unkonzentriert, bedrückt, abgespannt und bekommt nachts keinen erholsamen Schlaf.

Eine nicht ausreichende Proteinzufuhr führt entweder dazu, dass Zellen absterben und nicht mehr erneuert werden, oder dazu, dass Muskelmasse und Stützgewebe abgebaut werden, damit die erforderlichen Reparaturleistungen und andere lebenswichtige Funktionen im Körper aufrechterhalten werden können. Wir altern und erschlaffen dann, was an der Haut und den Haaren und sogar an der Körperhaltung deutlich sichtbar wird.

Wenn es an Aminosäuren fehlt, kann aus Entspannung Stress werden. Nehmen wir als Beispiel die Substanz P. Das P steht für *Pain* (Schmerz). Wir haben es also mit einem Protein zu tun, das uns den Schmerz vermittelt. Aber diese Substanz kann noch viel mehr, je nachdem, welche Aminosäuren zur Verfügung stehen. Substanz P ist in folgender Aminosäurenreihenfolge aufgebaut:

Arginin-Prolin-Lysin-Prolin-Glutaminsäure-Glutaminsäure-Phenylalanin-Glycin-Leucin-Methionin-NH_3.

In dieser Reihe sehen Sie einen Doppelbindestrich zwischen Prolin und Glutaminsäure. Die Aminosäurenreihe vor dem Doppelbindestrich reduziert Stress, die nach dem Doppelbindestrich induziert Stress. Beides gilt jeweils für die ganze Reihe im Verbund. Fehlt nun beispielsweise die halbessentielle Aminosäure Arginin, wird die Substanz P zu einem Stressor, weil der erste Teil des Proteins, der Stress reduzierend wirkt, nicht vollständig ist. Die Arginin-Verfügbarkeit ist durch die Enzymaktivität von Arginase bestimmt, die Arginin zu Ornithin abbaut. Die essentielle Aminosäure Lysin hemmt das Enzym Arginase und erhöht damit den Argininspiegel. Haben wir einen Mangel an Lysin, kommt es also indirekt zu Stress. Das ist gleichzeitig ein Beispiel dafür, dass sich die Aminosäuren im Organismus gegenseitig unterstützen. Alanin, Prolin und Glutaminsäure sind günstig für die Resorption aller Aminosäuren.

Die mangelnde Versorgung mit Proteinen respektive den acht essentiellen Aminosäuren gefährdet unsere Gesundheit und führt zu folgenden Beeinträchtigungen:

- Das allgemeine Wohlbefinden ist gestört.
- Durch den Mangel an Neurotransmittern ist die Stimmungslage schlecht.
- Die Regeneration der Organ- und Gewebezellen einschließlich der Herz-, Knochen- und Knorpelzellen ist mangelhaft.
- Die Beweglichkeit einschließlich der Gelenkfunktionen ist eingeschränkt.
- Das Wachstum fällt gering aus.

- Die Elastizität der Haut und der Blutgefäße ist reduziert.
- Die Enzym- und Hormonproduktion lässt nach.
- Die Immunfunktion einschließlich der Bildung von Antikörpern ist ungenügend.
- Das pH-Gleichgewicht wird zunehmend schlechter.
- Die Produktion roter Blutkörperchen (Erythrozyten) ist gehemmt.

Mögliche Ursachen für einzelne Aminosäuredefizite

- Verminderte Aufnahme durch mangelnde Enzymtätigkeit, durch Übersäuerung oder auch bei einseitiger vegetarischer oder veganer Ernährung.
- Verluste bei der Verarbeitung von Lebensmitteln
- Verminderte körpereigene Synthese durch Erkrankungen (chronische Leber- und Niereninsuffizienz)
- Mangel an Mikronährstoffen, die für die Synthese von Aminosäuren und für Enzymaktivitäten erforderlich sind (beispielsweise Eisen und Vitamin C)
- Erhöhter Verbrauch durch katabole Stoffwechsellage (zu viel Cortisol); toxische Belastungen, oxidativer Stress
- Erhöhte Ausscheidung aufgrund von Umweltbelastungen und Erkrankungen

Fasten, aber nicht hungern

Menschen, die eine Diät machen, weil sie ihr Gewicht reduzieren möchten, müssen zu jeder Zeit ausreichend mit Proteinen versorgt werden. Ist dies nicht der Fall, kommt es zu einer Mangelsituation im Körper. Dies führt zu einem Verlust von magerem Körpergewebe und damit natürlich auch zu einer eventuell gewünschten Gewichtsreduzierung – mit fatalen Folgen. An Stelle von Fett verstoffwechselt der Körper sein eigenes Zellgewebe, um sich über die Zuckerneubildung (Gluconeogenese) mit Zucker zu versorgen. Aus Aminosäuren wird Zucker. Zucker ist für Nerven und Gehirn die bevorzugte Energiequelle. Nun fehlt es aber an notwendigen Aminosäuren.

Damit beginnt ein Teufelskreis. Die Erhaltung unserer mageren Körpersubstanz, nämlich der Muskeln, verbraucht viel Energie. Wenn wir diese Magermasse aufzehren, sinkt unser Grundumsatz. Wird am Ende einer Diät wieder zu normalen Essgewohnheiten übergegangen, fallen zu viele Kalorien an, da sie in der geschrumpften Muskulatur nicht mehr verbraucht werden. Diese überschüssigen Kalorien werden in Fett gespeichert und im Fettgewebe eingelagert. Dieses Phänomen kennen wir als den berüchtigten Jojo-Effekt.

Eine Nulldiät über mehr als zwei Tage führt zu gefährlichem Proteinmangel. Die Faustregel für den täglichen Proteinbedarf (Erhaltungsbedarf) lautet: etwa 1 Gramm verdauliches Protein aus herkömmlichen Mahlzeiten pro Kilogramm Körpergewicht.

FORMEL ZUR BERECHNUNG DES PROTEINBEDARFS FÜR ERWACHSENE

Männer [(Größe in cm – 100) x 0,9] g
Frauen [(Größe in cm – 100) x 0,8] g

Probleme durch zu viel Eiweiß

Ein Zuviel an Eiweiß wäre nicht das eigentliche Übel, wären da nicht dessen Abfallprodukte. Die überhöhte Zufuhr von Proteinen hat einen entsprechend hohen Stickstoffabfall als Ammoniak und Harnstoff zur Folge. Das kann zu Störungen der Nieren- und Leberfunktion und sogar zu Eiweißschocks und allergischen Reaktionen führen. Beispiel: Von 10 Gramm Protein, die in einem Lebensmittel enthalten sind, setzt unser Organismus nicht alles um, sondern assimiliert in der Regel nur zwischen 5 und 20 Prozent. Der Rest wird als Energie (Kalorien oder Joule) verbrannt und produziert Stickstoffabfällen wie Ammoniak und Harnstoff. Diese Stickstoffabfälle sind toxisch und belasten die entgiftenden Organe Leber und Nieren.

Alle Aminosäuren, die nicht für die Körperproteinsynthese, also nicht zum Aufbau neuer Zellen oder Enzyme verwendet werden können, werden also abgebaut und dabei in Energie und Stickstoffabfall umgewandelt. Was passiert dabei?

Als Zwischenprodukt entsteht Ammoniak (NH_3), ein toxisches Gas, das im menschlichen Organismus zu 99 Prozent ionisiert (NH_4^+) vorliegt. In der Leber wird daraus Harnstoff, der schließlich über die Nieren ausgeschieden wird. Warum toxisch? Ammoniak blockiert den Citratzyklus in den Mitochondrien. Die Folge einer Störung des Citratzyklus ist eine Störung der Aufbereitung von Kohlenhydraten, Eiweißen, Fetten für ihre Verbrennung. Das aber bedeutet eine Störung der Energiegewinnung und des Säureabbaus.

Bei Menschen mit verminderter Leber- und Nierenfunktion kann die durch Nahrungsproteine erzeugte Menge an Stickstoffabfall eine Vergiftung des ganzen Organismus hervorrufen. Einseitig fleischreiche und ballastarme Kost sowie Antibiotika, auch aus der Tiermast, erhöht diese Gefahr. Gemäß der US-amerikanischen Gesellschaft für Nierenkrankheiten haben etwa 20 Millionen US-Amerikaner eine eingeschränkte Nierenfunktion, ohne sich dessen bewusst zu sein. Das wird in Europa nicht viel anders aussehen. Untersuchungen in Deutschland haben gezeigt, dass jeder fünfte Patient mit einem vermeintlich normalen Serumkreatinin eine deutlich eingeschränkte Nierenfunktion hat.[1]

Der Kreatininwert im Blutserum, der zur Bestimmung einer Niereninsuffizienz herangezogen wird, ist erst erhöht, wenn die Nierenfunktion bereits um die Hälfte gemindert und das Risiko einer Herz-Kreislauf-Erkrankung schon deutlich erhöht ist.

Gegen die Gefahr von zu viel Ammoniak hilft Milchsäure. Sie fördert die Ammoniakausscheidung und verhindert die Blockade des Citratzyklus. Optimal sind täglich 2000 mg L(+)-Milchsäure. Die gesunde Wirksamkeit der fermentierten Gerichte, Getränke und Gemüse der Japaner ist vor allem auf die Fermentation mittels Milchsäurebakterien zurückzuführen. Milchsäure enthält noch 95,3 Prozent der im Glykogen, unserem wichtigsten Zuckerreservestoff enthaltenen chemischen Energie, deren Ausnutzung in dieser Form besonders hoch ist. Der Herzmuskel deckt seinen Energiebedarf zu 90 Prozent aus dem Milchsäurestoffwechsel.

Der tatsächliche Proteinnährwert (NNU)

Die Verdaulichkeit oder Bioverfügbarkeit, mit der viele Hersteller von Proteinpräparaten werben, sagt aus, welcher Anteil der aufgenommenen Proteine im Verdauungstrakt mit Hilfe von Enzymen (Pepsin, Trypsin, Chymotrypsin) weiterverarbeitet werden kann und was unverdaut über den Stuhl wieder ausgeschieden wird. Das ist zwar eine wichtige Aussage, aber über die Proteinqualität hinsichtlich der essentiellen Aminosäuren, auf die es ja eigentlich ankommt, erfahren wir aus den Angaben zur Bioverfügbarkeit gar nichts. Um die Qualität der Proteine bewerten zu können, müssen wir vielmehr die Nettostickstoffverwertung (*net nitrogen utilisation*; NNU) betrachten, denn das ist der entscheidende Faktor für die zellerneuernde (anabole) Verfügbarkeit. Das bedeutet: Je weniger Stickstoff bei einem proteinhaltigen Nahrungsmittel anfällt, desto mehr wurde dieses Protein mit seinen Aminosäuren im Baustoffwechsel zur Regeneration und Enzymbildung eingesetzt und desto weniger wurde es abgebaut. Wir wissen bereits, dass es insgesamt 20 proteinogene Aminosäuren gibt. Der Körper kann zwölf davon eigenständig synthetisieren. Die anderen acht kann er nicht selbst herstellen. Sie sind essentiell und müssen über die Nahrung zugeführt werden. Der ständige Kampf um acht essentielle Aminosäuren ist eine der Triebkräfte unseres vitalen Lebens, also unserer körperlichen und seelischen Existenz. Je mehr dieser acht essentiellen Aminosäuren die Nahrung aufweist, desto besser ist sie und desto weniger Stickstoff muss entgiftet werden.

MINDESTBEDARF AN ESSENTIELLEN AMINOSÄUREN IN MG/KG KÖRPERGEWICHT

Bedarf	Kinder	10 bis 12 Jahre	Erwachsene
L-Leucin	153	49	12
L-Isoleucin	111	28	10
L-Lysin	96	59	10
L-Valin	95	33	13
L-Phenylalanin/ L-Tyrosin	90	27	14
L-Threonin	66	34	6
L-Methionin/ L-Cystein	50	27	13
L-Tryptophan	19	4	3

Hühnerei hat unter den natürlichen Nahrungsproteinen zwar den höchsten Nährwert, denn 48 Prozent seines Nährwerts tragen zur Proteinsynthese bei. Es liefert aber immer noch 52 Prozent Stickstoffabfall. Dabei hat Eiklar nur einen NNU von 18 Prozent, der Rest (82 Prozent) ist Stickstoffabfall.

In Zusammenhang mit einer guten Proteinversorgung werden Kasein, Milch, Molke und Soja immer wieder hervorgehoben. Ihre NNU-Bilanz sieht aber nicht ganz so gut aus. Sie produzieren um die 84 Prozent Stickstoffabfall, und nur um die 16 Prozent steht für die Körperproteinsynthese zur Verfügung. Auch bei Pflanzen beträgt der Proteinnährwert nur maximal 18 Prozent und 82 Prozent sind Stickstoffabfall.

Für die tatsächliche Verwendung im regenerierenden Zellbaustoffwechsel müssen in unserer Nahrung täglich alle acht essentiellen Aminosäuren innerhalb von einigen Stunden vorhanden sein. Nur dann kann der Körper die Regeneration einleiten. Das gilt selbstverständlich besonders für junge, noch wachsende Menschen, Schwangere, stillende Mütter und Kranke.

Optimal hinsichtlich der Aminosäurenmenge und des Verhältnisses untereinander sind 600 Gramm Kartoffeln plus ein Ei. Oder

Kartoffeln mit Quark, und damit es schmeckt, wird der Quark mit Gewürzen oder etwas Senf, alternativ auch Meerrettich, abgeschmeckt.

Um Missverständnissen vorzubeugen, man kann pflanzliche und tierische Nahrung natürlich nicht nur auf ihren Proteingehalt reduzieren. Wir haben ja bereits eine Menge Beispiele für Nahrungsmittel mit essentiellen Fettsäuren sowie für Phytonutrienten genannt, aber ohne die acht essentiellen Aminosäuren können nicht einmal die Phytonutrienten ihre Arbeit verrichten.

Stammzellen aktivieren

Stammzellen sind Vorläuferzellen spezialisierter Zellen in Organen und Geweben, also von Nervenzellen, Blutzellen, Muskelzellen, Hautzellen etc. Stammzellen sind also noch nicht differenziert. Mehr als 20 verschiedene Stammzellen sind bisher bekannt. Sie werden durch bestimmte Signale aufgerufen, wenn sie gebraucht werden, und durchdringen dann die Membrane der spezialisierten Zellen, um direkt an den Ort ihrer Verwendung zu gelangen, wo sie sich in differenzierte Zellen umwandeln.

Je älter wir werden, desto weniger sind unsere adulten Stammzellen in der Lage, sich zu differenzieren. Dadurch läuft die Regeneration aller Organe des Körpers immer langsamer ab. Neben den differenzierten Organ- und Gewebezellen beherbergt unser Körper verschiedene Arten von Stammzellen.

Pluripotente Stammzellen (Typ A) können sich in jede andere Zelle differenzieren. Die menschlichen embryonalen Stammzellen (hES-Zellen) und die induzierten pluripotenten Stammzellen (iPS-Zellen) gehören in diese Kategorie.

Multisomatische Stammzellen (Typ B) sind relativ undifferenziert und sitzen beispielsweise im Knochenmark oder in den Gefäßwänden. Sie können sich in eine Vielzahl von somatischen Zellenarten umwandeln, die allerdings ihr Erbgut nicht an die nächste Generation weitergeben.

Differenzierte Stamm- und Vorläuferzellen (Typ C) differenzieren sich nur in ganz bestimmte Zelltypen. Beispiele: Endotheliale Vorläuferzellen werden zu Endothelzellen, die Blutgefäße auskleiden. Myoblasten bilden Muskelzellen.

Neben diesen Stammzellen beherbergt unser Körper **differenzierte Zellen** für jedes Organ **(Typ D)**, etwa Erythrozyten (rote Blutkörperchen) und Leukozyten (weiße Blutkörperchen) im Blut, Keratinozyten, Melanozyten und Langerhans-Zellen in Haut und Schleimhäuten, Kardiomyozyten im Herzmuskel, etc.

Und schließlich beherbergen wir jede Menge von **alternden Zellen**, die sich nicht mehr teilen können **(Typ E)**.

Ein früher Embryo besteht nur aus Typ-A-Zellen. Mit zunehmendem Alter verlieren die Stammzellen immer mehr an Potenz. Das heißt, dass mehr und mehr Zellen vom Typ D und E erscheinen und immer weniger aktive Zellen der Typen B und C sowie praktisch keine aktiven Typ-A-Zellen übrigbleiben.

Typ-D-Zellen sind die wichtigsten Zellen für die täglichen Funktionen. Sie müssen ausgebildet sein, um vor Schäden zu schützen. Sie müssen ernähren, replikative Seneszenz und die Bildung von Krebszellen verhindern, Apoptose einleiten, Reparaturen verwirklichen, das innere Milieu optimal gestalten und vieles mehr. Die Grundlage für die Regeneration etwa des Hautgewebes wird von adulten Stammzellen zur Verfügung gestellt. Vorläuferzellen spielen eine wichtige Rolle bei der Aufrechterhaltung der Homöostase in Herz- und anderen Geweben. Stammzellen sind auch für die Reparatur nach einer Verletzung verantwortlich.

Und schließlich muss der alternde Körper dafür sorgen, dass sich nicht zu viele Zellen vom Typ E bilden.

Stimulation der Stammzellen zur Verjüngung

Die natürlichen pluripotenten Stammzellen im Organismus bewirken eine Reprogrammierung (*rebooted cells*) und sind auf verschiedenen Wegen mit Hilfe von Phytonutrienten und anderen Substanzen stimulierbar. Es geht darum, mTOR (Mastersubstanz Nr.7) ebenso zu hemmen wie den Insulin/IGF-1 Weg (Mastersubstanz Nr. 8). Außerdem kann die Aktivierung von Sirtuinen (Mastersubstanz Nr. 4), etwa durch Resveratrol, Fisetin und Spermidin, sowie eine Aktivierung der Autophagie, etwa durch Spermidin, die Reprogrammierung von Stammzellen fördern.[2]

Stärkungsmittel für das Immunsystem

Es gibt viele Phytonutrienten und andere natürliche Substanzen, die das Immunsystem stärken.

Astragalus

Astragalus ist das wohl berühmteste hochwertige Stärkungsmittel und wird seit hunderten von Jahren verwendet, um Erkrankungen von Entkräftung bis Infektionen zu behandeln. Die Pflanze *Astragalus membranaceus* stammt aus dem Nordosten Chinas und wird dort Huang Qi genannt. Die Wirkkomponenten aus ihrer Wurzel heißen Astragalosid IV und Cycloastragenol.

Astragalus erhöht die Anzahl der Stammzellen im Knochenmark und im Lymphgewebe und begünstigt ihre Entwicklung in aktive Stammzellen.

Der Pflanzenextrakt reaktiviert die Immunzellen in Ruhestellung, produziert Proteine als Immunoglobuline, stimuliert die Makrophagen und begünstigt die Regeneration der T-Lymphozyten sowie die Aktivierung der natürlichen Killerzellen. Er induziert die endogene Produktion von Interferon und potenziert dessen Wirkung bei viralen Infektionen.

Beta-Glucan

Beta-Glucan, ein natürlicher Vielfachzucker (Polysaccharid) ist in dem pflanzlichen Ballaststoff Zellulose enthalten. Besonders viel davon finden wir in Hafer und Gerste sowie in Hefe, Pilzen, Algen und einigen Bakterien. Haferkleie enthält bis zu zehn Prozent Beta-Glucan. Es ist auch eine natürliche Substanz in der Zellwand der Bierhefe *Saccharomyces cerevisiae*.

Das Beta-Glucan aus Braunalgen der Gattung Laminaria wird Phycarin genannt. An der Universität Louisville durchgeführte Untersuchungen zeigen, dass Phycarin die Aktivität von Phagozyten (Fresszellen) und NK-Zellen (natürliche Killerzellen, ein bestimmter Typ weiße Blutzellen) stimuliert sowie die Sekretion von Interleukinen und TNF-alpha (Tumornekrosefaktor) in vitro wie in vivo anregt und dadurch die Krebsentwicklung hemmt. Menschliche Immunzellen wie Makrophagen und Neutrophile haben zur Bindung der Beta-Glucane spezielle Rezeptoren ausgebildet.[3]

Im Zellversuch kann Beta-Glucan den Tod von Krebszellen (vor allem Darmkrebszellen) auslösen, was in Kooperation mit Vitamin C besonders gut funktioniert.[4] Dabei steht aber nicht der antioxidative Effekt von Vitamin C im Vordergrund, sondern genau das Gegenteil, die Induzierung von oxidativem Stress durch Vitamin C als Folge der Umwandlung in H_2O_2 innerhalb der Zelle.

In einer klinischen Studie mit 42 gesunden, älteren Menschen wurde 2011 das Beta-Glucan Lentinan aus Shiitakepilzen doppelblind gegen Placebo getestet. Über einen Zeitraum von sechs Wochen erhielten die Probanden täglich 2,5 mg Lentinan oder ein Placebo. Lentinan erhöhte die Zahl der B-Zellen und NK-Zellen signifikant, ohne dass es zu unerwünschten Nebenwirkungen kam.[5] In bisher drei klinischen Studien verkürzte Beta-Glucan bei Risikopatienten die Zeit der Intensivbehandlung und senkte die Sterberate.[6] Die Aufnahme von löslichem Beta-Glucan (6 Gramm täglich) durch Haferkonsum kann laut Versuchen an der University of Minnesota (sechs Wochen Versuchsdauer) das LDL-Cholesterin signifikant senken und vermehrt Butyrat (Salz der Buttersäure) im Darmbereich freisetzen. Butyrat stabilisiert die Darmschleimhautzellen.[7] Eine Metaanalyse von Studien zur Wirkung von Beta-Glucan, durchgeführt von Ernährungswissenschaftlern der Universität Manitoba, Kanada, ergab, dass täglich drei Gramm Beta-Glucan ausreichen, um eine optimale Wirkung für den Cholesterinhaushalt zu erzielen.[8] Eine Placebo-kontrollierte Studie, die in Japan mit 44 Probanden durchgeführt wurde, zeigte, dass der tägliche Konsum von Gerste mit einer Beta-Glucan-Menge von sieben Gramm Fettgewebe abbaut.[9]

Der Verzehr von Nahrungsmitteln mit hohem Beta-Glucan-Gehalt wirkt laut einer klinischen Studie mit 97 gesunden Teilnehmern positiv auf Kohlenhydratstoffwechsel und Blutdruck aus.[10]

50 Gramm Roggenbrot enthalten etwa fünf Gramm Beta-Glucan, Hafer entsprechend etwas mehr.

Active Hexose Correlated Compound (AHCC)

AHCC ist ein langkettiger Zucker (Polysaccarid), der zu 40 Prozent im Myzel von Pilzen (Basidiomyceten) enthalten ist. Die restlichen Bestandteile sind andere Zucker, Aminosäuren, Lipide, Minerale. Der Stammpilz für die Verarbeitung ist der inzwischen gezüchtete Shiitake *Lentinula edodes*. Der Extrakt aus dem Myzel dieses Pilzes enthält eine Vielzahl von aktiven Wirkstoffen, darunter auch Derivate aus Alpha- und Beta-Glucan, die in den traditionellen medizinischen Pilzen, bei denen nur der Fruchtkörper (Karposoma) verwendet wird, nicht zu finden sind. Die Pilzwurzelfäden werden bei diesem AHCC-Produkt in Reiskleieextrakt fermentiert.

Die Entwicklung als Heilmittel, ursprünglich gegen Bluthochdruck gelang im Jahr 1987 in der Universität Tokio (Arbeitsgruppe von Toshihiko Okamoto). Die Hauptleistung der Entwicklung liegt in der Senkung des hohen Molekulargewichts von Alpha-Glucan zu einer resorbierbaren Form im Menschen.

Die Wirkung von AHCC wurde danach in vitro, also im Reagenzglas, und in vivo, also an lebenden Organismen in etwa 40 präklinischen Studien in Japan, Korea, China, Thailand bewiesen. Inzwischen wird AHCC in mehr als 700 Krankenhäusern in Japan und auch anderen 25 Ländern verabreicht, um das Immunsystem zu schützen.

In bisher 15 Jahren Forschungsarbeit fand man Folgendes heraus:

AHCC

- induziert die Proliferation von Makrophagen und natürlichen Killerzellen mit drei- bis achtfach erhöhter Aktivität.
- induziert eine erhöhte Produktion von Zytokinen, etwa Tumornekrosefaktor (TNF-alpha), Gamma-Interferon und die Interleukine 1, 2 und 12.
- hemmt bestimmte Zytokine, die das Immunsystem schwächen, und verbessert das Gleichgewicht der Th1- und Th2-Lymphozyten-Zellen.
- hat eine direkte antitumorale Wirkung und fördert die Tumorresorption.
- kann die Metastasierung von existierenden Tumoren hemmen.
- entgiftet die Leber und verbessert Pathologien der Leber wie Virushepatitis.
- reduziert den Glukosespiegel im Blut von Diabetespatienten und normalisiert ihre glykosylierten Hämoglobinwerte.
- hat entzündungshemmende Wirkung.
- mindert die Proliferation von Candida albicans (Tierstudie).
- ist frei von Nebenwirkungen und nicht toxisch.

Im Zentrum für Integrative Medizin und Komplementärmedizin in New York (Arbeitsgruppe Fred Pescatore) wird gefolgert, dass die allmähliche Verschlechterung des Immunsystems durch natürliche Alterung (Immunoseneszens) durch AHCC aufgehalten werden kann. Die Substanz wäre äußerst wirksam zur Aktivierung lebenswichtiger Immunreaktionen sowohl in der Prävention als auch in der Behandlung schwerer Krankheiten, die mit der Alterung verbunden sind. Genannt werden Leberkarzinom und Hepatitis C.

Diese Beurteilung entspricht den klinischen Untersuchungsergebnissen der Kansai Medical University in Japan (Arbeitsgruppe Yoichi Matsui) und einer Reihe anderer Forschungsstätten, sodass an einer positiven Wirkung von AHCC auf das Immunsystem (ohne Nebenwirkungen) nicht mehr gezweifelt werden kann. Verwunderlich ist nur, dass diese natürliche Substanz in Europa wenig Beachtung findet. Die Wirkdosis beträgt 1 Gramm/Tag als Prävention, sinnvoll beispielsweise in der Grippesaison. Höhere Dosen sollten nur von einem Arzt verordnet werden.[11]

Butylhydroxytoluol (BHT)

Butylhydroxytoluol (BHT) kommt in der Natur nicht vor, wird aber in der Lebensmittelindustrie häufig als Konservierungsstoff eingesetzt. Die fettlösliche Substanz kann offenbar die Lebensdauer von Lebewesen verlängern. Mäuse, denen während ihrer gesamten Lebensdauer BHT verabreicht wurde, hatten gegenüber den Kontrollmäusen eine um 30 bis 50 Prozent erhöhte Lebenszeit.

Eine ganze Reihe positiver Auswirkungen wurde erkannt: Hautwunden heilen schneller, Schmerzen werden gelindert, Infektionen durch Viren wie Herpes simplex und Herpes zoster wurden eingeschränkt. Dies gelingt, weil die lipiden »Schutzschilder« der Viren durch BHT durchlässig gemacht werden, was Angriffe durch Antikörper erleichtert.

Bitterstoffe

Der Begriff Bitterstoffe taucht in diesem Buch nicht zum ersten Mal auf. In Zusammenhang mit den Salvestrolen haben wir erfahren, dass Bitterstoffe Krebszellen in den programmierten Selbstuntergang (Apoptose) führen können und dass sie heute nur noch in Wildpflanzen ausreichend vorkommen, weil sie aus Kulturpflanzen herausgezüchtet wurden. Erwähnt wurde auch, dass der bittere Geschmack eine Warnung vor Giften ist. Und tatsächlich sind viele Bitterstoffe Gifte, mit denen sich die Pflanze vor Fraßfeinden schützt. Die Evolution war aber »klug« genug, Bitterstoffe in geringen Dosen für den Menschen nützlich sein zu lassen. Sie können Gene schalten, die der Gesundheit dienen, was nicht heißen soll, dass jede Substanz, die bitter schmeckt, gut für uns ist. Man braucht Wissen, um das Gute nutzen zu können.

Bitterstoffe sind keine chemisch einheitlichen Verbindungen. Ihr Name ist von ihrem oder genauer gesagt von unserem

Geschmack abgeleitet, der von Mensch zu Mensch ganz unterschiedlich sein kann. Bitterstoffe können Glycoside, Isoprenoide oder Alkaloide sein. Gemeinsam ist ihnen jedoch, dass sie die Magen- und Gallensekretion steigern und damit verdauungsfördernd sind. Darüber hinaus haben sie häufig die Funktion eines Heilmittels. Tatsächlich basiert ein Drittel der pflanzlichen Heilmittel auf Bitterstoffen, beispielsweise aus Artischocken, Hopfen, Ingwer, Enzian, Löwenzahn, Olivenblatt etc. Es ist durchaus sinnvoll, in einer Heilmittelcharge mehrere Pflanzen mit Bitterstoffen zusammenzubringen, denn alle haben neben der Förderung von Verdauungsenzymen auch spezielle andere Wirkungen gemeinsam, etwa Entzündungshemmung, Bakterienbekämpfung, das Lösen von Verkrampfungen, Kräftigung und die Förderung der Darmperistaltik.

Bitterstoffe

- regeln die Zellteilung.
- bewirken eine verstärkte Ausschüttung von Sekreten in Magen, Dünndarm und Pankreas.
- lassen die Gallenblase kontrahieren und verstärken somit die Abgabe von Verdauungsenzymen.
- verstärken den Tonus des Parasympathicus und sorgen so für mehr Ruhe und Gelassenheit.

Die entzündungshemmende Wirkung von Gemüse- und Salatbitterstoffen

- **Helenalin** kommt aus der Arnikapflanze (Asteraceae).
  Der Bitterstoff hemmt Entzündungen und hat antileukämische Wirkung. Eine sehr geringe Menge Helenalin im Mikromol-Bereich konnte bei einer Versuchslinie von T-Lymphozyten (Jurkat-T-Zellen) eine starke Herunterregulierung von NF-kappaB (Mastersubstanz Nr. 9) bewirken. Eine deutliche Unterdrückung des Zytokins Interleukin-8, eines Entzündungsmediators, wurde ebenfalls nachgewiesen.

- Komponenten aus den Bitterstoffen von **Zichorien** können nicht nur der Bildung von Entzündungen vorbeugen, sondern auch bei bereits bestehenden chronischen Entzündungsreaktionen positiv eingreifen.
  - Eine Studie über die zytotoxische Wirkung von **Cynaropicrin** (Bitterstoff der Artischocke) in Jurkat-T-Zellen und weiteren Tumorzelllinien erbrachte einen Beweis für den Rückgang der Zellproliferation und die Induktion der Apoptose, eine Unterdrückung der TNF-alpha- und NO-Produktion und einen Anstieg der Laktatdehydrogenase, die ein starker Indikator für den Zelltod ist. Die Antikrebswirkung bei Lymphomen oder Leukämie und die immunosuppressive Wirkung lassen sich nach Meinung der Forschungsgruppe hypothetisch daraus ableiten.
  - **Parthenolid**, ein Pseudoguaianolid aus dem Mutterkraut, erwies sich als Inhibitor der Interleukin-12-Produktion in den Makrophagen des zellulären Immunsystems von Mäusen. IL-12 gilt als Auslöser chronischer Erkrankungen, die über Th1 (T-Helferzellen) modifiziert werden, etwa Diabetes Typ 1, multiple Sklerose (MS), rheumatoide Arthritis und chronische Dünndarmentzündung.

Analgetische und sedative Wirkung von »Salatopium«

Die meisten Menschen mögen Blattsalate aus Chicoree, Radicchio (beide gehören zu den Zichorien), Endivie und Kopfsalat, doch die wenigsten kennen ihre besonderen Inhaltsstoffe. Das, was in den Salaten je nach Zuchtform mehr oder weniger bitter schmeckt, sind Sesquiterpene, die wir im Kapitel »Regeneration durch Xenohormese« bereits kennengelernt haben. Die besonderen Wirkstoffe sind Lactulin, Lactucopikrin und Jacquinelin. Sie werden als »Salatopium« bezeichnet, weil sie eine spezielle Wirkung auf den Menschen haben, die an die von Opium erinnert. Ein sonst nur von Opium bekannter sedativer und schmerzstillender Effekt kommt dadurch zustande, dass die Salate gleichzeitig Substanzen enthalten, die das Enzym Enkephalinase blockieren, also genau das Enzym, das körpereigene Opiate abbaut. Sind diese Opiate bereits ausgeschüttet, wird ihre Wirkdauer durch die Salate deutlich verlängert. Dem bekannten Lebensmittelchemiker Udo Pollmer zufolge sind sie doppelt so wirksam wie das Schmerzmittel *Ibuprofen*.

Daraus leitet sich auch die Beobachtung ab, dass Kopfsalat (*Lactuca sativa*) für Entspannung sorgt, wenn nicht sogar Schlaf herbeiführt. In Südamerika wird der Saft der Zichorie als Schlafmittel verwendet. Die opiatähnliche Wirksubstanz, die den unterschiedlichsten Salaten gemeinsam ist, nämlich der »Milchsaft« wird als Lactucarium bezeichnet.

Es besteht heute Einigkeit darüber, dass Lactucarium dämpfend auf das vegetative Nervensystem einwirkt, dass es Erregungszustände und Stressfolgen abmildert und sogar einen guten Schlaf einleitet. Da Lactucarium in Fett gut löslich ist, sollte der Salat immer mit etwas Öl angemacht sein.

Zu beachten ist in diesem Zusammenhang, dass alle opiatähnlichen Salatsubstanzen nach der Ernte durch natürliches Licht zerstört werden. Die Salate müssen immer dunkel gelagert und nach der Ernte so bald wie möglich verzehrt werden.

Die natürliche, also ungezüchtete Form einer Pflanze mit Salatopium ist der Wilde Lattich, auch Giftlattich oder Stinklattich genannt (*Lactuca virosa*). Seit dem Altertum wurde Wilder oder Giftlattich als Heilpflanze verwendet. Hippokrates beschrieb die Pflanze bereits 430 Jahre vor Christi Geburt. Das Lactucarium des Giftlattichs und seine Blätter wurden noch vor 100 Jahren als Beruhigungsmittel verwendet. In der europäischen Kräutermedizin wurde Lactucarium wegen seiner analgetischen, Husten lindernden und sedativen Wirkung jahrhundertelang als Heilmittel eingesetzt, auch ohne dass man seine Wirkstoffe (Lactucin, Lactucopikrin und 11beta,13 Dihydrolactucin) kannte und bestimmen konnte. Die getrockneten Blätter haben einen scharf bitteren Geschmack und wurden als Tee mit beruhigender, schmerzstillender, schlaffördernder Wirkung getrunken.

Welche Vorteile hat die Pflanze von ihrem eigenen Milchsaft?

Mit dem im Wilden Lattich besonders bitteren Milchsaft Lactucerol wurden Verletzungen der Pflanze zugeklebt, Eindringlinge wie Pilze abgetötet und Fraßfeinde vertrieben. Wie bereits mehrfach betont wurde, sind die Inhaltsstoffe von Pflanzen, die zur Abwehr von Fraßfeinden dienen, als Gifte anzusehen. Die letale Dosis von Sesquiterpenlactonen liegt bei Mäusen zwischen 0,5 und 0,6 Gramm pro Kilo Körpergewicht.

Allerdings ist weder die Substanz Lactucin noch Lactucopikrin für die giftige Wirkung verantwortlich, sondern eine Glykosidfraktion mit dem Bestandteil Lactusid A. Für uns Menschen spielt diese Giftigkeit bei den üblicherweise verwendeten Mengen keine Rolle.

Einige zusätzliche Substanzen für Langlebigkeit

Cordyceps sinensis

Es gibt in Asien seit mehr als 1000 Jahren ein Vitalitätsmittel, das für seine hervorragende Wirkung bekannt ist. Es stammt aus dem chinesischen Raupenpilz *Cordyceps sinensis* und einer Unterart davon, nämlich *Paecilomyces hepiali Chen* (Cs-4). Der Wirt von Cordyceps ist die Raupe eines Nachtfalters, die schließlich vollständig mit dem Myzel des Pilzes ausgefüllt ist und wie der Fruchtkörper eines Grases aussieht. Der Pilz kommt nur im Hochgebirge im Südwesten Chinas und in Tibet vor. Für Heilanwendungen wird der Pilz heute beispielsweise auf Reispflanzen vermehrt. Neben *Cordyceps sinensis* gibt es die Kulturvariante *Coryceps militaris*.

Coryceps stimuliert das Immunsystem von alten und kranken Menschen, hemmt Entzündungen und bewahrt vor überschießenden Reaktionen bei Allergien und Autoimmunkrankheiten. Der Pilz kann die ATP-Menge in den Mitochondrien erhöhen und den Glukosestoffwechsel verbessern. Die Vitalitätszunahme bei Senioren wurde in placebokontrollierten Studien nachgewiesen. Mattigkeit, Kälteintoleranz, Schwindel, Ohrensausen und Gedächtnisprobleme wurden verbessert, Ausdauer und maximale

Sauerstoffkapazität erhöht. Das mag damit zusammenhängen, dass der Pilz in der Zelle die wichtigsten Antioxidationsreaktionen wie Glutathionperoxidase, Superoxiddismutase und Katalase erhöht, die allesamt im Alter abnehmen. Die Biosynthese der Steroidhormone Cortisol, Testosteron und Östrogen, die bei älteren Menschen ebenfalls nachlässt, wird normalisiert. Der Pilz wirkt blutdrucksenkend, hemmt die Thrombozytenaggregation und verbessert die Durchblutung. Dafür werden die darin enthaltenen Beta-Glucane verantwortlich gemacht. Die wirksame Menge des naturbelassenen Pilzes beträgt 20 Milligramm pro Kilogramm Körpergewicht und bis zu drei Gramm pro Tag. Insgesamt verzögert der Pilzextrakt Alterungsprozesse. Nebenwirkungen sind bei den genannten Dosierungen unerheblich (evtl. trockener Mund oder leichter Durchfall).[12]

Lithium

Regelmäßig eingenommen kann das Spurenelement Lithium die Lebenserwartung beim Menschen erhöhen. Das ist das Ergebnis einer Studie, die Professor Michael Ristow von der Universität Jena zusammen mit japanischen Kollegen in 18 japanischen Gemeinden durchgeführt hat.[13]

Lithium nehmen wir in unterschiedlichen Dosen überwiegend aus pflanzlicher Nahrung und Trinkwasser auf. In der oben genannten Studie wurde die Sterberate in Beziehung zum Lithiumgehalt des Leitungswassers gesetzt. Ergebnis: Ein hoher Lithiumgehalt führt zu einer deutlich geringeren Sterberate.

Schon lange ist bekannt, dass Lithium die psychische Grundstimmung verbessert. Lithium stimuliert die Ausschüttung des Hormons Melatonin und den wichtigen Nrf2-Weg mit allen positiven Folgen für Schlaf und Regeneration. Außerdem fördert es die Autophagie.

Indium

Das chemische Element Indium scheint, glaubt man den Erfahrungen einzelner Mediziner, eine Altersverzögerung zu bewirken, wenn man es in kleinen Dosen einnimmt. Für das Indiummetall sind keine toxischen Wirkungen bekannt, anders verhalten sich Indiumionen wie Indiumnitrat oder Verbindungen mit Chlor, die im Tierversuch Embryonen schädigten.

Seit 1999 ist Indium von der amerikanischen Food & Drug Administration (FDA) »allgemein als sicher anerkannt«. Inzwischen weiß man allerdings, dass Indium nicht zusammen mit Kreatin als Nahrungsergänzungsmittel eingenommen werden sollte, da es die Wirkung von Kreatin hemmt.

Zwischen 2002 und 2004 erschienen in den USA drei Bücher über die gesundheitlichen Vorteile von Indium. Der Medizinjournalist Morton Walker nannte sein 2002 erschienenes Buch *Indium. The Age-Reversing Trace Element* (»Indium – das Alter-umkehrende Spurenelement«). Joseph B. Marions Buch (2003) trägt den Titel »Indium – eine neue Mineralentdeckung des 21. Jahrhunderts«, das 2004 erschiene Buch von Robert Lyons heißt »Indium – Das fehlende Spurenelement. Die neu entdeckte Ergänzung für vitale Gesundheit«.

Fasst man die Ergebnisse in aller Kürze zusammen, bewirkt Indium eine Erhöhung des Energiepegels, eine Verbesserung des Kurzzeitgedächtnisses bei Demenz, Euphorie, Linderung bei Migräne, Verbesserung des Augeninnendrucks und der Makuladegeneration, Schmerzlinderung sowie besseren Schlaf. Sicherlich sind klinische Studien notwendig, um Sicherheit über diese Wirkungen zu bekommen. Als Erklärung für die positive Wirkung wird angeführt, dass Indium einen stimulierenden und verjüngenden Effekt auf die Hypophyse und auf den Hypothalamus hat, was immerhin 30 Hormone direkt und indirekt betrifft.

Indium verbessert angeblich auch die Verarbeitung anderer Spurenelemente durch den Organismus um mehr als das Doppelte und laut dem Toxikologen H. A. Schroeder, Maryland, die Aufnahme von Nährstoffen um bis zum Siebenfachen. Die bei Anstrengungen vermehrt gebildete Milchsäure wird verstärkt abgebaut.

Vorläufige Tests mit Tieren und Menschen ergaben eine deutliche Reduzierung (um 42 Prozent) bösartiger Tumore beim Hamster und eine bedeutende Reduzierung (um 75 Prozent in drei Monaten) bei Männern mit erhöhtem prostataspezifischem Antigen.

Junges Blut macht alte Herzen jung

Auch in unserem Körper sind offensichtlich Substanzen für die Langlebigkeit abrufbar. Allerdings bisher nur in einem jungen Organismus. Verbindet man den Kreislauf von alt und jung im Tierversuch, wird ein Langlebigkeitsfaktor übertragen. Der Begriff Parabiose bezeichnet sowohl die Interaktion von zwei miteinander verwachsenen Organismen als auch eine chirurgische Technik, die mittlerweile 150 Jahre alt ist. Als heterochrone Parabiose ist ein Versuchsaufbau bekannt geworden, der bisher nur bei Tieren eingesetzt wurde. Dabei wird der Blutkreislauf zweier Mäuse zu einem Kreislauf zusammengeschlossen. Die eine Maus ist jung, die andere alt. Wenn nun Hirnalterung, Herzalterung und Skelettmuskelalterung über Indikatoren gemessen werden, stellt man fest, dass die alte Maus wieder jung wird. Über ein dafür verantwortliches Protein wurde im Jahr 2013 von Forschern der Harvard University berichtet.[14]

Sie konnten eine altersbedingte Herzhypertrophie und diastolische Dysfunktion, die man allgemein als Herzinsuffizienz bezeichnet, durch Koppeln des jungen und des alten Blutkreislaufs beheben und die jugendliche Herzaktivität wiederherstellen. Den in diesem Versuch isolierten Faktor nannten sie *Wachstums- und Differenzierungsfaktor 11* (GDF11). In einem weiteren Versuch wurde dieser isolierte, gereinigte Faktor alten Mäusen verabreicht und auch diese Tiere wurden sozusagen wieder jung. Man weiß inzwischen, dass GDF11 auch in der Milz des Menschen hergestellt wird und kennt seine vielen Funktionen auf die Genexpression, insbesondere auf die Regenration der Muskulatur des Herzens. Ob die Verjüngung mit GDF11 auch beim Menschen so leicht möglich ist wie bei Mäusen, müssen klinische Versuche jetzt klären.

Im Jahr 2011 hatten andere Forscher im Tiermodell die Hirnalterung untersucht. Sie konnten zeigen, dass die Hirnalterung etwas mit einer Reduzierung der Stammzellenneurogenese zu tun hat und dass dieser negative Effekt durch einen zirkulierenden Faktor namens CCL11-Endotaxin ausgelöst wird. Der CCL11-Endotaxinspiegel im Blut steigt mit zunehmendem Alter. Einiges spricht dafür, dass CCL11 den Faktor GDF11 unterdrückt.[15]

FAZIT: Die ausreichende Aufnahme von acht essentiellen Aminosäuren aus der Nahrung ist die Voraussetzung sämtlicher Maßnahmen gegen das Altern. Selbst die besten Phytonutrienten und die teuersten Mittel haben keine hinreichende Wirkung, wenn die essentiellen Substanzen wie Aminosäuren, aber auch die Fettsäuren, Minerale und Vitamine ungenügend vorhanden sind. Daneben ist die Aktivierung von Stammzellen zwecks Regeneration unerlässlich. Einige der bereits erwähnten Phytonutrienten können erst dann ihre wertvolle Arbeit leisten, wenn die Voraussetzungen dafür erfüllt sind.

19. Prävention von Depression und Demenz

Wir Menschen besitzen zwei überragende Systeme, die unser Verhalten steuern. Einerseits nehmen unsere Gefühle und Empfindungen eine unbewusste Bewertung einer Situation vor und andererseits bewertet die pure Vernunft eine Situation nach rein analytischen Gesichtspunkten. Das erste System ist dem Unterbewusstsein, das zweite dem Bewusstsein zugeordnet.

Beide Systeme arbeiten mit Neurotransmittern und Hormonen als Kommunikationsfaktoren innerhalb des Organismus. Kommunikationsfaktoren können fehlen oder vielfältig gestört und fehlreguliert sein. Ist dies der Fall, verändert sich unser Verhalten in auffälliger Weise, denn Unterbewusstsein einerseits und Bewusstsein andererseits äußern sich nicht mehr in den gewohnten Bahnen. Zwei Beispiele dafür, die mit zunehmendem Alter häufig zu beobachten sind: Depression als Störung der Gefühls- und Empfindungswelt (Unterbewusstsein) und Demenz als Störung der intellektuellen Vernunftwelt (Bewusstsein). Wie können wir dagegenhalten?

Es ist immer wieder erstaunlich, wie die Weisheit der Natur für so ziemlich alle Fälle vorsorgt. Für Depressionen, die im Alter stark zunehmen, hält die Natur mehrere Antidepressiva bereit und ebenso gibt es Präventionsmittel gegen Demenz.

Natürliche Antidepressiva

Wenn wir in irgendeiner Weise aktiv werden wollen, brauchen wir Motivation. Ohne Motivation würden wir morgens im Bett bleiben und überhaupt nichts machen. Drei Hormone, die im Gehirn als

Neurotransmitter arbeiten, sind für Motivation zuständig, nämlich Dopamin, Serotonin und Noradrenalin, und wir brauchen alle drei im richtigen Verhältnis. Von Serotonin als einer Art Glückshormon war schon viel die Rede. Dopamin kann man nun sehr grob als Belohnungs- und Freudehormon kennzeichnen, das eine Verbindung zum Universellen oder Göttlichen herstellt. Künstler haben häufig erhöhte Dopaminwerte. Dass dieses Hormon auch unsere fein abgestimmte Motorik bei Bewegungen steuert, etwa beim Tanzen oder Musizieren, macht es nur noch interessanter, zumal sich die Menge des ausgeschütteten Dopamins weiter erhöht, wenn eine Rückkopplung durch Feinmotorik erfolgt. Spielt ein Mensch Klavier oder Geige, wozu perfekte Feinmotorik notwendig ist, erhöht sich der Dopaminlevel, was wiederum die Perfektion am Instrument durch Feinmotorik erhöht. Noradrenalin schließlich ist das entscheidende Hormon für jegliche Aktivität und für das Anpacken. Die Lust an der Aktion ist abhängig von Noradrenalin. Alle drei Hormone werden von ein und demselben Enzym, der Monoaminooxidase (MAO) laufend zerlegt und unwirksam gemacht. Die Halbwertzeit aller drei Substanzen liegt im Minutenbereich. Findet die Zerlegung der Hormone und Neurotransmitter zu schnell statt und geht ihr Neuaufbau gleichzeitig zu langsam vonstatten, werden wir depressiv. Dann fehlt uns die Motivation für alles im Leben.

Depression ist ein sehr komplexes Krankheitsbild, sowohl in seiner Entstehung als auch in seinem Verlauf, weil frühere Erlebnisse, Traumata und Erfahrungen grundlegende Modulationen der Neurotransmitter und Hormone vornehmen, die meistens unübersehbar und nicht nachvollziehbar sind. Das hat durchaus Vorteile für die künftige Einschätzung erlebter Situationen, kann aber auch in eine Sackgasse führen, aus welcher der betroffene Mensch ohne Hilfe nicht mehr herauskommt. Wir wollen hier nicht weiter auf diese Komplikationen eingehen, sondern uns auf das zugrundeliegende Prinzip konzentrieren.

Inzwischen ist auch bekannt, dass eine fehlgeleitete Bakterienflora im Darm zu Depressionen führt. Hier hat sich als Präbiotikum für die Darmflora das peruanische Lacumapulver (Frucht des

Baumes *Pouteria Lucuma*) bewährt. Es enthält gut verdauliche Ballaststoffe, ist reich an Niacin, Beta-Carotin, Eisen, Magnesium und Zink und enthält außerdem relativ viele B-Vitamine. Das ganze Gebiet rund um die Darmflora ist aber in Bezug auf Depressionen noch nicht ausreichend erforscht.

Wir wollen uns mehr um Monoaminooxidase (MAO), das Abschaltenzym für die oben genannten Motivationshormone kümmern, denn es kann gehemmt werden, womit die Motivations-, Glücks- und Lusthormone länger tätig sind. Pharmakologische MAO-Hemmer werden medizinisch gegen Depressionen eingesetzt, da sie die drei Hormone Serotonin, Dopamin, Noradrenalin länger wirken lassen. Genau hier greifen aber auch viele Pflanzenstoffe, denn auch sie sind MAO-Hemmer. Beispiele dafür werden weiter unten genannt.

Es gibt aber noch ein System, das uns Freude und Glücksgefühle beschert und das durch Phytonutrienten effektiv stimuliert werden kann: die körpereigenen Opioide. Diesen Namen haben sie aufgrund ihrer identischen Wirkungen vom Opium. Das Synonym ist Endorphine (von *endo* = innen und Morphin). Wie Morphin wirken Endorphine stimmungsaufhellend, geben ein schönes Lebensgefühl und sind schmerzstillend. Während von außen zugeführte Drogen wie Opium, Morphium, Kokain, Heroin und Haschisch süchtig machen, führen die endogenen Drogen eigentlich nicht zu Abhängigkeiten, obwohl manische Verhaltensweisen, die ja immer auch auf endogenen Botenstoffen basieren, manchmal verdächtig an Süchte erinnern.

Auch unsere ganz normale Nahrung enthält Morphine und Moleküle, die den Endorphinen gleichen. Manche Morphine entstehen aber auch erst bei der Verdauung, etwa von Milch, Getreide und Fleisch. Aus größeren unwirksamen Moleküleinheiten werden Bruchteile freigesetzt, die an Rezeptoren im Darm und nach der Blutpassage auch an Rezeptoren im Gehirn andocken und eine opiumähnliche Wirkung entfalten. Es handelt sich um mehrere Stoffe, die Exorphine genannt werden. In blutigem Fleisch sind es die Hämorphine. Auch bei den Beta-Casomorphinen, die bei der Verdauung des Milchproteins Kasein aus Milch, Quark und Käse entstehen, handelt es sich um Exorphine. Kasein war früher besonders hochkonzentriert in Trockenmilch enthalten, bis man erkannte, dass man Kleinstkinder damit nicht »high« machen sollte. Seitdem werden die Morphine aus dem industriellen Produkt herausgezogen. Bei Muttermilch ist der Casemorphin-Effekt viel geringer.

Gliadorphine (Gluteomorphin), die bei der Verdauung von Gluten aus Weizen entstehen, wirken deutlich stärker als das Morphin des Schlafmohns, bleiben aber relativ unbemerkt, weil sie in so geringen Mengen aufgenommen werden. Dennoch könnte die Glutenempfindlichkeit mancher Menschen mit diesen Gliadorphinen zusammenhängen. Je nachdem, mit welchen Enzymen zum Abbau von Morphinen verschiedene Menschen ausgerüstet sind, werden die Opiatrezeptoren unterschiedlich bedient und die opiode Wirkung entfaltet sich jeweils anders.

Von Salatopium (aus Kopfsalat, Endivien, Chicoree und Radicchio), das über seine Sesquiterpene wie Lactucin und Lactucopikrin stark beruhigend wirkt, war ja bereits ausführlich die Rede. Da durch diese Salate, wenn man sie ganz frisch isst, auch körpereigene Opiate länger wirken, weil das Enzym Enkephalinase blockiert wird, werden sie zu einem echten Beruhigungsmittel und Antidepressivum. Sogenannte psychotrope Substanzen sind als Amine oder Alkaloide in vielen Pflanzen enthalten, die unsere Stimmung grundlegend beeinflussen können. Wie schon mehrfach betont, sind diese Alkaloide in der Pflanze auch als Abwehrsystem gegen Pilze und Fraßfeinde tätig.

In der Volksmedizin sind diese Pflanzenstoffe als Beruhigungsmittel und Stimmungsaufheller bekannt. Schon im Mittelalter war die beruhigende Wirkung des Hopfens *(Humulus lupulus* oder *Cannabis lupulus*) vor allem in der Klostermedizin bestens bekannt. Hopfen wurde sogar geraucht, was ja heute noch mit der verwandten Hanfpflanze *Cannabis sativa* geschieht. Das beruhigende Alkaloid des Hopfens ist Hopein, das zu den Morphinen gehört. Die Verbindung von Hopfen und Malz in alkoholischer Gärung, die als Bier getrunken wird, hat eine besonders intensive Wirkung.

Beim Mälzvorgang entsteht Hordenin, ein Dimethyltyramin, das als mildes Aufputschmittel der Wirkung des Hopfens entgegensteuert und dafür sorgt, dass man beim Biertrinken nicht ziemlich schnell einschläft.

Hopfen ist nicht nur ein Bestandteil von Bier, sondern auch ein Phytotherapeutikum. Die Schlingpflanze kommt in ganz Europa vor, in Auwäldern, an Flussufern, Gebüschen und Wegrändern. Die weibliche Blüte erzeugt die Hopfendolde. Die darin enthaltenen Wirkstoffe sind Humulon, Lupulon, Chalkone, Harz, Catechine und ätherische Öle. In den Blättern findet man Quercetin, Kämpferol, Vitamin C (Ascorbinsäure) und Proanthocyanidine. Bei den Wirkungen steht eine stimmungsaufhellende Beruhigung und Gelassenheit im Vordergrund, aber je nach Dosierung können auch Schmerzen sowie Blasenerkrankungen und Menstruationssymptome, die sich in Krämpfen äußern, mit Hopfen behandelt werden. Bei der Ernte der Hopfendolden kann es zu einer Dermatitis, bekannt als Hopfenpflückerkrankheit, und zu Augenentzündungen kommen.

Safran, gewonnen aus den Narben der Blüten von *Crocus sativus*, wirkt ähnlich wie Hopfen krampflösend und auch ihm wird eine antidepressive Wirkung zugeschrieben, die schon in uralten Schriften erwähnt ist, etwa von dem griechischen Arzt Galenos von Pergamon (129 bis 200 n. Chr.). Laut dem Lebensmittelchemiker Udo Pollmer ist die Wirkung von Safran mit den Inhaltsstoffen Crocin und Safranal vergleichbar mit der Wirkung des Antidepressivums Imipramin.

Inzwischen hat sich herumgesprochen, dass die Nüsse des Muskatnussbaums (*Myristica fragrans*) bei hoher Dosierung auch für Menschen richtig giftig sind. Nach dem Genuss mehrerer Nüsse besteht akute Lebensgefahr. In sehr geringen Mengen genossen, ist Muskatnuss aber durchaus ein Stimmungsaufheller. Unter den von der Benediktinernonne Hildegard von Bingen empfohlenen Rezepten findet man gebackene Törtchen aus Weißmehl mit Muskatnuss, Nelke und Zimt, die »die Bitterkeit des Herzens dämpfen und den Geist fröhlich machen«.

Die Wirkstoffe der Muskatnuss sind Elemicin und Myristicin, die in der Leber zu Amphetaminen umgewandelt werden und dort auch als MAO-Hemmer wirken. Je nach Menge, in der man Muskatnuss zu sich nimmt, kommt es zu Bewusstseinsveränderungen bis zu Halluzinationen. Elemicin und Myristicin sind auch in Lebkuchen und Cola nachweisbar. Wenn man Nelken zugibt, kommt noch das psychotrope Eugenol dazu, das auch in Lorbeer und Basilikum zu finden ist. Eugenol wird ähnlich umgesetzt wie die Muskatnussdrogen Elemicin und Myristicin. Wir können den Mix auch noch mit Anethol aus Anis anreichern, das in seiner Wirkung den anderen erwähnten Drogen gleichgestellt ist. Alle aufgezählten Substanzen wirken in niedrigen Dosen beruhigend und schmerzstillend.

Heute kennt man mehr als 12 000 Alkaloide, die alle mehr oder weniger berauschend sind und sogar Halluzinationen auslösen können. Dazu gehören außer dem erwähnten Morphium auch Coffein, Nikotin, Theobromin, Ergotamin, Solanin, Strychnin usw. Piperin und Capsaicin aus Peffer, Paprika und Chili gehen einen indirekten Weg. Sie aktivieren die Hitzerezeptoren in uns, und als Reaktion schütten wir zwecks Schmerzstillung körpereigene Opiate (Endorphine) aus, die dann euphorisierend wirken.

Eine ganz besondere Wirkung hat der Glühwein, ein Gebräu aus Wein, Zimt und Nelken und Pfeffer. Die psychotropen Inhalte von Zimt und Nelken wurden bereits beschrieben, sie alle sind alkohollöslich, was bedeutet, dass sie zusammen mit Alkohol besonders intensiv ins Blut gehen und so schnell zu vielen Rezeptoren im Körper gelangen.

Wenn der Alkohol dann zu Acetaldehyd (Aldehyd des Ethanols) abgebaut wird, geht die Euphorisierung erst richtig los. Denn Acetaldehyd verbindet sich mit biogenen Aminen, die teilweise aus dem Wein kommen und teilweise bereits in unserem Körper auf diesen Verbindungsprozess warten. Acetaldehyd und biogene Amine wie Tryptamin – auch Serotonin gehört dazu – reagieren zu Beta-Carbolinen, Alkaloiden, die dann die oben beschriebene MAO-Hemmung durchführen. Im Endeffekt werden wir enthemmt und sind überschwänglich glückselig.

Wir haben in Zusammenhang mit der Glykosylierung bereits über die Verbindung von Zucker und Proteinen gesprochen, die als Bräunungskruste beim Backen, Braten und Rösten entsteht. Auch bei dieser Reaktion entstehen Beta-Carboline mit opioiden Effekten. Das gegrillte Hähnchen ist sozusagen der Prototyp dafür. Löschen wir es dann noch mit Rot- oder Weißwein oder verspeisen es zusammen mit marinierten, leicht säuerlichen Salaten, haben wir die perfekten Bedingungen zur Entstehung von besonders zahlreichen Indolalkaloiden wie die erwähnten Beta-Carboline. Das fast obligatorische Glas Wein als Getränk zum Hähnchen bewirkt einen besonderen Resorptionskick für die Glücksdrogen, die dann besonders zahlreich an unsere Opiatrezeptoren andocken.

Zu den natürlichen Antidepressiva gehören selbstverständlich auch die eher dafür bekannten Pflanzen:

Echtes Johanniskraut (*Hypericum perforatum*) mit Hypericin, Hyperforat und vielen Flavonoiden, Xanthonen, Gerbstoffen und ätherischen Ölen. Damit werden GABA-Rezeptoren aktiviert. Hypericin und Pseudohypericin erhöhen die Lichtempfindlichkeit der Haut. Kreuzreaktionen und Wechselwirkungen mit Wirkstoffen in Arzneimitteln sind möglich.

Kratom (*Mitragyna speciosa*) ist je nach eingenommener Dosis sedierend oder genau das Gegenteil, nämlich euphorisch-stimulierend. Achtung Suchtgefahr! Deshalb nur einmal wöchentlich einnehmen.

Ginseng (*Panax ginseng*), auch koreanischer Ginseng, chinesischer Ginseng. Es gibt weißen und roten Ginseng, der weiße enthält doppelt so viele Saponine wie der rote. Ginseng wirkt am besten, wenn es über einen längeren Zeitraum (ein paar Wochen) eingenommen wird.

Taigawurzel (*Eleutherococcus senticosus*, *Hedera senticosa*, *Acanthopanax senticosus*), auch sibirischer Ginseng. Variante des Gingsengs mit zuverlässiger Wirkung.

Kakao enthält Anandamide, die auch im menschlichen Körper vorkommenden Cannabinoiden gleichen.

Melisse oder Zitronenmelisse (*Melissa officinalis*) wirkt am besten in Kombination mit Hopfen, Baldrian und Lavendel, täglich zwei bis drei Wochen lang eingenommen.

Echter Lavendel (*Lavandula angustifolia, Lavandula vera* oder *Lavandula officinalis*), auch Schmalblättriger Lavendel. Hier gilt das Gleiche wie bei der Melisse.

Kolanuss (*Cola nitida/Cola acuminata)* mit der Wirksubstanz Coffein bzw. Theobromin sorgt für einen Motivationsschub. Die gleiche Wirkung haben Guarana (Paullinia cupana), Mate (Ilex paraguariensis), Kaffee sowie grüner und schwarzer Tee. Alle müssen niedrig dosiert eingenommen werden, da ansonsten erhöhte Nervosität den Motivationseffekt zunichtemacht.

Phenylethylamin (PEA)

Phenylethylamin (PEA) ist ein Neuroamin des Gehirns, das großes Wohlbefinden auslöst. Es ist bei Verliebten besonders ausgeprägt vorhanden, verzaubert sie geradezu. Auch bei Langstreckenläufern sammelt es sich an, bei Depressiven hingegen fehlt es in der Regel fast vollständig.

Man kann PEA auch über die Nahrung aufnehmen und verstärkt damit die körpereigene Wirkung. Weithin bekannt ist der geringfügige Gehalt von PEA in Schokolade. Dorthin kommt es natürlich durch den Grundstoff von Schokolade, den Kakao. Je unverfälschter und höher konzentriert die Kakaobohneninhalte in der Schokolade Verwendung finden, desto glücklicher macht sie. Die neuerdings immer häufiger angebotene Schokolade mit 96 bis 98 Prozent Kakaogehalt hat geschmacklich kaum noch etwas mit der gewohnten Schokolade zu tun. Sie schmeckt unangenehm bitter und ist als Droge zu bezeichnen, findet ihre Liebhaber aber dennoch, weil sie ein so wohliges Gefühl auslöst.

PEA gibt es seit mehr als 20 Jahren auch als Nahrungsergänzungsmittel. Es wird aus der blaugrünen Alge *Aphanizomenon flos-aquae* extrahiert. Solange es einem notwendig erscheint, kann man PEA oral in einer Tagesdosis von 3 bis 10 mg einnehmen. Das sollte man allerdings nicht wochenlang tun, weil sich die Rezeptoren für PEA dann zurückziehen. Eine höhere Dosis – was in diesem Fall eine größere Menge über kurze Zeit bedeutet und identisch ist mit einer kleineren Menge über lange Zeit – kann zur Gewöhnung führen.

Warum wirkt PEA aus der Nahrung stimmungsaufhellend? Es überwindet die Blut-Hirn-Schranke und steht dem Gehirn schnell zur Verfügung. Dort erhöht es die Motivationshormone Dopamin und Noradrenalin und verbessert die Stimmung schneller als ein Amphetamin, aber ohne dass man psychisch und physisch davon abhängig wird. Nebenwirkung ist eine Steigerung des Blutdrucks.[1]

PEA lindert Depressionen in etwa 60 Prozent der Fälle ähnlich wie das in den USA weitverbreitete Medikament *Prozac*, aber die Nebenwirkungen fallen bei PEA weit milder aus. Patienten die zur Behandlung einer Depression bereits ein Pharmapräparat als Monoaminooxidasehemmer nehmen, sollten die Aufnahme von PEA meiden, da die Kombination zu einem starken Blutdruckanstieg und Kopfschmerzen führen kann.

L-Theanin

L-Theanin ist eine Aminosäure, die nicht als Baustein für Proteine dient. Sie wird aus den Blättern des grünen und auch aus den fermentierten Blättern des schwarzen Tees (*Camellia sinensis*) gewonnen. Diese Aminosäure kommt auch im Maronenröhrling *(Xerocomus badius)* vor, einem der wertvollsten Speisepilze.

Traditionell wird Theanin verwendet, um Stress und Angstgefühle zu reduzieren. Das funktioniert allerdings nur bei höheren Dosen, weil sich dann durch Theanin die Dopamin-, Serotonin- und GABA-Spiegel erhöhen. Der Blutdruck wird durch die Harmonisierung des vegetativen Nervensystems ebenfalls gesenkt.

Ist die Dosis jedoch gering, wird Serotonin im Gehirn sogar erniedrigt und gleichzeitig werden die Catecholamine (Dopamin, Noradrenalin, Adrenalin) erhöht. Das führt zu einer Erhöhung des Blutdrucks. Berichtet wird auch von einer Reduktion der Fettleibigkeit, Verbesserung der Blutfette und Reduzierung des Krebsrisikos, ohne dass die spezifische Dosierung für diese Effekte genannt wird. Theanin hat sich eher in der Erfahrung und weniger in der Erprobung als eine spezifische Anti-Aging-Aminosäure erwiesen.

Dimethyl-Tryptamin (DMT) und Pinolin

Im Kapitel »Hell-Dunkel-Rhythmus und Schlaf« wurde die Aminosäure Tryptophan erwähnt, die in der Zirbeldrüse in unser »Glückshormon« Serotonin umgewandelt wird, woraus dann Melatonin entsteht, das nur ausgeschüttet wird, wenn es dunkel ist. Vitamin C (Zitrusfrüchte, Kiwi, Paprika), B_6 (Sojaprodukte, Bananen, Kohl) und Mangan (Heidelbeeren, Hafer, Bohnen und schwarzer Tee) unterstützen diesen Prozess. Wenn in der ersten nächtlichen Schlafphase das Hormon Melatonin ausgeschüttet wird, entsteht als Metabolit auch Pinolin. Pinolin gehört zu den Beta-Carbolinen und verwandte Beta-Carboline sind Harmin und Harmalin.

Sowohl Melatonin als auch Pinolin sind potente Fänger von freien Radikalen und verhindern die schädliche Lipidperoxidation.

Tierversuche haben gezeigt, dass Pinolin und Harminderivate das Immunsystem bis um das 2,6-Fache steigern können und sogar gegen Gammastrahlung schützen. Als Folge davon werden Mikroorganismen wie Bakterien und Pilze verstärkt eliminiert und gleichzeitig wird ein Schub Antioxidantien freigesetzt – ein einzigartiger Vorgang im Organismus.

Harmine und Pinolin sind perfekte Antidepressiva ohne bekannte Nebenwirkungen. Beide hemmen die Monoaminooxidase (MAO), ein Mitochondrienenzym, das dafür sorgt, dass 80 Prozent des ausgeschütteten Serotonins in einen physiologisch inaktiven Metaboliten verwandelt wird. Genauso zerlegt MAO die Hormone Dopamin, Adrenalin und Noradrenalin, und zwar in kurzer Zeit. Durch Pinolin als MAO-Hemmer beiben auch diese Hormone länger aktiv und sorgen für eine phantastische Stimmung.

Es wurde deutlich, dass Pinolin für seine weiterführende Aktivität große Mengen Noradrenalin braucht. Nur dann wird Serotonin innerhalb von 30 Sekunden in N,N-DiMethyltryptamin (DMT) umgewandelt.

Licht macht genau das Gegenteil. Es sorgt dafür, dass weniger Noradrenalin freigesetzt wird. Deshalb bauen wir, wenn wir tagsüber ruhen, nur sehr wenig Pinolin auf, nachts dagegen relativ viel.

Stress, der durch Aktivierung des Sympathikus ausgelöst wird, lässt den Pinolinspiegel ansteigen. Dadurch wird DMT aus nun angestautem Serotonin aktiviert. Das passiert in Stressträumen und Nahtoderlebnissen, in denen das ganze Leben wie ein Film abläuft.

Wir wollen uns die Bildung von DMT etwas genauer ansehen. Ausführlich beschrieben habe ich sie in meinem Buch *Quantenphilosophie des Jenseits-Moduls – Öffnung des »Auge des Horus«.*

Wenn Pinolin die Zerlegung des Moleküls Serotonin hemmt, kommt es zu einem Serotoninstau und einer Anhebung des Serotoninspiegels. Die erste Auswirkung ist große Zufriedenheit und eine regelrechte Überschwemmung mit Glücksgefühlen. Es kommt aber noch zu einem weiteren wichtigen Effekt. Weil sich das Serotonin infolge mangelnden Abbaus durch Pinolin staut, werden aus dem Serotonin weitere Drogen gebildet, etwa das erwähnte N,N-Dimethyltryptamin (DMT) und 5-Methoxy-N,N-Dimethyltryptamin (5-MeDMT). Das Tryptamin aus Serotonin (5-Hydroxytryptamin), durch die Enzyme Methyltransferasen zweimal methyliert, ergibt DMT.

Die gesamte Produktion findet in der Zirbeldrüse statt, die außerhalb der von der Blut-Hirn-Schranke geschützten Bereiche des Gehirns sitzt. Das DMT muss aber ins Gehirn gebracht werden, damit es seine Wirkung entfalten kann. Dafür wird DMT in ähnlicher Weise behandelt wie der Hauptenergielieferant Glukose. DMT wird aktiv durch die Blut-Hirn-Schranke transportiert, das heißt, kostbare Energie wird eingesetzt, um DMT im Gehirn anzureichern.

DMT bindet an Sigmarezeptoren und beeinflusst indirekt NMDA-Rezeptoren (N-Methyl-D-Aspartat) und diese Rezeptoren werden durch Klotho (Kapitel »Mastersubstanzen für ein langes Leben«) vermehrt zur Verfügung gestellt.

Folge ist eine Erhöhung der intrazellulären Kalziumkonzentration, was den Botenstoff NO aktiviert, der unter anderem die ATP-Produktion in den Mitochondrien hemmt.

Der dadurch entstehende Mangel an ATP-Energie im Neokortex bewirkt eine starke Müdigkeit und sozusagen die Abschaltung des Neokortex und damit eine Reduzierung von Vernunft und Bewusstsein. Letztlich wird ein Zensor, der unser Tagesbewusstsein kontrolliert, ausgeschaltet. In dieser Phase wird der Traum eingeleitet. Es kommt jetzt zu einem spezifisch psychedelischen Informationsempfang. Außerdem wird durch DMT auch noch die Melatoninproduktion verstärkt. Angesichts dessen verwundert es nicht, dass der US-amerikanische Mediziner Dr. Rick Strassmann DMT als Molekül der Spiritualität bezeichnet hat.

DMT ist in der Natur weit verbreitet, in Säugetieren ebenso wie in Gräsern, Erbsen, Kröten, Fröschen, Pilzen, Schimmel, Rinden, Blüten und Wurzeln. Vielleicht tauchen diese Tiere, Pilze und Pflanzenteile deshalb in den Rezepten für Hexensalben auf.

DMT ist auch der Hauptwirkstoff von Ayahuasca, einem in den indigenen Kulturen Südamerikas kultisch verwendeten Gebräu. Ayahuasca besteht aus einer DMT-haltigen Pflanze, meist *Psychotria viridis,* sowie pflanzlichen Zutaten, die MAO-Hemmer enthalten, meist *Banisteriopsis caapi*, eine Lianenart.

Ein mit DMT verwandter Stoff ist Psilocin. Er stammt aus »Zauberpilzen« der Gattung Psilocybe, die Psilocybin enthalten, das als Rauschmittel eingestuft und deshalb in europäischen Ländern verboten ist. Wenn diese Pilze verzehrt werden, wird im Körper ein Phosphoratom aus dem Psilocybin entfernt und Psilocin entsteht. Psilocin unterscheidet sich von DMT nur durch ein einziges Sauerstoffatom, ist also letztlich ein oral wirksames DMT. Das heißt, es wirkt auch nach dem Verschlucken, während DMT bereits die Magenverdauung nicht überlebt. Und dieses eine Sauerstoffatom macht einen weiteren wichtigen Unterschied. Anders als alle typverwandten Halluzinogene wie Psilocin oder auch LSD und Meskalin bildet DMT keine Toleranz aus, macht also nicht abhängig und stellt keine Suchtgefahr dar. Der Grund dafür ist offiziell unklar.

Plausibel ist aber die Annahme, dass eine Droge, die jede Nacht ausgeschüttet wird, ihren physiologischen Zweck erfüllen muss und dem Menschen nicht durch ein Suchtpotential schaden darf.

Gammaaminobuttersäure (GABA)

Gammaaminobuttersäure (GABA) ist ein hemmender Neurotransmitter, der im Gehirn für Ruhe und Unbesorgtheit sorgt. Er wird aus Glutaminsäure synthetisiert und neutralisiert die anregenden Effekte des Glutamats (Salz der Glutaminsäure). Mit zunehmendem Alter nimmt die GABA-Konzentration im Gehirn ab. Ein hoher GABA-Spiegel und Stress schließen sich gegenseitig aus. Andererseits lässt chronischer Schmerz zusammen mit Stress die GABA-Werte rapide sinken.

GABA-haltige Lebensmittel sind gedämpfte Tomaten und Kartoffeln und gekeimter Reis (in Japan Hatsuga Genmai).

Auf GABA-Rezeptoren wirken auch die Inhaltsstoffe weiterer Pflanzen. Häufig verwendet werden die Wurzeln der Schlafbeere Ashwagandha *(Withania somnifera)* und die Passionsblume (*Passiflora*). Alle Arten der Passionsblume enthalten Indol-Alkaloide als Beta-Carboline (Harman, Harmin, Harmol, Harmalol und Harmalin), die wir schon besprochen haben, außerdem Flavonoide (Chrysin, Vitexin, Isovitexin, Orientin und Isoorientin) sowie Saponine wie Quadrangulosid. Maracujasaft wird aus *Passiflora edulis* gewonnen.

Ashwagandha ist das wohl stärkste Adaptogen mit sehr großer Wirkungsbreite. Es reduziert den Cortisolpegel, senkt den Blutdruck durch verstärkte Bildung von Stickstoffmonoxid, regeneriert Nervenzellen, wirkt antidepressiv, kann den Neurotransmitter Acetylcholin erhöhen und wird deshalb bei Alzheimer-Demenz angewendet. Es darf nicht von schwangeren Frauen eingenommen werden.

Inzwischen gibt es einen »GABA-Tee«, quasi ein grüner Tee mit Funktion. Dafür wird frisch geernteter Tee mehrere Stunden in einem Edelstahlbehälter mit zugeführtem Stickstoff gelagert.

Durch diese Prozedur unter Sauerstoffausschluss wandeln sich einige Aminosäuren aus den Blättern in die Aminosäure GABA um. Schließlich ist die Aminosäure mit 150 bis 400 Milligramm pro 100 Gramm Tee so hoch angereichert, dass ein hoch GABA-haltiges Lebensmittel entstanden ist.

Zu GABA als Nahrungsergänzungsmittel gibt es viele Studien mit folgenden Ergebnissen:

- 60 Minuten nach der Einnahme legt sich die Anspannung vollständig. Mit der tiefen Entspannung verschwindet jedes Angstgefühl. Ein durch Stress geschwächtes Immunsystem erholt sich.
- Schlaf wird gefördert, aber im Gegensatz zu zahlreichen Schlafmitteln ohne die Schläfrigkeit tagsüber.
- In Verbindung mit Inositol und Nicotinamid wird eine wohltuende Stimmung erzeugt.

Mucuna pruriens

Mucuna Pruriens (Juckbohne, Sanskrit: *Kapikacchu*) wächst wild im äquatorialen Dschungel. Nach der Blüte entstehen sogenannte Samtbohnen, die geerntet und als Nahrungsmittelergänzung angeboten werden, meistens in verriebener Pulverform.

Die Pflanze und ihre Früchte sind psychoaktiv. Das Besondere an ihnen ist ihr Gehalt an L-Dopa, der Vorstufe von Dopamin. Die Konzentration in standardisierten Extrakten ist ausreichend hoch, um sogar Parkinson-Erkrankte alternativ zu Pharmapräparaten damit zu behandeln. Aus L-Dopa wird im Gehirn Dopamin erzeugt. Dopamin kann über die Hypopyse auch die Ausschüttung von Wachstumshormon stimulieren, wodurch die allgemeine Regeneration sowie das Muskelwachstum angeregt werden.

Neben L-Dopa enthält die Pflanze auch Serotonin und Dimethyltryptamin (DMT). Daneben kommen auch noch 5-MeO-DMT, Nikotin und Bufotenin vor. DMT haben wir oben als psychospirituelle Droge kennengelernt. Gleiches macht MeO-DMT, und nah verwandt damit mit ganz ähnlichen Effekten ist Bufotenin, das auch im Hautsekret der Kröte *(Bufo)* zu finden ist, daher der Name. Ob die geringen Mengen in Mucuna pruriens direkt für psychospirituelle Effekte ausreichen, ist fraglich. Aber allein die drei Substanzen, L-Dopa, Serotonin und DMT machen 7 bis 10 Prozent des Trockengewichts der Pflanze aus. In rund 500 Milligramm Extrakt sind 40 Prozent L-Dopa enthalten. Und da Dopamin und Serotonin zwei wichtige antidepressiv wirkende Neurotransmitter sind, wird Mucunia pruriens zur Stimmungsverbesserung eingesetzt. Einige Anwender berichten auch von erhöhter Traumtätigkeit und verbessertem Schlaf bei regelmäßiger Einnahme.

Da Mucuna pruriens stark antientzündliche Eigenschaften hat, wird der Extrakt auch gegen Arthritis und Entzündungsschmerzen eingenommen.

Das Pulver hat einen leicht bitteren, etwas rauchigen Geschmack. Empfohlen wird die tägliche Einnahme in einem Glas lauwarmem Wasser außerhalb der Essenszeit über einen Zeitraum von zwei Wochen. Dann folgt eine Pause von einer Woche, bevor man erneut mit der Einnahme beginnt. Die Unterbrechung verhindert eine Gewöhnung durch Reduzierung der Rezeptoren. Ein kleines Glas Wein verstärkt bei allen Pflanzensubstanzen, so auch bei Mucuna die Aufnahme in die Zelle.

Gotu Kola

Gotu Kola (*Centella asiatica,* Sanskrit: *Brahmi*) wächst verbreitet in Südafrika, in China, Indien, Indonesien, Japan, Sri Lanka und auf verschiedenen Inseln im Südpazifik.

Gotu Kola ist in der ayurvedischen Medizin und im daoistischen China schon sehr lange dafür bekannt, dass es kognitive Funktionen wie das Erinnerungsvermögen verbessert. Es regeneriert Gehirnzellen und verbessert die Neuronenfunktion. Kinder, die in einem einjährigen Versuch täglich 500 Milligramm Gotu-Kola-Extrakt einnahmen, hatten einen signifikant besseren intellektuellen Status.

Heute sind noch weit mehr Wirkungen von Gotu Kola bekannt.

Die Pflanze wird wegen ihrer harmonisierenden Wirkung auf Geist und Körper als Adaptogen eingestuft. Sie wirkt gegen Ängste und gegen das Stressgefühl. In den ayurvedischen Texten wird Gotu Kola als »Kraut der Erleuchtung« bezeichnet. Man will heute erkannt haben, dass es die Verbindung von rechter und linker Gehirnhälfte fördert. Dadurch wird das soziale Umfeld mit mehr Empathie und Wohlwollen betrachtet. Und weil es den Blutkreislauf anregt, die Wundheilung beschleunigt und die Verdauung verbessert, ist es auch ein lebensverlängerndes Mittel.

Man kann die Wildpflanze getrocknet oder als Pulver käuflich erwerben und als Tee trinken. Sie schmeckt dann leicht bitter. Im Himalaja und in Indien wird der Tee mit Ghee angereichert, damit der Geschmack milder wird und die Substanzen von Gotu Kola besser resorbiert werden.

Prävention von Demenz

Der Begriff Demenz kommt vom lateinischen *dementia*, was »ohne Verstand« oder »ohne Denkfähigkeit« bedeutet, und bezeichnet ein Syndrom, das mit kognitiven, emotionalen und sozialen Defiziten einhergeht und zu entsprechenden Beeinträchtigungen führt. Die Zahl der Demenzkranken wird in Deutschland derzeit mit etwa 1,5 Millionen beziffert. 98 Prozent der Betroffenen sind älter als 65 Jahre, zwei Drittel älter als 80.

Bisher sind etwa 50 Krankheiten bekannt, die mit einer Art von Demenz einhergehen, beispielsweise die Creutzfeldt-Jakob-Krankheit, eine schwere neurodegenerative Erkrankung, die durch infektiöse Proteinformen verursacht wird. Ein anderer Demenzverursacher ist zu starker Druck von Nervenwasser in den Hirnkammern, der auch als Altershirndruck bezeichnet wird. Ursache der sogenannten vaskulären Demenz ist eine zunehmend schlechte Durchblutung des Gehirns. Kleine Infarkte sind Variationen davon.

Die meisten Demenzkranken, etwa zwei Drittel, leiden an Alzheimer.

Für Alzheimer-Demenz gibt es offenbar mehrere Ursachen. Außerhalb der Nerven lagern sich Amyloide an, innerhalb der Nerven zusätzlich Tauproteine, die auch Neurofibrillen sein können. Beides sind Eiweiße mit Strukturen, die normale Funktionen stören. Durch ihre vermehrte An- und Einlagerung werden die elektrischen Signale der Nervenzellen verhindert. Außerdem wird das Zellstützskelett verändert und bricht schließlich zusammen. Die Folgen sind für den Gesamtorganismus katastrophal. Das Gehirn schrumpft, und davon sind nicht nur das Erinnerungs- und Orientierungsvermögen betroffen, sondern zunehmend auch lebenswichtige Funktionen wie das Schlucken der Nahrung.

Die Krankheit kann bisher nicht geheilt werden. In der Praxis haben sich jedoch einige Präventivmaßnahmen bewährt.

Entspannungsmeditation

In der Abteilung Epidemiologie der Virginia University, Morgantown, USA wurde eine Statistik der bisherigen Untersuchungen zu Meditation und Alzheimer-Erkrankung gemacht. Es zeigte sich, dass die Entspannungsmeditation eine effektive Methode ist, das Risiko für Alzheimer-Demenz zu senken. Im Einzelnen wurde festgestellt:

1. Meditation kann die Auswirkungen von Stress lindern, den Schlaf vertiefen und die Stimmung verbessern und hat positive Nebenwirkungen auf die Kognition, den neuroendokrinen Status sowie neurologische und metabolische Funktionen.

2. Meditation kann die Leistung des parasympathischen Nervensystems fördern. Möglicherweise geschieht dies durch direkte Vagusstimulation. Dadurch wird das Gleichgewicht des autonomen Nervensystems von der primären Sympathikusaktivität zum Parasympathikus hin verschoben, was zu positiven Veränderungen der Herzfunktion, des Stimmungszustands, des Schlafes und des Energiezustandes führt. Das mündet in neuroendokrine, metabolische und antientzündliche Reaktionen, die wiederum das Risiko für Depressionen und kognitive Einschränkungen reduzieren.

3. Meditation kann durch selektive Aktivierung spezifischer neurochemischer Systeme und Hirnstrukturen, die mit positiver Stimmung, Aufmerksamkeit und Gedächtnis assoziiert sind, positive Veränderungen in der neurologischen Struktur und Funktion fördern.

4. Meditation kann durch direkte oder indirekte Stimulierung erhöhter Telomerase-Aktivität zur Förderung der Telomer-Produktion beitragen, die Auswirkungen der stressinduzierten zellulären Alterung abpuffern und so die Immunfunktion erhalten. Möglicherweise können dadurch der neuronale Verlust und andere degenerative Veränderungen in Zusammenhang mit Alterung und kognitivem Rückgang aufgehalten werden.

4. Meditation konnte in den Untersuchen bei gesunden Erwachsenen, bei einsamen älteren Erwachsenen und bei depressiven und dementen ehemaligen Krankenschwestern mehrere stressbedingte Veränderungen in spezifischen Genexpressionswegen aufhalten, die zu Entwicklung und Progression von Alzheimer-Demenz führen. Eingeschlossen sind Entwicklungen, die durch oxidativen Stress, Entzündungen, Zellalterung und andere Faktoren Struktur und Funktion des Gehirns beeinträchtigten und letztlich zum kognitiven Rückgang beitragen.[2]

Erhöhung des Nervenwachstumsfaktors (NGF)

Der Nervenwachstumsfaktor (NGF) ist für das Gehirn, insbesondere den Hippocampus wohl der wichtigste der vielen zur Verfügung stehenden Wachstumsfaktoren. Er wird von Astrozyten im Gehirn und Rückenmark produziert und ausgeschüttet und erhöht die neuronale Stammzellregeneration im Gehirn. Körperliche Bewegung kann die Ausschüttung dieses Wachstumsfaktors maßgeblich beeinflussen.

Es gibt aber auch mehrere natürliche Substanzen, welche die Ausschüttung des Nervenwachstumsfaktors stimulieren. Als gut wirksam haben sich Extrakte aus dem Pilz *Hericium erinaceus* erwiesen. Ebenfalls sehr wirksam ist Acetyl-L-Carnitin, auch bekannt als ALCAR. Im Tiermodell konnten 150 Milligramm Acetyl-L-Carnitin pro Kilogramm und Tag die NGF-Sekretion forcieren. Als Folge erhöhten sich die Cholinacetyltransferaseaktivität und der Acetylcholinspiegel, beides wirksame Gegenregulatoren der Demenzerkrankung.

Substrate für die Synapsen und den Neurotransmitter Acetylcholin

Die Fähigkeit, synaptische Verbindungen zwischen den Nervenzellen zu bilden, ist für das Gedächtnis sehr wichtig. Damit sich diese Synapsen bilden, sind mehrere Moleküle notwendig, die vom menschlichen Körper entweder gar nicht selbst hergestellt werden wie Docosahexaensäure (DHA) oder nur in unzureichenden Mengen wie Citocolin.

Studien haben gezeigt, dass Citocolin (CDP-Cholin) die Dopaminrezeptordichte und die geistige Konzentration erhöht. Auch die Aufmerksamkeitsdefizitstörung (ADS) kann damit behandelt werden.

Die Omega-3-Fettsäure namens Docosahexaensäure (DHA) entscheidet wahrscheinlich über die Geschwindigkeit, mit der präsynaptische und postsynaptische Proteine gebildet werden, und kann die Synapsenbildung sowie die kognitive Leistung bei Menschen und Versuchstieren erhöhen. Genauso wichtig sind jedoch die Neurotransmitter, die diese Synapsen bedienen, wie Acetylcholin, der Neurotransmitter für das Gedächtnis.

Im Mittelpunkt der Acetylcholinbildung steht Phosphatidylcholin. Das sind Phospholipide, die in jeder pflanzlichen und tierischen Zellmembran vorhanden sind. Phosphatidylcholin ist aber auch der Faktor, der den Organismus mit Cholin versorgt und der bei Dementen zu wenig vorhanden ist, um den wichtigen Neurotransmitter für die Gedächtnisleistung Acetylcholin zu bilden. Cholin scheint für den Menschen als Nährstoff essentiell zu sein. 98 Prozent des Cholins ist als Phosphatylcholin gebunden, und zwar sowohl in der Nahrung als auch im Körper. Die Menge an

Phosphatidylcholin und damit auch für Cholin in den Gehirnzentren für das Gedächtnis ist abhängig von der Zufuhr ungesättigter Fettsäuren mit der Nahrung. Im Hippocampus des Gehirns wird bei Zufuhr einer bestimmten Menge an Nahrungs-DHA die Menge an Phospholipiden bei verschiedenen Menschen zwischen 8 und 75 Prozent erhöht. Die große Streuung hängt mit bisher unbekannten, offensichtlich variablen Faktoren zusammen. Es gibt immer noch Kontroversen darüber, wie viel DHA eine Person pro Tag zu sich nehmen sollte. Empfehlungen schwanken zwischen 320 mg/Tag und 2000 mg/Tag. Heringsrogen sind deshalb eine gute Quelle für DHA, weil sie einen hohen Phospholipidgehalt haben, der nach oraler Aufnahme sehr gut resorbiert wird, nämlich innerhalb von 24 Stunden bis zu 90 Prozent. Nach acht bis zwölf Stunden findet sich die höchste Konzentration im Blut.

Aber genauso wichtig ist es, die Vorläufer der Phosphatidylcholinproduktion, nämlich Uridin und Cholin, mit der Nahrung aufzunehmen. Studien haben gezeigt, dass Cholin, Uridin und DHA zusammen eine größere Wirkung haben als einzeln, weil sie synergistisch wirken.

B-Vitamine und das Problem Homocystein

Von Homocystein war weiter vorn schon die Rede. Es entsteht im Stoffwechsel der Aminosäuren Methionin und Cystein. In diesem Kapitel wird es erwähnt, weil es, wenn es sich im Körper und damit auch im Gehirn übermäßig stark ansammelt, das Risiko einer Depression verdoppelt und das Demenzrisiko ziemlich stark erhöht, weil die nötigen Substanzen für den Abbau oft nicht zur Verfügung stehen. Es geht um die Vitamine B_2, B_6 und B_{12} sowie Folsäure.

Die gesamte Palette der B-Vitamine ist unverzichtbar. Besonders dringend notwendig ist eine Nahrungsergänzung durch B-Vitamine bei einer kohlenhydratreichen Ernährung, also wenn man beispielsweise häufig Nudeln oder Reis isst oder sich rein vegetarisch oder vegan ernährt. Dies gilt für Vitamin B_1 (Thiamin), Vitamin B_2 (Riboflavin), Vitamin B_6 (Pyridoxalphosphat) und Vitamin B_{12} (wenn nicht in Form von Hefetabletten, dann als Methylcobalamin) sowie für Folsäure. Zu niedrige Konzentrationen dieser Vitamine finden sich häufig bei Patienten mit stark erhöhtem Homocystein im Plasma. Und das ist ein großes Problem, das wir uns genauer ansehen wollen.

Zu viel Homocystein schädigt die Blutgefäße und ist an der Entstehung von Depressionen und Demenzerkrankungen beteiligt. Von Hyperhomocysteinämie spricht man bei einem höheren Wert als 5 bis 15 µmol pro Liter Blutplasma. Bei einigen Patienten werden sogar Werte von mehr als 400 µmol pro Liter gemessen; sie leiden an Homocystinurie. Homocystein ist eine Aminosäure, deren Stoffwechsel an der Remethylierung beteiligt ist, für die Folsäure und Vitamin B_{12} gebraucht werden, sowie an der Transsulfurierung, für die Vitamin B_6 erforderlich ist.

Was heißt das?

Homocystein entsteht beim Abbau der essentiellen Aminosäure L-Methionin durch Demethylierung. L-Methionin bildet mit der Zellenergiewährung ATP zunächst aktivierte S-Adenosylmethionien (SAM) und diese Verbindung ist der wichtigste Geber (Donator) für die Methylgruppen, die für mehr als 130 Reaktionen in der Zelle gebraucht werden. Täglich produziert der menschliche Körper 6 bis 8 Gramm SAM mit 800 Milligramm freier Methylgruppen. Weil in allen Zellen des Körpers ein Bedarf an Methylgruppen besteht, müssen alle Zellen mit ausreichend Methionin und B-Vitaminen ausgestattet sein. Außerdem sind für die Enzyme des Homocysteinstoffwechsels noch Magnesium, Zink und Trimethylglycin (TMG) wichtig. Von der Methylierung betroffen sind Proteine, DNA, Hormone, Phospholipide, Neurotransmitter. Essentielle Funktionen mit Methylgruppenübertragung sind Genexpression, Zelldifferenzierung, Proteintranslation, Chemotaxis und Signalübertragung.

Kann aber Homocystein nicht ausreichend abgebaut werden, weil es an allen Enzymen und Coenzymen fehlt, dann werden auch die unbedingt notwendigen Methylierungsprozesse in der Zelle gestört. Ferner fehlt es an neuem Adenosin, Cystein und Glycin. Das ist die eigentliche Problematik bei Homocystein.

Damit das Abbauprodukt Homocystein nicht zu hoch aufläuft und nicht zu viel Schaden anrichtet, kann es zurückgebildet werden. Aus dem entstandenen L-Homocystein und Methyl FH_4 (5-Methyl-Tetrahydrofolat, auch Coenzym F genannt (ein Derivat der Folsäure) kann durch das Enzym Methioninsynthase (von Vitamin B_{12} abhängig) erneut L-Methionin in einer Remethylierung gebildet werden. Bei diesem Vorgang sind also Folsäure und Vitamin B_{12} gleichzeitig unerlässlich. Fehlt eines der beiden, wird der Prozess gestoppt, und es sammelt sich eventuell zu viel Homocystein an.

Da der Organismus um die Schädlichkeit zu hoher Homocysteinspiegel »weiß«, wird noch ein zweiter Weg zum Abbau eingerichtet. Er führt über das Enzym Betain-Homocystein-Methyltransferase in Leber und Nieren zu einer Remethylierung von Methionin. Das Coenzym dieses Enzyms ist Betain, das ebenfalls ausreichend vorhanden sein muss. Und Leber und Nieren müssen einwandfrei funktionieren.

BETAIN

Betain (von lat. *beta*, Rübe oder Bete) ist ein Oxidationsprodukt des Cholins und ein Derivat der Aminosäure Glycin. Betain befindet sich höher angereichert in der Zuckerrübe (*Beta vulgaris*), Broccoli, Spinat, Rote Bete, im »Unkraut« Weißer Gänsefuß (*Chenopodium album*), besser bekannt als Ackermelde, aber auch in Miesmuscheln und Krabben.

Es gibt noch einen dritten Weg zum Abbau des Homocysteins. Er führt mit Hilfe von Serin über die Zwischensubstanz Cystathion zu Cystein und Glutathion, zwei wichtigen Aminosäuren, die bereits zur Sprache kamen. Um Homocystein endgültig aus dem Verkehr zu ziehen, wird es über die Transsulfierung, also den Austausch von Schwefel zwischen L-Homocystein und Cystein, irreversibel unbrauchbar gemacht. Die Wirkung der Transsulfierung ist allein von Vitamin B_6 abhängig. Die Transsulfierung funktioniert nicht in den Zellen der Blutgefäße. Deshalb ist die Gefahr einer Ansammlung von Homocystein und sich daraus entwickelnder Arteriosklerose dort besonders groß.

Die Cofaktoren des Homocysteinabbaus

Weil das Thema für die Gesundheit außerordentlich bedeutungsvoll ist, wollen wir uns die Cofaktoren dieses wichtigen Prozesses noch einmal genauer ansehen. Es sind Folsäure, Betain und die Vitamine B_2, B_6 und B_{12}, die alle gleichzeitig und in ausreichender Menge vorhanden sein müssen. Fehlt nur ein Vitamin der Reihe oder Betain, ist kein ausreichender Erfolg mehr möglich, und es kommt schnell zu Herz-Kreislauf-Störungen mit den bekannten Folgen. An Folsäure mangelt es in Europa am häufigsten. Auch orale Kontrazeptiva (Antibabypille), die von jungen Frauen eingenommen werden, erzeugen eine Folsäureinterferenz. Bei täglich 400 µg Folsäure wären alle davon abhängigen Stoffwechselwege im grünen Bereich. Aber die durchschnittliche Zufuhr über die Nahrung beträgt unter 300 µg (197 bis 235 µg für Männer und 168 bis 214 µg für Frauen in Deutschland, Österreich und der Schweiz).

Von einem gleichzeitigen Vitamin B_{12}-Mangel sind 30 bis 40 Prozent der älteren Bevölkerung betroffen. Die Resorption von Vitamin B_{12} ist im Alter häufig gestört, weil es an einem Transportmolekül mangelt, dem Intrinsischen Faktor, der von den Belegzellen des Magens (Parietalzellen) in der Magenschleimhaut gebildet wird. Doch selbst wenn dieser Mangel nicht vorliegt, kann es Probleme geben. Vitamin B_{12} verbindet sich erst im Dünndarm mit dem Intrinsischen Faktor und gelangt von dort in die Darmschleimhaut. Dieser Vorgang ist allerdings vom Kalziumspiegel im Darm abhängig. Und wenn der zu niedrig ist (eine bekannte Nebenwirkung des Diabetesmedikaments Metformin) wird die Wirkung von Vitamin B_{12} behindert.

Die große Bedeutung von Magnesium

Magnesium ist das Zentralatom von Chlorophyll, das für das Grün der Blätter und Stängel von Pflanzen verantwortlich ist. Da Pflanzen in der Evolution für unsere Ernährung an erster Stelle standen, konnten wir mit Pflanzennahrung auch viel Magnesium zu uns nehmen. Die dunkelgrünen Blätter, die wir heute oft nicht in den Salat aufnehmen, sind dabei besonders magnesiumreich. Magnesium ist für die Funktion zahlreicher Enzyme unentbehrlich. Besonders ATP-Synthase, das Enzym zur Zellenergieerzeugung kann ohne ausreichend Magnesium nicht arbeiten. Auch die Ionenpumpen an den Membranen, die ATPasen werden gehemmt. Es kommt zu einer intrazellulären Magnesiumverarmung bei gleichzeitigem Kaliummangel. Außerdem ist Magnesium für den Transport von Hormonen, Neuropeptiden und Kalzium notwendig.

Das Ergebnis einer chinesischen Metastudie der Arbeitsgruppe um Fudi Wang von der Zhejiang-Universität in Hangzhou, in der Daten von mehr als einer Million Menschen aus neun Ländern ausgewertet wurden, überrascht also nicht. Je mehr Nahrungsmitteln mit hohem Magnesiumgehalt aufgenommen wurden, desto geringer waren die Krankheitsrisiken und die Gesamtsterberate im Untersuchungszeitraum. Mit dem höchsten Magnesiumkonsum ging eine geringe Wahrscheinlichkeit einher, Diabetes, eine Erkrankung der Herzkranzgefäße oder einen Schlaganfall zu bekommen. Ein Anstieg der täglichen Magnesiumzufuhr um nur 100 Milligramm konnte das Risiko einer Herzinsuffizienz um 22 Prozent, das eines Schlaganfalls um 7 Prozent und das eines Diabetes um 19 Prozent senken. Die Sterberate verringerte sich insgesamt um 10 Prozent.[3]

Magnesium ist ein Cofaktor der Synthese von Dopamin, Noradrenalin, Serotonin und Phenylethylamin und somit hochwirksam gegen Depressionen. Zusammen mit Vitamin B_6 senkt es Stressanfälligkeit und Angst, da es auch für die Wiederherstellung des elektrischen Ruhepotentials an den Membranen der Nervenzellen verantwortlich ist. Kann das elektrische Ruhepotential nicht vollständig wiederhergestellt werden, sinkt die Schwelle zur Auslösung eines neuen Aktionspotentials. Das heißt, die Nerven »feuern« unentwegt, was immer starke Erregung und Krampfneigung bedeutet.

Es ist deshalb schon seit Jahrzehnten bekannt, dass Magnesiummangel mit Nervosität, Reizbarkeit, Depressionen, Aggressionen und Angst einhergeht. Auch Kopfdruck, manchmal Migräne, inneres Zittern und Konzentrationsschwäche sowie die vollkommene Unfähigkeit zu entspannen und die damit verbundene Hyperaktivität ist oft einem Magnesiummangel anzulasten. Mit Magnesiummangel entsteht immer auch ein Vitamin B_1-Mangel, da beide in ihren Wirkmechanismen verknüpft sind. Der Mangel verstärkt Apathie und Depressionsneigung. Das bezeichnet man auch als Pseudoneurasthenie, die schlimmstenfalls zu einer paranoiden Psychose führen kann.

Der Magnesiumanteil in käuflichen Lebensmitteln ist heute etwa 40 Prozent niedriger als noch vor 100 Jahren. Das hängt mit der Auslaugung der Böden zusammen. Eine Düngung mit Magnesium wird auf Kulturböden kaum vorgenommen. Ein Mangel ergibt sich aber nicht nur durch zu geringe Aufnahme mit der Nahrung, sondern auch durch einen zu hohen Gehalt an freien Fettsäuren im Blut. Oder durch zu hohen Zuckerkonsum, wobei man bedenken sollte, dass auch Nudeln und Pizza letztlich immer als Zucker im Blut enden. Am schlimmsten wirkt sich regelmäßiger Alkoholkonsum aus. Alkohol spült das Magnesium geradezu aus dem Körper.

Die Deutsche Gesellschaft für Ernährung empfiehlt eine tägliche Aufnahme von 350 bis 400 Milligramm Magnesium für Männer und 300 bis 350 Milligramm für Frauen. Die therapeutische Dosis liegt zwischen 300 und 800 Milligramm. Am besten wirkt Magnesium-L-Threonat, auch bekannt als MGT. L-Threonsäure ist ein natürlicher Metabolit von Vitamin C. Die Verbindung Magnesium und Threonsäure (oder ihr Salz Threonat) wird am besten absorbiert und geht direkt ins Gehirn. Ohne Threonat scheitert die Aufnahme von Magnesium ins Gehirn an der Blut-Hirn-Schranke.

Besser als jedes Nahrungsergänzungsmittel ist natürlich der erhöhte Konsum von grünem Blattgemüse mit hohem Magnesiumgehalt (Spinat, Wirsing, Mangold, Lauch, Kohl, Feldsalat, Brokkoli) sowie von Vollkornprodukten, Kakao, Nüssen und Kernen (Sesam-, Sonnenblumen-, Kürbiskernen).

Zink und Kupfer im richtigen Verhältnis

Die Tatsache, dass Demenz bei alten Menschen früher seltener war, aber jetzt sehr verbreitet ist, legt nahe, dass ihre Ursache auch in der Umwelt liegt.

Einer der Hauptverdächtigen in einer langen Liste von Umweltrisiken für Alzheimer-Demenz ist anorganisches Kupfer, das aus dem Trinkwasser (Wasserleitungen aus Kupfer) und aus Nahrungsergänzungsmitteln kommt. Tatsächlich geben Tierversuche Hinweise auf einen Zusammenhang zwischen der freien Kupfermenge im Blutserum und kognitiven Mängeln. Eine klinische Studie aus dem Jahr 2014 zeigte außerdem, dass bei über siebzigjährigen Alzheimer-Patienten, eine Zinksupplementierung den freien Kupferspiegel im Serum senkt und so vor kognitiven Verlusten schützt. Die Frage ist nun, ob die Wirksamkeit einer Zinktherapie auf dem Auffüllen zu niedriger Zinkspiegel beruht oder auf der Verringerung des Kupferniveaus.

Hier muss nicht betont werden, dass alle in diesem Buch aufgeführten Argumente zur Optimierung der Gesundheit selbstverständlich auch für die Prävention von Demenz gelten.

FAZIT: Mit zunehmendem Alter nehmen Depression als Störung der Gefühls- und Empfindungswelt (Unterbewusstsein) und Demenz als Störung der intellektuellen Vernunftwelt (Bewusstsein) zu. Der Grund liegt in Mängeln und Störungen der Kommunikationsfaktoren von Nervennetzen. Die pflanzliche Natur hat aber diverse Substanzen hervorgebracht, die dagegenhalten. Man muss sie nur kennen und gezielt einnehmen.

TEIL IV

Psychophysiologische Effekte von Naturkomponenten auf den Menschen

20. Die unbewussten Kräfte der Natur

von Florian Warnke

Dieses Kapitel ist das Ergebnis einer umfangreichen Literaturrecherche zu den vielfältigen gesundheitsrelevanten Aspekten und entsprechenden Auswirkungen, welche die Natur auf Menschen hat. Alle Aussagen, die hier gemacht werden, beruhen auf den Ergebnissen wissenschaftlicher Arbeiten. Leser, die sich genauer über diese Themen informieren möchten, können die angegebenen Literaturhinweise nutzen.

Der Einfluss der Natur auf Körper und Psyche des Menschen

Menschen begeben sich vor allem dann in die Natur, wenn sie ein verstärktes Bedürfnis nach Erholung haben. Spaziergänge oder Wanderungen bieten dafür ideale Voraussetzungen. In einer Naturumgebung verändern sich die Funktionen des vegetativen Nervensystems. Die Aktivitäten des Parasympathikus überwiegen nach kurzer Zeit gegenüber denen des Sympathikus und führen zu einer Entspannung im gesamten Organismus. So wird der Aufenthalt in der Natur zu einer meditativen Erfahrung.

In einer natürlichen Umgebung beeinflussen viele äußere Faktoren mit biologischer Wirksamkeit den Organismus. So führen körperliche Aktivitäten in der Natur zusammen mit Einflüssen aus der Natur zu einer Überlagerung von Ereignissen. Die daraus resultierende positive Wechselwirkung ist gegenwärtig noch nicht ganz erforscht. Fakt ist jedoch, dass eine natürliche Landschaft das subjektive Wohlbefinden steigert und Auswirkungen auf viele physische und psychische Funktionen des Organismus hat.

Eine individuelle Landschaftspräferenz wird beeinflusst von evolutionären Faktoren einerseits und dem sozial-kulturellen, gesellschaftlichen Umfeld andererseits. Dazu gehören auch Naturerfahrungen aus der Kindheit.

Im Laufe ihrer sechs bis sieben Millionen Jahre dauernden Evolutionsgeschichte hat die Menschheit 99,9 Prozent ihres Lebens in der Natur verbracht (Song 2015). Die Sinne des Menschen sind daher evolutionsgeschichtlich darauf angelegt, Informationen aus einer natürlichen Umgebung zu interpretieren. So fördert die Präsenz einer Naturlandschaft unbewusst und/oder bewusst direkte Aufmerksamkeit oder übt eine besondere Faszination aus (Kardan 2015, Lin 2014).

Diese mühelose Aufmerksamkeit erfordert keine mentalen Anstrengungen, die Energieressourcen verbrauchen. Das führt im Organismus zu entspannten exekutiven und kognitiven Prozessen. Sobald sich der Mensch in der Natur aufhält, stellen sich diese Effekte sehr schnell und ganz automatisch ein. Dabei ist es wichtig, dass man im Alltag Zeit für regelmäßige Rituale findet. Sie schaffen Geborgenheit, Achtsamkeit und damit individuelle Zufriedenheit. Seit einigen Jahren sind in Deutschland besonders Menschen mittleren Alters sehr am Kontakt zur Natur interessiert, sei es bei der Pflege eines Schrebergartens, beim Urban Gardening, bei der Gartenarbeit im eigenen Zuhause oder beim Wandern. Wildnisschulen vermitteln in Kursen für alle Altersklassen die Fokussierung von Achtsamkeit und die Intensivierung der Sinneswahrnehmungen in Naturumgebungen. Diese nachhaltig positiven Effekte auf den Menschen werden auch in Natur- und Gartentherapien genutzt. Natur hat zumindest teilweise präventive Auswirkungen auf die menschliche Gesundheit (Li 2008).

Körperliche Aktivität verändert die Struktur des Gehirns

Körperliche Bewegung, ein exekutiver Prozess, ist mit Lernleistungen verknüpft, also mit einem kognitiven Prozess. Lebewesen, die sich bewegen, haben ein Nervensystem, und im Laufe der Evolution sind Gehirne entstanden, die Bewegung überhaupt erst möglich machen (Kempermann 2013), d. h. eine Kommunikation zwischen sensorischen und motorischen Reizen, die wiederum Aktivitäten in bestimmten Gehirnregionen auslösen. Früher mussten Menschen auf der Suche nach Nahrung oder geeigneten Siedlungsorten weite Distanzen zurücklegen. Dabei mussten sie mit allen Sinnen auf Gefahren oder neue Situationen reagieren und neue Informationen verarbeiten. So lernten sie, sich in einer unbekannten Umgebung zu orientieren.

Die Verflechtungen zwischen Bewegung in einer abwechslungsreichen (Natur-) Umgebung und deren Wahrnehmung beeinflussen die synaptische Plastizität des Gehirns. Synaptische Plastizität verändert die Anatomie und die Biochemie von Synapsen, die dann verstärkt Informationen über Neurotransmitter übertragen, womit sich auch die Morphologie (Struktur) des Gehirns verändert. Der Neurotransmitter Dopamin ist unter anderem ein wichtiger Faktor für die synaptische Plastizität und somit für das Gehirn und dessen Erhaltung. Die Aufgaben von Dopamin im Organismus mit anregender Wirkung sind vielfältig. 80 Prozent des gesamten Dopamins im Organismus sind in den Basalganglien enthalten (Doidge 2015), einer Neuronenansammlung in der Substantia nigra des Mittelhirns. Die Substantia nigra ist über das Striatum, eine Gehirnregion mit vielen Dopaminrezeptoren, mit dem Limbischen System verbunden, also mit dem Mandelkern (Amygdala), dem Hippocampus, dem Thalamus und dem präfrontalen Cortex. Die Basalganglien ermöglichen erlernt automatische Aktivitäten im Alltag – komplexe Bewegungsabläufe und Gedankenfolgen oder das Erlernen neuer Bewegungen. Daran ist der Neurotransmitter Glutamat beteiligt, der vom zentralen Nervensystem (Gehirn und Rückenmark) ausgeschüttet wird. Die Verbindung zum Limbischen System ist unter anderem zuständig für Emotionen. Körperliche Aktivitäten sind mit positiven Erwartungen und deren Erfüllen ist mit Bedeutung verbunden. Das Gehirn verlangt danach, und das führt in der Substantia nigra zur Freisetzung von Dopamin als Belohnung.

Der Neurotransmitter Serotonin hat eine beruhigende Wirkung, ist ebenfalls an der synaptischen Plastizität des Gehirns beteiligt und essentiell für eine Dopaminbalance. Automatisierte Bewegungs- und Gedankenabläufe erfordern keine Konzentration und somit keine Beteiligung des Bewusstseins. Dopamin und Glutamat fördern zudem die Wahrnehmungsfähigkeit, was sich im Laufe der Evolution als Vorteil für die Jagd oder für handwerkliche und künstlerische Tätigkeiten erwiesen hat.

Die synaptische Plastizität setzt Neurogenese voraus. Aus bestimmten Stamm- und Vorläuferzellen entstehen im zentralen Nervensystem neue Neuronen, die sich mit bereits bestehenden verbinden. Daraus können abschließend auch Gliazellen entstehen. Dabei produzieren Neurone aus Zeitersparnis einen Vorrat an RNA-Transkripten (DNA-Kopien) für synaptische Proteine, die für Lernprozesse wichtig sind. Damit können sie besser und schneller auf neue Reize reagieren (Mauger 2016).

Die Neurogenese ist die Anpassung an neue Situationen, Wahrnehmungen und Erfahrungen innerhalb bereits vertrauter Muster (Kempermann in Reisdorf 2013). Sehr wahrscheinlich werden neue Neurone leicht durch neue Umgebungen erregt. Damit spielen sie eine wichtige Rolle bei der räumlichen Orientierung (Bischofberger & Schmidt-Hieber 2006). Bereits im fetalen Gehirn beginnt die Generierung und Vernetzung von Neuronen durch Bewegungen des Embryos und der Mutter (Walk 2011). Daran beteiligt sind auch Wachstumsfaktoren (Proteine). Sie regulieren und kontrollieren die Entwicklung sowie die Apoptose von Neuronen, sind wichtig für Reparatur- und Lernprozesse und verbessern die elektrischen Signalübertragungen zwischen einzelnen Neuronen. An diesen Prozessen sind auch Neurotransmitter beteiligt, wie oben bereits beschrieben.

Körperliche Bewegung und komplexe Lernprozesse beeinflussen die Freisetzung vieler Wachstumsfaktoren. Das erhöht die neuronale und synaptische Plastizität im Gehirn, und zwar im präfrontalen, im visuellen und im temporalen Cortex. Zu hohe oder zu niedrige Serumpegel von Wachstumsfaktoren korrelieren mit negativen Effekten wie Suchterkrankungen, Depression, Alzheimer. Das richtige Maß ist also gefragt. Bestandteile des zentralen Nervensystems, die weiße und die graue Substanz, nehmen bei Bewegung besonders im vorderen Bereich des Gehirns an Volumen zu. Das Erlernen neuer motorischer Bewegungen im Alter hat einen positiven Einfluss auf die synaptische Plastizität in speziellen Bereichen des visuellen Cortex, die für Visuomotorik zuständig sind, im Hippocampus und im Nucleus accumbens, einem Teil des dopaminergen Belohnungssystems. Daran beteiligt ist der Wachstumsfaktor BDNF (*Brain-derived neurotrophic factor*). Kognitive Prozesse bzw. die Lernfähigkeit werden durch Bewegung erhöht und das wiederum stärkt das Erinnerungsvermögen. Denn Gene setzen beim Lernen unter anderem wieder mehr BDNF im zentralen Nervensystem frei. Damit ist BDNF ein wichtiger Faktor für die Speicherung neuer Informationen im Gedächtnis.

Bewegung wirkt sich auch auf Gliazellen aus. 85 Prozent der Hirnzellen sind Gliazellen (nur 15 Prozent sind Neuronen), die untereinander kommunizieren und in Wechselwirkung mit den elektrischen Signalen von Neuronen stehen. Gliazellen im Gehirn synthetisieren den Wachstumsfaktor GDNF (*Glial cell line-derived neurotrophic factor*), der eine neuroprotektive Wirkung hat. Somit beeinflussen Gliazellen auch die neuronale und synaptische Plastizität des Gehirns.

Im Alter ist die Neurogenese kaum eingeschränkt, während die Wachstumsfaktoren stärker dezimiert werden. Dennoch sind die regenerativen und generierenden Wirkungen, die durch Wachstumsfaktoren auf die Neuronen ausgeübt werden, weiterhin hochaktiv. Eine ständige Neurogenese ist besonders in zwei Gehirnregionen ausgeprägt: im Hippocampus und im Riechkolben (*Bulbus olfactorius*). Vorläuferzellen für die Neurogenese im Hippocampus sind essentielle Ressourcen für ein lebenslanges Abspeichern neuer Informationen im Gedächtnis in Abhängigkeit von Erfahrungen und damit auch für die Anpassungsfähigkeit an eine Umgebung. Ein Erwachsener kann täglich bis zu 1400 neue Neuronen im gesamten Hippocampus bilden. Besonders vom Alterungsprozess negativ betroffene Regionen werden durch Bewegung und die dadurch ausgelöste Neurogenese positiv beeinflusst. Das Wachstum neuer Neuronen kompensiert im Alter den Rückgang von Hirnstruktur und Hirnfunktionen (Walk 2011, Aleman 2014, Braus 2014, Ernst 2014, Doidge 2015, Edelmann 2015). Dabei wird auch die kognitive und exekutive Leistungsfähigkeit verbessert. Mentale und körperliche Aktivitäten sowie soziale Kontakte können ab einem Alter von ca. 55 Jahren unter anderem das Demenz- und Alzheimer-Risiko senken (Braus 2014). Laut einer Metaanalyse, die mit 163 797 körperlich aktiven Probanden in einem Zeitraum von 4,7 bis 30 Jahren durchgeführt wurde, war das Risiko, an einer Demenz zu erkranken, um 28 Prozent geringer. Das Risiko, speziell eine Alzheimer-Erkrankung zu entwickeln, sank um 45 Prozent (Hamer & Chida 2009).

Gerade der Hippocampus älterer Erwachsener schrumpft jährlich um 1 bis 2 Prozent. Auch das erhöht das Risiko für kognitive Beeinträchtigungen. Bereits moderate Bewegung wirkt sich hier günstig auf die Hirnstruktur aus. Ein dreimonatiges Gymnastiktraining führte bei Probanden mit chronischer Schizophrenie sowie in einer gesunden Kontrollgruppe zu einem Volumenanstieg des Hippocampus. Ein vierzigminütiger Spaziergang durch einen Park, verbunden mit leichten Körperübungen und ein Jahr lang dreimal die Woche gemacht, vergrößerte das Volumen des Hippocampus älterer Erwachsener um 2 Prozent. Zu einem ähnlichen Ergebnis kam eine Studie, für die Probanden mit einem Durchschnittsalter von 78 Jahren wöchentlich eine Strecke von mehreren Kilometern in einem Stadtgebiet zu Fuß zurücklegten. Nach neun Jahren war ein Volumenanstieg im visuellen Bereich des Temporallappens, im entorhinalen Cortex (im Schläfenlappen) und im Hippocampus zu beobachten. Bei den Probanden, die pro Woche eine

Strecke von ca. 10 bis 14,5 km zu Fuß in einem Stadtgebiet zurücklegten, war nach neun Jahren fortgesetzter Bewegung zudem ein signifikanter Volumenanstieg in der grauen Substanz des Hippocampus festzustellen.

An der Volumenzunahme des Gehirns sind die Wachstumsfaktoren IGF-1 (*Insulin-like growth factor 1* in Muskeln) und BDNF wesentlich beteiligt. IGF-1 regt bei Bewegung die Produktion des Wachstumsfaktors VEGF (*Vascular endothelial growth factor*) an. VEGF ist für die Neubildung von Blutgefäßen zuständig, die eine bessere Sauerstoffversorgung von neuen Neuronen gewährleisten. (Leckie 2014, Erickson 2010 & 2011, Pajonk 2010). Lauftraining setzt im Muskelgewebe der Beine das Enzym Cathepsin B frei. Es ist am Abbau nicht mehr benötigter Proteine beteiligt und regt die Produktion von BDNF im Gehirn an. Sehr wahrscheinlich ist, dass ein erhöhter, aber vom Organismus streng regulierter Cathepsin-B-Spiegel die räumliche Orientierung fördert (Moon 2016).

Stressoren wie Depressionen, Ängste und langfristige Belastung verursachen eine Degeneration der Synapsenbildung von Neuronen und hemmen die Plastizität des Gehirns. Das sind auch Ursachen für Demenz und Parkinson.

Ein Stressresilienzfaktor ist das Neuropeptid Galanin, das im Locus coeruleus synthetisiert wird und unter anderen Verbindungen zum Hypothalamus und zum Limbischen System hat. Der Locus coerulus ist bei unerwarteten und neuen Ereignissen aktiv. Er spielt eine wichtige Rolle bei der Fokussierung der Aufmerksamkeit, etwa beim Erwandern und Erkunden von Naturumgebungen sowie in meditativen Zuständen. Dabei wird die Ausschüttung von Stresshormonen wie Noradrenalin, CRH (*Corticotrophin releasing hormone*) und Cortisol reduziert.

Körperliche Bewegung fördert die Produktion von Galaninen, die als Neurotransmitter wirken und die Neuronen sowie die synaptische Plastizität im präfrontalen Cortex vor den Auswirkungen von Stress schützen. Neuropeptide wie Galanin sind in emotionale Prozesse involviert und reduzieren Angstgefühle (Sciolino 2015, Mohandas 2008).

Spaziergänge und Wanderungen können schwere Erkrankungen verhindern. Das zeigen Studien der Harvard University, des University College London und des World Cancer Research Fund International (WCRF). Schon Spaziergänge mit einer Wegstrecke von 9 km pro Woche oder von 3 km pro Stunde stärken die kardiovaskuläre Gesundheit und verringern die Todesrate um 32 Prozent (Metaanalyse mit 459 833 Personen). Spaziergänge mit insgesamt 14 bis 15 km Wegstrecke, verteilt auf eine Woche (also 2 km pro Tag), können die Todesrate um 22 Prozent verringern (Anzahl der männlichen Probanden: 10 269). Ein dreißigminütiger Spaziergang pro Tag verringert koronare Herzkrankheiten um 12 Prozent (Anzahl der männlichen Probanden: 44 452). Dreistündige Spaziergänge innerhalb einer Woche bewirken ein um 35 Prozent verringertes Risiko für Herzinfarkte und Herztod sowie ein um 34 Prozent verringertes Risiko für Schlaganfälle (Anzahl der weiblichen Probanden: 72 488; Harvard Health Publications). Moderate körperliche Bewegung (45 Minuten/Tag) kann eine präventive Wirkung auf Brustkrebs haben. Untersucht wurde dies an 5500 Brustkrebsfällen in Großbritannien (WCRF 2010). Moderate körperliche Bewegung (45 Minuten/Tag) könnte 5500 Brustkrebsfälle und 4600 Darmkrebsfälle pro Jahr in Großbritannien verhindern.

Körperliche Bewegung ist somit eine sehr geeignete Methode, um den Alterungsprozess aufzuhalten und auch ein herausragendes Mittel für Stressresilienz.

Der präfrontale Cortex und emotionale Bewertungen

Naturumgebungen haben einen positiven Einfluss auf den präfrontalen Cortex im menschlichen Gehirn.

Der präfrontale Cortex gehört zum Frontallappen der Großhirnrinde (Cortex cerebri) und steht mit den Basalganglien, den übrigen Cortexbereichen und dem Limbischen System in Verbindung. Über die Augen aufgenommene Informationen werden vom visuellen auf den präfrontalen Cortex übertragen und dort in kognitiven Prozessen so umgesetzt, dass sie sich mit einem angepassten Verhalten (Impulskontrolle) vereinbaren lassen.

Die kognitiven Prozesse im präfrontalen Cortex laufen in vielen komplexen Schritten ab: Konzentration, Motivation, Planung, Analyse, Urteilsvermögen (basierend auf Erfahrungen), Erinnerungen, bewusstes Bewerten von Emotionen, Empathie. Das ist eine Entwicklung von Strategien und Lösungen in selbstreflektierten Prozessen für zielgerichtete Handlungsmuster. Damit wird die Aufmerksamkeit auf wichtige Ereignisse oder neue Aspekte und Situationen fokussiert, damit Entscheidungen getroffen werden können.

Was immer Stress auslöst oder sogar die Gesundheit belastet, wird vom präfrontalen Cortex kompensiert bzw. herunterreguliert (top-down) mit positiven Auswirkungen auf das vegetative Nervensystem, die Herzfrequenz und das Gehirn.

Der linke präfrontale Cortex ist auch für die Wahrnehmung positiver Emotionen zuständig und wirkt regulierend bei negativen Emotionen. Er ist somit eine Kontrollinstanz und sorgt bei psychischen Belastungen für die Balance zwischen exekutiven und kognitiven Funktionen. Außerdem überwacht er den Mandelkern im Limbischen System, der Ängste oder Traurigkeit verursacht, wenn er zu stark aktiviert ist. Somit hat der präfrontale Cortex auch einen bedeutenden Einfluss auf die Löschung von Angstkonditionierungen.

Eine Top-down-Regulierung der Herzfrequenz wird ebenfalls vom präfrontalen Cortex gesteuert. Die Herzfrequenz, also der Abstand zwischen zwei Herzkontraktionen mit Blutauswurf, der als Pulsschlag messbar ist, ist ein Hinweis auf Aktivitäten des Parasympathikus oder des Sympathikus. Beide sind eng mit dem vegetativen Nervensystem verknüpft. Es steuert lebenswichtige Funktionen der Organe und ist die zentrale Instanz für eine Regulierung von Stressoren aus der Umwelt.

Natur stimuliert den präfrontalen Cortex und bewirkt damit positive Gedanken

Interessant ist, dass bereits ein Spaziergang von ein bis zwei Stunden durch eine Naturlandschaft die stressbedingt hohe Aktivität im präfrontalen Cortex dämpft. Das Ergebnis ist, dass die Durchblutung sowie neuronale Aktivitäten im Bereich des präfrontalen Cortex weitgehend abnehmen und in dieser Gehirnregion weniger Sauerstoff verbraucht wird (Bratman 2015, Park 2007).

Bei körperlicher Aktivität im Freien ist das Gehirn normalerweise gut durchblutet und wird durch die Sauerstoffproduktion der Blätter von Bäumen und anderen Pflanzen mit mehr Sauerstoff versorgt.

SAUERSTOFFZUFUHR IN DER NATUR

Ein Erwachsener verbraucht ca. 50 Liter Sauerstoff pro Stunde. Ein Blatt produziert ca. 0,005 Liter Sauerstoff pro Stunde. Das heißt: 10 000 Blätter oder durchschnittlich 150 Pflanzen versorgen einen Erwachsenen mit dem nötigen Sauerstoff. Ungeschnittene Gräser, die eine Fläche von 1,5 Quadratmeter bedecken, produzieren ausreichend viel Sauerstoff, um den jährlichen Sauerstoffbedarf eines Menschen zu decken (in Almusaed 2011).

Indem die Natur den präfrontalen Cortex quasi in einen entspannten Ruhezustand versetzt, werden Energieressourcen (Glukose) geschont und Energie gespeichert. Dies führt zu erhöhten parasympathischen Aktivitäten. Die vom Sympathikus gesteuerten Adrenalin- und Noradrenalinpegel sinken.

In diesem Ruhezustand regt der präfrontale Cortex den parasympathischen Nervus vagus zu einer Top-down-Regulierung der Herzfrequenz und des damit verbundenen Pulsschlags an. Dieser

Nervenstrang hat seinen Ursprung im Hirnstamm (Medulla oblongata) und reguliert die Funktionen vieler Organe. Parasympathische Nervenfasern des Nervus vagus hemmen unter anderem proinflammatorische Zytokine wie Interleukin-6 und TNF-alpha (Tumornekrosefaktor alpha) (Aleman 2014, Rüegg 2014, Brown 2013). Pro- und antiinflammatorische Zytokine sind Botenstoffe, die sich in einem gesunden Immunsystem in Homöostase befinden. Ein andauerndes Zuviel an proinflammatorischen Zytokinen führt im Organismus zu chronischen Entzündungen. Dadurch werden Heilungsprozesse verlangsamt.

Es ist zu erwarten, dass durch die funktionelle Verbundenheit von präfrontalem Cortex und Hippocampus auch die neuronalen Aktivitäten im Hippocampus und speziell im Mandelkern reduziert werden (Brown 2013). Das dürfte auch für den visuellen Cortex zutreffen.

Dadurch, dass man sich nicht mehr so sehr von äußeren Reizen ablenken lässt, werden kognitive Leistungen wie Aufmerksamkeit und Konzentration verbessert. Das fördert auch die Strategie- und Lösungsfindung sowie die Kreativität und vertreibt grüblerische Gedanken. Insgesamt entsteht eine positiv meditative Grundstimmung, die wiederum das Selbstwertgefühl steigert und Ängste reduziert. Diese kognitiven Prozesse korrelieren mit erhöhten Gehirnaktivitäten im Alpha-Wellenbereich (8 bis 12 Hz), die bei einem Naturaufenthalt dominieren (Aspinall 2015, Lustenberger 2015).

Das Inhalieren von Naturdüften sowie das Hören von Naturgeräuschen oder das Betrachten von Naturbildern hat innerhalb weniger Sekunden dieselbe Wirkung.

Weitere Gehirnregionen, die in der Natur aktiv sind

Die Gehirnregion mit erhöhter Aktivität bei körperlicher Bewegung in der Natur ist das Arbeitsgedächtnis (Bratman 2015). Es verarbeitet in Anwesenheit von Dopamin unter anderem verbale, auditive sowie visuell-räumliche Informationen und ist eine wichtige Instanz für die Voraussetzung von nachfolgenden kognitiven

Prozessen – neue Informationen können mit bekannten Mustern im Gedächtnis verknüpft werden. Beispielsweise ist das Arbeitsgedächtnis auch dann aktiv, wenn der Mensch während automatischer Bewegungsabläufe in der Lage ist, gleichzeitig zu reden, Gedanken abschweifen zu lassen oder Erinnerungen hervorzurufen.

Aufenthalte in der Natur haben einen positiven Einfluss auf den cingulären Cortex und den Inselcortex. Der cinguläre Cortex spielt eine wichtige Rolle für autonome Körperfunktionen wie Blutdruck und Herzfrequenz. Er ist eine Schaltzentrale für emotionale Signale aus anderen Gehirnregionen des neuroanatomischen Empathiesystems sowie für Entscheidungsfindung und Impulskontrolle. Eine seiner wichtigen Funktionen ist die Kontrolle der Aufmerksamkeit und der Konzentration. Im Inselcortex manifestieren sich emotionale Entscheidungen und Empfindungen. Der Inselcortex steht unter anderem in Verbindung mit der Interozeption, also der Achtsamkeit für die Vorgänge im Inneren des eigenen Körpers.

Aufenthalte in der Natur verstärken die Aktivität in den beiden Gehirnregionen und können damit Empathie und altruistische Motivation fördern (Logan 2012). Die innere Zufriedenheit verbunden mit positiven Emotionen und Harmonieempfindungen fördert offensichtlich eine Volumenzunahme in einer bestimmten Gehirnregion des Empathiesystems, denn Menschen mit altruistischem Verhalten haben im Vergleich zu Egoisten mehr graue Hirnsubstanz in der Region zwischen Scheitel- und Schläfenlappen (temporoparietaler Übergang) (Morishima 2012).

Tiefe Meditation führt zu einer Verminderung der Oxyhämoglobinkonzentration im Scheitellappen (*Lobus parietalis*), also in der Gehirnregion, die für die räumliche Orientierung zuständig ist, was zu einer subjektiv empfundenen Aufhebung räumlicher Grenzen führen kann, die sich auch in spirituellen Naturerlebnissen widerspiegelt, in einem ehrfurchtsvollen Gefühl des Einsseins mit der Natur und der harmonischen Verbundenheit mit allem. Menschen, die so etwas erlebt haben, berichten von Energieströmen, die aus dem Boden kommend durch ihren Körper fließen (Mc Donald 2003), von innerer Ruhe und positiven Emotionen (Heintzmann 2013).

An derartigen Empfindungen sind endogene Opioide (Neurotransmitter) wie Endorphin und Enkephalin, die in der Hypophyse gebildet und im Hypothalamus freigesetzt werden, wesentlich beteiligt. Sie induzieren Glücksgefühle, stärken das Immunsystem und reduzieren Stress (Bucher 2014). Der Neurotransmitter Glutamat stimuliert dabei auch die Produktion und Ausschüttung von Beta-Endorphinen im Hypothalamus, die schließlich im Hippocampus an der Aktivierung der Neurogenese beteiligt sind (Ernst 2006). Sehr wahrscheinlich ist bei solchen Erlebnissen auch DMT (Dimethyltryptamin) im Spiel. DMT wird aus Serotonin gebildet, einer Vorstufe für Ausschüttung von Melatonin in der Nacht. Wird nun die Zerlegung von Serotonin durch Monoaminooxidase (MAO) und unter dem Einfluss von Pinolin, eines Metabolits von Melatonin aus der Zirbeldrüse, verhindert, entsteht aus Serotonin die bewusstseinserweiternde Droge DMT. Das passiert normalerweise in der nächtlichen Schlafphase, während tiefer Meditation im Thetawellenbereich (7,5 bis 8,5 Hz) oder nach starker Belastung des Körpers. Durch Bewegung kann DMT auch tagsüber ausgeschüttet werden. Um die notwendigen Thetawellen herstellen zu können, braucht man viel Erfahrung und intensives Training in Bezug auf Achtsamkeit sowie eine herausragende Kenntnis der eigenen Körperzustände. Interessant ist aber, dass sich viele spirituelle Erfahrungen, die in Zusammenhang mit einem mehrtägigen, körperlich anstrengenden Naturaufenthalt (besonders in der menschenleeren Wildnis) gemacht werden, dann einstellen, wenn der Organismus nach anstrengender Bewegung in eine Ruhephase übergeht.

Einfachere meditative Praktiken beruhigen einzelne Regionen im präfrontalen Cortex und im Inselcortex und vermindern die Aktivität im Mandelkern. Wer also regelmäßig meditiert, viel in der Natur unterwegs ist und einen schönen Sonnenuntergang schätzen kann, ist bereits glücklicher (Bucher 2014).

Auch die Vorfreude auf positive (Natur-)Erlebnisse und die Erinnerung an solche in der Vergangenheit gemachte Erfahrungen fördern eine optimistische Lebenseinstellung wobei die Aktivität im cingulären Cortex und im Mandelkern in diesem Fall gesteigert ist. Dabei werden im Gehirn vermehrt Dopamin und Serotonin freigesetzt, die das Erinnerungsvermögen stärken. Optimismus und eine positive Einstellung vermindern das Risiko einer altersbedingten Degeneration.

Erinnerungen, Gedanken und Worte können neuronale Netze verändern und lösen bei positiver Bewertung Top-down-Mechanismen aus. Neuronen des präfrontalen Cortex und des Inselcortex stehen in direkter Verbindung mit dem Hypothalamus und mit der Medulla oblongata im Hirnstamm. Beide Gehirnregionen beeinflussen wiederum das vegetative Nervensystem im Rückenmark und somit auch die Herzfrequenz und das Immunsystem.

Positive Erinnerungen können also über die Großhirnrinde auf den gesamten Organismus einwirken (Rüegg 2014).

In der bewussten Imagination wird beispielsweise das positive Erinnerungsbild eines schönen Sees heraufbeschworen, dessen weitläufige, unregelmäßige Ufer von vielen verschiedenen Bäumen mit grünen Kronen und dicht wachsenden Schilfgräsern umsäumt sind, während über der glatten Wasseroberfläche langsam dichte weiße Nebelschwaden aufsteigen. Eine vollkommene Ruhe umhüllt diese mystische, faszinierende Szene. Der beobachtende Mensch nimmt dieses imaginierte Naturschauspiel mit allen Sinnen wahr und wird davon wiederholt in Ehrfurcht versetzt, während die Gedanken fantasievoll einen weißen Schwan herbeisehnen, der über den See gleitet und die stille Wasseroberfläche dabei in leichte Schwingungen versetzt.

Diese lebendige Erinnerung an eine schöne Naturlandschaft aktiviert dieselben Gehirnregionen wie das reale Erleben dieser Szene.

Eine Umfrage in England ergab, dass der Wald ein Ort der inneren Einkehr ist. Eigene Erinnerungen können dort abgerufen und nochmals durchlebt werden (Henwood & Pidgeon 2001). Dadurch ist der Mensch erneut in Resonanz mit der ihm umgebenden Naturlandschaft und erlebt einen Zustand der mentalen Entspannung, in dem sich Bewusstes (Geist), Unbewusstes und Psyche (Seele) überschneiden. Das kann Identität vermitteln.

Die Folgen der Stressbelastung in Großstädten

Spaziergänge an stark befahrenen Straßen oder in belebten Einkaufsstraßen assoziieren Menschen weitgehend unbewusst mit Stressoren wie potentieller Bedrohung und Lärm als negativen Erfahrungen. Der Stresspegel steigt, während gleichzeitig das sympathische Nervensystem aktiv ist. Das Herz-Kreislauf-System läuft auf Hochtouren, der Cortisolspiegel im Blut steigt an, die Aktivitäten im Mandelkern nehmen zu. Das Arbeitsgedächtnis ist belastet und muss viele Reize verarbeiten. Die Gehirnaktivität findet im erhöhten Beta-Wellenbereich statt. Der präfrontale Cortex ist durch eine Überflutung von Noradrenalin und Dopamin aus anderen Hirnregionen überstimuliert. Damit geht eine verminderte Serotoninproduktion einher. Folgen der Überstimulierung sind die Hemmung von Funktionen im präfrontalen Cortex und eine Überaktivierung des Hypothalamus sowie des Mandelkerns. Die externen Informationen werden direkt zum motorischen Cortex im Frontallappen weitergeleitet, um reflexartige Reaktionen auf Bedrohungen zu ermöglichen. Dann dominieren archaische Verhaltensweisen wie Angst und Kampf- oder Fluchtreaktionen, die durch den Sympathikus aktiviert werden.

Langfristiger oder chronischer Stress überfordert den linken präfrontalen Cortex, der dann die neuronalen Aktivitäten im Mandelkern hemmt.

Das unentwegte Nachsinnen über negative Erlebnisse (ruminierendes Denken) verstärkt die Aktivität im rechten Cortex und im cingulären Cortex, einem Teil des Limbischen Systems. Betroffen sind auch der Inselcortex, der Hypothalamus und die Medulla oblongata.

Linker und rechter präfrontaler Cortex werden also durch unterschiedliche Reize angesprochen und reagieren entsprechend unterschiedlich. Diese Asymmetrie der beiden präfrontalen Cortexhälften kann negative Auswirkungen auf Funktionen des Immunsystems haben. Ist die rechte Hälfte aktiver, stimuliert das den Sympathikus. Es werden dann beispielsweise weniger Antikörper gebildet, und die Hypothalamus-Hypophysen-Nebennierenrinden-Achse (HHNA-

Achse) setzt mehr Cortisol frei. Der Cortisolspiegel im Blut kann aufgrund einer Überaktivität des Sympathikus dauerhaft erhöht bleiben.

Das ist auch der Fall bei tendenziell depressiven oder pessimistischen Menschen, deren rechtes Präfrontalhirn aktiver ist als das linke. Sie verdrängen positive Erlebnisse aus dem Bewusstsein und/oder bewerten vergangene Erfahrungen sehr negativ. Furcht, Sorgen oder Bedrohungen nehmen dann unbewusst und/oder bewusst überhand. Die Ausschüttung von Neurotransmittern wie Dopamin und Serotonin und von Wachstumsfaktoren wie BDNF bleibt aus. Die Folgen sind verminderte neue Verbindungen zwischen Neuronen und langfristig auch ein Absterben von Neuronen. Das Volumen einzelner Gehirnregionen nimmt besonders bei Depressionen ab. Betroffen sind vor allem der präfrontale Cortex und der Hippocampus, der um 10 bis 20 Prozent an Volumen verlieren kann (Kehse 2016; Sharot 2007, Tsunetsugu 2010, Logan 2012, Brown 2013, Aleman 2014, Rüegg 2014, Bratman 2015, Aspinall 2015).

Die eben erwähnten Belastungen verbrauchen sehr viel Energie, die dem restlichen Organismus dann nicht zur Verfügung steht. Die Aktivität zwischen cingulärem Cortex und Mandelkern ist bei Menschen, die unter Hektik, Lärm und sozialem Stress in einer Großstadt leiden, stark erhöht. Sehr wahrscheinlich wird der Mandelkern dadurch in der Verarbeitung negativer Emotionen behindert. Das Peptidhormon AVP (Arginin-Vasopressin) mildert normalerweise eine Überaktivierung des cingulären Cortex ab und fördert die Rückkopplungsschleife zum Mandelkern (Meyer-Lindenberg 2011). AVP wird vermehrt bei Aktivitäten des Parasympathikus bzw. bei Naturaufenthalten ausgeschüttet.

Auch hier zeigt sich wieder, dass Naturumgebungen psychophysiologischen Stress besser reduzieren als städtische Umgebungen (Hartig 2003). Viele Studien zu den Einflüssen von Naturumgebungen auf Menschen weisen darauf hin, wie wichtig es für die Gesundheit ist, nicht nur vorhandene Grünflächen zu erhalten, sondern auch viele neue anzulegen, vor allem in Städten.

Die palliative Wirkung der Natur

Die Ergebnisse von Studien aus Dänemark, Holland, China, USA und England zeigen eine Zunahme subjektiv empfundener Zufriedenheit, Vitalität und Resilienz in Grüngebieten. Die Stressbelastung nimmt dadurch ebenso ab wie die Mortalitätsrate (Logan 2013, James 2016). Einer japanischen Studie zufolge ist die Mortalitätsrate für Krebs höher, wenn Menschen in einer Umgebung mit wenigen Waldgebieten leben im Verhältnis zu Gegenden mit einem hohen Anteil an Wäldern (Li 2012). Dazu ist anzumerken, dass Japan bezogen auf die Gesamtfläche (377 972 km^2) einen hohen Waldanteil von 69 Prozent besitzt. Deutschland hingegen hat bezogen auf seine Gesamtfläche (357 376 km^2) nur 32 Prozent Waldanteil (geo.de). Einen präventiven Gesundheitseffekt haben sehr wahrscheinlich die von Pflanzen emittierten biogenen Wirkstoffe (siehe das folgende Unterkapitel).

Ein Schädlingsbefall zerstörte zwischen 1990 und 2007 in 15 US-Bundesstaaten große Waldbestände (über 100 Millionen Bäume). Bereits während des akuten Befalls stieg die Mortalitätsrate unter den Bewohnern des vom Waldsterben betroffenen Gebiets. Todesursachen waren kardiovaskuläre Erkrankungen und Erkrankungen der unteren Atemwege. Luftverschmutzung und Stress sind Risikofaktoren für diese Erkrankungen. Insektizide wurden als Todesursache ausgeschlossen. Inwieweit ein kausaler Zusammenhang zwischen Waldsterben und erhöhter Mortalitätsrate besteht, ist bis heute ungeklärt (Donovan 2013, Oliver 2014). Bekannt ist jedoch, dass die Abholzung von Wäldern nicht nur einen Verlust von nützlicher Biodiversität darstellt, sondern auch infektiöse Krankheiten wie Borreliose fördert (Patz 2004). Es gibt also durchaus einen kausalen Zusammenhang zwischen Naturzerstörung und Gesundheit.

Menschen, die einen bis drei Kilometer von einem Grüngebiet entfernt wohnen, auch von einem Strand oder einem Gewässer, haben weniger gesundheitliche Beschwerden als andere. In den Niederlanden erkranken Menschen, die in einem Kilometer Entfernung von ihrer Wohnung einen hohen Anteil von Grünraum haben, seltener an 15 von 24 Topkrankheiten. Menschen, die mit nur 10 Prozent Grünraum in diesem Radius leben, haben ein 25 Prozent höheres Risiko, depressiv zu werden, und ein 35 Prozent höheres Risiko, eine Angststörung zu entwickeln (Maas 2006, 2009).

Großstadtbewohner haben aufgrund der räumlichen Distanz nicht immer die Möglichkeit, das naturnahe Umland zu erreichen. In vielen Studien wurde daher untersucht, welchen Einfluss städtische Grünflächen auf Menschen haben.

Menschen, die in Stadtteilen mit Straßenbäumen leben, fühlen sich subjektiv gesünder und haben weniger Herz-Kreislauf-Erkrankungen sowie seltener mentale Dysfunktionen, und zwar unabhängig vom Alter und der sozialen Stellung. Entscheidend ist offenbar eine Zunahme der Baum- bzw. Kronendichte. Bereits durchschnittlich zehn Straßenbäume mehr verbessern das Wohlbefinden von Stadtbewohnern. Sehr wahrscheinlich sind Dichte und Anzahl einzeln stehender Bäume in Nähe des persönlichen Wohnortes der Gesundheit förderlich (Kardan 2015).

Der Zugang zu Parkanlagen in Großstädten wirkt sich sehr positiv aus. Menschen, die sich regelmäßig in einem Park aufhalten, leiden seltener unter stressbedingten Krankheiten (Grahn & Stigsdotter 2003, Shanahan 2016). Ältere Menschen leben länger, wenn sie in einer Großstadt in der Nähe von begehbaren grünen Zonen wohnen (Song 2014). Das Ergebnis einer kanadischen Studie zeigte, dass städtische Grünflächen in Ontario im Zusammenhang mit einer reduzierten Mortalitätsrate durch geringere Inzidenz von Atemwegserkrankungen stehen (Villeneuve 2012).

Die Verbindung zwischen Naturumgebung und geringer Morbiditäts- und Mortalitätsrate ist diversen, im Ergebnis einheitlichen Studien zufolge sehr wahrscheinlich auf eine bessere mentale Gesundheit, höheres soziales Engagement, physische Aktivität, ein subjektives Wohlbefinden und Harmonieempfinden durch Anwesenheit von Pflanzen, den ästhetische Wert von Pflanzen und/oder Naturlandschaften und eine geringere Luftverschmutzung zurückzuführen.

Um den bisher unbekannten gesundheitsfördernden Einflüssen einer Naturumgebung und deren Wirkmechanismen im menschlichen Organismus auf die Spur zu kommen, sind weitere Untersuchungen notwendig.

Die gesunde Wirkung von Terpenen in Wäldern

Terpene sind biogene Wirkstoffe (Phytonzide), die als flüchtige (volatile) oder flüssige (liquide) Substanzen von Blütenpflanzen, Bäumen, Flechten, Farnen und Lebermoosen in Blättern, Nadeln, im Stamm sowie in Wurzeln produziert und an die Umgebung abgegeben werden.

Besonders in den Vegetationsphasen produzieren die Pflanzen geruchsintensive Terpene zur Kommunikation mit ihrer Umwelt, zur Wachstumsregulierung und zur Abwehr von Schaderregern. Sie haben fungizide, insektizide, antibakterielle Eigenschaften und sind Lockstoffe für Insekten, die spezielle Fraßfeinde vertilgen. Pflanzen emittieren bestimmte Terpene und Blattalkohole über Blätter, Blüten und Früchte, auch bei mechanischen Verletzungen oder bei Apoptose von Zellen durch Fraßfeinde. Das sind die sogenannten grünen Blattduftstoffe (*green leaf volatiles*, GLV) (Holopainen 2010). Sie dienen nicht nur der Abwehr, sondern auch der Kommunikation. Damit erfüllen diese volatilen organischen Substanzen (*volatile organic compounds*, VOC) wichtige Funktionen bei der Entwicklung und Entstehung von Ökosystemen (Peñuelas 2014).

In ländlichen Gebieten können Terpene zur Kommunikationsübertragung eine Duftstrecke von bis zu 1000 Meter zurücklegen (Diaconu 2011). Über 100 verschiedene Terpene sind Bestandteile einer Waldatmosphäre. Ihr Anteil in der Luft variiert sehr stark – zwischen weniger als 1 Mikrogramm pro Kubikmeter Luft in Wäldern bis zu etwa 10 Mikrogramm pro Kubikmeter Luft besonders in Nadelwäldern (Strömvall 1992). Allein die Trockenmasse einer Kiefernadel besteht aus mehr als 10 Prozent Monoterpenen (Lausch

2001). Weltweit emittieren Pflanzen etwa eine Milliarde Tonnen VOC pro Jahr (Lausch 2001).

In der Natur bzw. in Wäldern überwiegen die volatilen Monoterpene Alpha- und Beta-Pinen mit kräftigen Harzdüften sowie D-Limonen mit Orangenduft. Mono- und Sesquiterpene verleihen Nadelwäldern ihren typischen Geruch. In Laubwäldern werden bei hohen Temperaturen mehr Hemiterpene des Grundbausteins Isopren emittiert. Europäische Eichen und Espen (Zitterpappel) emittieren im Vergleich zu anderen Laubbäumen ebenfalls relativ große Mengen Monoterpene. Eine hohe Emissionsrate an Monoterpenen haben immergrüne Bäume im Mittelmeergebiet (Sharkey 2008).

Dieses ausgeklügelte Kommunikationssystem wird vom Menschen bei Naturaufenthalten meistens nicht bewusst wahrgenommen. Es ist daher empfehlenswert, sich mal willentlich auf das tiefe Inhalieren von verschiedenen Gerüchen in den Naturlandschaften zu konzentrieren. Die ausgleichenden Luftströmungen aufgrund unterschiedlicher Temperaturen zwischen Wald und Offenland bieten dafür ideale Voraussetzungen. So kann sich beispielsweise bei einem Spaziergang entlang eines Waldrandes im Sommer ein wunderbares Bouquet an Gerüchen entfalten.

Terpene tragen zu den typischen Geruchseigenschaften von ätherischen Ölen oder volatilen Pflanzenstoffen bei. Äpfel enthalten in der Fruchtschale unter anderem die Sesquiterpene Alpha- und Beta-Farnesen mit antioxidativen Eigenschaften, die nach Orangen duften. Viele Terpene wie Menthol werden als Aromastoffe in der Lebensmittelindustrie benutzt. In der Parfümherstellung werden bevorzugt die Monoterpene Beta-Ocimen mit dem Duftgemisch von Zitrusfrüchten und Kieferharzen sowie Alpha-Terpineol mit Fliedergeruch verwendet. Auch Blattalkohole können sehr angenehme Düfte enthalten. Der Anteil des grünen Blattduftstoffs Cis-3-Hexenol (ein Blattalkohol) steigt im Herbst mit dem Laubfall an und danach mit der Humifizierung von frischem Laub durch Mikroorganismen am Boden. Dieser typische Herbstgeruch ähnelt dem von frisch geschnittenem Gras (Holopainen 2010).

Die unterschiedlichen Konzentrationen beziehungsweise

Emissionen von Terpenen sind von bestimmten Faktoren abhängig:

- Hauptfaktor ist die Temperatur (ab 25°C). Bei einer Erwärmung von 25°C auf 26°C kann die Emission um bis zu 20 Prozent ansteigen (Lausch 2001). Bei großer Hitze kommt es deshalb vermehrt zu Terpen- und Isoprenemissionen. Das ist eventuell die Erklärung dafür, dass in den Morgenstunden der Gehalt an Terpenen in der Luft in Waldlichtungen und an Waldrändern besonders hoch ist, während am Nachmittag die höchsten Terpenwerte im Waldinneren auftreten (von Haller 1980).
- In Abhängigkeit von der Temperatur steigt auch die Photosyntheseleistung bzw. die Assimilation von Kohlenstoffen (CO_2), was der Terpenproduktion zugutekommt.
- Weitere wichtige Faktoren für die Freisetzung von Terpenen sind die Lichtverhältnisse, die Tageszeit und die Jahreszeit sowie das Klima.
- Auch abiotische und biotische Stressfaktoren nehmen Einfluss. Trockenheit, Berührung, Wind, Verletzungen, Schadorganismen und Ozon modulieren jeweils die Terpenproduktion.
- Die Vielfalt der Pflanzen- und Baumarten in einem Wald spielt für die Terpenatmosphäre eine ebenso wichtige Rolle wie das Alter der Bäume.

Die Bioverfügbarkeit von Terpenen

Wie Geruchsstoffe das Gehirn erreichen, ist bisher nur zum Teil geklärt. Riechzellen, genauer olfaktorische Rezeptorneurone nehmen Gerüche auf und leiten diese zu den Duftrezeptoren im Riechepithel. Dabei werden chemische in elektrische Geruchsinformationen umgewandelt und erreichen daraufhin die Riechkolben, die neuronal mit dem olfaktorischen Cortex verbunden sind. Auch das Limbische System ist involviert sowie andere Gehirnregionen. Der Mensch kann ca. 10 000 verschiedene Gerüche unterscheiden, denn der Riechkolben fügt Düfte zu einem Ensemblecode zusammen, der für einige Zeit erhalten bleibt, bis die entsprechenden Gehirnregionen darauf reagieren können (Reinberger 2013).

Sehr wahrscheinlich können Duftkomponenten aufgrund ihrer geringen Molekülgröße und ihrer hydrophoben Eigenschaften lipide Membrane wie die Blut-Hirn-Schranke direkt passieren (Kessler 2014). Im Experiment zeigt sich: Nach Einatmen von Terpenen aus dem Öl der Sachalin-Tanne (*Abies sachalinensis*) erreichten mehr Terpene das Gehirn, als wenn man dieses Öl ins Bauchfell injiziert (Satou 2011). Terpene gelangen nach der Inhalation teilweise bis in periphere Gewebe (Mücke & Lemmen 2010).

Gerüche interagieren auch mit EC-Zellen im Epithelgewebe des Magen-Darm-Traktes, die als Sensoren für Aromastoffe fungieren. Zusammen mit anderen hormonbildenden Zellen kontrollieren sie die Darmtätigkeit, den Magen, die Gallenblase und die Bauchspeicheldrüse.

Eine mechanische Stimulation des Darms sowie Zucker und Fettsäuren aus der aufgenommenen Nahrung regen EC-Zellen zur Freisetzung von Serotonin an. Serotonin wird aber auch gebildet, wenn Gerüche von Gewürzpflanzenterpenen unter der Schleimhaut befindliche Sensorzellen des Darmnervensystems stimulieren, etwa das antibakteriell und antitumoral wirkende Monoterpen Thymol in bestimmten Thymiansorten (*Thymus vulgaris* und *Thymus zygis*). Diese olfaktorischen Sensoren, wie sie auch in den Riechzellen der Nase vorkommen, spielen eine wichtige Rolle bei der Steuerung der Darmtätigkeit. Monoterpene, die über Inhalation oder über die Haut mit EC-Zellen in Kontakt kommen, können also die Darmtätigkeit und die Sekretion von Verdauungssäften beeinflussen (Braun 2007).

Emotionale Erinnerungen an Gerüche sind im Gedächtnis intensiver abgespeichert als Erinnerungen an andere Sinneswahrnehmungen (Mücke & Lemmen 2010, Reinberger 2013). Angenehm riechende Düfte beeinflussen neuronal viele Gehirnregionen für Wachheit und Wohlbefinden und verbessern kognitive Prozesse (Baser & Buchbauer 2016). Die Geruchsschwelle für Terpene ist für Menschen besonders niedrig. Daraus kann geschlossen werden, dass

Naturdüfte eine evolutionäre Bedeutung für den Menschen haben. Besonders die leicht flüchtigen Monoterpene, die im Sommer in großen Mengen emittiert werden, haben über den olfaktorischen Reiz nicht nur Einfluss auf psychische, sondern auch auf physische Vorgänge. Der ukrainische Wissenschaftler N.G. Cholodnij nannte sie auch »atmosphärische Vitamine« (von Haller 1980).

Der Geruch einiger Naturdüfte reduziert die Aktivitäten im präfrontalen Cortex. Die Gehirnwellen liegen dann im Alpha- (8 bis 12 Hz) oder sogar im Thetabereich (4 bis 7 Hz) und weisen auf einen entspannten Zustand hin. Dies ist beispielsweise bei Lavendelduft oder bei Jasminlactonen (Aroma von Mango, gelber Passionsfrucht oder Pfirsich) der Fall. Es gibt aber auch anregende Naturdüfte wie Jasminduft, die Gehirnwellen im Betabereich (15–38 Hz) hervorbringen, verbunden mit einem wachen, konzentrierten Zustand (Masago 2000, Hongratanaworakit 2004). Desweiteren aktivieren Naturdüfte die Ausschüttung von Dopamin im Hippocampus und von Serotonin im präfrontalen Cortex und im Striatum (Caballero 2015). Das Striatum mit vielen Dopaminrezeptoren hat sehr wahrscheinlich eine hohe Affinität für Monoterpene (Okuyama 2004). Diese Gehirnregion wird normalerweise durch neue oder intensive Stimuli besonders angeregt. Dabei werden auch Endorphine ausgeschüttet.

Die Inhalation des Monoterpens Alpha-Pinen induziert signifikant die Aktivitäten des Parasympathikus (Ikei 2016) mit entspannender Wirkung und versetzt die Gehirnwellen entsprechend in den Alphabereich (Hongratanaworakit 2004). Alpha-Pinen hat eine angstlösende Wirkung (*in vivo*) (Satou 2013) und exprimiert RNA-Transkripte im Riechkolben für den Wachstumsfaktor BDNF sowie im Mittelhirn für Tyrosinhydroxylase (*in vivo*) (Kasuya 2015). Dieses Enzym ist ein Schlüsselmolekül in der Produktion von Dihydroxyphenylalanin (L-Dopa, eine Vorstufe von Dopamin) und wichtig für koordinierte Bewegungsabläufe. Das Monoterpen D-Limonen aktiviert den Parasympathikus (Joung 2014, Ikei 2016) genauso wie das aus Zedern stammende Cedrol (Dayawansa 2003).

Das Monoterpen Linalool mit blumigem Duft, beispielsweise

in Lavendel oder Birken enthalten, wirkt angstlösend und hat eine entspannende Wirkung auf die Muskulatur. Dabei reduziert Linalool die Konzentration von Serotonin, Dopamin und Noradrenalin im frontalen Cortex und im Hippocampus. Die Dopaminkonzentration hingegen nimmt im Striatum zu (*in vivo*) (Cheng 2015). Linalool aktiviert im Gehirn auch die Ausschüttung von Glutamat, GABA (Gammaaminobuttersäure) und Acetylcholin (ein Neurotransmitter im zentralen Nervensystem sowie zwischen Neuronen und Muskeln) (Okuyama 2004) und wirkt anregend auf den Stoffwechsel.

Kiefern und Wacholder enthalten das Monoterpen Myrcen mit entspannender Wirkung auf die Muskulatur und antioxidativen, antiinflammatorischen, antibakteriellen Eigenschaften. Einige Kieferarten geben besonders viele Monoterpene an ihre Umgebung ab. Schwarzkiefern (*Pinus nigra*) enthalten unter anderem 1,8-Cineol mit antibakterieller, antioxidativer, antientzündlicher und antitumoraler Wirkung. Fichten, Lärchen und Föhrenarten enthalten Alpha-Pinen, Limonen, 3-Caren, Borneol und das holzig würzig duftende Sesquiterpen Beta-Caryophyllen mit antiinflammatorischen Eigenschaften. Sie wirken gesundheitsfördernd bei Bronchialerkrankungen. Diese Nadelbäume enthalten auch das Triterpen Methoxyserrat mit antiviraler und antitumoraler Wirkung. Eine hohe antibiotische Wirkung hat die sibirische Tanne (*Abies sibirica*). Sie enthält unter anderem Alpha- und Beta-Pinen, Phellandren, Kampfer (fördert die Durchblutung) und racemisches Limonen.

Nach Inhalation von Düften der japanischen Sicheltanne (*Cryptomeria japonica*) und des Hiba-Lebensbaums (*Thujopsis dolabrata*) war bei den Probanden eine signifikante Senkung des systolischen Blutdrucks und eine Abnahme von Gehirnaktivitäten festzustellen. Interessant ist, dass diese beruhigende Wirkung auch bei *den* Probanden zu beobachten war, denen die Düfte nicht angenehm waren. Daraus ist zu schließen, dass biologische Funktionen des Menschen auf Naturkomponenten abgestimmt sind (nach Lee 2012).

In Nadelwäldern sind die Monoterpene Alpha- und Beta-Pinen sowie 3-Caren und D-Limonen in besonders großen Mengen vorhanden (Mücke & Lemmen 2010, Diaconu 2011, Saukel 2011). Das hat auch etwas damit zu tun, dass Nadelbäume oft bis zu 1000 Jahre alt werden. Dieses hohe Alter können sie nur erreichen, weil sie sich sehr erfolgreich gegen Schädlinge wehren. Ihr größter Fraßfeind ist der Borkenkäfer, der auch pathogene Pilze übertragen kann. Durch Ausscheiden toxischer Oleoresine (Baumharze) versiegeln die Bäume die Fraßstellen. Oleoresine bestehen aus Terpenoiden, zum einen aus flüchtigen Mono- und Sesquiterpenen, zum anderen aus festen Diterpenen (Harzsäuren) (Heldt & Piechulla 2015).

Grüne Blattduftstoffe lösen beim Menschen ein Wohlbefinden aus, weil sie im Einklang mit anderen Naturphänomenen die Aktivitäten des Parasympathikus erhöhen (Sano 2001).

Das betrifft auch

- die Senkung des Stresshormons ACTH (*in vivo*) (Nakashima 2004).
- die Reduzierung von Fatiguesyndromen bei Affen und Menschen (Watanabe 2005).
- die Reduzierung oder Verhinderung einer gestörten Barrierefunktion der Haut, verursacht durch chronischen Stress mit erhöhten Cortisolwerten (*in vivo*) (Fukada 2007).
- eine erhöhte Ausschüttung von Dopamin im Gehirn (*in vivo*) (Kako 2008).
- die Senkung des Blutdrucks (Oka 2008).

Der Geruch der Erde

Die Riechzellen des Menschen reagieren hochsensitiv auf Erdgerüche.

Geosmin (griechisch für *geo*: Erde und *osme*: Duft) ist ein Sesquiterpen, das den typisch muffigen Geruch lockerer, humushaltiger Böden verursacht. Produziert wird Geosmin im Zuge des aeroben Metabolismus organischer Pflanzensubstanzen von Bodenmikroorganismen wie Myxobakterien und verschiedenen Streptomyceten.

Ein weiteres Sesquiterpen, das erdtypische Gerüche hervorbringt, ist das Germacradienol, das ebenfalls von verschiedenen Streptomyceten freigesetzt wird.

Geosmin und Germacradienol sind noch in sehr hohen Verdünnungen für Menschen wahrnehmbar. Die Schwelle liegt bei ca. 0,1ppbv (0,1 Teile pro Milliarde = ein Molekül Geosmin unter 10 Milliarden anderen Molekülen).

Vermutlich finden Kamele wegen ihrer olfaktorischen Sinne für Geosmin in feuchten Böden wasserreiche Oasen in der Wüste. Mit ihren Hufen verteilen sie dann die Sporen von Streptomycesarten am nächsten Wasserloch, die dadurch weitere Vermehrungsgebiete vorfinden. Das ist ein gutes Beispiel für die wundersamen ökologischen Zusammenhänge in der Natur (Royal Society of Chemistry 2012; Simons 2003 in Choi & Han 2015).

Im Rahmen einer koreanischen Studie wurde der Geosmingehalt in verschiedenen Waldböden bestimmt. Am meisten Geosmin fand man in einem Zypressenwald. Dorthin schickte man Probanden, deren Gehirnwellenprofil zuvor vermessen worden war. Nach einer bestimmten Aufenthaltsdauer wurden ihre Gehirnwellen erneut gemessen. Ergebnis: Nach dem Inhalieren von Geosmin war ein Anstieg der Alpha- und Deltawellenaktivität im Gehirn zu verzeichnen – ein deutlicher Hinweis auf Entspannung (Kim 2013 in Choi & Han 2015).

Der Duft von Geosmin kann mit dem Vorkommen fruchtbarer Böden assoziiert werden. Huminstoffe können über Wasserstoff- und Ionenbrücken an Tonmineralen fixiert werden. Die negativ geladenen kolloidalen Huminstoffe sind über mehrwertige Kationen austauschbar mit den negativen Oberflächen der Tonminerale verbunden. Mineralkolloide bzw. Tonminerale (Bodenpartikel) in fruchtbaren Böden sind aufgrund ihrer Ionendurchmesser im Nanometerbereich mit dadurch erhöhten Sorptionskräften an der elektrisch negativ geladenen Oberfläche sehr gute Kationenaustauscher, d.h. sie binden und geben im Austausch positiv geladene Teilchen an ihre Umgebung ab.

Dieser sogenannte Ton-Humus-Komplex ist maßgeblich an der

Strukturbildung des Bodens und somit auch an der Bodenfruchtbarkeit beteiligt.

Damit sind Tonminerale hervorragende Träger von anderen Mineralkolloiden, die für die Ernährung oder für das antioxidative System von Pflanzen sehr wichtig sind und auch gesundheitlichen Nutzen für den Menschen bringen.

Ein weiterer Aspekt ist die Bindung von Pflanzentoxinen in den Böden.

Völker, die heute noch Jäger und Sammler sind oder die Ackerbau mit einfachsten Mitteln betreiben, setzen Eicheln oder Wildkartoffeln mit hohen Bitterstoff- und Nährstoffgehalten in von ihnen bevorzugte Erden. Mineralkolloide im Boden adsorbieren dann auch hier die Pflanzentoxine und Bitterstoffe.

Der Vorteil dieser Methode liegt im Vergleich zum enzymatischen Abbau im menschlichen Organismus in der schnelleren Adsorption von vielen unterschiedlichen Toxinen.

So kann der Effekt der im Tierreich und bei Naturvölkern verbreiteten Geophagie darin liegen, dass im sauren Magen-Milieu die überwiegend positiv geladenen Pflanzentoxine wie Alkaloide (befinden sich im sauren Milieu von Vakuolen), Iridoide (Bitterstoffe sind zusammengesetzte Monoterpene und Bauteile von Alkaloiden) und Sesquiterpenlactone (Bitterstoffe der *Asteraceae* wie Löwenzahn) von Mineralkolloiden adsorbiert und somit ihre oft cytotoxischen Auswirkungen gehemmt werden (Hachtel 2000).

Der typische Geruch von Regen auf ausgetrockneter Erde wird Petrichor genannt (griech. *petros* = Stein und *ichor* = Flüssigkeit). In langen Trockenperioden wird in den Idioblasten der Pflanzenblätter ein keimhemmendes ätherisches Öl produziert, das dann durch Regentropfen abgewaschen und von Bodenpartikeln absorbiert wird. Dies soll verhindern, dass nach einem Regenguss andere Pflanzen in der unmittelbaren Umgebung aufkeimen. Die auf dem trockenen Boden auftreffenden Regentropfen kollidieren dort mit Aerosolen, die dieses Öl zusammen mit Geosmin enthalten. Diese nun sehr aromatischen Aerosole schießen dann wie Sektkorken vom Boden in die

Luft und verströmen ihren eigentümlichen Geruch. Auch Sonnenlicht fördert die Freisetzung dieser aromatischen Aerosole in organischen Böden (Bear 1965, Joung & Buie 2015).

Die vom Boden aufsteigenden Aerosole fungieren auch als Transportvesikel für Mikroorganismen, die durch Einatmen oder auch über Kontakt mit der Erde in den Organismus des Menschen gelangen können. Bodenbakterien der Art *Mykobacterium vaccae*, die so ihren Weg in den menschlichen Organismus finden, erhöhen die Konzentration von Zytokinen, die in Neuronen der Raphe-Kerne den Neurotransmitter Serotonin freisetzen, der dann im Limbischen System ein angenehm glückliches Wohlbefinden auslöst. Gleichzeitig stärken sie das Immunsystem, erhöhen die Stressresilienz, lindern Ängste und verbessern kognitive Prozesse (*in vivo*) (Lowry 2007, Matthews 2013).

Bodenbakterien der Art *Acinetobacter*, die über dem Boden in der Vegetation vorkommen, erhöhen die Konzentration von IL-10 im Blut (*in vitro*). IL-10 ist ein antiinflammatorisch wirkendes Zytokin. Es stimuliert das Immunsystem und kann Allergien verhindern (Hanski 2012).

2500 Streptomycetenstämme mit etwa 4000 sekundären Metaboliten, die alle antibakterielle, fungizide, aber auch herbizide Wirkeigenschaften haben, sind heute bekannt. Die antibiotischen Wirkstoffe einiger Streptomycetenarten sind in der Medizin von hoher Relevanz (Schrempf & Keller 2016).

Es steht außer Frage, dass unser Hygienestandard eine Errungenschaft der modernen Gesellschaft ist und zur Gesundheit beiträgt. Aber dadurch kommt der Mensch heute nur noch geringfügig in Kontakt mit Mikroorganismen aus der Natur. Das menschliche Immunsystem ist evolutionsbedingt hervorragend darauf ausgelegt, sich mit Keimen aus der Natur zu optimieren. Diese Keime sind wichtig für die Aktivierung und Schulung der körpereigenen Abwehr. So ist beispielsweise der Hautkontakt mit Erde, Pflanzen und Bäumen oder auch mit Heu in landwirtschaftlichen Betrieben durchaus eine Bereicherung für unser Immunsystem.

Terpene aus dem Wald aktivieren natürliche Killerzellen

Sehr wahrscheinlich verhindern häufige Waldbesuche die Entstehung und Entwicklung von kranken Zellen im Organismus, da besonders die Monoterpene Alpha-Pinen, D-Limonen, 1,8-Cineol und Cedrol entscheidend zur Aktivierung natürlicher Killerzellen (NK-Zellen) beitragen (Tsunetsugu 2010, Li 2009, 2007).

NK-Zellen sind ein sehr alter Bestandteil unseres angeborenen Immunsystems und gehören in die Gruppe der Lymphozyten. In ihrem Zellcytoplasma sind Proteine wie Perforine, Granzyme A und B (Serinproteasen) und Granulysine enthalten. Perforine durchlöchern die Membran von Tumorzellen oder virusinfizierten Zellen. Granzyme und antibakterielle Granulysine dringen dann durch die Membranlücken in die mutierten Zellen ein und verursachen deren Apoptose.

Genau diese Perforin-, Granzyme- und Granulysinebildung innerhalb der NK-Zellen wird durch die oben genannten Terpene induziert und genau dadurch verbessern sie die antikanzerogenen Eigenschaften von NK-Zellen (Li 2007).

Nach einem mehrstündigen Waldaufenthalt steigen Anzahl und Aktivität der natürlichen Killerzellen an (Tsunetsugu 2010). Die erhöhte Aktivität von NK-Zellen kann sieben Tage und länger aufrechterhalten werden (Li 2009). Nach einem mehrtägigen Waldaufenthalt kann die Aktivität von NK-Zellen auf über 50 Prozent ansteigen und bis zu 30 Tage aktiv bleiben (Li). Das kann allein mit körperlicher Bewegung nicht erklärt werden.

Die beruhigende Wirkung von Monoterpenen und die Aktivierung von NK-Zellen stehen auch im Zusammenhang mit einer Reduzierung der Stresshormone Adrenalin, Noradrenalin und Cortisol. Denn zu viel Adrenalin und Cortisol im Blut machen NK-Zellen inaktiv.

Anzahl und Aktivität von NK-Zellen sind bei einem Aufenthalt in städtischen Gebieten nicht erhöht. Dort ist der Stresspegel aufgrund des Lärms und der erhöhten Aufmerksamkeit, die den Menschen ständig abverlangt wird, sehr hoch. Der Organismus befindet sich demnach in einem permanenten Alarmzustand, der den Sympathikus aktiviert. Die Monoterpene Alpha- und Beta-Pinene sind in der Luftatmosphäre großer Städte aufgrund des Mangels an dichtem Waldbestand kaum vorhanden (Li 2010).

Senkung des Blutdrucks

Ein Aufenthalt in der Natur in Verbindung mit körperlicher Bewegung senkt den Blutdruck und die Pulsrate. Kurzfristig kann dabei sowohl die Herz- als auch die Atemfrequenz ansteigen. Eine Erhöhung der Herzfrequenz ist eine gesunde Stressreaktion des Organismus und aktiviert gleichzeitig den Parasympathikus für die darauffolgende Entspannung, die zu einem angenehmen Wohlgefühl beiträgt. Die Herzfrequenzvariabilität entspricht der, die durch Massagen und Yoga hervorgerufen wird (Song 2014). Ähnlich wie in meditativen Zuständen werden durch erhöhte Aktivität des Parasympathikus vermehrt Vorläufermoleküle des Peptidhormons AVP ausgeschüttet, was Einfluss auf eine normale Blutdruckregulierung hat (Mohandas 2008).

Körperliche Bewegung senkt auch den Endostatinspiegel. Erhöhte Endostatinspiegel, die langfristig zu Diabetes und koronaren Herzkrankheiten führen, hemmen die Produktion des Wachstumsfaktors VEGF und somit auch die Neubildung von Blutgefäßen (Sponder 2016). Der Wachstumsfaktor VEGF beeinflusst bei Bewegung die Produktion von Stickstoffmonoxid (NO) in den Gefäßwänden. Die werden dadurch erweitert, und der Blutdruck sinkt (Henry 2003). Klotho regelt dabei die Weite der Blutgefäße. Klotho (wir haben es bereits im Kapitel über die Mastersubstanzen kennengelernt) wird im *Plexus Choroideus* produziert und freigesetzt. Der *Plexus Choroideus* enthält ein Gehirngewebe zur Bildung von Hirn- und Rückenmarksflüssigkeit. Sonnenlicht und damit verbunden die Produktion von Vitamin D beeinflussen die protektiven Eigenschaften von Klotho positiv.

Waldwanderungen haben einen positiven Einfluss auf die kardiovaskuläre Entspannung. Dabei sind die Aktivitäten des Sympathikus signifikant niedriger als beim Aufenthalt in einem städtischen Umfeld (Li 2011, 2016, Lee 2014, Song 2015, Kobayashi 2015). Körperliche Bewegung senkt auch den NT-proBNP-Spiegel (N-terminales Propeptid BNP; schützt unter anderem vor zu hohem Blutdruck). Dieser Effekt kann bis zu einer Woche nach einem Waldaufenthalt anhalten (Li 2011).

In einer koreanischen Studie zeigten sich nach einem einstündigen Waldspaziergang signifikante Verbesserungen der arteriellen Gefäßsteifigkeit und der Lungenfunktion von über 60-jährigen Frauen. Eine gleichaltrige Gruppe von Stadtspaziergängen erreichte in dieser Zeitspanne keiner derart signifikanten Verbesserungen (Lee 2014).

Ein siebentägiger Waldaufenthalt senkte laut einer chinesischen Studie die Hypertonie von 65- bis 70-jährigen Probanden. Dabei wurden genau die Faktoren signifikant reduziert, die eine Hypertonie aufrechterhalten. Das betraf die Reduzierung der Endothelin-1-Konzentration im Blut und die Homocystein- und Angiotensinogenwerte. Auch die Aktivitäten der Rezeptoren AT_1 und AT_2 des Renin-Angiotensin-Aldosteron-Systems waren deutlich reduziert. Die Anzahl der proinflammatorischen Zytokine wie IL-6 war geringer, beeinflusst vom niedrigen Endothelin-1-Spiegel, eventuell auch vom niedrigen Angiotensin II-Spiegel (Mao 2012). Die Hormone Endothelin-1, Homocystein und Angiotensinogen gehören zur Gruppe der systemischen Signalmoleküle bei intrazellulären Alterungsprozessen und können diese über eine übermäßige Produktion von freien Sauerstoffradikalen verstärken.

Der Geruch von volatilen organischen Substanzen in Wäldern senkt den Blutdruck innerhalb von 20 Sekunden (Tsunetsugu et al. 2010). Eichenterpene sind dafür bekannt, dass sie den Blutdruck ebenso senken wie die Atem- und Herzfrequenz. Desweiteren beschleunigen sie die Blutzirkulation und unterstützen bei Patienten mit Hypertonie die Sättigung des Blutes mit Sauerstoff (Geikhman 1967).

Das Sesquiterpen Cedrol, das von Zedern, Zypressen und Wacholder emittiert wird, senkt den Puls, die Atemfrequenz, den systolischen wie den diastolischen Blutdruck und regt den Parasympathikus bei gleichzeitiger Reduzierung des Sympathikus an. Auch Alpha-Pinene und D-Limonene senken den systolischen Blutdruck und unterdrücken die Aktivitäten des Sympathikus zugunsten des Parasympathikus (Tsunetsugu 2010).

Positiven Einfluss auf kardiovaskuläre Aktivitäten haben die Monoterpene Citronellol, 1,8-Cineol, Linalool, Thymol, Alpha-Limone, Myrtenol, Myrtenal, Menthol, Sobrerol, Rotundifolon, Carvacrol, Alpha-Terpineol und Alpha-Terpinen-4-ol (Santos 2011).

Naturaufenthalte fördern im zentralen Nervensystem die Ausschüttung des allgemein hemmenden Neurotransmitters GABA (Gammaaminobuttersäure). Das reduziert die Aktivitäten des Sympathikus und hemmt eine erhöhte Ausschüttung von anregenden Neurotransmittern wie Glutamat (bei Überaktivierung der Glutamatrezeptoren können Neurone absterben) und Stresshormonen wie CRH (*Corticotropin-releasing Hormone*), ACTH (adrenocortikotropes Hormon) und Cortisol. GABA wirkt angstlösend, entspannend, schmerzlindernd und senkt auch den Blutdruck. Serotonin stimuliert die GABA-Synthese und die Affinität von GABA-Rezeptoren, z. B. im Nucleus accumbens, der mit besonders vielen GABA-Rezeptoren ausgestattet ist. Ein zu niedriger GABA-Spiegel führt unter anderem zu einer Hypertonie.

Die Inhalation von Terpenen des mediterranen Sideritis-Tees stimuliert ebenfalls GABA-Rezeptoren. Signifikant wirken in diesem Zusammenhang laut einer Studie die Monoterpene Carvacrol, Linalool (und der Alkohol Octenol), moderat Alpha- und Beta-Pinen (Kessler 2014). Das ist erstaunlich, denn bisher wusste man nur, dass die orale Aufnahme von Kräuterextrakten, die Mono-, Sesqui- und Diterpene enthalten, GABA-Rezeptoren stimuliert und eine beruhigende oder angstlösende Wirkung hat (Kennedy 2014).

Alpha-Pinene binden nach der oralen Aufnahme an GABA-Rezeptoren und erhöhen im Schlaf die NRM-Phase (*Non-Rapid Eye Movement*) von Mäusen (Yang 2016). Eine erhöhte Schlafdauer stellte sich nach einem zweistündigen Waldspaziergang bei gesunden Probanden ebenso ein wie bei denen mit Schlafstörungen. Bewegung und Wohlgefühl wurden als Ursachen dafür genannt (Li 2008, Morita 2011). Sehr wahrscheinlich haben Terpene auch einen bedeutsamen Einfluss auf das menschliche Schlafverhalten.

Insgesamt ist aus den oben genannten positiven Effekten zu schließen, dass sich durch Naturaufenthalte nahezu ideale Blutdruckwerte erreichen lassen.

Erhöhung des DHEA-S-Spiegels durch Bewegung

Körperliche Aktivität bewirkt eine Erhöhung der DHEA-Produktion. Waldaufenthalte fördern die Freisetzung von DHEA (Dehydroepiandrosteron) in der Leber signifikant. Dieser Effekt wird bei Bewegung in einem städtischen Umfeld auch ausgelöst, aber nicht signifikant (Li 2011).

DHEA, eine Vorstufe von menschlichen Sexualhormonen, und dessen Sulfatester DHEA-S (Dehydroepiandrosteron-Sulfat) sind Steroidhormone. In der Leber wird DHEA durch Sulfotransferasen und durch Stimulierung von Cortisol sowie von adrenokorticotropen Hormonen (ACTH) direkt in DHEA-S umgewandelt. Deshalb ist DHEA-S im Blut höher konzentriert als DHEA. Die Konzentration ist abhängig vom natürlichen circadianen Rhythmus, am Abend mit abfallenden Werten. Es gibt Zusammenhänge zwischen erhöhten DHEA-Werten bei und nach längeren Aufenthalten im Wald und der Aktivierung natürlicher Killerzellen (NK) sowie der Steigerung des psychischen Wohlbefindens. DHEA(S) wirkt allgemein neuroprotektiv, antioxidativ und blutdrucksenkend.

Was bewirkt DHEA für die Immunabwehr …

- Aktivierung von NK- und T-Zellen.
- Erhöhung von Interferon-Gamma. T-Zellen bilden nach Kontakt mit Makrophagen die antiviral und antitumoral wirkenden Zytokine Interferon-Gamma.
- Einfluss auf Zellwachstum und Zellaktivität von Makrophagen. DHEA wird in den Makrophagen in antiinflammatorisches

Testosteron umgewandelt. Makrophagen produzieren regenerative Faktoren wie TGF-beta (*Transforming growth factor-beta*) für die Wundheilung oder Zytokine IL-10 gegen Entzündungen und zersetzen Proteine (amyloide Plaques), die sich zwischen Neuronen im Gehirn angelagert haben.

- Senkung der proinflammatorischen Zytokine IL-6 und TNF-alpha.
- Verbesserung der Insulinresistenz.

… und was für das Nervensystem?

- DHEA wird im Gehirn als 7-Keto-DHEA produziert und beeinflusst emotionale, neurale Aktivitäten im Mandelkern, im Hippocampus, in der Inselrinde und im *Anteriores Cingulum*. Diese vier Gehirnregionen sind wichtig für die Regulation von Emotionen und episodisches Erinnerungsvermögen.
- DHEA reduziert übermäßige Aktivität im Mandelkern und im Hippocampus, die unter anderem mit negativen Emotionen in Verbindung gebracht werden. Somit reguliert DHEA die Freisetzung von Serotonin und Dopamin. An der Ausschüttung von Serotonin sind Mastzellen beteiligt. Diese Abwehrzellen des Immunsystems haben einen positiven Einfluss auf die Neurogenese, unterstützen Lern- und Gedächtnisprozesse und sind wichtig für die Regulierung von Angstzuständen.
- DHEA(S) erhöht im Mandelkern die Expression von Rezeptoren für Serotonin.
- Erhöhte Konzentrationen von DHEA-S und ein ausbalanciertes DHEA/Cortisol-Verhältnis wirken wie ein Antidepressivum. DHEA(S) schützt vor einer Überladung des Gehirns mit negativen Informationen (siehe oben) und ist damit relevant für Resilienz und Erholung.
- DHEA(S) erhöht im Mandelkern die Konzentration von BDNF.
- DHEA-S verbessert die Aufmerksamkeit, die Konzentration und das Gedächtnis (Sripada 2013, Hahner 2011, van den Berg 2008, Keener 2016, University of Maryland).

Alter und Geschlecht bestimmen die Menge an DHEA im Blut. Mit zunehmendem Alter nimmt die Menge an DHEA(S) ab. Dagegen steigt das Cortisol/DHEA-Verhältnis zugunsten von Cortisol an, das somit auch als ein Maß für den Alterungsprozess angesehen werden kann. Dass DHEA eine Wirkung als Anti-Aging-Mittel hat, konnte bisher nicht eindeutig nachgewiesen werden. Studien zu DHEA sind der renommierten Mayo-Klinik (USA) zufolge nicht genügend evidenzbasiert.

Monoterpene und Ozon

Ozon im Wald stellt an heißen Sommertagen eine Gefährdung für die Gesundheit von Mensch und Tier dar, wenn die Ozonkonzentration über 200 µg/m³ Luft liegt. Ozon zerstört Zellmembrane in den Atemwegen und in der Lunge, was zu Entzündungen führt. Es ist also ratsam, bei hohen sommerlichen Temperaturen keine intensiven körperlichen Aktivitäten in Wäldern zu unternehmen.

Die Ozonanreicherung in Wäldern kommt dadurch zustande, dass Pflanzen Ozon aus der Luft abfiltern. Pflanzen entziehen der globalen Atmosphäre jährlich ca. 500 bis 800 Millionen Tonnen. Im Blattinneren wird Ozon in freie Sauerstoffradikale umgewandelt, die Schäden an Zellmembranen verursachen. Dabei geraten Pflanzen unter Stress und produzieren mehr volatile organische Substanzen wie kohlenstoffhaltige Isoprene, Monoterpene, langkettige Aldehyde und Blattalkohole. Damit wird die Ozonbildung in Bodennähe weiter verstärkt, denn Isoprene und Monoterpene liefern Vorläufersubstanzen für die Synthese bodennahen Ozons in Wäldern.

Wir hatten bereits darauf hingewiesen, dass die Emissionen von volatilen organischen Substanzen Schwankungen in Abhängigkeit von Umweltbedingungen und Pflanzenarten unterliegen. Hohe Lufttemperaturen und intensive Sonneneinstrahlung verbunden mit hohen Photosyntheseraten induzieren besonders in Laubbäumen hohe Emissionen von Isoprenen, die bereits mit geringen Ozonmengen weiterreagieren (Lausch 2001, Sharkey 2008). Einige bekannte Laubbäume mit hoher Isoprenemission sind Eiche

(*Quercus robur*), Pappel (*Populus var.*), Platane (*Platanus acerifolia*), Linde (*Tilia concordata*) und Birke (*Betula var.*)

Weitere Quellen des bodennahen Ozons in Wäldern sind anthropogene Stickstoffdioxide (NO_2). Sie werden durch UV-Strahlung in Stickstoffmonoxide (NO) und atomare Sauerstoffradikale (O) gespalten (Photooxidation). Atomare Sauerstoffradikale verbinden sich mit Sauerstoffmolekülen der Luft (O_2) zu Ozon (O_3). Bodenmikroben (auch in landwirtschaftlich genutzten Flächen) emittieren NO, die sich mit Ozon zu NO_2 vereinigen unter Freisetzung von O_2. Die Photooxidation von NO_2 bildet wieder Ozon.

In der Nacht reagiert Ozon mit NO zu NO_2 und O_2 und wird somit langsam abgebaut. Die Emission volatiler organischer Substanzen aus Pflanzen ist nachts geringer oder nicht vorhanden.

Das Vorkommen von OH-Radikalen in Bodennähe ist aufgrund ihrer hohen Reaktionsfreudigkeit sehr gering (Halbwertzeit < 1 Sekunde und ca. ein OH-Radikal unter einer Trillion Luftmolekülen laut Deutschem Wetterdienst) und somit auch ihr Beitrag zur Ozonbildung.

Der Einfluss von Monoterpenen auf das Klima

Ozon (O_3) und Hydroxyl-Radikale (OH-Radikale) oxidieren die Kohlenwasserstoffe von biogenen volatilen organischen Substanzen in der oberen Atmosphäre. Dadurch entstehen über Kettenreaktionen gas- und dampfförmige Verbindungen.

Für 70 Prozent der biogenen Emissionen von Kohlenwasserstoffen weltweit sind die Monoterpene Alpha- und Beta-Pinen, Limonen, Myrcen und Isopren verantwortlich. Besonders Reaktionen zwischen Alpha-Pinen, Limonen und Ozon führen sehr schnell zur Bildung schwer flüchtiger organischer Substanzen.

Diese bilden mit Aerosolpartikeln (Mineralstaub, Meersalz, Pollen, Vulkanasche) der Atmosphäre Kondensationskeime für Wasserdampf, aus denen Wolken entstehen.

Damit beeinflussen Monoterpene das Klima der Kontinente, von dem auch wir als Menschen direkt betroffen sind (Jokinen 2015).

Der Einfluss von Sonnenlicht und Naturfarben auf den Menschen

Nahe Infrarotstrahlung in der Natur stimuliert die Zellenergie (ATP) im Menschen

Infrarotstrahlung (IR-Strahlung) sind elektromagnetische Wellen des Sonnenlichts im Spektralbereich zwischen sichtbarem Licht und langwelligen Mikrowellen. Die kurzwellige IR-Strahlung im spektralen Bereich von ca. 780 bis 1400 nm entspricht nahem Infrarotlicht (NIR).

Besonders der kurzwellige, energiereiche Anteil einer NIR-Strahlung nahe dem sichtbaren Licht bis 1000 nm wird sehr gering absorbiert von der Epidermis und den Pigmenten des Hautgewebes und dringt deshalb 5 bis 6 mm tief in Bereiche der Subcutis ein. Dabei werden verschiedene Moleküle energetisch angeregt. Nahes IR-Licht beeinflusst somit biologische Prozesse im menschlichen Organismus. Das wollen wir uns genauer ansehen.

Menezes et al. stellten die interessante Hypothese auf, dass Nahe IR-Strahlung während eines Sonnenaufgangs ein Schutzfaktor für Zellen gegen solare UV-Strahlung ist. Die Arbeitsgruppe fand heraus, dass menschliche Hautfibroblasten in der Epidermis bei Bestrahlung mit Licht im sichtbaren und Nahen IR-Bereich (400 bis 2000 nm) keine UV-A und UV-B bedingten Schädigungen aufwiesen. Das ist erstaunlich und lässt darauf schließen, dass im Laufe der Evolution dieser Schutzmechanismus für Menschen ein lebensunterstützender Prozess ist.

Überraschend führt die Bestrahlung von Hautfibroblasten mit langwelligem Rotlicht und Nahem IR-Licht (628 bis 904 nm) in Mitochondrien auch noch zum Anstieg von ATP-Zellenergie (Warnke 1992) und in mitochondrialen Nuclei zur DNA- und RNA-Synthese sowie zu einer Hochregulation von 111 Genen mit zehn Funktionskategorien (Karu 2010), was einem sehr entscheidenden Gesundheitseffekt gleichkommt.

Spaziergang über eine grüne Wiese

Wie erreicht Nahes Infrarotlicht in der Natur den menschlichen Organismus?

Eine direkte Sonneneinstrahlung sowie Reflexionsstrahlungen von Objekten der Umgebung transmittieren Augen und Haut, wodurch biologische Vorgänge im Organismus beeinflusst werden (Çakir 2015).

In Zentraleuropa liegt die solare Bestrahlungsstärke des Nahen IR-Lichts auf der Erdoberfläche bei 200 bis 300 Watt/m^2 (Karu 2010). Der Wellenlängenbereich liegt zwischen 800 bis 1400 nm und ist somit für das menschliche Auge nicht sichtbar.

In den Vegetationsperioden sind Nahe IR-Blattreflektionen und -transmissionen besonders hoch, da die Energie als Nahes IR-Licht von Pflanzen nur in sehr geringen Anteilen absorbiert wird. Dagegen können die Zellstrukturen wie luftgefüllte Zwischenwände der Blattgewebe (Mesophyll) hohe Anteile der Nahen IR-Strahlung reflektieren. (Peñuelas & Filella 1998, Federer 1966, Ollinger 2010). Das bedeutet, besonders das Medium Luft innerhalb der Zellstrukturen besitzt einen hohen Reflexionsgrad für Nahes IR-Licht (Woolley 1971).

Der Nahe IR-Transmissions- und Reflexionsgrad von niedrig wachsender Vegetation sowie von pflanzenbedeckten Böden bzw. von Wiesen ist naturgemäß beim Höchststand der Sonne im Sommer besonders hoch. Bei einem Menschen, der über eine Wiese geht, kann eine Nahe IR-Strahlung dann tief in die Haut transmittieren und biologisch wirksame Vorgänge im Organismus in Gang setzen, die bereits erwähnte verstärkte ATP-Zellenergiebildung.

Vegetationslose Böden reflektieren dagegen deutlich geringer im sichtbaren und im Nahen IR-Bereich. Trockene Böden reflektieren aber immerhin noch ca. 30 bis 42 Prozent der eintreffenden Nahen IR-Strahlung, während dieser IR-Reflexionsgrad in einem nassen oder feuchten Boden nicht zu erreichen ist, da die Nahe IR-Strahlung von Wasser wegabsorbiert wird.

In Wäldern reflektiert das Kronendach der Bäume einen Großteil der Nahen IR-Strahlung. Nur ein geringer Anteil erreicht den Boden

(Dirmhirn 1964). Immergrüne Pflanzen und Koniferen reflektieren aufgrund ihrer Blatt- bzw. Nadelstrukturen ca. 40 Prozent der Nahen IR-Strahlung (Mohammed 2000).

In städtischen Gebieten können Licht- und Strahlungsverhältnisse verändert sein. Besonders Luftverunreinigungen vermindern eine biologisch wirksame Strahlung. So beträgt in großen städtischen Gebieten wegen der weit verbreiteten Dunstglocken der Verlust an Sonnenscheindauer ca. 10 bis 20 Prozent im Vergleich zu Freilandflächen. Dazu kommt, dass dicht bebaute Flächen, deren Oberflächen eine gering exponierte Lage zur Sonne haben und viel Schatten bilden, niedrige bis keine IR-Reflexionsgrade haben (Dirmhirn 1964).

Dagegen können die IR-Reflexionen eines natürlich bewachsenen Bodens mit einer niedrigen Vegetation biologische Prozesse im menschlichen Organismus bestens unterstützen.

Im Rahmen medizinischer Therapien werden für stimulierende Zellenergien heute LED-Laser im IR-Wellenlängenbereich von 630 bis 940 nm verwendet. Die Photonenenergie des Nahen IR-Lichts im spektralen Bereich von ca. 900 nm beträgt 33 bis 35 kcal/mol Photonen (138,16 – 146,5 kJ/mol), das sind 1,4 bis 1,5 eV. Diese Werte korrelieren nahezu mit Energien für verschiedene biomechanische Reaktionen im menschlichen Organismus (Warnke 1992). Somit werden auch Redoxprozesse in Mitochondrien stimuliert. Dieser Energiebetrag pro Mol Photonen reicht aus, um Elektronen in absorbierenden Pigmenten anzuregen, die bei Rückkehr in den Ruhezustand einen Energiebetrag freisetzen, der drei zusätzliche ATP-Moleküle generiert (Warnke 1993). Das entspricht auch der ATP-Ausbeute von $NADH^-$-Molekülen, die jeweils zwei Elektronen aus dem Nährstoffmetabolismus an die Atmungskette in Mitochondrien übertragen.

Funktionelle »Antennenpigmente« für Nahes IR-Licht sind Flavinmononukleotide (FMN). Deren Absorptionsspektrum ist abhängig vom Redox- und Charge-Transferzustand (Warnke 1992). FMN ist am Elektronen- sowie Protonentransfer zwischen $NADH^- + H^+$ zu Beginn der Atmungskette in Mitochondrien (Komplex I) beteiligt.

Cytochrom-C-Oxidase ist ein weiterer Photorezeptor für sichtbares Licht im Rotbereich und für Nahe IR-Strahlung. Das Enzym überträgt Elektronen am Ende der Atmungskette auf Sauerstoffmoleküle (Komplex IV). Nahes IR-Licht bei 830 nm reduziert Cytochrom-C-Oxidase (Karu 2005).

Licht verhindert die ungünstige Gaswirkung von CO und NO

Kohlenmonoxid CO und Stickstoffmonoxid NO sind allgemein als toxisch bekannt. Im Organismus allerdings sind sie unverzichtbare Signalmoleküle. Andererseits haben diese alles durchdringenden Gasmoleküle den Charakter von Radikalen und müssen deshalb sehr genau kontrolliert werden.

Stickstoffmonoxidsynthasen in Mitochondrien produzieren NO unter Verbrauch der Aminosäure L-Arginin, Sauerstoff und $NADPH^-$. Sie wirken in Mitochondrien als Transmitter für die Regulation des Sauerstoffverbrauchs.

Der Nachteil einer mitochondrialen NO-Bildung und von CO liegt in folgendem Effekt: NO-und CO-Moleküle binden an Cytochrom-C-Oxidasen und hemmen den Elektronentransfer auf Sauerstoff (O_2) und damit auch die ATP-Produktion. Die Energien von sichtbarem Licht und Naher IR-Strahlung sind ausreichend für eine Photodissoziation der NO-Bindungen an Cytochrom-C-Oxidasen. Durch die Lichteinstrahlung wird also die blockierende Bindung an Cytochrom C wieder gelöst und die ATP-Produktion läuft ungestört weiter, weil der Elektronentransfer wieder aktiv ist. Dissoziierte NO-Moleküle diffundieren durch die Membranen von Mitochondrien aufgrund ihrer kleinen Größe besonders leicht und gelangen in den Blutkreislauf, wo sie die Gefäße weiten können (Hamblin 2006).

Außerdem schützt sichtbares Licht im Wellenlängenbereich von 600 bis 630 nm Zellen vor einer NO-induzierten Apoptose.

Licht hilft bei retinaler Mitochondrienregeneration (Katarakt)

Im zunehmenden Alter sammeln sich DNA-Mutationen in Mitochondrien an, die eine ATP-Produktion reduzieren und die Bildung von freien Sauerstoffradikalen fördern. Das führt zu oxidativem Stress, Entzündungen, Degradationen von Zellen und schließlich zu einer Verminderung des zellulären Metabolismus.

Die Retina mit elektromagnetisch-sensiblen Photorezeptoren beansprucht einen hohen zellulären Metabolismus und hat dementsprechend die höchste Anzahl von Mitochondrien im Organismus. Mitochondriale Dysfunktionen in der Retina sind oft mit einer senilen Makuladegeneration verbunden – chronische Entzündungen fördern eine Reduzierung der zentralen Sehschärfe (Fovea centralis) einhergehend mit Abnahme des Kontrast- und des Farbensehens sowie von Helligkeitsadaptionen, die schlimmstenfalls zu Blindheit führen können.

Die Absorptionen von Nahem IR-Licht mit Rotlichtanteil im spektralen Wellenlängenbereich von 670 nm durch Cytrochrom-C-Oxidasen verbessern in retinalen Mitochondrien die ATP-Synthese in Membranen und reduzieren dadurch signifikant altersbedingte retinale Entzündungen. In Mäuseversuchen wurden in senilen Geweben der Retina und des Gehirns im spektralen Wellenlängenbereich von 670 nm gleichfalls ein Anstieg der ATP-Synthese festgestellt sowie eine Reduzierung von Acrolein – ein freies Sauerstoffradikal, das beteiligt ist an retinalen Erkrankungen und Alzheimer (Gkotsi 2014).

Die bereits beschriebenen positiven Effekte von sichtbarem Licht im Rotbereich und Nahes IR-Licht auf Cytochrom-C-Oxidase haben weitere weitreichende Wirkungen. Dazu gehören neurophysiologische Effekte, die gleichzeitig die Freisetzung von endogenen Opioiden und lokalen entzündungshemmenden Faktoren fördern.

Außerdem werden Wachstumsfaktoren erhöht, Enzyme aktiviert und sekundäre Botenstoffen freigesetzt. Alles zusammen beschleunigt die Reparatur und Regeneration von Haut, Muskeln, Sehnen, Bänder, Knochen und Nervengeweben.

Bildung von ATP-Energie-Rezeptoren durch Nahes Infrarotlicht

Nahe IR-Strahlung im Bereich von 810 nm führt in vitro zur Expression von Rezeptoren für ATP-Signalmoleküle in neuronalen Stammzellen des Menschen (Karu 2010). Was bedeutet das?

Die Kommunikation von Nervenzellen geschieht über Synapsen. Synapsen übernehmen die Weiterleitung von rhythmischen elektrischen Impulsen zwischen einzelnen Neuronen, in dem sie die Informationen in chemische Signale umwandeln. Dabei werden Neurotransmitter wie Glycin, Dopamin, Glutamat, GABA, Acetylcholin und Adenosintriphosphat (ATP) in Vesikeln an den Axonenden von Neuronen gebildet und in den synaptischen Spalt freigesetzt. Spezifische Rezeptoren in den Synapsen der nachfolgenden Neuronenzelle binden die chemischen Neurotransmitter zur Aktivierung von Ionenströmen in Membrankanälen, die das Membranpotential kurzfristig verändern. Das hat Einfluss auf erregende oder hemmende Weiterleitung von elektrischen Impulsen in Neuronen und somit auch auf physiologische Reaktionen im Organismus.

Neurone setzen ATP-Signalmoleküle auch in nichtsynaptischen Regionen frei, z. B. in Gliazellen, in Muskeln, im Darm und in anderen Geweben. Die ATP-Signalmoleküle docken dann an ATP-Rezeptoren (z. B. an Typ P2Y) an und veranlassen dort die Freisetzung von Calciumionen, wodurch u. a. Genaktivitäten für Zellvermehrungen angeregt werden, die zu Veränderungen in Geweben führen mit lebenslangen Konsequenzen.

ATP-Signalmoleküle sind noch an vielen anderen Prozessen im Organismus beteiligt. So sind sie auch etablierte Faktoren des Nervensystems und wichtig für die Funktionen aller fünf Sinne. So beeinflussen retinale ATP-Rezeptoren Reaktionen auf Lichtinformationen, die Neurone von Stäbchen und Zapfen erhalten. Retinale Neurone wiederum setzen ATP und Acetylcholine als Neurotransmitter ein, um Lichtinformationen an die sensorisch verarbeitenden Zentren im Gehirn zu leiten.

Man weiß inzwischen auch, dass das Freisetzen von ATP-Signalmolekülen in einer entscheidenden Phase eines frühen Embryos bedeutend für die Entwicklung der Augen ist.

Auch beschädigte oder gestresste Zellen setzen ATP-Signalmoleküle frei und brauchen dann Rezeptoren, die protektive und heilende Effekte auslösen. Sie unterstützen Immunzellen bei der Abtötung von bakterieninfizierten Zellen, verhindern das Wachstum von Tumorzellen und fördern Wundheilungen.

Das Vorkommen von ATP-Signalmolekülen mit ihren Rezeptoren in nahezu allen Lebensformen auf der Erde zeigt deutlich, dass ATP bereits seit einer frühen Phase in der Evolution nicht nur eine Energiequelle, sondern vielmehr ein wichtiger Faktor für Lebensqualität ist (Khakh & Burnstock 2009).

»NIR-Lichttherapie« bei geschwächten Hummeln

Bienen sowie Hummeln, die zur Familie der Bienen (Apidae) gehören, leisten durch Bestäubung von Pflanzen einen wichtigen Beitrag zur Ernährung des Menschen. Dass Insektizide mit den Wirkstoffen der Neonicotinoide unter anderem zum weltweiten Exitus dieser Bestäuber führen, ist inzwischen weitläufig anerkannt.

Kommen Insekten in Kontakt mit Neonicotinoiden, führt das zu einer Überstimulierung von Neuronen und zu einer Destabilisierung der mitochondrialen Membranen. Dabei wird die Produktion von ATP-Molekülen sehr stark herabgesetzt. Die Folgen sind Orientierungsverlust und Bewegungsbeeinträchtigung sowie Hungertod.

In einem Versuch mit vier Hummelkolonien wurde eine Kolonie mit einer Zuckerlösung gefüttert, die den oft in Insektiziden verwendeten Wirkstoff Imidacloprid enthielt. Dabei wurden sie zweimal täglich für 15 Minuten innerhalb von zehn Tagen einem Licht an der Grenze von Rot- zu Nahem IR-Licht im spektralen Bereich von 670 nm mit 40mW/cm² ausgesetzt. Diese Strahlung stört bei Hummeln nicht das Verhalten. Das Ergebnis zeigte in dieser Kolonie nach der »NIR-Lichttherapie« eine signifikante Verbesserung der Bewegung und der Orientierung. Die Kolonie hatte aufgrund der Anregung von Cytochrom-C-Oxidasen im spektralen Bereich von 670 nm eine hohe Überlebenschance. Die Signifikanz entsprach nahezu den statistischen Werten einer gesunden Kontrollgruppe ohne Applikation des Wirkstoffes und ohne »NIR-Lichttherapie«. Die andere Kontrollgruppe ohne Verabreichung des Wirkstoffes Imidacloprid, aber mit »NIR-Lichttherapie« hatte eine Steigerung des ATP-Levels bis zu 10 Prozent im Vergleich zu allen vier Kolonien.

Bei der Kolonie mit Verabreichung des Wirkstoffes und ohne »NIR-Lichttherapie« sank der ATP-Spiegel um 25 Prozent (Powner 2016).

Da in der Natur die Intensivität der Nahen IR-Strahlung abhängig ist von dem Sonnenstand, ist die gesundheitliche Wirksamkeit dieser Strahlung auf kontaminierte Bestäuber unterschiedlich je nach Jahreszeit.

Farben der Morgendämmerung und des Tages

Das circadiane Lichtspektrum der Morgendämmerung induziert nach Schlafphasen im frontalen Kortex sowie in anderen Gehirnregionen die Förderung von kognitiven und exekutiven Prozessen. Dabei nehmen Melatoninwerte ab, womit Serotonin (für Impulskontrolle) ansteigt. Auch die Pegel der Neurotransmitter bzw. Hormone GABA (für Ruhe), Dopamin (für Aufmerksamkeit) und Noradrenalin (für Aktionen) werden hochgefahren. Alle zusammen ergeben das, was gemeinhin als Motivation bezeichnet wird. Motivation ist notwendig, um Ziele erreichen zu können, die man sich selbst gesetzt hat. Die freie und ungestörte Motivationsempfindung wird vom Menschen als angenehm und erholsam empfunden und kreiert Wohlbefinden und gute Stimmung. Gleichzeitig erhöhen sich die Muskeltensionen und der Cortisolspiegel im Blut. Der Anstieg des Cortisolspiegels nach dem Aufstehen entspricht einer lichtinduzierten Stressreaktion des Körpers, die physiologisch aber keinen negativen Effekt hat. Denn Cortisol reguliert innerhalb des circadianen Rhythmus einen gesunden Ablauf von Körperfunktionen. Zum Beispiel sorgt Cortisol für erhöhte Zellenergiespiegel (ATP). Während des Tages sollte natürlicherweise dieses erholsame und angenehme Wohlbefinden anhalten

(Gabel 2013, Chellappa 2013, Roberts 2010). Diese Prozesse werden von den endogenen Uhren gesteuert. Am Morgen beschleunigen sie unter Lichtexposition die Vorgänge im Organismus, um sie am späten Abend wieder zu verlangsamen.

Die besondere Sensitivität der Melanopsine auf kurzwellige Blaustrahlung ist für Menschen der essentielle Faktor zur nichtvisuellen (unbewussten) Wahrnehmung von Helligkeiten in einer äußeren Umgebung. In diesem Zusammenhang hat kurzwellige Blaustrahlung im Vergleich zu anderen spektralen Wellenlängen eine signifikante Wirkung auf neuronale und physische Prozesse im Organismus.

Erhöht sich der Einfall kurzwelliger, energiereicher Blaustrahlung während des Tagesverlaufs, verengen sich die Pupillen. Damit erreicht weniger Licht die Augen, und die Netzhaut ist vor der energiereichen Blaustrahlung besser geschützt. Dabei wird auch gleichzeitig die Tiefenschärfe verbessert (Çakir 2015).

Kurzwelliges Licht, etwa ein blauer Himmel, stimuliert die elektrischen Gehirnaktivitäten, die einen erhöhten Alpha-Wellenbereich verursachen (Lockley 2006). Das ist ein Zustand der aufmerksamen, entspannten Wachheit. Er fördert kognitive Prozesse wie Problemlösungen, erhöhte Lernfähigkeit und schnelle akustische Reaktionen.

Nichtvisuelle Lichtinformationen aus der äußeren Umgebung sind eng mit circadianen Rhythmen im menschlichen Organismus verknüpft. Sie geben endogenen Uhren und mit ihnen verknüpften Genen nicht nur Hinweise über die Tages- und Nachtzeit, sondern auch zu wochen- und jahreszeitlichen Lichtrhythmen zur Anpassung wichtiger Körperfunktionen. Nichtvisuelle Lichtinformationen steuern und kontrollieren somit Verhaltensprozesse und lebenswichtige Funktionen im Organismus (Vandewalle 2013).

Fehlt der Anteil von Blaulicht in der spektralen Lichtzusammensetzung am Morgen, verzögert sich abends die Umwandlung von Serotonin zu Melatonin und somit auch das Erreichen einer erholsamen Schlafphase (Figueiro & Rea 2010).

Eine Gruppe von Abwehrzellen des Immunsystems, die T-Lymphozyten, reagiert in der Haut, dem größten menschlichen Organ, auf spektrale Bereiche des Sonnenlichts zwischen UV- und Blaulicht (355 bis 480 nm). Besonders der Anteil des Blaulichts aktiviert die T-Lymphozyten in den Hautschichten, die sich daraufhin für eine Immunabwehr schneller im ganzen Organismus bewegen und verbreiten können. In den T-Lymphozyten produzieren Flavine, das sind Proteinkomponenten von dem Redoxsystem Flavinmononukleotid (FMN) oder Flavinadenosindinukleotid (FAD), dabei sehr wahrscheinlich Wasserstoffperoxid (H_2O_2) als Signalmoleküle für die Bewegung (Phan 2016).

Besonders in städtischen Gebieten ist aufgrund von Luftverunreinigungen der Anteil von kurzwelliger Strahlung verringert. Damit auch der von kurzwelliger Blaustrahlung. So erreichte beispielsweise in Berlin bereits im Jahr 1929 im Vergleich zum Freiland der biologisch wirksame Blaulichtanteil im spektralen Bereich von 480 nm nur noch 81 Prozent (Dirmhirn 1964). Heute sieht es weit schlechter aus.

Kognitive Leistung, Gesundheit und Sonnenlicht

Längere Lichtphasen im Sommer erhöhen Serotonin- und verringern Melatoninwerte. Aufenthalte im Freien besonders an wolkenfreien Tagen mit blauen Himmel und Sonnenlicht reduzieren eine schnelle Ermüdung und erhöhen positives Befinden sowie kognitive Prozesse wie Aufmerksamkeit bzw. Reaktionszeit (Spence 2006, Kent 2009). Denn Licht hat Einfluss auf eine verbesserte Durchblutung des Gehirns und somit auch auf kognitive Prozesse (Kent 2009). Mastzellen reagieren besonders bei Stress mit der Freisetzung von VEGF (*in vitro*). Dieser Wachstumsfaktor vergrößert das Blutgefäßenetzwerk für eine bessere Durchblutung. Während einer Gegenregulation von Stress produzieren T-Lymphozyten im zentralen Nervensystem antiinflammatorische Zytokine IL-4. Sie hemmen dann in Makrophagen die übermäßige Produktion von proinflammatorischen Signalstoffen, die unter anderem den Wachstumsfaktor BDNF für Lern- und Gedächtnisprozesse blockieren. In einem gesunden, ausbalancierten Gehirn beeinflussen Abwehrzellen des Immunsystems in erheblichem Maße die Funktionalität des zentralen Nervensystems. Sie spielen eine wichtige Rolle bei der Heilung von mechanischen Traumata und neurodegenerativen Erkrankungen, optimieren das Sinnessystem für kognitive Prozesse und sind sehr wahrscheinlich auch involviert in soziales Verhalten (Keener 2016).

Sehr wahrscheinlich ist das durch Sonnenlicht induzierte Vitamin D_3 ebenfalls an kognitiven Prozessen beteiligt. Denn im Gehirn befinden sich Vitamin-D-Rezeptoren. Vitamin D_3 könnte dort auch neuroprotektive Wirkungen haben (Kent 2013).

Vitamin D_3 wird durch Absorption der UVB-Strahlung (290 bis 315 nm) in der Haut synthetisiert. Transformierungen von Vitamin D_3 in die wirksame Form Calcitriol geschehen unter Einfluss von UV-B-Strahlung in der Haut sowie in Leber und Niere.

Geringe Serotonin-, Vitamin-D_3-Werte und erhöhte Melatoninwerte sind die Folge von längeren Dunkelphasen im Winter. Dabei kann ein negatives Befinden beim Menschen auftreten, das sich eventuell auch zu einer saisonalen Depression entwickelt.

Ganztägige unzureichende Lichtverhältnisse in Büroräumen verursachen mehr als 50 Prozent an gesundheitlichen Problemen (Mirrahimi 2013). Tageslicht verbessert das allgemeine Wohlbefinden in Innenräumen. Besonders wenn sich die Arbeitsplätze nicht weit entfernt von Fenstern befinden (Çakir 2015).

Farbwahrnehmung und Sonnenlicht

Norweger, die während des frühen Sommers nördlich des Polarkreises geboren wurden, haben eine relativ bessere Farbwahrnehmung im spektralen sichtbaren Licht entwickelt im Vergleich zu Geburten in anderen Jahreszeiten, d. h. eine frühzeitige Exposition des Sonnenlichts am nördlichen Polarkreis stimuliert in Sommergeburten eine bessere Entwicklung des Farbensehens.

Auch ein Aufenthalt in der Sonne für eine Stunde, z. B. während des Lesens eines Buches in fokussierter Entspannung, verbessert die Farbwahrnehmung der Umgebung, die auch noch einige Stunden danach anhält (Laeng 2007). Farbensehen verbessert eine aufmerksame Wahrnehmung von komplexen Naturszenen um über 5 Prozent (Spence 2006). Die Schilddrüsenhormone Thyroxin und Triiodothyronin sind an der Produktion von Photopigmenten beteiligt und beeinflussen somit wesentlich ein Farbensehen (Henning 2016).

Kurzsichtigkeit und Sonnenlicht

Weltweit sind viele Menschen von Kurzsichtigkeit betroffen (Myopie).

Mögliche Ursachen für einen Anstieg der Kurzsichtigkeit:

1. Zu langer Aufenthalt in Innenräumen mit nur maximal 500 Lux. Im Freien sind es ca. 10 000 bis 100 000 Lux. In hochindustrialisierten Staaten verbringen Menschen mehr als 90 Prozent ihres Lebens in Innenräumen (Çakir 2015).
2. Zu lange Nahsicht in Innenräumen, etwa stundenlanges Sitzen vor Computerbildschirmen. Im Freien können Augen auch über weite Distanzen sehen. Dabei entspannt sich der Ziliarmuskel. Chronische Muskelverspannungen im Augenbereich können Kurzsichtigkeit fördern.

Eine weitere Ursache ist sehr wahrscheinlich ein Mangel an Tageslicht. Die verstärkte Ausschüttung von Dopamin im Sonnenlicht hemmt das Längenwachstum des Augapfels und damit die Kurzsichtigkeit. Ansonsten folgt die Freisetzung von Dopamin in den Augen dem circadianen Rhythmus – Anstieg am Morgen und Abnahme zum Abend hin. Damit wird auch die Aktivierung der visuellen Photorezeptoren reguliert.

Deshalb ist besonders in den Entwicklungsphasen der Augen bei Kindern und Jugendlichen ein mehrstündiger Aufenthalt im Sonnenlicht wichtig (Doglin 2015, Schatz 2015). Die Exposition zur UV-B-Strahlung reduziert besonders bei Jugendlichen das Risiko von Kurzsichtigkeit. Sehr wahrscheinlich ist daran das Carotinoid Lutein in der Retina beteiligt (Williams 2016). Eigentlich schützen Carotinoide die Augen vor lichtinduziertem oxidativem Stress, sie könnten aber auch noch weitere Funktionen in der Augenmuskulatur übernehmen, was noch unerforscht ist.

Somit ist das Lichtspektrum des Tageslichts hervorragend dazu geeignet, um Augenbelastungen zu reduzieren (Mirrahimi 2013).

Farben der Abenddämmerung

Der Lichtintensitätswechsel von hell zu mehr und mehr dunkel in der Abenddämmerung ist nicht der einzige Faktor, der die endogenen Uhren auf Nachtruhe vorbereitet. Auch die Farbe des Lichts hat einen Einfluss auf den circadianen Rhythmus.

In der Abenddämmerung verschiebt sich die Reflexion im spektralen Bereich von Gelb-Orange nach Blau zu Dunkelblau. Beim Übergang vom Abend- zum Nachthimmel absorbiert die Ozonschicht die spektralen Wellenlängen im Gelb- und Orangerotbereich. Somit überwiegt der Anteil an kurzwelligem Blaulicht.

In der Natur könnte dieser wechselnde »Farbcode« für Organismen besonders an bewölkten Tagen ein Hinweis auf die aktuelle Tageszeit sein. Denn eine Wolkendecke absorbiert nur einen geringen Anteil des sichtbaren Lichtspektrums (Walmsley 2015). Der Übergang von Dunkelblau zum Nachthimmel wäre dann ein Zeitgeber für den Beginn einer erholsamen Schlafphase – das tagsüber gebildete Serotonin wird abends in Melatonin umgewandelt, In der Nacht tragen Melatonin und Wachstumsfaktoren zur Regenerierung des Organismus bei.

Wenn sich der Mensch tagsüber bis zum Abend den entsprechenden Lichtspektren aussetzt, kann das die Gesundheit und ein Wohlempfinden sowie Aktivitäten des Immunsystems erhöhen (Roberts 2010).

Farbenwechsel mit den Jahreszeiten

Das reflektierte Strahlenfeld einer Naturumgebung beeinflusst in hohem Maße das Sehen. Besonders deutlich wird das im Wechsel von Jahreszeiten.

Die höchste Sensitivität der retinalen Zapfen liegt im spektralen Lichtbereich von Gelb-Grün bei 555 nm (Stäbchen bei 505 nm). Der Vorteil ist eine bessere Wahrnehmung in der Unterscheidung von Umgebungshelligkeiten (Gooley 2010). In diesem Lichtspektrum reflektieren auch Blätter im Sommer das Sonnenlicht – mittelwellige Grünstrahlung dominiert in dieser Jahreszeit relativ über längerwellige Gelbstrahlung. Im Herbst und Winter ist naturgemäß der Grünanteil geringer in der Vegetation. Die Farbwahrnehmung verschiebt sich dann geringfügig mehr zu einem längerwelligen spektralen Gelbbereich. Interessant dabei ist, dass die individuelle Wahrnehmung von Gelb unabhängig vom Anteil an lang-, mittelwelligen Photorezeptoren in der Retina, bezüglich Schattierung und Farbton relativ konstant ist, d. h. der oben beschriebene Effekt ist für den Menschen nicht bewusst wahrnehmbar (Welbourne 2015).

Norweger im Erwachsenenalter, die oberhalb des nördlichen Polarkreises leben, können grüne Farbtöne innerhalb des spektralen Bereiches Gelb-Grün schlechter voneinander unterscheiden im Vergleich zu denjenigen Bewohnern, die südlich des Polarkreises leben. Das steht im Zusammenhang mit dem Sonnenstand und mit dem daraus resultierenden reflektierten Strahlungsfeld in dieser Umgebung.

Nördlich des Polarkreises steht im Sommer die Sonne nachts über dem Horizont (Mitternachtssonne) und im Winter ist absolute Dunkelheit (Dunkelzeit). Im Herbst und Frühling dagegen unterscheidet sich der Tagzyklus in Breiten nördlich des Polarkreises nicht sonderlich von denen in Zentraleuropa, nur die Sonneneinstrahlung ist geringer (Laeng 2007).

Generell könnte eine spektrale Farbenverschiebung zwischen Grün und Gelb hilfreich sein, eine Farbwahrnehmung im Wechsel von Jahreszeiten konstant zu halten (Welbourne 2015).

Die von retinalen Zapfen absorbierte mittelwellige Grünstrahlung hat auch einen nichtvisuellen Einfluss auf den circadianen Rhythmus. Gehirnareale reagieren auf dieses Spektrum ohne Zuhilfenahme des bereits vorher beschriebenen Melanopsins (Gooley 2010). Die spektralen Farbenveränderungen von Grün nach Gelb in der herbstlichen bzw. winterlichen Vegetation könnte demnach ein zusätzlicher Zeitgeber sein für die Einstellung des Organismus zur Einsparung von Energieressourcen im Winter.

Die Farbe Grün und weitere Naturfarben

Grün fördert kognitive Prozesse wie Kreativität und bessere Ideen. Probanden wurden über einen Bildschirm separat verschiedene Farben gezeigt, dies nur für wenige Sekunden, aber dennoch ausreichend lange, um die Farbtöne zu bemerken. Danach mussten sie Ideen für eine Aufgabe entwickeln. Die Kreativität war immer in der Gruppe am höchsten, die vorher einen Grünton sah. Eventuell ist seit der Evolution der Vorzug von Grün epigenetisch festgelegt. Grüne Oasen mit Wasser assoziierten unsere Vorfahren mit Überleben und Fortpflanzung (Lichtenfeld 2012). Grünpflanzen verbessern zerebrale Aktivitäten und fördern ein positives Befinden für eine angenehme Umgebung (in Sadek 2013). Menschen bevorzugen Naturlandschaften mit abwechslungsreicher grüner Vegetation und Wasser wie Seen, Weiher.

Grünes, »weiches« Licht im Wellenlängenbereich von 530 nm linderte vorrangig die Migräneschmerzen von Probanden im Vergleich zu blauem, gelbem und rotem Licht mit jeweils leichten Wellenlängenmodulationen und mit verschiedenen Helligkeitsstufen (Noseda 2016). Interessant ist, dass die Reflexion von grünen Blättern ein Maximum im Wellenlängenbereich von 550 bis 555 nm hat. Somit kann in der vegetationsreichen Natur die visuelle Lichtinformation Grün bereits eine beruhigende und eine die Blutgefäße entkrampfende Wirkung auf das Gehirn haben. Vorstellbar ist, dass Vorzüge für Waldlichtungen mit den dort vorkommenden Lichtverhältnissen verbunden sind: Das Wechselspiel zwischen Reflexionen im Wellenlängenbereich Grün und verschiedenen Helligkeitsstufen in einem Wald kann hier offensichtlich eine angenehm entspannende Wirkung auf den Menschen ausüben.

Die heutige Assoziierung der Farbe Grün mit positiven Emotionen für Frühling, Natur, Gras, Bäume, Wald resultiert in subjektiven Empfindungen wie Ruhe, Freude, Hoffnung, Begeisterung,

Frieden, Komfort (Kaya & Epps 2004) und könnte demnach ein Relikt aus der Urzeit sein.

Ältere Menschen fühlen sich besonders in den Sommermonaten in ein positives Befinden versetzt. Orte in der Natur an denen sie sich bevorzugt in Gemeinschaften aufhalten sind Wälder, Teiche, Quellen, Bänke mit Aussicht auf blühende Pflanzen. Denn dort dominieren die Farben Grün und Blau. Damit verbinden sie Erholung, Erneuerung, Motivation und seelische Verbundenheit zusammen mit Naturgeräuschen wie das Summen von Bienen oder von fließendem Wasser. Diese physischen, seelischen und sozialen Naturaktivitäten von Senioren können chronische Krankheiten, Invalidität und Isolationen reduzieren. Dagegen sind Menschen, insbesondere ältere im Winter eher unausgeglichen, müde und schläfrig, besonders zwischen den Monaten Februar und März (Finley 2015). In dieser Zeit ist auch die Mortalität am höchsten.

Die Farben Grün und Blau in der Natur reduzieren Ängste und erhöhen Gefühle von Gelassenheit, Ausgeglichenheit und Ruhe (Brown 2013).

Eine englische Studie zeigte anhand von Internetfotos (Scenic-Or-Not), dass Präferenzen für natürliche Landschaften nicht allein mit der Farbe Grün assoziiert werden. Auch ein höherer proportionaler Anteil der Farben Blau, Grau und Braun werden bevorzugt. Diese Farben sind in einer abwechslungsreichen Landschaft mit Vegetation, Bergen, Gewässern und Himmel reichlich vorhanden. Im Vergleich dazu werden Stadtlandschaften, Straßen oder Bauwerke als nicht reizvoll eingestuft. Obwohl dort die Farbe Grün anteilig höher sein kann als in natürlichen Landschaften, aber zusammen mit einem Grau, das hohe proportionale Anteile von Schwarz und Weiß enthält. Das Ergebnis dieser Studie zeigt die Bedeutung der ästhetischen Wertvorstellung von natürlichen Landschaften für den Menschen. Der ästhetische Landschaftswert fördert sehr wahrscheinlich auch die Gesundheit (Seresinhe 2015).

Sehr wahrscheinlich nimmt der Mensch visuell bewusst und/oder unbewusst zahlreiche weitere Komponenten in einer abwechslungsreichen Naturumgebung wahr, die einen durchaus für Psyche und Gesundheit positiven Effekt in diversen Gehirnregionen induzieren, und die dann auch mit einer erholsamen Bedeutung verknüpft werden. Das passiert unabhängig von dort ausgeführten körperlichen Aktivitäten, sondern vielmehr durch die perzipierten spezifischen Merkmale einer Landschaft (Morita 2007, Brown 2013), verbunden mit Naturfarben.

Es gibt Ergebnisse aus Untersuchungen für diese Effekte: Laut einer englischen Studie hat Natur besonders im Zusammenhang mit Gewässern positive Effekte auf die menschliche Psyche. So treten zu Beginn eines Naturaufenthaltes sofortige, intensive und positive Wirkungen auf, die sich innerhalb von fünf Minuten potenzieren. Längere nachfolgende Aufenthalte in der Natur haben weitere Vorteile, nur diese unmittelbare positive Wirkung lässt dann mit der Zeit des Naturaufenthaltes nach (Barton & Pretty 2010). Das Betrachten von Blumen, Zimmerpflanzen und Bäumen erhöht bereits in wenigen Minuten die Aktivitäten des Parasympathikus und führt zu entspannten Zuständen (Matsunaga 2011, Ikei 2014, Igarashi 2015). Das könnte erklären, weshalb Naturaufenthalte bzw. Parkspaziergänge auch im Herbst und besonders im Winter den Sympathikus erniedrigen (Song 2015, 2013).

Besonders Bäume mit ausladenden Wuchsformen verbinden Menschen mit positiven Emotionen. Dicht gefolgt von kugeligen und konischen Baumformen (Lohr 2006). Bäume haben in lichten Waldbeständen aufgrund besserer Lichtverhältnisse mehr ausladende Wuchsformen. Lichte Waldbestände verbinden Menschen mit Faszination. Sie bieten zudem eine offene Sichtweite und vermitteln somit das Gefühl von Sicherheit, Offenheit und Freiheit. Das fördert ein subjektives Wohlbefinden und somit Erholung (An 2004). Landschaften mit hohem Baumanteil und artenreiche Wälder werden aufgrund des ästhetischen Eindrucks bevorzugt. Patienten in Krankenhäusern erholen sich schneller, wenn sie durch Fenster auf Bäume schauen können anstatt auf eine Ziegelmauer (Ulrich 1984). Der Ausblick auf Agrarflächen mit Bäumen verringert Stresssymptome von Gefängnisinsassen (Magen- und Kopfschmerzen) im Vergleich zu denjenigen, die nur den Innenhof sahen (Berto 2014).

21. Können wir uns gesund und jung denken?

Dieses letzte Kapitel speist sich aus Indizien, keineswegs aus Beweisen. In diesem Buch wurde immer wieder auf die Gene verwiesen, um das Altern aufzuhalten und die Gesundheit zu optimieren. Selbstverständlich stehen Gene im Mittelpunkt jeder Regeneration und Verjüngung. Nur wird dabei leicht vergessen, dass es über den Genen noch eine Instanz geben muss, denn auch Gene wurden in Laufe der Evolution »konstruiert«, und zwar zielgerichtet, um das leisten zu können, was wir beschrieben haben. Mit anderen Worten, es gibt eine übergeordnete Intelligenz, nennen wir sie Hyperintelligenz.

Was ist Intelligenz? Sie ist nach meiner Definition das Erkennen und die zielgerichtete Verarbeitung von Information. Bedeutende Physiker halten Information für das Entscheidende von allem:

Information ist der Urstoff des Universums.
Wirklichkeit und Information sind dasselbe. (Anton Zeilinger, 2005)
Information ist die Grundlage alles Seienden. (Th. Grönitz/B. Grönitz, 2008)

Das trifft auch auf die Gene zu. Damit Gene funktionieren, müssen die Moleküle der Gene Verbindungen ständig neu gestalten. Verbindungen werden durch Masseteilchen wie Elektronen und durch Quantenkommunikation gestaltet. Kommunikation heißt Informationsübertragung. Zwischen Masseteilchen findet mit Hilfe von Botenteilchen eine Informationsübertragung statt. Im Fall der Elektronen sind es die Photonen und andere Quanten. Bei Atomkernen sind es die Mesonen, bei den Quarks der Nukleonen die Gluonen. Die Informationsübertragung mündet in Kräften an Massen. Kräfte zwischen Massen bilden Materie. Nun erst entsteht Raum und Zeit.

Quanten oder Teilchen als Boten von Informationen dürfen wir uns nicht als etwas Festes vorstellen. Es sind eher informative Energiewirbel. Wenn Botenteilchen Informationen für Kräfte übertragen, was sie ja tatsächlich tun, setzt das voraus, dass Information als solche erkannt und verwertet wurde und diese Information wird dann regelmäßig zielgerecht für spezielle Materiekonstrukte eingesetzt.

Die speziell aufgebauten Materiekonstrukte haben gegenüber puren Massen (Elektronen, Atomkerne), die immer nur Bausteine der Materie sind, neue Eigenschaften, die auf einer höheren Stufe als weitere Information wirksam werden mit neuen physikalischen Eigenschaften wie Resonanzmöglichkeiten und neuen Beeinflussbarkeiten. Beispiele dafür sind Molekülkonstrukte der Enzyme, von Genen konstruiert und in Ribosomen aufgebaut, die allein über ihre Konstruktionen wie Form/Struktur/Gestalt effektive Arbeit an Substraten erledigen, also an dem, was Enzyme katalysieren. Wird die Form/Struktur/Gestalt nicht adäquat verändert, bleibt die Katalysewirkung aus. Bereits hier kann Heilung durch Wiederherstellung der adäquaten Urform der Enzymstruktur geschehen.

Mit diesem Prinzip der Informationserkennung und -verarbeitung wurde unter anderem der Körper von uns Menschen erbaut. Die Informationserkennung und -verarbeitung kann dem Geist zugeschrieben werden. Wir werden den Begriff *Geist* weiter unten noch definieren. Die Abspeicherung der Erfahrungen durch Informationserkennung und -verarbeitung kann der *Seele* zugeschrieben werden. Deshalb wird der Körper immer wieder als Gefäß der Geist-Seele bezeichnet, wobei wir ergänzen wollen, dass das Prinzip Geist-Seele auch für seine Konstruktion und sein Funktionieren verantwortlich ist.

Man kann also sagen, dass alle Organismen bis in die kleinsten Subeinheiten mit der Fähigkeit zur Informationsverarbeitung ausgerüstet sind. Aber woher kommt diese Fähigkeit? Sie ist angeboren und doch nicht in der DNA zu finden. Vielmehr funktioniert auch die DNA nach diesem Konstruktionsprinzip.

Der Physiker und Heisenberg-Schüler Heinzwerner Preuß schrieb 1997 in seinem Buch *Materie ist nicht materiell*: »... schon in den Elektronen und Atomkernen ist das vorgebildet ist, was sich später als Bewusstsein, Seele und Geist zeigt.«

Der Buddhismus wusste: Der Geist ist Vorläufer aller Dinge, die Grundessenz alles Existierenden. »Vom Geist geh'n alle Dinge aus, sind geistgeschaffen, geistgeführt.« (*mano pubbangama dhamma, mano-settha, mano-maya*), steht im Pali Kanon.

Tatsächlich ist alles, was unser Leben ausmacht, Information, die wir über entsprechende Kanäle abrufen, nämlich

- ausgehend von unseren Sinneseindrücken;
- ausgehend von Empfindungen und Gefühlen, die sich zur Bewertung einer Situation einstellen;
- ausgehend von intellektuell bearbeiteten Antworten auf Fragen, die wir stellen;
- ausgehend von der Interpretation und dem Geben von Sinn und Bedeutung.

Die Wirklichkeit konstruieren wir erst danach, abgeleitet von diesen so erhaltenen Informationen. Unsere Welt, einschließlich der Natur, ist letztlich unser geistiges Konstrukt, das auf unseren Eindrücken durch zufließende Information basiert.

Aber wie kann Information für den Menschen im Geist-Feld definiert werden?

Es ist sinnlos von Information zu sprechen, ohne dass diese als solche erkannt wurde und ohne dass sie sich auf etwas bezieht. Information ist Festlegung eines energetisch wirkenden Musters aus dem Rauschen heraus durch Geben von Sinn und Bedeutung, also durch zielgerichtetes Verstehen der Information.

Wir sind also keinesfalls von der Natur und unseren Lebensinhalten separiert, sondern erschaffen die Natur – auch unser Leben – durch unsere geistige Aktivität mit Hilfe der Informationsschalter Bewusstsein und Unterbewusstsein. Dazu muss der Inhalt einer Information ausgelesen werden können, was das Prinzip eines geistigen Prozesses letztlich definiert.

Können wir nun die Information der Gene und die Information

der genetischen Produkte durch Bewusstsein so ändern, dass wir Altern aufhalten können? Ja, sagt die Nobelpreisträgerin für Medizin (2009) Elizabeth Blackburn. Sie stellte fest, dass bewusste Meditation einen Einfluss auf die Aktivierung des Enzyms Telemerase hat und dass dadurch Telomere verlängert werden. Die wissenschaftlichen Disziplinen Psychoneuroendokrinologie und Psychoneuroimmunologie setzen ebenfalls voraus, dass unsere Psyche direkt in das Hormongeschehen und das Immunsystem eingreifen kann.

Meine Arbeitshypothese ist nun, dass die energetisch informative Urblaupause der Konstruktion unseres Körpers einschließlich der Genkonstruktion abgespeichert ist und beliebig abgerufen und beeinflusst werden kann. Voraussetzung dafür ist, dass wir wissen, wie dies funktioniert. Hier sollen nun plausible Hinweise zu diesem Wissen gegeben werden. Keineswegs sind das Beweise, aber so könnte es funktionieren.

Das Phänomen Bewusstsein/Unterbewusstsein

Die Antwort auf die Frage, wer oder was in der Konstruktion Mensch Information erkennt, haben wir bereits gegeben: Bewusstsein/Unterbewusstsein.

Daraus ergeben sich jedoch weitere Konsequenzen: Alles, was wir wissen, alles, was wir denken, alles, was wir tun, kommt mit Hilfe des Phänomens Bewusstheit und Bewusstsein zustande. Es gibt keine Dinge, ohne dass Bewusstsein und Gedanken diese Dinge hervorgebracht haben. Was wir nicht wissen, denken, glauben – alles Bewusstseinsphänomene –, ist für uns einfach nicht vorhanden.

Die Realität folgt dem subjektiven Prinzip eines schöpfenden Bewusstseins, das von Geist (Bewusstsein) und Seele (Unterbewusstsein) ausgeht.

Abgesehen davon, wie äußere Energien und Information auf unsere Körperkonstruktion und deren Funktionen einwirken, werden diese immer auch durch Bewusstsein und Unterbewusstsein verändert. Das gilt für die

- Wirkung des Willens, etwa um zu laufen oder zu sprechen.
- Wirkung der Motivation (Wille des Unterbewusstseins), um eine Handlung zu initiieren, beispielsweise morgens aufzustehen.
- Wirkung der Empfindung (Glauben), erkennbar an der Wirkung von Placebos/Nocebos. Untersucht wird diese Wirkung von Disziplinen wie Psychoneuroendokrinologie und Psychoneuroimmunologie.

Wie also können wir Bewusstsein und Unterbewusstsein charakterisieren? Bewusstsein ist die Folge des Modus Bewusstheit. Es wird vom Willen zur Aufmerksamkeit gesteuert und bewirkt, dass Informationen als solche erkannt und dem Geist (Verstand) zielgerichtet zur Verarbeitung zugeführt werden. Unterbewusstsein ist die Folge der Unterbewusstheit (Nichtverwendens des Modus Bewusstheit). Es wird von Motivation gesteuert und führt energetische Informationen (Gefühle und Empfindungen) zielgerichtet der Seele zur Verarbeitung zu. Diese beiden Aktivitäten geben einem Ereignis Sinn und Bedeutung und bewirken, dass es sich in Materie ausdrücken kann.

Das Unterbewusstsein (die Seele) empfängt Daten aus einem Informationsfeld, Eingebung »fühlt« und »weiß«.

Bewusstsein (Verstand) überträgt sie in einen verbalen oder symbolischen Code aus Begriffen, Regeln, »Schubladen«.

Bewusstsein/Unterbewusstsein ist demnach ein rein geistiges Prinzip. Dieses geistige Prinzip erzeugt in uns Informationskomplexe aus realen und virtuellen Bildern. Dieses geistige Prinzip kann Materie beeinflussen (Quantenphysik mit Kopenhagener Deutung). Dieses geistige Prinzip kann den Willen wirken lassen.

Ich sehe einen Baum – und du siehst ihn wahrscheinlich anders

Wenn wir einen Baum sehen, geschieht ein kleines Wunder, zumindest wenn wir Wunder als etwas für die Wissenschaft Unerklärliches definieren. Denn der Baum ist so überhaupt nicht vorhanden, jedenfalls nicht in unserem Gehirn. Dort gibt es nur elektrische und elektromagnetische Felder.

Bei der Gestaltung der Realität »Baum« passiert Folgendes: Photonenenergie wird in unser bewusstes Gewahrsein gebracht, und wir erzeugen schöpferisch Form/Struktur/Gestalt mit Sinn und Bedeutung als getrennte Einheiten und erschaffen damit das Bild, eingeschlossen Raum und Zeit. Das Bild des Baumes ist eine rein schöpferische Leistung des Geistes, nachdem elektrische und elektromagnetische Felder und Schwingungen im Gehirn verrechnet wurden. Vieles musste sich dafür über Lernprozesse verfestigten. Der Baum wurde in früher Kindheit mit allen Sinnen erobert.

Anders formuliert: Das Ich nimmt die Energie der äußeren Welt in seine Innenwelt (Geist mit Bewusstsein/Unterbewusstsein) auf, prägt innere Bilder (Verwandlung) und gibt diese Vorstellungen als Schöpfung in die äußere Welt zurück (Manifestation). Die materielle Welt kann ohne die Spiegelung der inneren Welt nicht existieren. Paul Brunton (1898-1981) sagte: »Wenn wir glauben, wir erleben eine Welt außerhalb von uns, erleben wir in Wirklichkeit das Selbst innerhalb von uns.«

Es gibt keine objektive Außenwelt, sondern immer nur ein dynamisches Zusammenspiel zwischen Bewusstsein/Unterbewusstsein und materieller Welt. Vor diesem Hintergrund ist die ganze Welt eine geistige Schöpfung, die je nach ihrem Schöpfer unterschiedlich wahrgenommen wird.

Mit Bewusstsein können aber auch Ideen entwickelt werden, die irgendwann ein Eigenleben führen, sich fortentwickeln und übertragen werden. Für solche Ideen hat Richard Dawkins in seinem Buch *Das egoistische Gen* einen neuen Begriff geprägt: *Meme*. Ein Mem ist laut Dawkins nichts anderes als ein replizierbares Informationsmuster (Melodie, Gedanke, Meinung, Weltanschauung, Trend), das von Mensch zu Mensch übertragen wird und unser kulturelles Zusammenleben maßgeblich beeinflusst. Memetik und Genetik sind gar nicht so verschieden, doch im Gegensatz zur Genetik spielt sich Memetik ausschließlich in der Kopfwelt ab. Meme haben unseren Geist und unsere Kultur geformt, so wie die gezielte Selektion bestimmter Gene unsere Körper modelliert hat.

Was ist Geist, was ist Glaube?

Geist wirkt über ein Feld, das uns ununterbrochen beeinflusst. Aus diesem Feld werden Informationen aufgenommen, gespeichert, mit Sinn und Bedeutung verknüpft, intelligent (zielgerichtet) verwertet, insgesamt mit einem Bewusstsein verarbeitet, das Erfahrung ermöglicht.

Genau dieses Vermögen erzeugt unsere Realität. Darüber hinaus beeinflusst es auch die Materie in uns und außerhalb von uns, wie wir weiter unten noch detaillierter erfahren werden. Demnach ist alles Geist-Seele-gesteuert. Pointiert könnte man sagen: Wir handeln unwissenschaftlich, wenn wir die Frage nach dem Geist und seiner Wirkung auf die Materie missachten. Diese Art von Unwissenschaftlichkeit und der entsprechende Mangel an Erkenntnis machen sich heute in unserer Gesellschaft massiv bemerkbar.

Doch wozu brauchen wir diese Erkenntnis? Was können wir damit anfangen?

Will man die positiven Effekte des Heilens, auch durch Placebos, optimieren, ist die Kenntnis der zugrundeliegenden Wirkungsmechanismen essentiell. Es geht dabei um die elementaren Energie- und Kräfteeinflüsse im submolekularen Bereich. Wenn wir diesen Bereich bewusst beeinflussen können, ist auch der Prozess »Altern aufhalten« im wahrsten Sinne des Wortes denkbar.

Es gibt viele Beispiele, die zeigen, dass eine vorgestellte Situation die gleichen Auswirkungen auf die Funktion der Körpermaterie hat wie die reale Situation. Wenn sich eine Person gleißendes Licht vorstellt, ziehen sich die Pupillen zusammen (Messung über Infrarotreflexion). Jeder Traum beeinflusst die Physiologie unseres Körpers mit virtuellen Bildern. Wir schütten Hormone aus, wir schwitzen, wir sind aufgeregt oder ganz entspannt. Im Prinzip könnte sich der Mensch gesund träumen.

Schauen wir uns nun das Geschehen an, das wir als Glaube bezeichnen. Glaube setzt sich zusammen aus Bewusstsein (führt zu Vernunft und Analyse) und Unterbewusstsein (führt zu Empfindungen und Gefühlen). Vernunft gewährleistet (Ein-)Ordnung und Zielsetzung, Gefühle (angeboren) sorgen für die Bewertung eines Ereignisses. Beides zusammen entspricht dem Geben von Sinn und Bedeutung und dem Sammeln von Erfahrung.

Glaube basiert auf einem besonderen Wahrnehmungszustand, der uns in die Lage versetzt, Information abzurufen, die Energien steuern, und zwar mit der Konsequenz von Kraft- und Zeitoperationen an Massen. Der Glaube, der einer Placebowirkung zugrunde liegt, heilt. Der Glaube, der einem Noceboeffekt zugrundeliegt, macht krank.

Der Kreislauf unserer Überzeugungen, unseres Glaubens, den ich als körpereigenes Wissen bezeichne, ist wie der Ouroboros (griech. für »Selbstverzehrer«), jene Schlange, die sich in den eigenen Schwanz beißt

Realität ist, was wir als wahr annehmen.
Was wir als wahr annehmen, ist, was wir glauben.
Was wir glauben, basiert auf unseren Wahrnehmungen.
Was wir wahrnehmen, hängt davon ab, was wir suchen, brauchen, wollen …
Was wir suchen …, hängt davon ab, was wir denken.
Was wir denken, hängt davon ab, was wir wahrgenommen haben.
Was wir wahrgenommen haben, bestimmt, was wir glauben.
Was wir glauben bestimmt, was wir für wahr halten.
Was wir für wahr halten, ist unsere Realität.[1]

Hier wird deutlich, wie sehr wir uns im Kreis drehen und uns buchstäblich selbst verzehren. Und im Mittelpunkt steht unser subjektiver Glaube, der unsere Realität festlegt.

Die Sicht der Wissenschaft

Realität – so die Wissenschaft – ist, wo messbar Kräfte wirken. Kräfte wirken immer nur an Massen (die Massen Elektronen und Atomkern setzen Materie zusammen). Kräfte haben eine Richtung (Vektor) und verändern die Massen gerichtet. So entsteht Raum. Bei Veränderung der Massen (der Materie) gibt es einen Vorher- und einen Nachher-Zustand. Daraus ergibt sich ein Zeitverlauf. Kraft- und Zeitoperationen in einer derart definierten dimensionalen Welt machen unsere reale materielle Alltagswelt aus.

Unser sogenannter »objektiver« Ansatz, etwas als Realität anzuerkennen, beruht auf dem wachen Tagesbewusstsein und technischen Sinneserweiterungen wie Messinstrumenten und Werkzeugen. Nur auf diesem Weg gelangt die moderne Mainstreamgesellschaft zu wissenschaftlicher Erkenntnis. Können wir etwas nicht sehen, hören, berühren oder schmecken und gelingt dies auch nicht mit Hilfe von derzeit verfügbaren technologischen Verstärkern, ist es offiziell nicht real.

Der Mensch hat aber noch eine ganz andere Erkenntnismöglichkeit. Für ihn ist Realität das, was er mit *Sinn und Bedeutung* versehen hat. Kein Messgerät kann Sinn, Inhalt und Bedeutung eines komplexen Informationsmusters (Gedanken, Empfindungen, aber auch die Aussage des über den Fernseher ausgestrahlten Bildes) messen. Objektiv wissenschaftlich ist dieses Informationsmuster nicht relevant, und dennoch kann es unser Leben bestimmen.

Übergeordneter Geist unabhängig vom Gehirn

Bei unvoreingenommener Beachtung dieser Phänomene tut sich ein vollkommen neues Bild der Welt der Lebenden und Gestorbenen auf. Es gleicht den in allen Zeiten und aus allen Kulturen berichteten Erzählungen. Es gibt einen der Materie übergeordneten Geist, der bewusst aktivierbar ist. Bewusstsein läuft unabhängig von der Gehirnmaterie ab, beeinflusst aber die Materie. Dieser Überzeugung sind u. a.:

- Max Planck (Nobelpreis Physik 1918) in *The Observer* vom 25. Januar 1931
- Georg Wald (Nobelpreis für Physiologie 1967) in seinem Artikel »Life and Mind in the Universe« von 1984
- John C. Eccles (Nobelpreis für Physiologie oder Medizin 1963) in mehreren Büchern
- Willis Harman, Neurologe, ehemals Lehrstuhl an der Stanford University
- Sam Parnia, Mediziner, Southampton und State University New York
- Bruce Greyson, Neurologe und Psychiater von der University of Michigan, Virginia
- John Lorber, Mediziner, University of Sheffield, London, 1980
- Wilder Penfield, Neurologe, Montreal Neurological Institute, 1975
- Peter Fenwick, Neuropsychiater, Mandsley Hospital, London
- Stuart Hameroff, Anästhesist, Center for Conciousness Studies, University of Arizona.

Die anerkannte Fachzeitschrift *Science* veröffentlichte 1980 einen Artikel mit der Überschrift »Ist unser Gehirn wirklich notwendig?«. Diese provokante Frage ergab sich aus den Forschungsarbeiten von John Lorber an der University of Sheffield, London. Lorber ist weltweiter Spezialist für Hydrozephalus, einer krankhaften Erweiterung der mit Liquor gefüllten Gehirnregionen, die auch als Wasserkopf bezeichnet wird. Bei den davon betroffenen Patienten staut sich die Gehirn-Rückenmarksflüssigkeit und übt erheblichen Druck auf die Gehirnmasse aus, die dann abstirbt und resorbiert wird. Lorbers Untersuchen an den betroffenen Patienten ergaben: Mit nur noch etwa 5 Prozent Hirnmasse hatten vier von ihnen einen IQ von mehr als 100 und zwei sogar einen von mehr als 126.

John Carew Eccles hatte bereits 1975 darauf hingewiesen, dass ein Bewusstsein selbst dann weiterexistiert, wenn große Teile der Großhirnrinde entfernt wurden. Er folgerte daraus, dass das Bewusstsein außerhalb des Gehirns existiert und von Raum und Zeit unabhängig ist. Zusammen mit seinem ebenso berühmten Kollegen Karl Popper veröffentlichte Eccles schließlich das Buch *Das Ich und sein Gehirn*, in dem sie zu dem Schluss kommen: »Der sich seiner selbst bewusste Geist muss als etwas vom Gehirn Getrenntes aufgefasst werden.« (Popper und Eccles, 1982)

Wo befindet sich das Geist-Bewusstseinsfeld?

Es gibt drei Informationsfelder:

1. Hintergrundfeld (Nullpunktfeld, Psi-Feld, »Meer aller Möglichkeiten«) Superpositionsrauschen als Quelle von allem),
2. universelles intelligentes Informationsfeld (universales Bewusstsein, kosmische Selbstregulation, Evolution),
3. individuelles intelligentes Informationsfeld (Bewusstsein des Wesens).

Entweder beeinflussen diese Informationsfelder bereits existierende Materie. Oder die Informationsfelder erbringen den Bauplan für Neuschöpfungen von Materie. Ein Beispiel dafür ist das alles durchdringende Higgsfeld, das Energiewirbeln (die wir Teilchen nennen) Massen verleiht. Die Wechselwirkung mit diesen Hintergrundfeldern erzeugt Eigenschaften wie beispielsweise Schwere. Derartig erzeugte Gravitation wirkt sowohl auf Masse als auch auf Energie (z. B. Licht).

Wo genau sind diese Hintergrund- und Informationsfelder lokalisiert?

In uns und überall. Diese Felder füllen uns vollständig aus. Tatsächlich bestehen wir und alle andere Materie zu 99,999999999 Prozent des Raumvolumens aus masseleerem Raum, also aus Vakuum. Der masseleere Raum unseres Körpers geht fließend über in den identischen Raum der umgebenden Luft, weiter in die Atmosphäre der Erde und schließlich in den Kosmos und bis in die

Unendlichkeit des Universums – ein Hintergrundfeld in uns und um uns herum. Man sollte nicht mehr von Raum sprechen, denn es gibt keine Begrenzung. Besser ist der Terminus Phase. Diese Phase enthält unvorstellbar viel virtuelle Energie und potentielle Information – ein Plenum, ein »Meer aller Möglichkeiten«. Die wissenschaftliche Bezeichnung dafür ist Psi-Feld oder Nullpunktfeld.

Das Vakuum einer Glühbirne enthält laut John Archibald Wheeler, einem Pionier der Quantenphysik, so viel Energie, dass alle Meere dieser Erde damit zum Kochen gebracht werden könnten. Wir Organismen können daraus allerdings nur einen sehr geringen Teil herauslösen. Aber wir nutzen diese Phase zum Informationsaustausch.

Wenn man diese Vakuumphase aus dem Körper eines Menschen entfernen würde, blieben nur winzige ca. 20 µm an Masse übrig. Man müsste diesen Menschen mit dem Mikroskop suchen. Die ganz geringe, fast zu vernachlässigende Masse von nur 0,000000001 Prozent des Raumvolumens brauchen wir, um an der Erdoberfläche zu bleiben (Gravitationswirkung). Wir brauchen sie für resonante Materiekraftbindungen. Wir brauchen sie für die Energieabsorption und noch für einiges andere, beispielsweise auch für den Erhalt unserer Form/Struktur/Gestalt.

Die Atome, die unseren Körper mit allen Zellen aufbauen, bestehen aus diesen Massen (Atomkernen und Elektronen, reiner Sternenstaub) und dem ausgedehnten massefreien Raum, von dem bereits die Rede war. Die wenigen Massen vereinigen sich über Kraftbindungen zu Materie als Raum-Zeit-Konstruktionen. Diese Konstruktionen bleiben als typische und individuelle Form/Struktur/Gestalt eines jeden Menschen erhalten, obwohl nach jeweils sieben Jahren beinahe alle Atome in uns ausgetauscht sind.

Wer konstruiert hier? Wer fügt die Atome zu einem markanten Individuum zusammen? Und wo stecken das Wesen und die Gesundheit eines Menschen?

Bei der Antwort auf diese Fragen geht es um universelle alles durchdringende Felder als *wesenhafte* Informationsspeicher und Ideengeber. Traditionelle asiatische Wissenschaften sprachen immer schon von einer universellen »Lebensenergie« oder einer Lebenskraft, die unseren ganzen Körper, alle Organe, alle Gewebe, alle Zellen durchdringt und alle Funktionen grundlegend aktiviert. In China heißt diese Lebensenergie *Chi*, in Japan *Ki*, in Indien *Prana*. Das universale Feld heißt in der indischen Kultur *Asat*, das einheitliche Feld reiner Potentialität. Und bei den Chinesen ist es das *Tao*.

Bis heute sind in der Physik vier alles durchdringende energetisch informative Felder bekannt:

1. Dunkle Energie (indirekt nachgewiesen)
2. Dunkle Materie (zu mehr als 85 Prozent nachgewiesen)
3. Higgs-Feld (zu mehr als 97 Prozent nachgewiesen)
4. Gravitationsfeld (nachgewiesen)

Ursprung aller dieser Felder ist das physikalische Vakuum, das Quantenvakuum. Die »Leere« in uns und überall entspricht einem universellen Informationsfeld. Und das entspricht unserem Geist mit dem Schaltmodus Bewusstheit. Das Vakuumfeld enthält die Summe aller Ich-Informationen jedes Einzelwesens (und das sind Myriaden). Es bewirkt die universelle Schöpferkraft. Auch unser Bewusstsein, Geist, Wille und damit die Verursacher unserer »objektiven Realität« stammen aus dem massenleeren Vakuumbereich. Das Vakuumfeld ist die Schnittstelle zwischen Physiologie und höheren, mit Information behafteten Seinsebenen. Ich nenne dieses Feld die Interwelt. Sie enthält die unterschiedlichsten Informationsmuster, die sich zu diversen Wesenheiten manifestieren. Diese Interwelt ist überall in uns und um uns herum und enthält die Urinformation für Gesundheit und Heilung. Es ist eine Geist-Seele-Welt der höchst intelligenten Organisation.

Es ist die Welt,

- die wir in unseren Träumen betreten und die wir im luziden Traum bewusst steuern können.
- die bei außerkörperlichen Erfahrungen durchschimmert.
- die sich bei Patienten mit durch Demenz zerstörten Gehirnen kurz vor dem Sterben als sogenannte »terminale Geistesklarheit« bemerkbar macht.

- welche die Grundlage für Remote-Viewing-Situationen (Hellsehen) bildet.
- die von Savants angezapft werden kann und ihnen ein unglaubliches Wissen beschert.
- die Schamanen aufsuchen, um Heilungen durchzuführen.

Vieles spricht dafür, dass die Interwelt zum Teil identisch mit dem ist, was als Unterbewusstsein oder kollektives Unbewusstes bezeichnet wird, denn sie ist immer und überall präsent. Es ist auch die Welt, die von Menschen aufgesucht wird, die im Sterben liegen oder ein Nahtoderlebnis haben.

Die Quantenphilosophie legt nahe: Die Interwelt mit ihren geistig seelischen Eigenschaften ist überall in uns und um uns herum und enthält auch die Urinformation für Gesundheit und Heilung. Es ist sozusagen die Software unserer Körperkonstruktion einschließlich aller Sinne und Organe.

Steuerung der Materie und Programmierung einer Matrix

Nach allem, was wir bisher über Realität erfahren haben und darüber, wie wir sie selbst erschaffen, meinen wir vielleicht, wir müssten nur die Urinformation für Gesundheit und Heilung aus der Interwelt anzapfen, die Software unserer ganz persönlichen Körperkonstruktion ein wenig verändern und …

Der oben bereits erwähnte berühmte Quantenphysiker John Wheeler (1911 bis 2008) warnte schon 1973 vor Hybris: »Wir erschaffen zwar subatomare Teilchen und dazu das gesamte Universum, aber umgekehrt erschaffen sie auch uns. Eins erschafft das andere im Rahmen einer ›selbstregulierenden Kosmologie‹.« Wir sind also nicht die einzig Agierenden in diesem schöpferischen Prozess.

Der Autor Gregg Braden stellte 2008 einen Vergleich zwischen einem elektronischen Computer und dem Universumcomputer her. Der Output des elektronischen Computers sind Bilder, Grafiken, Diagramme oder Worte, im Universumcomputer ist es unsere

Realität. Dem Betriebssystem im elektronischen Computer entspricht das Bewusstsein im Universumcomputer. Programme des elektronischen Computers entsprechen den Überzeugungen (dem Glauben) im Universumcomputer.

Wenn das Betriebssystem des universellen Computers das Bewusstsein ist und Überzeugungen die Programme sind, dann müssen Gebete Programmierungen hervorrufen, entsprechend der tibetischen Mönchsweisheit: »Das Gefühl ist das Gebet.« Dabei gilt das Feedbackprinzip der Quantenphysik. Man sendet eine Angebotswelle an das, was beeinflusst werden soll. Dann empfängt man die Bestätigungswelle, dass das, was man verändern will, sich tatsächlich verändert hat, wie es beabsichtigt war. In diesem Moment schalten sich Teilchen mit Kraftpotenzial, also die Realität. In der Bibel wird dieses »Gesetz« bei Markus 11,24 beschrieben: »Darum sage ich Euch: Alles worum Ihr betet und bittet – glaubt nur, dass Ihr es schon erhalten habt, dann wird es Euch zuteil.«

Doch nicht jeder beliebige Gedanke wird Wirklichkeit, denn das hätte katastrophale Auswirkungen. Deshalb funktioniert die Realitätsschaltung etwa von Gesundheit, also das Programmieren mit Gefühlen (Seele) und Vernunft (Geist), nicht spontan, sondern muss trainiert und konditioniert werden, etwa so, wie wir es vom autogenen Training kennen.

FAZIT: Nach allem, was ich hier vorläufig und modellhaft dargestellt habe, gehe ich davon aus, dass eine künftige postmaterielle Wissenschaft den Wirkmechanismus zur Beeinflussung der Materie durch den Geist demnächst vollständig entschlüsseln wird. Dann wird es möglich sein, das Geist-Seele-Feld als die Matrix des Lebewesens Mensch quasi wie einen Computer zu programmieren. Es gibt bereits entsprechende Ansätze. Es ist zu erwarten, dass dann auch die Alterung mit Hilfe des Bewusstseins aufgehalten werden kann.

Anmerkungen

Vorwort

1. Neumann, D.: VDI-Technologiezentrum Physikalische Technologien (Hg.): Technologieanalyse Bionik. Analyse & Bewertung zukünftiger Technologien, Düsseldorf 1993
2. Nachtigall, W.: Bionik. Grundlagen und Beispiele für Ingenieure und Naturwissenschaftler, Springer-Verlag, Berlin 2002

Einleitung

Quellen für die Informationen über Jeanne Calment:

Peter Heusch: »Älteste Frau der Welt starb mit 122 Jahren«, Berliner Zeitung vom 05.08.1997

Michael Allard, Victor Lébre, Jean-Marie Robine: Jeanne Clament. From Van Gogh's time to ours, New York 1998

1. Fragwürdige Theorien

1. http://www.sciencedaily.com/releases/20...123107.htm
   Langbein H, Brunssen C, Hofmann A, Cimalla P, Brux M, Bornstein SR, Deussen A, Koch E, Morawietz H (2015): »NADPH oxidase 4 protects against development of endothelial dysfunction and atherosclerosis in LDL receptor deficient mice«. European Heart Journal Advance Access, published November 17, 2015 doi:10.1093/eurheartj/ehv564
2. Greenberg ER et al. N Engl J Med 1990; 323:789–795); Beta-Karotine und Vitamin A schützen nicht vor Lungenkrebs (Omenn GS et al. N Engl J Med 1996; 334:1150–1155
3. Gaziano JM et al. JAMA 2009; 301:52–62; Alpha-Tocopherol, Vitamin C und Beta-Karotine schützen nicht vor Krebs-Sterblichkeit (Lin J et al. J Natl Cancer Inst 2009; 101:14–23.
4. http://www.ncbi.nlm.nih.gov/pubmed/18425980
5. Omenn GS et al. N Engl J Med 1996; 334:1150–1155
6. http://www.ncbi.nlm.nih.gov/pubmed/24370781
7. Gervasio A. Lamas, MD; Christine Goertz, DC, PhD; Robin Boineau, MD, MA; Daniel B. Mark, MD, MPH; Theodore Rozema, MD; Richard L. Nahin, PhD, MPH; Lauren Lindblad, MS; Eldrin F. Lewis, MD, MPH; Jeanne Drisko, MD; Kerry L. Lee, PhD ; for the TACT Investigators: Effect of Disodium EDTA Chelation Regimen on Cardiovascular Events in Patients With Previous Myocardial Infarction. The TACT Randomized Trial. March 27, 2013, Vol 309, No. 12

8. veröffentlicht in der Fachzeitschrift JAMA 2009, Band 302(19), Seiten 2119 bis 2126
9. http://www.pharmazeutische-zeitung.de/?id=39797
10. Science Translational Medicine, 2015; doi: 10.1126/scitranslmed.aad3740, Universität Göteborg 12.10.2015 – NPO
11. http://www.anti-agingfirewalls.com/2011/09/22/editorial---a-shift-in-a-key-aging-sciences-paradigm/
http://www.anti-agingfirewalls.com/2011/09/11/end-of-the-free-radical-theory-of-aging-and-negative-consequences-of-indiscriminante-antioxidant-supplementation/
12. http://www.anti-agingfirewalls.com/2011/03/27/the-epigenetic-regulation-of-telomeres/
13. http://patentscope.wipo.int/search/en/detail.jsf?docId=WO2012106692&recNum=1&maxRec=&office=&prevFilter=&sortOption=&queryString=&tab=PCTDescription
14. 2011 publication by Blasco and others. A Natural Product Telomerase Activator As Part of a Health Maintenance Program.
15. Effect of comprehensive lifestyle changes on telomerase activity and telomere length in men with biopsy-proven low-risk prostate cancer: 5-year follow-up of a descriptive pilot study (September 2013).
16. http://www.ncbi.nlm.nih.gov/pubmed/21854360
17. April 2012 Longer Leukocyte Telomere Length Is Associated with Smaller Hippocampal Volume among Non-Demented APOE ε3/ε3 Subjects; https://www.ncbi.nlm.nih.gov/pubmed/22506016

2. Alterung als Mangelzustand

1. 2007Adult growth hormone deficiency: to treat or not to treat, Expert Opinion on Pharmacotherapy, Volume 8, 6, pp.787–95
2. http://www.univadis.de/medical-news/0adf81542be72d16b682a3ac6603b9c4?WT.mc_id=0
3. http://www.fasebj.org/content/23/7/2065.abstract
4. nach Vince Giuliano; http://www.anti-agingfirewalls.com/2013/05/07/part-1-slaying-two-dragons-with-one-stone-how-to-prevent-cancer-and-aging-with-the-same-strategy/

3. Die zwölf wichtigsten Alterungsfaktoren

1. Vince Giuliano (http://www.anti-agingfirewalls.com) ergänzt diese Liste um die folgenden Faktoren, die hier nicht näher erläutert werden. Interessierte Leser finden zu diesen Stichworten weiterführende Informationen im Internet:
   13. Anwesenheit einer Reihe von unerwünschten Proteinen und/oder Abwesenheit bestimmter gewünschter Proteine; Hitzeschockproteine, falsche Proteinfaltung
   14. Verminderung des negativen Redox-Potentials
   15. altersbedingte DNA-Methylierung von DNA-Promotor-Regionen

16. Erhöhung des mTOR-Signals
17. Rückgang der Sirtuin-Expression
18. Akkumulation von Lipofuszin
19. Ansammlung von Progerin
20. rückläufige hypoxische Antwort
21. Mikronährstoff-Triage mit zunehmendem Alter
22. Rückgang der Produktion und Kommunikation von Schlüsselsignal-Gasen einschließlich HO, H_2S und NO_2
23. globale DNA-Demethylierung
24. Pathologien der Zentriolen
25. chromosomale Translokation
26. Probleme in den endosomalen Kompartimenten
27. Kommunikation mit bestimmten mikrobiellen Spezies
28. Fehlregulation wichtiger physiologischer Koordinierungszentren
29. Verlust der Koordination zwischen Nervenzellen und Mikroglia

4. Das Verjüngende macht krank, das Verteufelte ist lebenswichtig – zwei Seiten einer Medaille

1. Ulrich Warnke und Peter Hensinger: Steigende »Burn-out«- Inzidenz durch technisch erzeugte magnetische und elektromagnetische Felder des Mobil- und Kommunikationsfunks umwelt·medizin·gesellschaft | 26 | 1/2013
2. Ryter SW, Otterbein LE, Morse D, Choi AM Heme oxygenase/carbon monoxide signaling pathways: regulation and functional significance Mol Cell Biochem. 2002 May-Jun; 234–235(1–2): 249–63.
   Rochette L, Cottin Y, Zeller M, Vergely C. Carbon monoxide: Mechanisms of action and potential clinical implications. Pharmacol Ther. 2012 Sep 29. pii: S0163-7258(12)00209-4. doi: 10.1016/j.pharmthera.2012.09.007.
3. Buetler T, Krauskopf A, Ruegg U, Role of Superoxide as a Signaling Molecule, Physiology,Vol 19(3), pp 120–123, June 1, 2004.
4. Rhee SG, Redox signaling: hydrogen peroxide as intracellular messenger, Experimental and Molecular Medicine, Vol. 31(2), pp 53–59, June, 1999
5. Ling L, Rose P, Moore P, Hydrogen Sulfide and Cell Signaling, Annual Review of Pharmacology and Toxicology, Vol. 51, pp 169–187, February, 2011; Spektrum der Wissenschaft, März 2011.
6. Ristow M1, Zarse K, Oberbach A, Klöting N, Birringer M, Kiehntopf M, Stumvoll M, Kahn CR, Blüher M. 2009 Antioxidants prevent health-promoting effects of physical exercise in humans Proc Natl Acad Sci U S A. 2009 May 26;106(21):8665-70. doi: 10.1073/pnas.0903485106. Epub 2009 May 11.

5. Mastersubstanzen für ein langes Leben

1. Kuro-o M., Matsumura Y, Aizawa H, Kawaguchi H, Suga T, Utsugi T, Ohyama Y, Kurabayashi M, Kaname T, Kume E, Iwasaki H, Iida A, Shiraki-Iida T, Nishikawa S, Nagai R, Nabeshima YI. Mutation of the mouse klotho gene leads to a syndrome resembling ageing. Nature.1997 Nov 6; 390(6655):45–51.

2. http://inchiantistudy.net/wp/
Makoto Kuro-o: Klotho and the Aging Process, Korean J Intern Med. 2011, Jun 26(2): 113–122 http://www.ncbi.nlm.nih.gov/pmc/articles/PMC3110841/
3. http://www.spandidos-publications.com/10.3892/ijo.2014.2430
4. Rubinek T, Shulman M, Israeli S, Bose S, Avraham A, Zundelevich A, Evron E, Gal-Yam EN, Kaufman B, Wolf I. Epigenetic silencing of the tumor suppressor klotho in human breast cancer. (2):649-57. doi: 10.1007/s10549-011-1824-4. Epub 2011 Oct 22.
5. Wang L, Wang X, Wang X, Jie P, Lu H, Zhang S, Lin X, Lam EK, Cui Y, Yu J, Jin H. Klotho is silenced through promoter hypermethylation in gastric cancer. Am J Cancer Res. 2011;1(1):111-119. Epub 2010 Nov 10.
6. Chen B, Wang X, Zhao W, Wu J. 2010 Klotho inhibits growth and promotes apoptosis in human lung cancer cell line. J Exp Clin Cancer Res. 2010 Jul 19;29:99. doi: 10.1186/1756-9966-29-99.
7. Moreno JA, Izquierdo MC, Sanchez-Niño MD, Suárez-Alvarez B, Lopez-Larrea C, Jakubowski A, Blanco J, Ramirez R, Selgas R, Ruiz-Ortega M, Egido J, Ortiz A, Sanz AB. July 2011 The inflammatory Zytokines TWEAK and TNFα reduce renal klotho expression through NFκB. J Am Soc Nephrol. 2011 Jul;22(7):1315-25. doi: 10.1681/ASN.2010101073. Epub 2011 Jun 30.
8. http://ajpendo.physiology.org/content/early/2014/06/16/ajpendo.00090.2014
9. http://europepmc.org/abstract/MED/24322608
10. http://www.ncbi.nlm.nih.gov/pubmed/24911970
11. Jurutka PW, Bartik L, Whitfield GK, Mathern DR, Barthel TK, Gurevich M, Hsieh JC, Kaczmarska M, Haussler CA, Haussler MR. 2007 Vitamin D receptor: key roles in bone mineral pathophysiology, molecular mechanism of action, and novel nutritional ligands. J Bone Miner Res. 2007 Dec;22 Suppl 2:V2-10. doi: 10.1359/jbmr.07s216.
12. Bartik L, Whitfield GK, Kaczmarska M, Lowmiller CL, Moffet EW, Furmick JK, Hernandez Z, Haussler CA, Haussler MR, Jurutka PW. December 2010 Curcumin: a novel nutritionally derived ligand of the vitamin D receptor with implications for colon cancer chemoprevention states. J Nutr Biochem. 2010 Dec;21(12):1153-61. doi: 10.1016/j.jnutbio.2009.09.012. Epub 2010 Feb 12.
13. Prié D, Friedlander G. September 2010 Reciprocal control of 1,25-dihydroxyvitamin D and FGF23 formation involving the FGF23/Klotho system. Clin J Am Soc Nephrol. 2010 Sep;5(9):1717-22. doi: 10.2215/CJN.02680310. Epub 2010 Aug 26.
14. Kurosu H, Ogawa Y, Miyoshi M, et al.: Regulation of fibroblast growth factor-23 signaling by Klotho. J Biol Chem (2006) 281:6120 – 6123
Urakawa I, Yamazaki Y, Shimada T, et al.: Klotho converts canonical FGF receptor into a specific receptor for FGF23. Nature (2006) 444:770 – 774
15. Tonelli M, Sacks F, Pfeffer M, et al.: Relation between serum phosphate level and cardiovascular event rate in people with coronary disease. Circulation (2005) 112:2627 – 2633
16. Liu S, Tang W, Zhou J, et al. Fibroblast growth factor 23 is a counter-re-

gulatory phosphaturic hormone for vitamin D. J Am Soc Nephrol (2006) 17:1305 – 1315

17. Tsujikawa H, Kurotaki Y, Fujimori T, et al.: Klotho, a gene related to a syndrome resembling human premature aging, functions in a negative regulatory circuit of vitamin D endocrine system. Mol Endocrinol (2003) 17:2393 – 2403
18. Mutsuko Ohnishi, M. Shawkat Razzaque. 2010: Dietary and genetic evidence for phosphate toxicity accelerating mammalian aging. The FASEB Journal vol. 24 no. 9 3562-3571.
19. Quelle: http://www.gesundheit.de/ernaehrung/naehrstoffe/mineralstoffe-und-spurenelemente/phosphor
20. http://www.hygeia.de/phosphat
21. Quelle: Ritz, Eberhard; Hahn, Kai; Ketteler, Markus; Kuhlmann, Martin K.; Mann, Johannes Gesundheitsrisiko durch Phosphatzusätze in Nahrungsmittel. Dtsch Arztebl Int. 2012; 109(4): 49–55; DOI: 10.3238/arztebl.2012.0049. http://www.aerzteblatt.de/archiv/119315/
22. R Fass, S Do, L J Hixson: Fatal hyperphosphatemia following Fleet Phospo-Soda in a patient with colonic ileus. In: American Journal of Gastroenterology. 88, Nr. 6, Juni 1993, S.929–32. PMID 8503390.
    Yaacov Ori, Michal Herman, Ana Tobar, Gil Chernin, Uzi Gafter, Avry Chagnac, Ofer Ben Izhak, Asher Korzets: Acute phosphate nephropathy-an emerging threat. In: The American Journal of the Medical Sciences. 336, Nr. 4, Oktober 2008, S. 309–14. doi:10.1097/MAJ.0b013e318167410c. PMID 18854672.
23. Journal of Biological Chemistry, 2012; DOI: 10.1074/jbc.M111.279133
24. http://www.wissenschaftaktuell.de/artikel/Hoher_Phosphatgehalt_in_Lebensmitteln_laesst_Lungentumore_schneller_wachsen1771015585644.html
25. http://www.spiegel.de/gesundheit/ernaehrung/phosphat-in-lebensmitteln-koennte-giftig-sein-a-839049.html
26. Gibala M. 2009 report Molecular responses to high-intensity interval exercise. Appl Physiol Nutr Metab. 2009 Jun;34(3):428-32. doi: 10.1139/H09-046.
27. Jornayvaz FR, Shulman GI. 2010 Regulation of mitochondrial biogenesis Essays Biochem. 2010;47:69-84. doi: 10.1042/bse0470069.
    Gibala MJ, McGee SL, Garnham AP, Howlett KF, Snow RJ, Hargreaves M. 2009 Brief intense interval exercise activates AMPK and p38 MAPK signaling and increases the expression of PGC-1alpha in human skeletal muscle. J Appl Physiol (1985). 2009 Mar;106(3):929-34. doi: 10.1152/japplphysiol.90880.2008. Epub 2008 Dec 26.
28. http://www.scinexx.de/wissen-aktuell-12547-2010-11-11.html?
29. López-Lluch G, Irusta PM, Navas P, de Cabo R. 2008 Mitochondrial biogenesis and healthy aging. Exp Gerontol. 2008 Sep;43(9):813-9. doi: 10.1016/j.exger.2008.06.014. Epub 2008 Jul 9.
30. Massudi H et al. Age-associated changes in oxidative stress and NAD+ metabolism in human tissue July 27, 2012 http://dx.doi.org/10.1371/journal.pone.0042357

31. Escande C, Nin V, Price NL, Capellini V, Gomes AP, Barbosa MT, O'Neil L, White TA, Sinclair DA, Chini EN. 2012 Flavonoid apigenin is an inhibitor of the NAD+ ase CD38: implications for cellular NAD+ metabolism, protein acetylation, and treatment of metabolic syndrome. Diabetes. 2013 Apr;62(4):1084-93. doi: 10.2337/db12-1139. Epub 2012 Nov 19.
32. http://molpharm.aspetjournals.org/content/66/6/1383.full
33. http://www.anti-agingfirewalls.com/2012/02/04/the-pivotal-role-of-nrf2-part-1-a-new-view-on-the-control-of-oxidative-damage-and-generation-of-hormetic-effects/
34. Tie Fu Liu, Charles E. McCall: Deacetylation by SIRT1 Reprograms Inflammation and Cancer. Genes & Cancer, March/April 2013 vol. 4 no. 3–4 135-147
35. Braidy N, Guillemin GJ, Mansour H, Chan-Ling T, Poljak A, Grant R 2011 Age Related Changes in NAD+ Metabolism Oxidative Stress and SIRT1 Activity in Wistar Rats http://journals.plos.org/plosone/article?id=10.1371/journal.pone.0019194
36. Ching -Shu Lait et al. 2012 Xanthigen Suppresses Preadipocyte Differentiation and Adipogenesis through Down-regulation of PPARγ and C/EBPs and Modulation of SIRT-1, AMPK, and FoxO Pathways. J. Agric. Food Chem., 2012, 60 (4), pp 1094–1101
37. Menssen et al. 2011 The c-MYC oncoprotein, the NAMPT enzyme, the SIRT1-inhibitor DBC1, and the SIRT1 deacetylase form a positive feedback loop Current Issue vol. 109 no. 4 Antje Menssen, E187–E196, doi: 10.1073/pnas.1105304109. http://www.pnas.org/content/109/4/E187.full
38. Sykes SM et al. Acetylation of the p53 DNA-Binding Domain Regulates Apoptosis Induction. Molecular Cell Volume 24, Issue 6, p841–851, 28 December 2006
http://m.mct.aacrjournals.org/content/9/4/844 SIRT Inhibitors Induce Cell Death and p53 Acetylation through Targeting Both SIRT1 and SIRT2
39. http://www.sciencedirect.com/science/article/pii/S1359644606004910

6 . Wie richtige Ernährung das Leben verlängern kann

1. Deutsche Gesellschaft für Ernährung. Der neue DGE-Ernährungskreis. DGE-Info 1. April 2004
2. Paul, S. (2009) Evolutionsbiologisch gesehen: Der Bauch lebt im Neandertal! – Warum wir unter so vielen ernährungsbedingten Krankheiten leiden und was geändert werden sollte. Paracelsus Magazin Heft 1/2009
3. Lindeberg, S. et al., A Palaeolithic diet improves glucose tolerance more than a Mediterranean-like diet in individuals with ischaemic heart disease. Diabetologia. 2007 Sep; 50(9):1795–807.
Jönsson, T. et al., Beneficial effects of a Paleolithic diet on cardiovascular risk factors in type 2 diabetes: a randomized cross-over pilot study. Cardiovasc Diabetol. 2009 Jul 16; 8:35.
Lindeberg, S. Paleolithic diets as a model for prevention and treatment of western disease. Am J Hum Biol. 2012 Mar-Apr; 24(2):110-5.

4. M. L.; Benson J.; Ma K. N.; Schaffer D.; Potter J. D. Trans-fatty acids and colon cancer, Nutrition and cancer, 2001, 39, 170–175.
5. Nardmann B.: Trans-Fettsäuren: Risiko fürs Herz? UGB Forum 2000, 1, 39–42.
6. http://www.fda.gov/ForConsumers/ConsumerUpdates/ucm372915.htm
7. Kritchevsky D., Tepper S. A., Wright S., Tso P., Czarnecki S. K.: Influence of conjugated linoleic acid (CLA) on establishment and progression of atherosclerosis in rabbits, J. Am. Coll. Nutr., 2000, 19, 472–477.
8. Park Y.; Storkson J. M.; Albright K. J.; Liu W.; Pariza M. W.: Evidence that the trans-10,cis-12 isomer of conjugated linoleic acid induces body composition changes in mice, Lipids, 1999, 34, 235–241.
9. Whigham L. D.; Cook M. E.; Atkinson R. L.: Conjugated linoleic acid: Implications for human health, Pharmacol. Res., 2000, 19, 1197–1201
10. Jahreis, G.: Krebshemmende Fettsäuren in Milch und Rindfleisch. Ernährungs-Umschau 44: 168–172 (1997)
11. Dewhurst, R. J.; Scollan, N. D.; Lee, M. R. F.; Ougham, H. J.; Humphreys, M. O.: Foragebreeding and management to increase the beneficial fatty acid content of ruminant products. Proc. Nutr. Soc. 62: 329–336 (2003)
12. Leiber et al.: A study on the causes for the elevated n-3 fatty acids in cows' milk of alpine origin. In: Lipids Nr. 40, S. 192 ff. PMID 15884768
13. www.uni-jena.de/uni_journal_07_2006_forschung.html
14. Riserus, U., Vessby, B., Arnlov, J., Basu, S.: Effects of cis-9,trans-11 conjugated linoleic acid supplementation on insulin sensitivity, lipid peroxidation, and proinflammatory markers in obese men. Am. J. Clin. Nutr. 80: 279–283 (2004)
15. Fritsche, J.; Steinhart, H.: Amount of conjugated linoleic acid (CLA) in German foods and evaluation of daily intake. Zeitschrift Lebensm.-Unters-Forsch. 206: 77–82 (1998).
    Terpstra, A. H.: Effect of conjugated linoleic acid on body composition and plasma lipids in humans: an overview of the literature. Am. J. Clin. Nutr. 79: 352–361 (2004).
16. Alzheimer's and Dementia 2010 Nov 6 (6) 456–464
17. Nürnberg, K., Dannenberger, D., Ender, K.: Fleisch – wertvoller durch Anreicherung mit n-3-Fettsäuren. Ernährungs-Umschau 51: 09–413 (2004)
18. Hirahatake KM et al. Metabolism pii: S0026-0495(14)00048-1; doi:10.1016/J. metabol2014.02.009 (2014) Benbrook CM et al. PloS One, 8, e82429 (2013). 6187 Aus: Naturwiss. Rdsch 67 Jahrg. H4, 2014
19. http://www.pharmazeutische-zeitung.de/index.php?id=pharm3_33_2004
20. https://www.inutro.com/omega-3-fettsaeuren
21. Circulation 2002; 105: 1897-190
22. Circulation (2016; doi: 10.1161/CIRCULATIONAHA.115.019949) Abstract der Studie in Circulation
23. Nature, Bd. 387, 1996, S. 39

7. Regeneration durch Xenohormese

1. Carmen Cuadrado, Gyongyi Hajos, Carmen Burbano, Mercedes M. Pedrosa, Gema Ayet, Mercedes Muzquiz, Arpad Pusztai, Eva Gelencser, »Effect of Natural Fermentation on the Lectin of Lentils Measured by Immunological Methods«, Food and Agricultural Immunology, Volume 14, Issue 1 March 2002, pages 41- 49
2. www.spektrum.de/news/bananen-protein-stoppt-hiv/1025100
3. Rosa M. Rivero, Juan M. Ruiz, Pablo C. García, Luis R. López-Lefebre, Esteban Sánchez, Luis Romero 2000 Resistance to cold and heat stress: accumulation of phenolic compounds in tomato and watermelon plants Plant Science 160 (2001) 315 – 321
4. Ali, R.E.; Rattan, SI (2006). »Curcumin's Biphasic Hormetic Response on Proteasome Activity and Heat-Shock Protein Synthesis in Human Keratinocytes«. Annals of the New York Academy of Sciences 1067: 394-9. Bibcode:2006NYASA1067.394A. doi:10.1196/annals.1354.056. PMID 16804017.
5. Rattan, Suresh I. S. (2008). »Hormesis in aging«. Ageing Research Reviews 7 (1): 63–78.
6. https://scholar.google.com/scholar?q=xenohormesis&btnG=&hl=en&as_sdt=0,22&as_vis=1
7. Son TG, Camandola S, Mattson MP: Hormetic dietary phytochemicals. Neuromolecular Med. 2008;10(4):236-46. doi: 10.1007/s12017-008-8037-y. Epub 2008 Jun 10.
8. Quelle: James Watson, 2012, ein Arzt in USA mit wissenschaftlichem Interesse am molekularen Mechanismus des Alterns und der pharmakologischen Altersverhinderung
9. Schaefer BA, Tan HL, Burke MD, Potter GA: (2007) Ernährung und Krebs: Salvestrol-Fallstudien. Journal of Orthomolecular Medicine 22, 4
10. Tan HL, Butler PC, Burke MD et al. Salvestrols: A New Perspective in Nutritional Research. J. Orthomol Med 2007; 22 (1): 39–47.
11. Arima H, Ashida H, Danno G. Rutin-enhanced antibacterial activities of flavonoids against Bacillus cereus and Salmonella enteritidis. Biosci Biotechnol Biochem. 2002 May; 66(5):1009-14.
12. Ackland ML, van de Waarsenburg S, Jones R. Synergistic antiproliferative action of the flavonols quercetin and kaempferol in cultured human cancer cell lines. In Vivo. 2005 Jan-Feb; 19(1):69–76.
13. Rao YK, Fang SH, Tzeng YM. Inhibitory effects of the flavonoids isolated from Waltheria indica on the production of NO, TNF-a and IL-12 in activated macrophages. Biol Pharm Bull. 2005 May; 28(5):912-5.
14. Goodspeed D. Liu JD, Chehab EW, Sheng Z, Francisco M, Kliebenstein DJ, Braam J.Postharvest Circadian Entrainment Enhances Crop Pest Resistance and Phytochemical Cycling. Volume 23, Issue 13, 1235–1241, 8 July 2013
15. The Optical Society. »Behold the 9-day fresh strawberry: New approach to slowing rot doubles berry shelf life.« ScienceDaily, 4 June 2013. www.sciencedaily.com/releases/2013/06/130604135418.htm
16. Chorley BN, Campbell MR, Wang X, Karaca M, Sambandan D, Bangura

F, Xue P, Pi J, Kleeberger SR, Bell DA. Identification of novel NRF2-regulated genes by ChIP-Seq: influence on retinoid X receptor alpha. Nucleic Acids Res. 2012 Aug;40(15):7416-29. doi: 10.1093/nar/gks409. Epub 2012 May 11
17. Ristow M, Zarse K, Oberbach A, Klöting N, Birringer M, Kiehntopf M, Stumvoll M, Kahn CR, Blüher M. Antioxidants prevent health-promoting effects of physical exercise in humans. Proc Natl Acad Sci U S A. 2009 May 26;106(21):8665-70. doi: 10.1073/pnas.0903485106. Epub 2009 May 11
18. Howells LM, Mitra A, Manson MM (2007) Comparison of oxaliplatin- and Curcumin-mediated antiproliferative effects in colorectal cell lines. Int.J.Cancer 121:175–183
19. Kim T, Davis J, Zhang AJ, He X, Methews SF (2009) Cucumin activates AMPK and suppresses gluconeogenic gene expression in hepatoma cells. Biochem Biophys Res Commun Oct 16; 388 (2): 377–382
20. Sanmukhani J, Satodia V, Trivedi J, Patel T, Tiwari D, Panchal B, Goel A, Tripathi CB (2014) Efficacy and safety of cucurmin in major depressive disorder: a randomized controlled trial. Phytother Res Apr. 28 (4):579–585.
Al-Karawi D, Al-Mamoori DA, Tayyar Y (2015) Curcumin administration reduces depressive symptoms in patients with major depression. Phytother Res Nov. 27
21. Naroon J, Bost JW, Borden MK, Lorenz KM, Ross NA (2006) Natural Anti-inflammatory Agents for Pain Relief in Athletes. Neurosurg Focus 21 (4).
22. Lai B, Kapoor AK, Asthana OP, Agrawal PK, Prasad R, Kumar P, Srimal RC (1999) Efficacy of curcumin in the management of chronic anterior uveitis. Phytother Res Jun 13(4): 318–322.
23. Nabavi SF, Thiagarajan R, Rastrelli I, Daglia M, Sobarzo-Sanchez E, Alinezhad H, Nabavi SM (2015) Curcumin: a natural product for diabetes and its complications. Curr Top Med Chem 15(23): 2445–2455.
24. Epelbaum R, Scaffer M, Vizel B, Badmaev V, Bar-Sela G (2010) Curcumin and gemcitabine in patients with advanced pancreatic cancer. Nutr Cancer 62 (8): 1137–1141.
25. Hertrampf A, Gründemann C, Hunter S, Laszczyk M, Giesemann T, Huber R. In vitro cytotoxicity of cyclodextrin-bonded birch bark extract. Planta Med 2012; 78:1–9
26. Tsai PY, Ka SM, Chang JM, Chen HC, Shui HA, Li CY, Hua KF, Chang WL, Huang JJ, Yang SS, Chen A. Epigallocatechin-3-gallate prevents lupus nephritis development in mice via enhancing the Nrf2 antioxidant pathway and inhibiting NLRP3 inflammasome activation. Free Radic Biol Med. 2011 Aug 1;51(3):744–54. doi: 10.1016/j.freeradbiomed.2011.05.016. Epub 2011 May 23.
27. Quelle: Vince Giuliano www.vincegiuliano.com, http://www.anti-agingfirewalls.com
28. Bardocz S. Polyamines in food and their consequences for food quality and human health. Trends Food Sci Technol 1995; 6:341 6
29. Das R, Kanungo MS. Activity and modulation of ornithine decarboxylase

and concentrations of polyamines in various tissues of rats as a function of age. Exp Gerontol 1982; 17: 95–103.
Nishimura K, Shiina R, Kashiwagi K, Igarashi K. Decrease in polyamines with aging and their ingestion from food and drink. J Biochem (Tokyo, Japan) 2006; 139: 81–90.

30. Larque E, Sabater-Molina M, Zamora S. Biological significance of dietary polyamines. Nutrition (New York) 2007; 23: 87–95.
31. Gerner EW, Meyskens FL Jr. Polyamines and cancer: old molecules, new understanding. Nat Rev Cancer 2004; 4: 781-92.
32. Moinard C, Cynober L, de Bandt JP. Polyamines: metabolism and implications in human diseases. Clin Nutr 2005; 24: 184-97.
33. Hoet PH, Nemery B. Polyamines in the lung: polyamine uptake and polyamine-linked pathological or toxicological conditions. Am J Physiol Lung Cell Mol Physiol 2000; 278: 417-33.
34. Dandrifosse G, Peulen O, El Khefif N, Deloyer P, Dandrifosse AC, Grandfils C. Are milk polyamines preventive agents against food allergy? Proc Nutr Soc 2000; 59: 81-6.
35. Gugliucci A, Menini T. The polyamines spermine and spermidine protect proteins from structural and functional damage by AGE precursors: a new role for old molecules? Life Sci 2003; 72: 2603-16.
36. Lagishetty CV, Naik SR. Polyamines: potential anti-inflammatory agents and their possible mechanism of action. Indian J Pharmacol 2008; 40: 121-5.
37. Varun K Gupta, Lisa Scheunemann, Tobias Eisenberg, Sara Mertel, Anuradha Bhukel, Tom S Koemans, Jamie M Kramer, Karen S Y Liu, Sabrina Schroeder, Hendrik G Stunnenberg, Frank Sinner, Christoph Magnes, Thomas R Pieber, Shubham Dipt, André Fiala, Annette Schenck, Martin Schwaerzel, Frank Madeo, Stephan J Sigrist: Restoring polyamines protects from age-induced memory impairment in an autophagy-dependent manner. In: Nature Neuroscience. 2013, doi:10.1038/nn.3512.
38. Kozova M, Kalac P, Pelikanova T. Contents of biologically active polyamines in chicken meat, liver, heart and skin after slaughter and their changes during meat storage and cooking. Food Chem 2009; 116: 419-25.
Tabor CW, Tabor H. Polyamines. Annu Rev Biochem 1984; 53: 749-90.
Loser C, Folsch UR. Importance of various intracellular regulatory mechanisms of polyamine metabolism in camostate-induced pancreatic growth in rats. Digestion 1993; 54.
39. Bardocz S, Grant G, Brown DS, Ralph A, Pusztai A. Polyamines in food implications for growth and health. J Nutr Biochem 1993; 4: 66–71.
40. Kalac P, Svecova S, Pelikanova T. Levels of biogenic amines in typical vegetable products. Food Chem 2002; 77: 349-51.
Bauza T, Kelly MT, Blaise A. Study of polyamines and their precursor amino acids in Grenache noir and Syrah grapes and wine of the Rhone Valley. Food Chem 2007; 105: 405-13.
41. Friedman R, Altman A, Levin N. The effect of salt stress on polyamine bio-

synthesis and content in mung bean plants and in halophytes. Physiol Plant 1989; 76: 295–302.

42. Bardocz S. Polyamines in food and their consequences for food quality and human health. Trends Food Sci Technol 1995; 6: 341-6.
Ralf A, Englyst K. Polyamine content of human diet. In: Bardocz S, White A, eds.: Polyamines in health and nutrition. Norwell, MA: Kluwer Academic Publisher; 1999. pp. 123–37.
43. Metabolomic analyses reveal that anti-aging metabolites are depleted by palmitate but increased by oleate in vivo http://www.tandfonline.com/doi/abs/10.1080/15384101.2015.1064206
44. Timpl R, Martin GR, Bruckner P, Wick G, Wiedemann H.: Nature of the collagenous protein in a tumor basement membrane. In: Eur J Biochem.. 84, Nr.1, März 1978, S.43–52. PMID 648517.
45. J. M. A. Laird u. a.: Acidic Fibroblast growth factor stimulates motor and sensory axon regeneration after sciatic nerve crush in the rat. In: Neuroscience 65, 1995, S. 209–216. PMID 7538644
46. http://www.best-natural-effect.com/info/5/olivenblattextrakt-forschung.html
47. LeGendre O, Breslin PAS, Foster DA: Oleocanthal rapidly and selectively induces cancer cell death via lysosomal membrane permeabilization (LMP). Taylor & Francis Publication, 2015. doi:10.1080/23723556.2015.1006077
48. Kathie M. Dalessandri, Gary L. Firestone, Mark D. Fitch, H. Leon Bradlow, Leonard F. Bjeldanes Pilot Study: Effect of 3, 3'-Diindolylmethane Supplements on Urinary Hormone Metabolites in Postmenopausal Women With a History of Early-Stage Breast Cancer. NUTRITION AND CANCER, 50 (2), 161–167
49. Jiang J et al., »Suppression of growth and invasive behavior of human prostate cancer cells by ProstaCaid™: mechanism of activity.« (Int J Oncol. 2011 Jun;38(6):1675-82. doi: 10.3892/ijo.2011.996. Epub 2011 Apr 4.
50. Ovadje P et al., »Selective induction of apoptosis through activation of caspase-8 in human leukemia cells (Jurkat) by dandelion root extract.« (J Ethnopharmacol. 2011 Jan 7;133(1):86–91. Epub 2010 Sep 16.
51. Chatterjee SJ et al., »The efficacy of dandelion root extract in inducing apoptosis in drug-resistant human melanoma cells.« (Evid Based Complement Alternat Med. 2011;2011:129045. Epub 2010 Dec 30
52. University of Missouri, Fachmagazin Cancer Prevention Research (doi: 10.1158/1940-6207.CAPR-10-0382), http://www.aerzteblatt.de/nachrichten/45781 Titel: »Petersilie bremst Wachstum von Tumorzellen«
53. Informationsdienst Wissenschaft (idw) – Pressemitteilung Private Universität Witten/Herdecke GmbH, 30.07.2001, Britta S. Kubens vom Institut für Immunologie der Universität
54. http://www.swp.de/ulm/nachrichten/vermischtes/Beeren-toeten-Krebs-in-Minuten;art4304,2862915
55. http://www.pharmazeutische-zeitung.de/index.php?id=22018
56. Jun Lv, Lu Qi, Yu Guo, Yiping Chen, Zheng Bian, Dianjianyi Sun, Jianwei Du, Pengfei Ge, Zhenzhu Tang, Wei Hou, Yanjie Li, Junshi Chen, Zheng-

ming Chen, Liming Li (2015) Consumption of spicy foods und total cause specific mortality: population based cohort study. British Medical Journal 2015;351:h3942, DOI: 10.1136/bmj.h3942

57. Jo Robinson and Andie Styner (2013) Eating on the Wild Side: a Field Guide to Nutritious Foods. Little Brown & Co, New York, vorgetragen von Vince Giuliano, Melody Winnig. 2013.
58. Dewanto V, Wu X, Adom KK, Liu RH (2002) Thermal Processing Enhances the Nutritional Value of Tomatoes by Increasing Total Antioxidant Activity. J. Agric. Food Chem., 2002, 50 (10), 3010–3014
59. Stahl W, Heinrich U, Wiseman S, Eichler O, Sies H, Tronnier H.(2001) Dietary tomato paste protects against ultraviolet light-induced erythema in humans. J Nutr. 2001 May;131(5):1449–1451.
60. http://pubs.acs.org/doi/abs/10.1021/jf403366q
61. Andres-Lacueva C, Shukitt-Hale B, Galli RL, Jauregui O, Lamuela-Raventos RM, Joseph JA. Anthocyanins in aged blueberry-fed rats are found centrally and may enhance memory. Nutr Neurosci. 2005 Apr;8(2):111-20.
62. Ramirez MR, Izquierdo I, Raseira MD, Zuanazzi JA, Barros D, Henriques AT. Effect of lyophilised Vaccinium berries on memory, anxiety and locomotion in adult rats. Pharmacol Res. 2005 Aug 9
63. Daily consumption of blueberries helps improve memory, a preliminary UC study suggests. healthnews.uc.edu/publications/findings/?/10003/10013/ – 35k
64. American Chemical Society. »Culinary Shocker: Cooking Can Preserve, Boost Nutrient Content Of Vegetables.« ScienceDaily. ScienceDaily, 30 December 2007.<www.sciencedaily.com/releases/2007/12/071224125524.htm>. Nicoletta Pellegrini, Emma Chiavaro, Claudio Gardana, Teresa Mazzeo, Daniele Contino, Monica Gallo, Patrizia Riso, Vincenzo Fogliano and Marisa Porrini (2010) Effect of Different Cooking Methods on Color, Phytochemical Concentration, and Antioxidant Capacity of Raw and Frozen Brassica Vegetables. J. Agric. Food Chem., 2010, 58 (7), pp 4310–4321
65. Vattem DA, Ghaedian R, Shetty K. 2005 Enhancing health benefits of berries through phenolic antioxidant enrichment: focus on cranberry. Asia Pac J Clin Nutr. 2005;14(2):120-30.
   Sobota, A. E.: Inhibition of bacterial adherence by cranberry juice: potential use for the treatment of urinary tract infections. J Urol. 1984; 131: 1013–1016
   Howell, A. B. et al.: Inhibition of the adherence of P-fimbriated Escherichia coli to uroepithelial-cell surfaces by proanthocyanidin extracts from cranberries. N Engl J Med. 1998; 339(15): 1085–1086.
66. https://deutsche-wirtschafts-nachrichten.de/2013/11/19/krebs-heilende-tropenfrucht-ist-wirksamer-als-chemotherapie/
67. www.purdue.edu/uns/html4ever/1997/9709.McLaughlin.pawpaw.html
68. Aviram M et al.,Pomegranate juice consumption for 3 years by patients with carotid artery stenosis reduces common carotid intima-media thickness, blood pressure and LDL oxidation. Clin Nutr. 2004 Jun;23(3):423-33.;
   Sumner MD et al., Effects of pomegranate juice consumption on myocardial

perfusion in patients with coronary heart disease. Am J Cardiol. 2005 Sep 15;96(6):810-4.

69. Esmaillzadeh A et al., Concentrated pomegranate juice improves lipid profiles in diabetic patients with hyperlipidemia. J Med Food. 2004 Fall;7(3): 305-8.
70. Aviram M, Dornfeld L. Pomegranate juice consumption inhibits serum angiotensin converting enzyme activity and reduces systolic blood pressure. Atherosclerosis. 2001Sep; 158(1):195-8.
71. Malik A et al.: Pomegranate fruit juice for chemoprevention and chemotherapy of prostate cancer. Proc Natl Acad Sci U S A. 2005 Sep 28.
72. Ying Bao, Jiali Han, Frank B. Hu, Edward L. Giovannucci, Meir J. Stampfer,, H Walter C. Willett, Charles S. Fuchs (2013). Association of Nut Consumption with Total and Cause-Specific Mortality. N Engl J Med 2013; 369:2001-2011
https://www.ncbi.nlm.nih.gov/pmc/articles/PMC4121755/
73. Guasch-Ferre et al. Frequency of nut consumption and mortality risk in the PREDIMED nutrition intervention tria. (July, 2013) BMC Medicine201311:164 DOI: 10.1186/1741-7015-11-164
74. Tektonidis TG, Åkesson A, Gigante B, Wolk A, Larsson SC. A Mediterranean diet and risk of myocardial infarction, heart failure and stroke: A population-based cohort study. Atherosclerosis. 2015;243(1):93-8.
75. Hudthagosol C, Haddad E, Jongsuwat R. Antioxidant activity comparison of walnuts and fatty fish (2012). J Med Assoc Thai. Jun; 95 Suppl 6:S179-88.
Rajaram S, Haddad EH, Mejia A, Sabaté J. Walnuts and fatty fish influence different serum lipid fractions in normal to mildly hyperlipidemic individuals: a randomized controlled study (2009). Am J Clin Nutr. 2009 May;89(5):1657S-1663S. doi: 10.3945/ajcn.2009.26736S. Epub 2009 Apr 1.
76. Emilio Ros Health Benefits of Nut Consumption (2010) Nutrients. 2010 Jul; 2(7): 652–682.
77. Fukuda T, Ito H, Yoshida T. Antioxidative polyphenols from walnuts (Juglans regia L.) (2003) Phytochemistry. 2003 Aug;63(7):795–801.
Joe A. Vinson, Yuxing Cai. Nuts, especially walnuts, have both antioxidant quantity and efficacy and exhibit significant potential health benefits (2012). DOI: 10.1039/C2FO10152A (Paper) Food Funct., 2012, **3**, 134–140
78. Segura R, Javierre C, Lizarraga MA, Ros E. Other relevant components of nuts: phytosterols, folate and minerals Br J Nutr. 2006 Nov;96 Suppl 2:S36-44.
79. Yoshikawa S, Morinobu T, Hamamura K, Hirahara F, Iwamoto T, Tamai H. The effect of gamma-tocopherol administration on alpha-tocopherol levels and metabolism in humans (2005) Eur J Clin Nutr. Aug;59(8):900-5.
80. Yang, J., Kawai, Y., Hanson, R. W. & Arinze, I. J. (2001) Sodium butyrate induces transcription from the G alpha(i2) gene promoter through multiple Sp1 sites in the promoter and by activating the MEK-ERK signal transduction pathway. J. Biol. Chem.276:25742–25752.
Walker, G. E., Wilson, E. M., Powell, D. & Oh, Y. (2001) Butyrate, a his-

tone deacetylase inhibitor, activates the human IGF binding protein-3 promoter in breast cancer cells: molecular mechanism involves an Sp1/Sp3 multiprotein complex.Endocrinology142:3817–3827.

81. Cominetti C, de Bortoli MC, Garrido AB Jr, Cozzolino SM.Brazilian nut consumption improves selenium status and glutathione peroxidase activity and reduces atherogenic risk in obese women (2012) Nutr Res. 2012 Jun;32(6):403-7. doi: 10.1016/j.nutres.2012.05.005. Epub 2012 Jun 12.
82. 2011 Exogenous plant MIR168a specifically targets mammalian LDLRAP1: evidence of cross-kingdom regulation by microRNA; http://www.nature.com/cr/journal/v22/n1/full/cr2011158a.html

8. Belastung, das archaische Hormesekonzept

1. https://www.adhc.nsw.gov.au/__data/assets/file/0006/250827/44_Jorm_et_al_2009_The_45_and_Up_Study.pdf
2. Le Bourg, Rattan, Eds. (2008): Mild Stress and Healthy Aging: Applying hormesis in aging research and interventions, Springer, Heidelberg
3. Warnke U, Hensinger P (2013) Steigende »Burnout«–Inzidenz durch technisch erzeugte magnetische und elektromagnetische Felder des Mobil- und Kommunikationsfunks. Umwelt-Medizin-Gesellschaft 26, 1
4. http://www.news-medical.net/news/20120121/1271/German.aspx
5. R. Corder, W. Mullen, N.Q. Khan, S.C. Marks, E.G. Wood, M.J. Carrier A. Crozier (2006) Oenology: Red wine procyanidins and vascular health. Nature Bd. 444, Seite 566, 29. Nov. 2006. doi:10.1038/444566a
6. Sun exposure reduces pancreatic cancer risk by nearly 50 percent http://www.naturalnews.com/007632.html
7. Phadtare S, Alsina J, Inouye M (1999) Cold-shock response and cold-shock proteins. Current Opinion in Microbiology Volume 2, Issue 2, April, Pages 175–180
8. Gene expression profiling implicates OXPHOS complexes in lifespan extension of flies over-expressing a small mitochondrial chaperone, Hsp22

9. Das Energiekonzept

1. Prada, P.O., Hirabara, S.M., de Souza, C.T., Schenka, A.A., Zecchin, H.G., Vassallo, J., Velloso, L.A., Carneiro, E., Carvalheira, J.B., Curi, R. & Saad, M.J. (2007) L-glutamine supplementation induces insulin resistance in adipose tissue and improves insulin signalling in liver and muscle with diet-induced obesity, Diabetologia, Volume 50, issue 9, (pp. 149–159)
2. Bruce N. Ames (2005) Increasing longevity by tuning up metabolism. EMBO Rep. 2005 Jul; 6 (Suppl 1): S20–S24; https://www.ncbi.nlm.nih.gov/pmc/articles/PMC1369274/
3. T. Hayashibara u. a.: Resveratrol induces downregulation in survivin expression and apoptosis in HTLV-1-infected cell lines: A prospective agent for adult T cell leukemia chemotherapy. In: Nutrition and Cancer, 44, 2002, S. 192–201, PMID 12734068, DOI:10.1207/S15327914NC4402_12.
4. Pani G, Koch OR, Galeotti T. 2009 The p53–p66shc–Manganese Superoxide

Dismutase (MnSOD) network: A mitochondrial intrigue to generate reactive oxygen species. Int J Biochem Cell Biol. 2009 May;41(5):1002-5. doi: 10.1016/j.biocel.2008.10.011. Epub 2008 Oct 18.

5. The Science of ATP: Part 2, An Interview with ATP Pioneer Dr. Eliezer Rapaport, November 2006, Whole Foods Magazine
6. Harman D (1956) Aging: a theory based on free radical and radiation chemistry. In: J Gerontol 11, 1956, S. 298–300. PMID 13332224
7. Wei YH, Ma YS, Lee HC, Lee CF, Lu CY. Mitochondrial theory of aging matures-roles of mtDNA mutation and oxidative stress in human aging. Zhonghua Yi Xue Za Zhi (Taipei). 2001 May;64(5):259-70. (mitochondrial theory of aging)
8. Czarnecka AM, Bartnik E. 2011 The role of the mitochondrial genome in ageing and carcinogenesis. J Aging Res. 2011 Feb 15;2011:136435. doi: 10.4061/2011/136435.
   2007 The mitochondrial energy transduction system and the aging process. www.ncbi.nlm.nih.gov/pubmed/17020935
   Oxidative Stress, Mitochondrial DNA Mutation, and Impairment of Antioxidant Enzymes in Aging http://ebm.rsmjournals.com/content/227/9/671.full
9. 2011 Telomere dysfunction induces metabolic and mitochondrial compromise; http://www.nature.com/nature/journal/v470/n7334/full/nature09787.html
10. 2010 A mutant telomerase defective in nuclear-cytoplasmic shuttling fails to immortalize cells and is associated with mitochondrial dysfunction; http://onlinelibrary.wiley.com/doi/10.1111/j.1474-9726.2010.00551.x/full
11. Telomere dysfunction induces metabolic and mitochondrial compromise; http://www.nature.com/nature/journal/v470/n7334/full/nature09787.html
12. 2006 Plugging the Mitochondrial Leak; http://www.the-scientist.com/?articles.view/articleNo/23786/title/Plugging-the-Mitochondrial-Leak/
13. 2010 Pyrroloquinoline quinone stimulates mitochondrial biogenesis through cAMP response element-binding protein phosphorylation and increased PGC-1alpha expression; https://www.ncbi.nlm.nih.gov/pubmed/19861415
14. Guarante L., Mitochondria – A Nexus for Aging, Calorie Restriction, and Sirtuins?, Cell, Vol 132(2), pp171-176, January 25, 2008
15. Raphaela A, Rizzuto R. Mitochondrial longevity pathways, Biochimica et Biophysica Acta (BBA) – Molecular Cell Research, Volume 1813, Issue 1, January 2011, Pages 260–268. Interplay between the signaling pathways controlling mitochondrial ROS production.
16. The many faces of mTOR and rapamycin, Longevity genes, mTOR and lifespan, Viva mTOR! Caveat mTOR! and More mTOR links to aging theories; http://www.anti-agingfirewalls.com/2011/03/04/the-many-faces-of-mtor-and-rapamycin/
17. https://www.ncbi.nlm.nih.gov/pubmed/18846423?ordinalpos=1&itool=EntrezSystem2.PEntrez.Pubmed.Pubmed_ResultsPanel.Pubmed_DefaultReportPanel.Pubmed_RVDocSum

https://www.ncbi.nlm.nih.gov/pubmed/15591008?ordinalpos=1&itool=EntrezSystem2.PEntrez.Pubmed.Pubmed_ResultsPanel.Pubmed_DiscoveryPanel.Pubmed_Discovery_RA&linkpos=4&log$=relatedreviews&logdbfrom=pubmed

18. Gregus Z et al., Effect of lipoic acid on biliary excretion of glutathione and metals. Toxicol Appl Pharmacol. 1992 May;114(1):88–96.
19. http://onlinelibrary.wiley.com/doi/10.1111/j.1582-4934.2008.00390.x/abstract
20. Biewenga GP et al., The pharmacology of the antioxidant lipoic acid. Gen Pharmacol. 1997 Sep; 29(3):315-31
21. Packer L et al., Molecular aspects of lipoic acid in the prevention of diabetes complications. Nutrition. 2001 Oct;17(10):888-95
22. Gomes AP et al.: Declining NAD^+ Induces a Pseudohypoxic State Disrupting Nuclear-Mitochondrial Communication during Aging, Volume 155, Issue 7, p1624–1638, 19 December 2013; https://www.ncbi.nlm.nih.gov/pmc/articles/PMC4076149/
23. http://www.cell.com/abstract/S0092-8674%2813%2901521-3
24. Harvey CJ, Thimmulappa RK, Singh A, Blake DJ, Ling G, Wakabayashi N, Fujii J, Myers A, Biswal S. Nrf2-regulated glutathione recycling independent of biosynthesis is critical for cell survival during oxidative stress. Free Radic Biol Med. 2009 Feb.
25. Vitvitsky V, Mosharov E, Tritt M, Ataullakhanov F, Banerjee R. Redox regulation of homocysteine-dependent glutathione synthesis. Redox Rep. 2003
26. Wijsman CA et al. Homocysteine and Familial Longevity: The Leiden Longevity Study PLoS One. 2011 v.6(3)
27. Sekhar RV et al. Deficient synthesis of glutathione underlies oxidative stress in aging and can be corrected by dietary cysteine and glycine supplementation Am J Clin Nutr. 2011 September
28. The Redox Stress Hypothesis of Aging Free Radic Biol Med. 2012 February; https://www.ncbi.nlm.nih.gov/pubmed/22080087
29. Brewer GJ Epigenetic oxidative redox shift (EORS) theory of aging unifies the free radical and insulin signaling theories Exp Gerontol. 2010 March 45(3): 173–179.
Cho CG, Kim HJ, Chung SW, Jung KJ, Shim KH, Yu BP, Yodoi J, Chung HY. Modulation of glutathione and thioredoxin systems by calorie restriction during the aging process. Exp Gerontol. 2003 May 38(5):539-48.
30. Jomova K, Valko M. Advances in metal-induced oxidative stress and human disease. Toxicology. 2011 May;283(2-3):65-87.
31. Restless Legs Syndrome, Insomnia And Brain Chemistry: A Tangled Mystery Solved? Veröffentlichung der Johns Hopkins University (Baltimore) vom 7. Mai 2013.
32. Prada, P.O., Hirabara, S.M., de Souza, C.T., Schenka, A.A., Zecchin, H.G., Vassallo, J., Velloso, L.A., Carneiro, E., Carvalheira, J.B., Curi, R. & Saad, M.J. (2007) L-glutamine supplementation induces insulin resistance in adi-

pose tissue and improves insulin signalling in liver and muscle with diet-induced obesity, Diabetologia, Volume 50, issue 9, (pp. 149–159)

33. Bowtell, J. L., Gelly, K., Jackman, M. L., Patel, A., Simeoni, M. & Rennie, M. J. (1999) Effect of oral glutamine on whole body carbohydrate storage during recovery from exhaustive exercise, Journal of Applied Physiology, Volume 86, issue 6, (pp. 1770–1777)
34. Welbourne, T. C. (1995) Increased plasma bicarbonate and growth hormone after an oral glutamine load, The American Journal Of Clinical Nutrition, Volume 61, issue 5, (pp. 1058–1061)

10. Manchmal hungern, ab und zu fasten – Kalorienrestriktion

1. Yuanyuan Li , Liang Liu, Trygve O. Tollefsbol Glukose restriction can extend normal cell lifespan and impair precancerous cell growth through epigenetic control of hTERT and p16 expression. The FASEB Journal vol. 24 no. 5 1442-1453
2. http://www.ncbi.nlm.nih.gov/pmc/articles/PMC3179731
3. Thilmany, Sandra Cornelia: Das mitochondriale Proteom von Rattus norvegicus in Abhängigkeit von Alter und Kalorienrestriktion. Technische Universität, Darmstadt [Dissertation], (2013)
   Satomi Miwa, et al., Low abundance of the matrix arm of complex I in mitochondria predicts longevity in mice, Nature Communications 5, Article number: 3837
4. Hambly C, Mercer JG, Speakman JR. Hunger does not diminish over time in mice under protracted caloric restriction. Rejuvenation Res. 2007 Dec; 10(4): 533-42.
5. 2008 Report in Science Daily Calorie Restriction Limits — And Obesity Fuels — Development Of Epithelial Cancers; https://www.sciencedaily.com/releases/2008/04/080414102408.htm
6. 2005 Minireview: role of the growth hormone/insulin-like growth factor system in mammalian aging; https://www.ncbi.nlm.nih.gov/pubmed/15919742
7. http://ajpendo.physiology.org/content/276/4/E728.full
8. http://www.anti-agingfirewalls.com
9. https://www.sciencedaily.com/releases/2011/10/111031215938.htm
10. http://www.anti-agingfirewalls.com/2011/11/24/mechanisms-and-effects-of-dietary-restriction/
11. https://www.ncbi.nlm.nih.gov/pubmed/21234369
12. https://www.ncbi.nlm.nih.gov/pmc/articles/PMC2898557/

11. Licht als Gesundheitsgarant

1. Tom Walker and Judith O'Reilly: »Three deaths linked ›living on air‹ cult«, The Sunday Times (London), September 26, 1999; http://www.caic.org.au/miscult/breatharians/Three%20deaths%20linked%20to%20%20cult.htm
2. Simonsohn, Barbara: »Aufmerksamer, ausgeglichener, klüger und gesünder durch Vollspektrumlicht«; http://www.balance-online.de/110.htm

3. Vgl. W. Tithof, »The Effects Of Full Spectrum Light On Student Depression As A Factor in Student Learning«, Dissertation, Walden University, USA, 1998; http://www.balance-online.de/110.htm
4. Sommer AP, Haddad MKh, Fecht HJ (2015): Light Effect on Water Viscosity: Implication for ATP Biosynthesis. Scientific Reports 5: 12029/ DOI: 10.1038/srep12029.
5. Karu T. (2003): Low Laser Power Therapy. Biomedical Photonics Handbook, Chap.48, CRC Press LLC, Boca Raton, Florida.
6. Armstrong, Bruce K.; Kricker, Anne. The epidemiology of UV induced skin cancer. Journal of Photochemistry and Photobiology B: Biology, 2001, 63. Jg., Nr. 1, S. 8–18.
   De Grujil, F.R. Skin cancer and solar UV radiation. European Journal of Cancer, 1999, 35. Jg., Nr. 14, S. 2003–2009.
7. Knuschke, Peter: »UV-Eigenschutz der Haut«. Siebentes Symposium Licht und Gesundheit 15. und 16. März 2012, Sondertagung der TU Berlin und der DAfP, DGP und LiTG, S. 127.
8. 2001 Dietary tomato paste protects against ultraviolet light-induced erythema in humans; https://www.ncbi.nlm.nih.gov/pubmed/11340098
9. Morris, Howard A., and Paul H. Anderson. Autocrine and paracrine actions of vitamin D. The Clinical Biochemist Reviews, 2010, 31. Jg., Nr. 4, S. 129
10. Boberg, Julie, et al. Possible endocrine disrupting effects of parabens and their metabolites. Reproductive Toxicology, 2010, 30. Jg., Nr. 2, S. 301–312.
11. Schlumpf, Margret, et al. Exposure patterns of UV filters, fragrances, parabens, phthalates, organochlor pesticides, PBDEs, and PCBs in human milk: correlation of UV filters with use of cosmetics. Chemosphere, 2010, 81. Jg., Nr. 10, S. 1171–1183.
12. Reichrath, Jörg. The challenge resulting from positive and negative effects of sunlight: how much solar UV exposure is appropriate to balance between risks of vitamin D deficiency and skin cancer? Progress in biophysics and molecular biology, 2006, 92. Jg., Nr. 1, S. 9–16.
13. http://www.pharmazeutische-zeitung.de/index.php?id=40818
14. Dusso, A.S. et al. (2005): Vitamin D. Am J Physiol Renal Physiol 289:F8-F28.
    Vuolo L, Di Somma C, Faggiano A, Colao A. Vitamin D and Cancer. Frontiers in Endocrinology 2012; 3:58. doi:10.3389/fendo.2012.00058.
15. White JH. und Tavera-Mendoza LR (2008): Das unterschätzte Sonnenvitamin, Spektrum der Wissenschaft Band 7, S. 40–47
16. Professor Dr. Nicolai Worm auf einer Presseveranstaltung von Merck Serono in München 2012; http://www.pharmazeutische-zeitung.de/?id=40818
17. White JH. und Tavera-Mendoza LR (2008): Das unterschätzte Sonnenvitamin, Spektrum der Wissenschaft Band 7, S. 40–47
18. Aussage von Professor Worm, Ernährungswissenschaftler, München
19. doi: 10.1038/ejcn.2011.118 European Journal of Clinical Nutrition, 2011
20. Finnland Beobachtungsstudie, Hyppönen und Kollegen in Lancet (doi: 10.1016/S0140-6736(01)06580-1).
21. Pressemitteilung des Zentrums

22. van Schoor NM, Lips P. Worldwide Vitamin D status. Best Pract Res Clin Endocrinol Metab. 2011 Aug; 25(4):671-80. doi: 10.1016/j.beem.2011.06.007. Review.
23. Jablonski, Nina G. The evolution of human skin and skin color. Annual Review of Anthropology, 2004, S. 585–623.
Loomis, W. Farnsworth. Skin-Pigment Regulation of Vitamin-D Biosynthesis in Man Variation in solar ultraviolet at different latitudes may have caused racial differentiation in man. Science, 1967, 157. Jg., Nr. 3788, S. 501–506.
24. Woo DK, Eide MJ. Tanning beds, skin cancer, and »Vitamin D«: An examination of the scientific evidence and public health implications. Dermatol Ther. 2010 Jan-Feb; 23(1):61–71. doi: 10.1111/j.1529-8019.2009.01291.x. Review. PubMed PMID: 20136909.
Levine, Jody A. et al. The indoor UV tanning industry: A review of skin cancer risk, health benefit claims, and regulation. Journal of the American Academy of Dermatology, Volume 53, Issue 6, 1038–1044
25. http://www.vitamind.net
26. Autier, Philippe, et al. Vitamin D status and ill health: a systematic review. The Lancet Diabetes & Endocrinology, 2014, 2. Jg., Nr. 1, S. 76–89.
27. Broadus, Arthur E., et al. The importance of circulating 1, 25-dihydroxy Vitamin D in the pathogenesis of hypercalciuria and renal-stone formation in primary hyperparathyroidism. New England Journal of Medicine, 1980, 302. Jg., Nr. 8, S. 421–426.
Boudou, P., et al. A very high incidence of low 25 hydroxy-Vitamin D serum concentration in a French population of patients with primary hyperparathyroidism. Journal of endocrinological investigation, 2006, 29. Jg., Nr. 6, S. 511–515.
28. D'Amour P, Rousseau L, Hornyak S, Yang Z, Cantor T. Influence of Secondary Hyperparathyroidism Induced by Low Dietary Calcium, Vitamin D Deficiency, and Renal Failure on Circulating Rat PTH Molecular Forms. Int J Endocrinol. 2011;2011: 469783. doi: 10.1155/2011/469783.
Anderson PH, Lee AM, Anderson SM, Sawyer RK, O'Loughlin PD, Morris HA. The effect of dietary calcium on 1,25(OH) 2D3 synthesis and sparing of serum 25(OH)D3 levels. J Steroid Biochem Mol Biol. 2010 Jul; 121(1–2): 288-92. doi: 10.1016/j.jsbmb.2010.03.022.
29. Malloy PJ, Feldman D. Inactivation of the human »Vitamin D« receptor by caspase-3. Endocrinology. 2009 Feb;150(2):679-86. doi: 10.1210/en.2008-1217.
30. Salazar JC, Duhnam-Ems S, La Vake C, Cruz AR, Moore MW, Caimano MJ, Velez-Climent L, Shupe J, Krueger W, Radolf JD. Activation of human monocytes by live Borrelia burgdorferi generates TLR2-dependent and -independent responses which include induction of IFN-beta. PLoS Pathog. 2009 May;5(5):e1000444. doi: 10.1371/journal.ppat.1000444.
31. Xu Y, Xie J, Li Y, Yue J, Chen J, Chunyu L, Wang H. Using a cDNA microarray to study cellular gene expression altered by Mycobacterium tuberculosis. Chin Med J (Engl). 2003 Jul;116(7):1070-3.

Liu PT, Wheelwright M, Teles R, Komisopoulou E, Edfeldt K, Ferguson B, Mehta MD, Vazirnia A, Rea TH, Sarno EN, Graeber TG, Modlin RL. MicroRNA-21 targets the »Vitamin D«-dependent antimicrobial pathway in leprosy. Nat Med. 2012 Jan 29;18(2):267-73. doi: 10.1038/nm.2584.

32. Waterhouse JC, Perez TH, Albert PJ. Reversing bacteria-induced »Vitamin D« receptor dysfunction is key to autoimmune disease. Ann N Y Acad Sci. 2009 Sep; 1173:757-65. doi: 10.1111/j.1749-6632.2009.04637.x.
33. Kipshoven, Christoph. Querschnittsstudie zur Abschätzung des Vitamin D-Status in der Bevölkerung in Deutschland (DEVID-Studie). Diss. Köln, Univ., 2010.
34. Brombach, Christine, et al. »Die Nationale Verzehrsstudie II.« Ernährungs-Umschau 53.1 (2006): 4–9.
35. Linseisen, Jakob, et al. »Vitamin D« und Prävention ausgewählter chronischer Krankheiten.« Bonn: Deutsche Gesellschaft für Ernährung eV (2011). Ringe JD, Kipshoven C. Vitamin-D-Unterversorgung in Deutschland. MMW – Fortschritte der Medizin 2011/S4: 115–118
36. Zittermann A, von Helden R, Grant W, Kipshoven C, Ringe JD. An estimate of the survival benefit of improving »Vitamin D« status in the adult german population. Dermatoendocrinol. 2009 Nov; 1(6):300-6. doi: 10.4161/derm.1.6.10970
37. Autier P, Gandini S. »Vitamin D« supplementation and total mortality: a meta-analysis of randomized controlled trials. Arch Intern Med 2007; 167: 1730-7
38. Luxwolda MF, Kuipers RS, Kema IP, Dijck-Brouwer DA, Muskiet FA 2012 Traditionally living populations in East Africa have a mean serum 25-hydroxy Vitamin D concentration of 115 nmol/l. Br J Nutr 23:1–5
39. Prentice A, Schoenmakers I, Jones KS, Jarjou LMA, Goldberg GR 2010 Vitamin D deficiency and its health consequences in Africa. In:, Holick MF, ed. »Vitamin D«—physiology, molecular biology and clinical applications. 2nd ed. Totowa, NJ: Humana Press; 26:505–528
40. http://ecco-jcc.oxfordjournals.org/content/9/2/198
41. Davie MW, Lawson DE, Emberson C, Barnes JL, Roberts GE, Barnes ND. »Vitamin D« from skin: contribution to »Vitamin D« status compared with oral »Vitamin D« in normal and anticonvulsant-treated subjects. Clin Sci (Lond). 1982 Nov;63(5):461-72. PubMed PMID: 6288317.
Nationale Verzehrsstudie II 2008 (NVS II), Max-Rubner-Institut
42. Heaney, R.P. and Holick, M.F. (2011), Why the IOM recommendations for »Vitamin D« are deficient. J Bone Miner Res, 26: 455–457. doi: 10.1002/jbmr.328
43. Veugelers PJ, Ekwaru JP. A statistical error in the estimation of the recommended dietary allowance for »Vitamin D«. Nutrients. 2014 Oct 20; 6(10):4472-5.
44. http://www.pharmazeutische-zeitung.de/index.php?tx_indexedsearch[sword]=Vitamin+D&tx
45. http://www.pharmazeutische-zeitung.de/index.php?id=40818, Ausgabe 06/2012

46. http://www.pharmazeutische-zeitung.de/index.php?id=40818, Ausgabe 06/2012
47. Holick MF Environmental factors that influence the cutaneous production of Vitamin D. Am J Clin Nutr 1995; 61 (suppl): 638S-45S
48. Vieth R., et al. Original Communications-Wintertime »Vitamin D« insufficiency is common in young Canadian women, and their Vitamin D intake does not prevent it. European Journal of Clinical Nutrition, 2001, 55. Jg., Nr. 12, S. 1091–1097.
Tangpricha, Vin, et al. Vitamin D insufficiency among free-living healthy young adults. The American journal of medicine, 2002, 112. Jg., Nr. 8, S. 659.
Grant, William B.; Holick, Michael F. Benefits and requirements of Vitamin D for optimal health: a review. Altern Med Rev, 2005, 10. Jg., Nr. 2, S. 94–111.
49. Heaney RP, Horst RL, Cullen DM, Armas LA. »Vitamin D_3« distribution and status in the body. J Am Coll Nutr. 2009 Jun;28(3):252-6. Review. PubMed PMID: 20150598.
50. Barger-Lux, M. J., et al. »Vitamin D« and its major metabolites: serum levels after graded oral dosing in healthy men. Osteoporosis International, 1998, 8. Jg., Nr. 3, S. 222–230.
Heaney, Robert P., et al. Human serum 25-hydroxycholecalciferol response to extended oral dosing with cholecalciferol. The American journal of clinical nutrition, 2003, 77. Jg., Nr. 1, S. 204–210.
51. Wortsman J, Matsuoka LY, Chen TC, Lu Z, Holick MF. Decreased bioavailability of »Vitamin D« in obesity. Am J Clin Nutr. 2000 Sep;72(3):690-3. Erratum in: Am J Clin Nutr. 2003 May;77(5):1342.
52. Davies, M.; Mawer, E. B.; Krawitt, E. L. Comparative absorption of »Vitamin D_3« and 25-hydroxy»Vitamin D_3« in intestinal disease. Gut, 1980, 21. Jg., Nr. 4, S. 287–292.
53. Spitz, Superhormon »Vitamin D«, S. 88
Andersen, Rikke, et al. Teenage girls and elderly women living in northern Europe have low winter »Vitamin D« status. European journal of clinical nutrition, 2005, 59. Jg., Nr. 4, S. 533–541.
54. Michael Berk, Kerrie M. Sanders, Julie A. Pasco, Felice N. Jacka, Lana J. Williams, Amanda L. Hayles, Seetal Dodd, Vitamin D deficiency may play a role in depression, Medical Hypotheses, Volume 69, Issue 6, 2007, Pages 1316–1319
55. Hoogendijk, Witte JG, et al. Depression is associated with decreased 25-hydroxy Vitamin D and increased parathyroid hormone levels in older adults. Archives of General Psychiatry, 2008, 65. Jg., Nr. 5, S. 508–512
Consuelo H. Wilkins, Yvette I. Sheline, Catherine M. Roe, Stanley J. Birge, John C. Morris, Vitamin D Deficiency Is Associated With Low Mood and Worse Cognitive Performance in Older Adults, The American Journal of Geriatric Psychiatry, Volume 14, Issue 12, December 2006, Pages 1032–1040, ISSN 1064-7481
56. Anaglin, Rebecca ES, et al. »Vitamin D« deficiency and depression in adults: systematic review and meta-analysis. The British Journal of Psychiatry, 2013, 202. Jg., Nr. 2, S. 100–107.

57. Gloth 3rd, F. M., Waheed Alam, and Bruce Holis. Vitamin D vs broad spectrum phototherapy in the treatment of seasonal affective disorder. The Journal of Nutrition, Health & Aging, 1998, 3. Jg., Nr. 1, S. 5–7.
58. Rude RK, Adams JS, Ryzen E, Endres DB, Niimi H, Horst RL, Haddad JG Jr, Singer FR. Low serum concentrations of 1,25-dihydroxy«Vitamin D« in human magnesium deficiency. J Clin Endocrinol Metab. 1985 Nov;61(5):933-40.
59. Portale, A. A., et al. Oral intake of phosphorus can determine the serum concentration of 1, 25-dihydroxy»Vitamin D» by determining its production rate in humans. Journal of Clinical Investigation, 1986, 77. Jg., Nr. 1, S. 7.
Jono, Shuichi, et al. Phosphate regulation of vascular smooth muscle cell calcification. Circulation research, 2000, 87. Jg., Nr. 7, S. e10-e17.
60. Berkner, K. L. and Runge, K. W. (2004), The physiology of vitamin K nutriture and vitamin K-dependent protein function in atherosclerosis. Journal of Thrombosis and Haemostasis, 2: 2118–2132. doi: 10.1111/j.1538-7836.2004.00968.x
61. Masterjohn C. »Vitamin D« toxicity redefined: vitamin K and the molecular mechanism. Med Hypotheses. 2007;68(5):1026-34. Im Tierversuch zeigten sich bei Vitamin K_2. Mangel die gleichen Symptome, wie bei »Vitamin D«-Mangel. D. Feskanich, P. Weber, W. C. Willett, H. Rockett, S. L. Booth, G. A. Colditz: Vitamin K intake and hip fractures in women: a prospective study. In: The American journal of clinical nutrition. Band 69, Nummer 1, Januar 1999, S. 74–79,
62. Trang, Hoang M., et al. Evidence that »Vitamin D_3« increases serum 25-hydroxy»Vitamin D« more efficiently than does »Vitamin D_2«. The American journal of clinical nutrition, 1998, 68. Jg., Nr. 4, S. 854–858.
Armas, Laura AG, Bruce W. Hollis, and Robert P. Heaney. »Vitamin D_2« is much less effective than »Vitamin D_3« in humans. The Journal of Clinical Endocrinology & Metabolism, 2004, 89. Jg., Nr. 11, S. 5387–5391.
63. Hathock, John N., et al. Risk assessment for »Vitamin D«. The American journal of clinical nutrition, 2007, 85. Jg., Nr. 1, S. 6–18.
Vieth, Reinhold. »Vitamin D« supplementation, 25-hydroxy»Vitamin D« concentrations, and safety. The American journal of clinical nutrition, 1999, 69. Jg., Nr. 5, S. 842–856.
64. Michael L. Traub, John S. Finnell, Anup Bhandiwad, Erica Oberg, Lena Suhaila, and Ryan Bradley. Impact of »Vitamin D_3« Dietary Supplement Matrix on Clinical Response. The Journal of Clinical Endocrinology & Metabolism 2014 99:8, 2720-2728

12. Hell-dunkel-Rhythmus und Schlaf

1. Lissoni P, Resentini M, Fraschini F (1986): Effects of Tetrahydrocannabinol on Melatonin Secretion in Man. Hormone and Metabolic Research 18, 77–78
2. Diesen frei zitierten Satz von Hufeland habe ich von meinem guten Bekannten Prof. em. Dr. med. Karl Hecht, ehemals Charité, Berlin, einem Experten auf dem Gebiet der Schlafforschung und der circadianen Rhythmen.
3. Biologie in unserer Zeit 2, 2014, S.183

13. Die vielen Aufgaben des Wasserstoffs

1. Burnell JM, Teubner EJ, Simpson DP. Metabolic acidosis accompanying potassium deprivation. American Journal of Physiology 1974; 227: 329-333.
2. http://www.uni-koeln.de/med-fak/biochemie/biomed/wisspro/martin_kuder.html
3. http://www.lenntech.de/wasser-lexikon.htm#ixzz2fyjB6EQ
4. Jon S Cardinal, Jianghua Zhan, Yinna Wang, Ryujiro Sugimoto, Allan Tsung, Kenneth R McCurry, Timothy R Billiar, Atsunori Nakao: »Oral hydrogen water prevents chronic allograft nephropathy in rats«. In: Kidney International. 77, Nr. 2, Januar 2010, ISSN 1523-1755, S.101–109. doi:10.1038/ki.2009.421. PMID 19907413.
5. Chun Moo Shik (1989) Water and Health. Korea Applied Science Research Center for Water, Seoul, Korea.
   Konno, Kazuyosh (1986) The age of far infrared wave. Man and history co., Tokyo.
6. Zubow K, Zubow AV, Zubow VA: 2010, Water clusters in plants. Fast channel plant communications. Planet influence. Humboldt Univ. Computer Sciences, Berlin. J. Biophysical Chemistry 1,1,1-11
7. Reid, B. L. (1986): »Propagation of properties of chemical reaction over long-distance in the atmosphere as seen by crystal growth pattern changes«. Australian Journal of Medical Laboratory Science Vol.7, S. 30–35

14. Entzündungen – nützlich und schädlich

1. Quelle: Infarct Protect, 66679 Losheim am See
2. Tie Fu Liu und Charles E. McCall (2013): Deacetylation by SIRT1 Reprograms Inflammation and Cancer https://www.ncbi.nlm.nih.gov/pmc/articles/PMC3764465/
3. Christensen MJ, Pusey NW (1994): »Binding of nuclear proteins to transcription regulatory elements in selenium deficiency«. BBA 1225, 338–341
4. http://www.apotheken-umschau.de/heilpflanzen/weide
5. Bendich A. (1993) »Vitamin E and human functions«. In: Klurfeld D. M. (Ed) Human nutrition – a comprehensive tretise. Vol. 8 Nutrition and immunology. Plenum Press, New York, pp. 217–228
6. Beetroot supplementation lowers daily systolic blood pressure in older, overweight subjects
   http://www.sciencedirect.com/science/art…271531714001924
7. Beetroot juice reduces infarct size and improves cardiac function following ischemia–reperfusion injury: Possible involvement of endogenous H2S
   http://ebm.sagepub.com/content/early/201…558024.abstract
8. Betalain-rich red beet concentrate improves reduced knee discomfort and joint function: a double blind, placebo-controlled pilot clinical study
   http://www.dovepress.com/getfile.php?fileID=19239
9. Khanna S, Roy S, et al., Characterization of the potent neuroprotective properties of the natural vitamin E alpha-tocotrienol. J Neurochem. 2006 Sep;98(5):1474-86.

Sen CK, Khanna S, Roy S. Tocotrienols: Vitamin E beyond tocopherols. Life Sci. 2006 78(18): 2088-98.

15. Beseitigung von Müll und Abfall

1. Dwivedi S, Nagarajan R, Hanif K, Siddiqui HH, Nath C, Shukla R. Standardized Extract of Bacopa monniera Attenuates Okadaic Acid Induced Memory Dysfunction in Rats: Effect on Nrf2 Pathway. Evid Based Complement Alternat Med. 2013;2013:294501. doi: 10.1155/2013/294501. Epub 2013 Sep 3.
2. Zhihui, M., et al. »Pyrroloquinoline quinone induces cancer cell apoptosis via mitochondrial-dependent pathway and down-regulating cellular Bcl-2 protein Expression.« Journal of Cancer. 2014; 5(7): 609–624. Published online 2014 Jul 29.doi: 10.7150/jca.9002.
3. Lirdprapamongkol K, Sakurai H, Suzuki S, Koizumi K, Prangsaengtong O, Viriyaroj A, Ruchirawat S, Svasti J, Saiki I.: »Vanillin enhances TRAIL-induced apoptosis in cancer cells through inhibition of NF-kappaB activation«. In Vivo. 2010 Jul-Aug; 24(4):501-6.

16. Alkohol und seine Entgiftung

1. Nutt, David: »Synthetic Spirits. Can we use science to reduce the harms of alcohol?« The Scientist 01.2011
2. Angaben basierend auf dem Gesamtverbrauch der Fertigware an alkoholischen Getränken. In: Bundesverband der Deutschen Spirituosen-Industrie und -Importeure (2015): Daten aus der Alkoholwirtschaft. Bonn. http://www.dhs.de/datenfakten/alkohol.html
3. Psychopharmacology 166:181-87;2003
4. www.trendsderzukunft.de/studie-der-saft-der-nashi-birne-vermindert-den-Alkoholkater

17. Die gesunde Bioflora

1. Nature 2016, doi 10.1038/nature16504, Stanford University Medical Center, 14.01.2016-NPO
2. http://www.anti-agingfirewalls.com/2012/02/20/gut-microbiota-probiotics-prebiotics-and-synbiotics---keys-to-health-and-longevity/
3. Professor Dr.med. Karl-Heinz Wagner, Leiter des Instituts für Ernährungswissenschaft der Universität Gießen bis 31.03.1979
4. L. M. Jacob (Komplement. Integr Med 01-02/2009)
5. Stern C, Weiss S.: International Journal of Cancer, 2015; doi 10.1002/ijc.29567
   AKR, Helmholtz-Zentrum für Infektionsforschung (HZI), Braunschweig, 13.05.2015
6. Conly, J. M.; Stein, K. E. The absorption and bioactivity of bacterially synthesized menaquinones. Clinical and investigative medicine. Medecine clinique et experimentale, 1993, 16. Jg., Nr. 1, S. 45–57.
   Conly JM, Stein K. The production of menaquinones (vitamin K_2) by intes-

tinal bacteria and their role in maintaining coagulation homeostasis. Prog Food Nutr Sci. 1992 Oct-Dec;16(4) 307–343. PubMed PMID: 1492156.
7. Plantalech L, Guillaumont M, Vergnaud P, Leclercq M, Delmas PD. Impairment of gamma carboxylation of circulating osteocalcin (bone gla protein) in elderly women. J Bone Miner Res. 1991;6(11):1211-6.

18. Regulation der Langlebigkeitsfaktoren

1. Deutsche Medizinische Wochenzeitschrift, Bd. 132
2. August 2011 Zhao and Pei, Why Cell Reprogramming is Functionally Linked to Aging?
   October 2011 Rapamycin and other longevity-promoting compounds enhance the generation of mouse induced pluripotent stem cells
3. Vetvicka & Yvin. Effects of marine beta-1,3 glucan on immune reactions. Int Immunopharmacol. 2004 Jun;4(6):721–30. http://www.ncbi.nlm.nih.gov/pubmed/15135314
   Tsukada et al. Immunopotentiation of intraepithelial lymphocytes in the intestine by oral administrations of beta-glucan. Cell Immunol. 2003 Jan;221(1):1–5. http://www.ncbi.nlm.nih.gov/pubmed/12742376
4. Kim et al. beta-Glucan enhanced apoptosis in human colon cancer cells SNU-C4. Nutr Res Pract. 2009 Fall;3(3):180-4. http://www.ncbi.nlm.nih.gov/pubmed/20090882
5. Gaullier et al. Supplementation with a soluble β-glucan exported from Shiitake medicinal mushroom, Lentinus edodes (Berk.) singer mycelium: a crossover, placebo-controlled study in healthy elderly. Int J Med Mushrooms. 2011;13(4):319-26. http://www.ncbi.nlm.nih.gov/pubmed/22164761
6. Babineau et al. A phase II multicenter, double-blind, randomized, placebo-controlled study of three dosages of an immunomodulator (PGG-glucan) in high-risk surgical patients. Arch Surg. 1994 Nov;129(11):1204-10. http://www.ncbi.nlm.nih.gov/pubmed/7979954
   Dellinger et al. Effect of PGG-glucan on the rate of serious postoperative infection or death observed after high-risk gastrointestinal operations. Betafectin Gastrointestinal Study Group. Arch Surg. 1999 Sep;134(9):977-83. http://www.ncbi.nlm.nih.gov/pubmed/10487593
   Babineau et al. Randomized phase I/II trial of a macrophage-specific immunomodulator (PGG-glucan) in high-risk surgical patients. Ann Surg. 1994 Nov;220(5):601-9. http://www.ncbi.nlm.nih.gov/pubmed/7979607
7. Donohoe et al. The microbiome and butyrate regulate energy metabolism and autophagy in the mammalian colon. Cell Metab. 2011 May 4;13(5):517-26. http://www.ncbi.nlm.nih.gov/pubmed/21531334
8. Othman et al. Cholesterol-lowering effects of oat β-glucan. Nutr Rev. 2011 Jun;69(6):299–309. doi: 10.1111/j.1753-4887.2011.00401.x. http://www.ncbi.nlm.nih.gov/pubmed/21631511
9. Shimizu et al. Effect of high beta-glucan barley on serum cholesterol concentrations and visceral fat area in Japanese men--a randomized, double-

blinded, placebo-controlled trial. Plant Foods Hum Nutr. 2008 Mar;63(1): 21-5. http://www.ncbi.nlm.nih.gov/pubmed/18074229

10. Maki et al. Effects of consuming foods containing oat beta-glucan on blood pressure, carbohydrate metabolism and biomarkers of oxidative stress in men and women with elevated blood pressure. Eur J Clin Nutr. 2007 Jun;61(6):786-95. http://www.ncbi.nlm.nih.gov/pubmed/17151592
11. AHHC: ein potenter Immunoceutical mit Alpha-Glukanen. Wissenschaft und Praxis, Foundation OrthoKnowledge 2016
12. Quelle: Der Coryceps sinensis – ein Pilz mit breitem Anwendungsspektrum. Foundation OrthoKnowledge.
13. http://www.uni-jena.de/uni_journal_04_2011_forschung.html#244993
14. http://www.cell.com/abstract/S0092-8674(13)00456-X
15. Villeda, Luo, et al: »The aging systemic mileu negatively regulates neurogenesis and cognitive function«, Nature, August 31, 477(7362), pp 90–94, 2011.

19. Prävention von Depression und Demenz

1. Sabbelli H et al. J Neuropsychiatry Clin Neurosci. 1996, 8, 2, 168-71
2. Kim E. Innes, Terry Kit Self Meditation as a therapeutic intervention for adults at risk for Alzheimer's disease – potential benefits and underlying mechanisms. Front. Psychiatry, 23 April 2014 http://dx.doi.org/10.3389/fpsyt.2014.00040
3. »Dietary magnesium intake and the risk of cardiovascular disease, type 2 diabetes, andall-cause mortality: a dose-response meta-analysis of prospective cohort studies«, Xuexian Fang et al.; BMC Medicine, DOI: 10.1186/s12916-016-0742-z

21. Können wir uns gesund und jung denken?

1. Gary Zukav: Die tanzenden Wu Li Meister. Der östliche Pfad zum Verständnis der modernen Physik: vom Quantensprung zum schwarzen Loch, Rowohlt, Reinbek 2012, Seite 351
2. Niemz M. H.: Lucy mit c, Mit Lichtgeschwindigkeit ins Jenseits. Leben nach dem Tod. Neue wissenschaftliche Indizien, BOD, 2006, (3. aktualisierte Neuauflage)
3. Warnke U. »Alt sein – jung werden«, in Jahrbuch für Denken – Dichten – Musik Band 11, Hrsg. José Sánchez de Murillo, Kohlhammer Verlag. 358 S. Stuttgart 2014, ISBN 978-3-17-025372-8

Literaturverzeichnis

Aleman, A.: Wenn das Gehirn älter wird. Verlag C.H. Beck oHG, München, 2. Aufl., 2014.

Almusaed, A.: Biophilic and Bioclimatic Architecture. Plants, Oxygen and Human Life Benefits, 159–165. Springer Verlag London Limited, 2011.

An, K. et al.: Effects of forest stand density on Human's Physio-psychological Changes. Journal of the Faculty of Agriculture – Kyushu University, 49(2), 283–291, 2004.

An, S. et al.: Vasoactive intestinal polypeptide requires parallel changes in adenylate cyclase and phospholipase C to entrain circadian rhythms to a predictable phase. Journal of Neurophysiology 105(5), 2289–2296, 2011.

Aspinall, P. et al.: The urban brain: Analysing outdoor physical activity with mobile EEG. British Journal of Sports Medicine – BMJ Journals 49(4), 272–276, 2015.

Banik, Allen E.: Your Water And Your Health, Keats Publishing, New Canaan, Connecticut, 1990.

Başer, K.H.C. & Buchbauer, G. (Hrsg.): Handbook of Essential Oils – Science, Technology and Applications. CRC Press, Taylor & Francis Group, Second Edition, 2016.

Bear, I.J. & Thomas, R.G.: Petrichor and Plant Growth. Nature 207, 1415–1416, 1965.

Berto, R.: The Role of Nature in Coping with Psycho-Physiological Stress: A Literature Review on Restorativeness. Bahavioral Sciences 4, 394–409, 2014.

Beutelspacher, A. & Petri, B.: Der Goldene Schnitt. Kapitel: Der goldene Schnitt in der Natur, 127–138. Spektrum Akademischer Verlag, Heidelberg, Berlin, Oxford, 1995. 2. überarbeitete und erweiterte Auflage, 1996.

Bickel-Sandkötter, S.: Nutzpflanzen und ihre Inhaltsstoffe. Quelle & Meyer Verlag GmbH & Co. Wiebelsheim, 2. unveränderte Auflage, 2003.

Bischofberger, J. & Schmidt-Hieber, C.: Adulte Neurogenese im Hippokampus. Perspektiven der Hirnforschung – Neuro forum – Organ der Neurowissenschaftlichen Gesellschaft, Elsevier Verlag, Amsterdam, 12. Jahrgang, 2006.

Blech, J.: Die Heilkraft der Bewegung. S. Fischer Verlag GmbH, Frankfurt am Main, überarbeitete Neuausgabe des Titels »Heilen mit Bewegung«, 2014.

Blumberg, L.: What Happens to the Brain During Spiritual Experiences? The Atlantic Monthly Group, June 5, 2014.

Bratman, G.N.: Nature experience reduces rumination and subgenual prefrontal cortex activation. Current Issue Vol. 112, No. 28, 8567–8572, 2015.

Bratman, G. N.: The benefits of nature experience: Improved affect and cognition. Landscape and Urban Planning Vol. 138, 41–50, 2015.
Braun, T. et al.: Enterochromaffin Cells of the Human Gut: Sensors for Spices and Odorants. Gastroenterology Vol. 132, 1890–1901, 2007.
Braus, D. F.: Ein Blick ins Gehirn – Psychiatrie als angewandte klinische Neurowissenschaft. Georg Thieme Verlag KG, Stuttgart, New York, 3. aktualisierte Auflage, 2014.
Brown, D. K. et al.: Viewing Nature Scenes Positively Affects Recovery of Autonomic Function Following Acute-Mental Stress. Environmental Science & Technology 47, 5562–5569, 2013.
Brown, D. K. et al.: Viewing Nature Scenes Positively Affects Recovery of Autonomic Function Following Acute-Mental Stress. Environmental Science & Technology 47, 5562–5569, 2013.
Bucher, A. A.: Psychologie der Spiritualität. Beltz Verlag, Weinheim, Basel, 2. Aufl., 2014.
Buhr, E. D. et al.: Neuropsins (OPN5)-mediated photoentrainment of local circadian oscillators in mammalian retina and cornea. Proceedings of the national Academy of Sciences PNAS Vol. 112, No. 42, 13093–13098, 2015.
Caballero, B., Finglas, P., Toldrá, F.: Encyclopedia of Food and Health. Academic Press, 2015.
Cajochen, C. et al.: Evening exposure to a light-emitting diodes (LED)-backlit computer screen affects circadian physiology and cognitive performance. Journal of Applied Physiology 110, 1432–1438, 2011.
Çakir, G.: Tageslichtnutzung und Sonnenschutzmaßnahmen an Büroarbeitsplätzen – Erarbeitung eines Informationsmaterials. Hrsg. Bundesanstalt für Arbeitsschutz und Arbeitsmedizin BAUA, Dortmund, Projekt F 2122, 2015.
Cao, R. et al.: Light-regulated translational control of circadian behavior by elF4E phosphorylation. National Neuroscience 18(6), 855–862, 2015.
Chellappa, S. L. et al.: Acute exposure to evening blue-enriched light impacts on human sleep. Journal of Sleep Research 22, 573–580, 2013.
Chellappa, S. L. et al.: Photic memory for executive brain responses. Proceedings of the national Academy of Sciences PNAS Vol. 111, No. 16, 6087–6091, 2014.
Chen, C.-Y. et al.: Effects of aging on circadian patterns of gene expression in the human prefrontal cortex. Proceedings of the national Academy of Sciences PNAS 113(1), 206–211, 2016.
Cheng, B.-H. et al.: Evaluation of anxiolytic potency of essential oil and *S*-(+)-linalool from *Cinnamomum osmophloeum* ct. linalool leaves in mice. Journal of Traditional and Complementary Medicine Vol. 5, Issue 1, pp. 27–34, 2015.
Choi, N.-E. & Han, J. H.: How Flavor Works: The Science of Taste and Flavor. John Wiley and Sons Ltd, 2015.
Chun, M. S.: Water and Health. Korea Applied Science Research Center for Water, Seoul, 1989.
Daneault, V. et al.: Aging reduces the stimulating effect of blue light on cognitive brain functions. Sleep 37(1), 85–96, 2014.
Dayawansa, S. et al.: Autonomic responses during inhalation of natural fra-

grance of Cedrol in humans. Autonomic Neuroscience; Basic and Clinical 108, 79–86, 2003.
Diaconu, M. & Buchbauer, G. & Skone J.G. & Bernhardt K. G. & Menasse-Wiesbauer, E. (Hrsg.): Sensorisches Labor Wien – Urbane Haptik und Geruchsforschung. LIT Verlag GmbH & Co.KG, Wien, 2011.
Dirmhirn, I.: Das Strahlungsfeld im Lebensraum. Akademische Verlagsgesellschaft, Frankfurt am Main, 1964.
Do Vale, S. et al.: Dehydroepianrosterone (DHEA) and dehydroepiandrosterone-sulfate (DHEAS) and emotional processing – A behavioral and electrophysiological approach. Hormones and Behavior-Journal Vol. 73, 94–103, 2015.
Doglin, E.: The myopia boom. Nature Vol. 519, Issue 7543, 276–278, 2015.
Doidge, N.: Wie das Gehirn heilt – Neueste Erkenntnisse aus der Neurowissenschaft. Campus Verlag GmbH, Frankfurt am Main, 2015.
Donovan, G.H. et al.: The Relationship between Trees and Human Health-Evidence from the Spread of the Emerald Ash Borer. American Journal of Preventive Medicine 44(2), 139–145, 2013.
Dopico, X.C. et al.: Widespread seasonal gene expression reveals annual differences in human immunity and physiology. Nature Communications 6:7000, 2015.
Edelmann, E. et al.: Theta Burst Firing Recruits BDNF Release and Signaling in Postsynaptic CA1 Neurons in Spike-Timing-Dependent LTP. Neuron Vol. 86, Issue 4, 1041–1054, 2015.
Erickson, K.I. et al.: Physical activity predicts gray matter volume in late adulthood. Neurology 75(16), 1415–1422, 2010.
Erickson, K.I. et al: Exercise training increases size of hippocampus and improves memory. PNAS, Vol. 108, No. 7, 2011.
Ernst, A. et al.: Neurogenesis in the Stratium of the Adult Human Brain. Cell Vol. 156, Issue 5, 1072–1083, 2014.
Ernst, C. et al.: Antidepressant effects of exercise: evidence for an adult-neurogenesis hypothesis? Journal of Psychiatry & Neuroscience 31, 84–92, 2006.
Federer, C.A. & Tanner, C.B.: Spectral Distribution of Light in the Forest. Ecology 47(4), 555–560, 1966.
Figueiro, MG. & Rea, MS.: Lack of short-wavelength light during the school day delays dim light melatonin onset (DLMO) in middle school students. Neuroendocrinology Letters 31(1), 92–96, 2010.
Finlay J. et al.: Therapeutic landscapes and wellbeing in later life: Impacts of blue and green spaces for older adults. Health & Place 34:97, 2015.
Friml, J.: Efflux-dependent auxin gradients establish the apical–basal axis of Arabidopsis. Nature 426, 147–153, 2003.
Fukada, M.: »Green odor« inhalation reduces the skin-barrier disruption induced by chronic restraint stress in rats: physiological and histological examinations. Chemical Senses 32(6), 633–639, 2007.
Gabel, V. et al.: Effects of artificial dawn and morning blue light on daytime cognitive performance, well-being, cortisol and melatonin levels. Chronobiology International 30(8), 988–997, 2013.
Geikhman, L.Z.: The effect of the volatile phytoncides of oak on patients with

hypertensive disease Phytoncides, their biological role and importance in medicine and the national economy, 1967. Quelle: eurekamag.com
Geo.de: Wie die Welt bewaldet ist.
Gkotsi, D. et al.: Recharging mitochondrial batteries in old eyes. Near infra-red increases ATP. Experimental Eye Research Vol. 122, 50–53, 2014.
Gooley, J. J. et al.: Spectral Responses of the Human Circadian System Depend on the Irradiance and Duration of Exposure to Light. Science Translational Medicine, Vol. 2, Issue 31, 31–33, 2010.
Grahn, P. & Stigsdotter, U. A.: Landscape planning and stress. Urban Forestry & Urban Grenning 2(1), 1–18, 2003.
Hachtel, W.: Warum Papageien Erde fressen. © Spektrum der Wissenschaft Verlagsgesellschaft mbH. Spektrum der Wissenschaft 2/2000, Seite 14.
Hahner, S.: Ein Hormon stellt sich vor: Dehydroepiandrosteron (DHEA). Journal für Endokrinologie und Stoffwechsel 4(1), 41–42, 2011.
Hamblin, M. R.: Mechanisms Of Low Level Light Therapy. Proceedings of SPIE Vol. 6140, 2006.
Hamer, M. & Chida, Y.: Physical activity and risk of neurodegenerative disease: a systematic review of prospective evidence. Psychological Medicine 39, 3–11, 2009.
Hanski, I. et al.: Environmental biodiversity, human microbiota, and allergy are interrelated. Proceedings of the National Academy of Sciences PNAS, Vol. 109, No. 21, 8334–8339, 2012.
Hartig, T. et al.: Tracking restoration in natural and urban field settings. Journal of Environmental Psychology 23(2), 109–123, 2003.
Harvard Health Publications/Harvard Medical School: www.health.harvard.edu/newsletter_article/Walking-Your-steps-to-health.
Heintzmann, P.: Spiritual Outcomes of Park experience: A Synthesis of Recent Social Science Research. The George Wright Forum, Vol. 30, No. 3, 273–279, 2013.
Heldt, H.-W. & Piechulla, B.: Pflanzenbiochemie. Springer-Verlag, Berlin, Heidelberg, 5. Auflage, 2015.
Hemenway, P.: Der Geheime Code – Die rätselhafte Formel, die Kunst, Natur und Wissenschaft bestimmt. Evergreen GmbH, Köln, 2008.
Henning, Y. & Szafranski, K.: Age-Dependent Changes of Monocarboxylate Transporter 8 Availability in the Postnatal Murine Retina. Frontiers in Cellular Neuroscience, 2016.
Henninger, S.: Biogenic Isoprene and Its Impact on Human Health in Dependence on Meteorological Conditions. Journal of Environmental Protection Vol. 3, 1206–1212, 2012.
Henry, T. D. et al.: *The VIVA Trial: Vascular Endothelial Growth Factor in Ischemia for Vascular Angiogenesis. Circulation 107, 1359–1365, 2003.*
Henwood, K. L. & Pidgeon, N. F.: Talk about woods and trees: threat of urbanization, stability and biodiversity. Journal of Environmental Psychology 21, 125–147, 2001.
Hill, D. et al.: Foundations of an ecological aesthetic: Can inform action alter

landscape preferences? Society and natural resources: An International Journal, 21, 31–49, 2007.

Holopainen, J. K. et al.: Leaf Volatile Emissions of Betula pendula during Autumn Coloration and Leaf Fall. Journal of Chemical Ecology 36, 1068–1075, 2010.

Hongratanaworakit, T.: Physiological effects in aromatherapy. Songklanakarin Journal of Science and Technology 26(1), 117–125, 2004.

Horiuchi, M. et al.: Influence of forest Walking on Blood Pressure, Profile of Mood States and Stress markers from the Viewpoint of Aging. Journal of Aging and Gerontology 1, 9–17, 2013.

Igarashi, M. et al.: Physiological and psychological effects of viewing a kiwifruit (*Actinidia deliciosa »Hayward«*) orchard landscape in summer in Japan. International Journal of Environmental Research and Public Health 12, 6657–6668, 2015.

Ikei, H. et al.: The physiological and psychological relaxing effects of viewing rose flowers in office workers. Journal of Physiological Anthropology 33:6, 2014.

Ikei, H. et al.: Comparison of the effects of olfactory stimulation by air-dried and high-temperature-dried wood chips of hinoki cypress (Chamaecyparis obtusa) on prefrontal cortex activity. Journal of Wood Science 61, 537–540, 2015.

Ikei, H. et al.: Effects of olfactory stimulation by α-Pinene on automatic nervous activity. Journal of Wood Science, 2016.

Ikei, H. et al.: Physiological effect of olfactory stimulation by Hinoki cypress (Chamaecyparis obtusa) leaf oil. Journal of Physiological Anthropology 34:44, 2015.

James, P. et al.: Exposure to Greenness and Mortality in a Nationwide Prospective Cohort Study of Women. Environmental Health Perspectives, DOI: 10.1289/ehp.1510363, 2016.

Jokinen, T. et al.: Production of extremely low volatile organic compounds from biogenic emissions: Mesured yields and atmospheric implications. PNAS Bol. 112, No. 23, 7123–7128, 2015.

Joung, D. et al.: Physiological and psychological effects of olfactory stimulation with D-Limonene. Advances in Horticultural Science 28(2), 90–94, 2014.

Joung, Y. S. & Buie, C. R.: Aerosol generation by raindrop impact on soil. Nature Communications 6, Article number: 6083, 2015.

Kako, H. et al.: Effects of direct exposure of green odour components on dopamine release from rat brain striatal slices and PC12 cells. Brain Research Bulletin 75(5), 706–712, 2008.

Kardan, O. et al.: Neighborhood greenspace and health in a large urban center. Scientific Reports 5, 11610, 2015.

Karu, T. I. et al.: Absorption measurements of a cell monolayer relevant to phototherapy: Reduction of cytochrome c oxidase under near IR radiation. Journal of Photochemistry and Photobiology B, Biology 81, 98–106, 2005.

Karu, T. I.: Multiple Roles of Cytochrome c Oxidase in Mammalian Cells Under Action of Red and IR-A Radiation. International Union of Biochemistry and Molecular Biology, IUBMB Life 62(8), 607–610, 2010.

Kasuya, H. et al.: Expression of BDNF and TH mRNA in the Brain Following

Inhaled Administration of α-Pinene. Phytotherapy Research Vol. 29, Issue 1, 43–47, 2015.

Kaya, N. & Epps, H. H.: Relationship between color and emotion: A study of college students. College Student Journal Vol. 38(3), 396–405, 2004.

Keener, A. B.: Immune System Maintains Brain Health. The Scientist – Nimble Neurons, Vol. 30 Issue 11, 2016.

Keener, A. B.: Immune System Maintains Brain Health. The Scientist – Nimble Neurons, Vol. 30 Issue 11, 2016.

Kehse, U. & Schlak, M.: Wenn sich die Seele verdunkelt. Geo Wissen Gesundheit Nr. 4, Gruner + Jahr GmbH & Co KG, Hamburg, 2016.

Kennedy, D. O.: Plants and the Human Brain. Oxford University Press 2014.

Kent, S. T. et al.: Effect of sunlight exposure on cognitive function among depressed and non-depressed participiants: a REGARD cross-sectional study. Environmental Health, 2009.

Kent, S. T. et al.: The relationship between long-term sunlight radiation and cognitive decline in the REGARDS cohort study. International Journal of Biometeorology, Springer Verlag, 2013.

Kessler, A. et al.: $GABA_A$ receptor modulation by terpenoids from *Sideritis* extracts. Molecular Nutrition & Food Research 58(4), 851–862, 2014.

Khakh, B. S. & Burnstock, G.: The Double Life of ATP. Scientific American, 85–92, 2009.

Kim, S. et al.: Dietary Camphene Attenuates Hepatic Steatosis and Insulin Resistance in Mice. Obesity 22, 408–417, 2014.

Kobayashi, H. et al.: Analysis of Individual Variations in Autonomic Responses to Urban and Forest Environments. Evidence-Based Complementary and Alternative Medicine Volume 2015.

Laeng, B. et al.: Latitude-of-birth and season-of-birth effects on human color vision in the Artic. Vision Research 47, 1595–1607, 2007.

Lall, G. S. et al.: Distinct contributions of rod, cone and melanopsin photoreceptors to encoding irradiance. Neuron Vol. 66, 417–428, 2010.

Lausch, E., Rockel P., Wildt, J.: Sommersmog: Die Stresssignale der Pflanzen. Spektrum der Wissenschaft Nr. 8, Spektrum der Wissenschaft Verlagsgesellschaft mbH, Heidelberg, 2001.

Leckie, R. L. et al.: BDNF mediates improvements in executive function following a 1-year exercise intervention. Frontiers in Human Neuroscience, Vol. 8, Article 985, 2014.

Lee, J. & Lee, D.-C.: Cardiac and pulmonary benefits of forest walking versus city walking in elderly women: A randomised, controlled, open-label trial. European Journal of Integrative Medicine Vol. 6, Issue 1, 5–11, 2014.

Lee, J. et al.: Influence of Forest Therapy on Cardiovascular Relaxation in Young Adults. Evidence-Based Complementary and Alternative Medicine Volume 2014, Article ID 834360.

Lee, J.-Y. et al.: Nature Therapy and Preventive Medicine. Kapitel 16 in Public Health Social and Behavioral Health. Edited by Jay Maddock. Published by InTech, Kroatien, 2012.

Li, Q. et al.: A forest bathing trip increases human natural killer activity and expression of anti-cancer proteins in female subjects, 2008.

Li, Q. et al.: Acute Effects of Walking In Forest Environments On Cardiovascular And Metabolic Parameters. European Journal of Applied Physiology Vol. 111(11), 2845–853, 2011.

Li, Q. et al.: Acute Effects of Walking In Forest Environments On Cardiovascular And Metabolic Parameters. European Journal of Applied Physiology Vol. 111(11), 2845–853, 2011.

Li, Q. et al.: Effect of Phytoncide From Trees On Human Natural Killer Cell Function. International Journal of Immunopathology And Pharmacology, Vol. 22, No. 4, 951–959, 2009.

Li, Q. et al.: Effects of Forest Bathing on Cardiovascular and Metabolic Parameters in Middle-Aged Males. Evidence-Based Complementary and Alternative Medicine Volume 2016.

Li, Q. et al.: Forest bathing enhances human natural killer activity and expression of anti-cancer proteins. International Journal of Immunopathology and Pharmacology Vol. 20 (2), 3–8, 2007.

Li, Q. et al.: Nature Therapy and Medicine. Chapter 16 in »Public Health – Social and Behavioral Health«, book edited by Jay Maddock, 2012 under CC BY 3.0 license. © The Author(s).

Li, Q. et al.: Nature Therapy and Medicine. Chapter 16 in »Public Health – Social and Behavioral Health«, book edited by Jay Maddock, 2012 under CC BY 3.0 license. © The Author(s).

Li, Q.: Effect of forest bathing trips on human immune function. Environmental Health and Preventive Medicine Vol. 15, 9–17, 2010.

Li, Q.: Effect of forest bathing trips on human immune function. Environmental Health and Preventive Medicine Vol. 15, 9–17, 2010.

Liberman, J.: Die heilende Kraft des Lichts. Der Einfluss des Lichts auf Psyche und Körper, Piper, München, 1996.

Lichtenfeld, S. et al.: Fertile Green: Green Facilitates Creative Performance. Personality and Social Psychology Bulletin 38(6), 784–797, 2012.

Lin, Y.-H. et al.: Does awareness effect the restorative function and perception of street trees? Frontiers In Psychology Vol. 5, Article 906, 2014.

Lockley, S. W. et al.: Short-Wavelength Sensitivity for the Direct Effects of Light on Alertness, Vigilance, and the Waking Electroencephalogram in Humans. Sleep Vol. 29, No. 2, 161–168, 2006.

Logan, A. C. & Selhub, E. M.: Vis Medicatrix naturae: Does nature »minister to the mind«? BioPsyhoSocial Medicine 6:11, 2012.

Lohr, V. I. & Pearson-Mims, C. H.: Responses to scenes with spreading, rounded and conical tree forms. Environment & Behavior 38(5):667–688, 2006.

Lowry, C. A. et al.: Identification of an immune-responsive mesolimbocortical serotonergic system: Potential role in regulation of emotional behavior. Neuroscience. 146(2–5), 756–772, 2007.

Lustenberger, C. et al.: Functional role of frontal alpha oscillations in creativity. Cortex Vol. 67, 74–82, 2015.

Maas, J. et al.: Green space, urbanity, and health: how strong is the relation? Journal of Epidemiology and Community Health 60, 587–592, 2006.
Maas, J. et al.: Morbidity is related to a green living environment. Journal of Epidemiology and Community Health 63, 967–973, 2009.
Maddock, J. (Editor): Public Health – Social and Behavioral Health. Kapitel 16: Lee, J. et al.: Nature Therapy and Preventive Medicine. In Tech, 2012.
Mao, G.-X. et al.: Therapeutic Effect Of Forest Bathing On Human Hypertension In The Elderly. Journal Of Cardiology Vol. 60, 495–502, 2012.
Masago, R. et al.: Effects of Inhalation of Essential Oils on EEG Activity and Sensory Evaluation. Journal of Physiological Anthropology 19(1), 35–42, 2000.
Matsunaga, K. et al.: Physiologically relaxing effect of a hospital rooftop forest on elderly women requiring care. Journal of the American Geriatrics Society 59, 2162–2163, 2011.
Matthews, D. M. & Jenks, S. M.: Ingestion of Mycobacterium vaccae decreases anxiety-related behavior and improves learning in mice. Behavioral Processes Vol. 96, 27–35, 2013.
Mauger, O. et al.: Targeted Intron Retention and Excision for Rapid Gene Regulation in Response to Neuronal Activity. Neuron Vol. 91, Issue 6, 1266–1278, 2016.
Mavani, G. P. et al.: A review of the nonpressor and nonantidiuretic actions of the hormone vasopressin. Frontiers in Medicine, Vol. 2, Art. 19, 2015.
Mc Donald, B.: The Soul of Environmental Activists. International Journal Of Wilderness, Vol. 9, Number 2, 2003.
Meyer-Lindenberg, A.: Stadtleben: Urbane Seelennöte. © Spektrum.de, 2011.
Mirrahimi, S. et al.: Effect of daylighting on student health and performance in Proceedings of the 15th International Conference on Mathematical and Computational Methods in Science & Engineering, Malaysia, 2013.
Mohammed, G. H. et al.: Natural and stress-induced effects on leaf spectral reflectance in Ontario species. Forest Research Report No. 156, Ontario Ministry of Natural Resources, 2000.
Mohandas, E.: Neurobiology of Spirituality. Mens Sana Monographs 6(1), 63–80, 2008.
Moon, HY. et al.: Running-Induced Systemic Cathepsin B Secretion Is Associated with Memory Function. Cell Metabolism, Aug. 9; 24(2):332–40, 2016.
Morishima, Y. et al.: Linking brain structure and activation in the temporoparietal junction to explain the neurobiology of human altruism. Neuron 75(1):73–79, 2012.
Morita, E. et al.: A before and after comparison of the effects of forest walking on the sleep of a community-based sample of people with sleep complaints. BioPsychoSocial Medicine 5(13), 1–7, 2011.
Morita, E. et al.: Psychological effects of forest environments on healthy adults: shinrin-yoku (forest-air bathing, walking) as a possible method of stress reduction. Public health, 121(1), 54–63, 2007.
Mücke, W. und Lemmen, C.: Duft und Geruch – Wirkungen und gesundheitliche Bedeutung von Geruchsstoffen. Ecomed Medizin, eine Marke der Verlagsgruppe Hüthig Jehle Rehm GmbH, 2010.

Muss, W. C.: Immunmodulation durch Aminosäuren. Pharmazeutische Zeitung 17, GOVI-Verlag, 2002.

Nakashima, T. et al.: Attenuation of stress-induced elevations in plasma ACTH level and body temperature in rats by green odor. Physiology & Behavior 80(4), 481–488, 2004.

Noseda, R. et al.: Migraine photophobia originating in cone-driven retinal pathways. Brain – A Journal of Neurology, 2016.

Oka, T. et al.: Green odor attenuates a cold pressor test-induced cardiovascular response in healthy adults. BioPsychoSocial Medicine 2:2, 2008.

Okuyama, S. et al.: Conductor compounds of phenylpentane in Mycoleptodonoides aitchisonii mycelium enhance the release of dopamine from rat brain striatum slices. Nutritional Neuroscience 7(2), 107–111, 2004.

Oliver, M.: Exploring Connections Between Trees and Human Health. Science Findings, United States Department of Agriculture Forest Service 158, 2014.

Ollinger, S. V.: Sources of variability in canopy reflectance and the convergent properties of plants. New Phytologist, Vol. 189, Issue 2, 375–394, 2011.

Pajonk, F. G. et al.: Hippocampal plasticity in response to exercise in schizophrenia. Archives of General Psychiatry 67(2):133–143, 2010.

Park, B. J. et al.: Physiological effects of Shinrin-yoku (taking in the atmosphere of the forest) – using salivary cortisol and cerebral activity as indicators. Journal of Physiological Anthropology 26(2), 123–128, 2007.

Patz, J. A. et al.: Unhealthy Landscapes: Policy Recommendations on Land Use Change and Infectious Disease Emergence. Environmental Health Perspectives Vol. 112, No. 10, 1092–1098, 2004.

Peñuelas, J. & Filella, I.: Visible and near-infrared reflectance techniques for diagnosing plant physiological status. Trends in Plant Science 3, 151–156, 1998.

Peñuelas, J. et al.: Biogenic volatile emissions from the soil. Plant, Cell and Environment, doi: 10,1111/pce.12340, 2014.

Perlmutter D.: Dumm wie Brot. Wie Weizen schleichend Ihr Gehirn zerstört, Mosaik Verlag, München, 2014.

Phan, T. X. et al.: Intrinsic Photosensitivity Enhances Motility of T Lymphocytes. Scientific Reports 6:39479, 2016.

Powner, M. B. et al.: Improving Mitochondrial Function Protects Bumblebees from Neonicotinoid Pesticides. PLoS One 11(11), e0166531, 2016.

Rahman, S. A. et al.: Diurnal Spectral Sensitivity of the Acute Alerting Effects of Light. Sleep 37(2), 271–281, 2014.

Reinberger, S.: Die Anatomie des Duftes. Wissenschaftliche Betreuung: Prof. Dr. F. Zufall. Quelle: www.dasgehirn.info.

Reisdorf, S.: Als die Neurologen laufen lernten – Mehr Nervenzellen durch Sport? Quelle: www.medscape.com, 2013.

Rensing, L. & Rippe, V.: Altern: Zelluläre und molekulare Grundlagen, körperliche Veränderungen und Erkrankungen, Therapieansätze. Springer Verlag Berlin Heidelberg, 2014.

Roberts, J. E.: Circadian Rhythm and Human Health. Fordham University, Department of Natural Sciences, New York City, 2010.

Rüegg, J. C.: Gehirn, Psyche und Körper – Neurobiologie von Psychosomatik und Psychotherapie. Schattauer GmbH, Stuttgart, 5. Aufl. 2011, 1. korrigierter Nachdruck 2014.

Russell, R. et al.: Humans and Nature: How Knowing and Experiencing Nature Affect Well-Being. Annual Review of Environment and Resources Vol. 38, 473–502, 2013.

Sadek, M. EL et al.: Human emotional and psycho-physiological responses to plant color stimuli. Journal of Food, Agriculture & Environment Vol. 11 (3&4), 1584–1591, 2013.

Sano, K. et al.: Concentration Effects of Green Odor on Event-related Potential (P300) and Pleasantness. Chemical Senses Vol. 27, Issue 3, 225–230, 2001.

Santos, M. R. V. et al.: Cardiovascular effects of monoterpenes: a review. Revista Brasileira de Farmacognosia Vol. 21, No. 4, 2011.

Satou, T. et al.: Anxiolytic-like effect of essential oil extracted from Abies sachalinensis. Flavour and Fragance. Journal 26, 416–420, 2011.

Satou, T. et al.: Daily Inhalation of α-Pinene in Mice: Effects on Behavior and Organ Accumulation. Phytotherapy Research, Vol. 28, Issue 9, 1284–1287, 2014.

Saukel, J.: Vortrag zu Medizin aus dem Wald. Department für Pharmakognosie, Universität Wien, 2011.

Schatz, H.: Kurzsichtigkeit durch verminderte Dopaminbildung im Auge bei zu wenig Licht? – Kinder sollen mehr ins Freie! Medizinische Kurznachrichten der Deutschen Gesellschaft für Endokrinologie, blog.endokrinologie.net, 2015.

Schrempf, H. & Keller, U.: Streptomyceten: Relevanz für Ökologie, Medizin und Biotechnologie. Biospektrum 22. Jahrgang, 22–25, ©Springer Verlag, 2016.

Sciolino, N. R. et al.: Galanin mediates features of neural and behavioral stress resilience afforded by exercise. Neuropharmacology 89, 255–264, 2015.

Seresinhe, C. I. & Preis, T. & Moat, H. S.: Quantifying the Impact of Scenic Environments on Health. Scientific Reports 5:16899, 2015.

Shanahan, D. F. et al.: Health Benefits from Nature Experiences Depend on Dose. Scientific Reports 6, Article number: 28551, 2016.

Sharkey, T. D. et al.: Isoprene Emission from Plants: Why and How. Annals of Botany 101(1), 5–18, 2008.

Sharot, T. et al.: Neural mechanisms mediating optimism bias. Nature 450, 102–105, 2007.

Sommer, A. P. et al.: Light Effect on Water Viscosity: Implication for ATP Biosynthesis. Scientific Reports, 12029, 2015.

Song, C. et al.: Effect of Forest Walking on Autonomic Nervous System Activity in Middle-Aged Hypertensive Individuals: A Pilot Study. International Journal of Environmental Research and Public Health 12, 2687–2699, 2015.

Song, C. et al.: Elucidation of a Physiological Adjustment Effect in a Forest Environment: A Pilot Study. International Journal of Environmental Research and Public Health 12, 4247–4255, 2015.

Song, C. et al.: Physiological and psychological effects of a walk in urban parks in fall. International Journal of Environmental Research and Public Health 12, 14216–14228, 2015.

Song, C. et al.: Physiological and psychological effects of walking on young males in urban parks in winter. Journal of Physiological Anthropology 32:18, 2013.

Song, C. et al.: Physiological and psychological responses of young males during spring-time walks in urban parks. Journal of Physiological Anthropology 33:8, 2014.

Spence, I. et al.: How Color Enhances Visual Memory for Natural Scenes. Association for Psychological Science Vol. 17, No. 1, 2006.

Sponder, M. et al.: Physical inactivity increases endostatin and osteopontin in patients with coronary artery disease. Heart Vessels 31(10), 1603–1608, 2016.

Sripada, R.K. et al.: DHEA Enhances Emotion Regulation Neurocircuits and Modulates Memory for Emotional Stimuli. Neuropsychopharmacology Vol. 38, 1798–1807, 2013.

Strömvall, A-M.: Terpenes emitted to air from forestry and the forest industry. Doctoral thesis in Chemical Environmental Science, Chalmers University of Technology, 1992.

Summa, K.C. & Turek, F.W.: Die Uhren in uns (2015). Spektrum der Wissenschaft Spezial – Gesunde Ernährung. Spektrum der Wissenschaft Verlagsgesellschaft mbH, Heidelberg, 2016.

Tkacik, G. et al.: Natural Images from the Birthplace of the Human Eye. PLoS One 6(6) e20409, 2011.

Tomassoni, R. et al.: Psychology of Light: How Light influences the Health and Psyche. Psychology 6, 1216–1222, 2015.

Tsao, T.-M. et al.: The Health Effects of a Forest Environment on Subclinical Cardiovascular Disease and Health-Related Quality of Life. PLoS One 9(7): e 103231, 2014.

Tsunetsugu, Y. et al.: Trends in research related to »Shinrin-yoku« (taking in the forest atmosphere or forest bathing) in Japan. Environmental Health and Preventive Medicine Vol. 15, 27–37, 2010.

Ulrich, R.S.: View through a window may influence recovery from surgery. Science, 224, 420–421, 1984.

Universität Ulm: Lichtquanten im Alltag. www.uni-ulm.de

University of Maryland: Dehydroepiandrosterone. Internetadresse: umm.edu.

Van den Berg, A.E. et al.: Environmental preference and restoration: (How) are they related? Journal of Environmental Psychology 23, 135–146, 2003.

Van den Berg, F. (Hrsg.): Angewandte Physiologie. Kapitel 10: Klentze, M.: Die Macht der Botenstoffe – physiologische Veränderungen des endokrinen Systems. Georg Thieme Verlag, Stuttgart, 367–374, 2008.

Vandewalle, G. et al.: Blue Light Stimulates Cognitive Brain Activity in Visually Blind Individuals. Journal of Cognitive Neuroscience, Vol. 25, No. 12, 2072–2085, 2013.

Vandewalle, G. et al.: Brain Responses to Violet, Blue, and Green Monochromatic Light Exposures in Humans: Prominent Role of Blue Light and the Brainstem. PLOS One 2(11), e1247, 2007.

Vandewalle, G. et al.: Spectral quality of light modulates emotional brain responses in humans. Proceedings of the national Academy of Sciences PNAS Vol. 107, No. 45, 2010.

Vanhatalo, A. et al.: Tree water relations can trigger monoterpene emissions from Scots pine stems during spring recovery. Biogeosciences Vol. 12, 5353–5363, 2015.

Villeneuve P. J. et al.: A cohort study relating urban green space with mortality in Ontario, Canada. Environmental Research 115, 51–58, 2012.

Von Haller, A.: Lebenswichtig aber unerkannt – Phytonzide schützen das Leben. Verlag Boden und Gesundheit, Langenburg, 2. Aufl., 1977/1980.

Walk, L.: Bewegung formt das Hirn. Deutsches Institut für Erwachsenenbildung, DIE Zeitschrift für Erwachsenenbildung Nr. 1, 27–29, 2011.

Walmsley, L. et al.: Colour As a Signal for Entraining the Mammalian Circadian Clock. PLOS Biology, 2015.

Warnke, U.: Quantenphilosophie und Interwelt. Scorpio Verlag GmbH & Co. KG, Berlin, München, 2013.

Warnke, U.: Risiko Wohlstandsleiden. Popular Academic Verlags-Gesellschaft GmbH, Saarbrücken, 2. Aufl., 1993.

Warnke, U.: Wie Lichtenergie beim Menschen zu Zellenergie wird. W. Nachtigall (ed.), Biona Report 8 Techn. Biologie und Bionik, 1. Bionikkongress Wiesbaden, Akademie der Wissenschaften und der Literatur Mainz Gustav Fischer Verlag, Stuttgart, Jena, New York, 1992.

Watanabe, Y. et al.: Prevention and/or Recovery Effects by Green Odor(s) on Fatigue and Green-odor-responsible Brain Regions as Revealed by PET. Chemical Senses 30(1), 268–269, 2005.

Welbourne, L. E. et al.: Human colour perception changes between seasons. Current Biology Vol. 25, Issue 15, 646–647, 2015.

Williams, K. & Harvey, D.: Transcendent Experience in Forest Environments. Journal of Environmental Psychology 21, 240–260, 2001.

Williams, K. M. et al.: Association Between Myopia, Ultraviolet B Radiation Exposure, Serum Vitamin D Concentrations, and Genetic Polymorphisms in Vitamin D Metabolic Pathways in a Multicountry European Study. JAMA Ophthalmology, 2016.

Wittmann, M. et al.: Social jetlag: misalignment of biological and social time. Chronobiology International 23(1–2), 497–509, 2006.

Woolley, J. T.: Reflectance and Transmittance of Light by Leaves. Plant Physiology 47, 656–662, 1971.

World Cancer Research Fund International: wcrf-uk.org/uk/blog/articles/2010/10/breast-cancer-prevention-covered-take-break.

Yang, H. et al.: α-Pinene, a Major Constituent of Pine Tree Oils, Enhances Non-Rapid Eye Movement Sleep in Mice through GABA A-benzodiazepine Receptors. Molecular Pharmacology 90(5), 530–539, 2016.

Zee, P. C.: Science of Circadian Rhythms, an Issue of Sleep Medicine Clinics. Elsevier – Health Sciences Division, 2015.

Register